심상의 예방대체의학 혈류손따기 上

건강한 환경과 경기박사
흔한 질환 혈류손따기의 실제_편

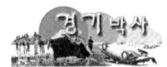

심상의 예방대체의학 혈류손따기

초판 1쇄 인쇄 2014년 04월 15일
초판 1쇄 발행 2014년 04월 21일

지은이   심 상 철
펴낸이   손 형 국
펴낸곳   (주)북랩
출판등록   2004. 12. 1(제2012-000051호)
주소   서울시 금천구 가산디지털 1로 168,
          우림라이온스밸리 B동 B113, 114호
홈페이지   www.book.co.kr
전화번호   (02)2026-5777
팩스   (02)2026-5747

ISBN   979-11-5585-139-5 14510(상)
          979-11-5585-141-8 14510(세트)

이 책의 판권은 지은이와 (주)북랩에 있습니다.
내용의 일부와 전부를 무단 전재하거나 복제를 금합니다.

이 도서의 국립중앙도서관 출판시도서목록(CIP)은 서지정보유통지원시스템 홈페이지(http://seoji.nl.go.kr)와
국가자료공동목록시스템(http://www.nl.go.kr/kolisnet)에서 이용하실 수 있습니다.
(CIP제어번호 : 2014012230)

심상의 **예방대체의학**

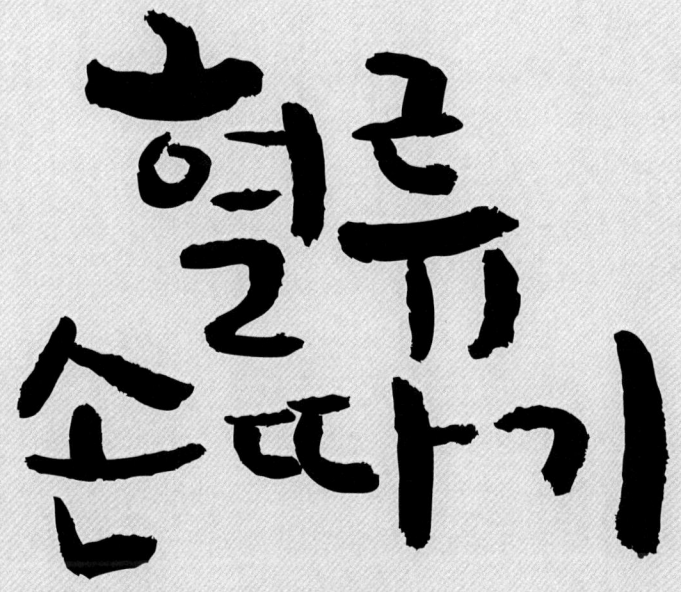

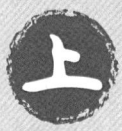

| 심상철 지음 |

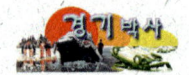 ## 자연치유 예방융합의학 혈류따기
- 경기박사를 열기 전에

　어린 시절의 아련한 추억을 가득 품고 자연을 거닐며 마음껏 자연을 그리며 화가로 살아온 나는 자연스러움에 취하고 예찬하지만 자연 앞에는 늘 연약한 사람일 뿐이다. 유아기부터 병약하여 하루에 다섯 번의 연이은 경기로 사경을 헤매는 등 어렵게 목숨을 연명하다가 초등학교 때에는 체기로 한 달간 식물인간처럼 살아온 아픔이 있다. 몸이 약하다 보니 질병에 대한 관심이 높아 중학교 때부터 몸이 아프면 간간이 손따기로 치료를 하곤 했다. 없는 살림에 병원에 가는 것은 꿈도 꿀 수 없는 상황이었기에 혼자서 그렇게 할 수밖에 없었는지도 모른다.

　나는 몸의 여기저기를 바늘로 찔러보거나 어머니가 내게 쓰던 방법을 써 보고, 어깨너머로 익혀 본 것으로 지압을 하는 등 다양한 방법을 동원하여 스스로 병을 다스려 보기를 좋아했다. 신체의 이상 징후가 보이면 눈동자를 제외하곤 거침없이 여기저기 찔러보며 신비한 경험을 쌓은 지 어언 40년이 넘었다.

　세상에서 건강하기를 싫어하는 동식물은 없다. 나는 건강을 찾기 위해 몸부림치듯 나의 신체를 실험도구로 삼아 구석구석 찔러보기를 거듭하면서 새삼 느껴지는 선인들의 지혜와 민간요법, 자연치유력에 대해 놀라움을 금치 못했다. 그래서 비록 다소 늦은 나이지만 소통과 융합사고로 자연치유 예방의학의 혈류따기에 대한 자그마한 책을 쓰게 되었다.

　옛날부터 전해 내려오는 경기와 경련 이야기를 일상적인 일로 치부하여 사소하게 생각하고 그 동안 오직 나 자신이나 가족의 건강을 위한 민간요법으로만 믿고 살아왔다. 그러나 가까운 이웃이나 가족 중에 치명적인 경기가 발생하면 밤이고 새벽이고 나를 깨우러 오는 통에 잠 못 이루는 밤을 수 없이 맞이하면서 만병의 근원을 깨우치기에 이르렀다.

2002년 초 미술전시회로 프랑스, 스위스, 로마를 다녀온 후부터 나의 생각은 간절해지기 시작했고 마침내 내가 그간 다스려온 경기에 대한 혈류따기로 만병을 다스릴 수 있다는 확신으로 흩어진 생각을 차근차근 정리했다. 박물관이나 미술관의 조각이나 회화작품 중에서 매우 많은 수가 손가락이나 발등이 굴신하기 어려울 정도의 관절염 증세를 표현한 것을 보았기 때문이다. 나는 과거 대부분의 서양인들이 경기를 제대로 다스리지 못해 생긴 류머티즘 관절염 증세를 보이고 있다는 데서 큰 충격을 받고 경기를 천부적으로 다스려 온 우리 선인들에게 감사하는 마음으로 이에 대한 생각들을 정리했다.

　현대과학이 아무리 발달해도 그 흔한 나뭇잎 하나 만들지 못하는 게 현실이다. 그런데도 많은 사람들이 병원에서 모든 것이 해결된다고 믿고 살아가고 있다. 풀 한 포기도 만들지 못하면서 마치 과학기술이 모든 인간의 질병을 해결할 수 있는 것처럼 생각하는 사람이 늘고 있는 것이다.

　본서에서는 생로병사의 근원이 환경적인 충격과 공격으로 인해 염증이 생겨 질병을 만든다는 논리를 세우게 되었고 또 그것을 몸 밖으로 배출하는 방법에 대해 서술하고자 한다. 내 안에서 내가 만든 병이 만들어지는 염증, 즉 농백혈을 빼내는 방법을 통해 질병 예방에서 치료까지 가능하게 된 것이다. 또 현대의학이 하나의 병명을 확정하고 사람을 치료하는 모순으로 더 큰 질병을 몸 안에 만들어 내는 현실에서 벗어나야 한다고 생각한다. 그러므로 질병을 소통과 융합으로 다스려야 하는데 그 방법이 바로 손따기로 질병을 예방하고 치료하는 것이다.

　따라서 본서에서는 질병을 소통과 융합적인 방법으로 접근하는 내용을 체계적으로 정리하고 자연과학적인 논리로 다스려온 그간의 생각을 정리한다. 그리고 전통의 민간요법을 마지막으로 총체적으로 정리할 수 있는 마지막 세대라는 의무감까지 포함한다.

　아무쪼록 본서의 내용들이 가정에서 널리 퍼져 질병을 사전에 예방하고 병 없이 건강한 삶을 꾸려가는 데 지침서가 되었으면 하는 바람이다.

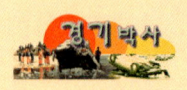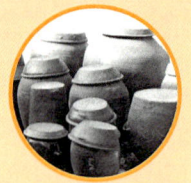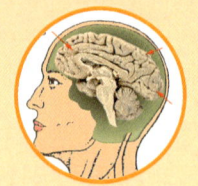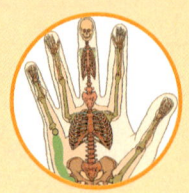

차례

자연치유 예방융합의학 혈류따기 – 경기박사를 열기 전에　　04

CHAPTER 1

PART 01 자연과 조화로운 인간　　10
PART 02 주거환경과 건강　　20
PART 03 지구환경과 두한족열 그리고 체온　　30
PART 04 자연환경에서 건강 찾기　　42
PART 05 자연치유력과 자기복구시스템　　52
PART 06 사랑의 에너지와 웰빙　　72

CHAPTER 2

PART 01 환경의 공격과 충격경기　　80
PART 02 기가 막히는 질병　　91
PART 03 생활에서 오는 경기의 종류와 증상　　102

CHAPTER 3

PART 01 가족력과 임신에서 오는 병　　152
PART 02 출산에서 생기는 병　　178
PART 03 신생아에게 생기는 병　　192
PART 04 유아기에 생기는 병　　202
PART 05 어린이에게 생기는 병　　221
PART 06 청소년과 성인에게 오는 병　　230
PART 07 계절 따라 오는 병　　242
PART 08 해열제와 주사, 약에서 오는 병　　262
PART 09 스트레스와 수면, 꿈　　271

CHAPTER 4

들어가며	혈액과 질병 이야기	282
PART 01	혈액순환과 글로뮈 이야기	288
PART 02	적혈구 연전현상과 질병	296
PART 03	병의 원인, 백혈구와 염증현상	305

CHAPTER 5

들어가며	생활습관에서 건강 찾기	326
PART 01	인체의 조직은 내가 사랑할수록 건강하다	353
PART 02	명현현상과 호전반응	381
PART 03	경련과 떨림 통증 이야기	401
PART 04	인체는 세포와 세균의 덩어리	411

CHAPTER 6

| PART 01 | 손따기 속설과 융합의학 손따기 | 426 |
| PART 02 | 혈류따기와 농백혈류침 | 440 |

• 손바닥 혈류딸점도 463 / • 손등 혈류딸점도 464

| PART 03 | 혈액의 색상농도와 건강 | 465 |
| PART 04 | 혈류따기의 실제 – 흔한 질병 | 474 |

1. 수족냉증, 다한증, 허열 다스리기 476 ｜ 2. 지긋지긋한 두통, 편두통 다스리기 482 ｜ 3. 오십견, 어깨 결림 비방 493 ｜ 4. 무릎 관절이 아플 때 494 ｜ 5. 발목이 아플 때 496 ｜ 6. 고관절이 아플 때 497 ｜ 7. 허리가 아플 때 499 ｜ 8. 아랫배 냉기, 생리불순 다스리기 501 ｜ 9. 불임, 자궁물혹 다스리기 503 ｜ 10. 여성기능 회춘제 익모초 이야기 504 ｜ 11. 열 경기, 몸살 다스리기 507 ｜ 12. 경기, 경련, 발작 다스리기 510 ｜ 13. 소화 장애 다스리기 511 ｜ 14. 설사, 변비 다스리기 513 ｜ 15. 코피, 딸국질, 현기증 다스리기 515 ｜ 16. 시력개선, 눈 충혈, 눈 피로 다스리기 519 ｜ 17. 안구건조증을 3차 따기로 다스린다 521 ｜ 18. 시력회복, 녹·백내장, 눈꺼풀 처짐증, 주름제거 523 ｜ 19. 만성피로, 간 기능 장애 치료와 오른쪽옆구리 통증 해소 525 ｜ 20. 호흡곤란, 숨참, 답답한 가슴 다스리기 527 ｜ 21. 불면증 다스리기 529 ｜ 22. 감기와 몸살, 면역력 강화하기 531 ｜ 23. 신종감기 예방 및 치료 딸점 545 ｜ 24. 꿈과 아침피로 다스리기 549 ｜ 25. 왜 같은 부위를 자꾸 다칠까? 551

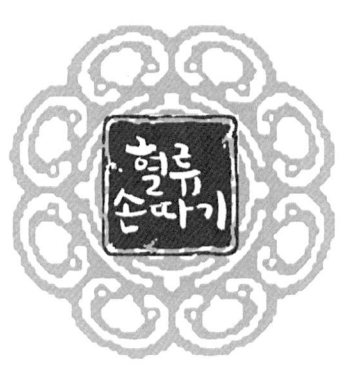

CHAPTER 1

• 혈류세상 공부방

PART 01
자연과 조화로운 인간

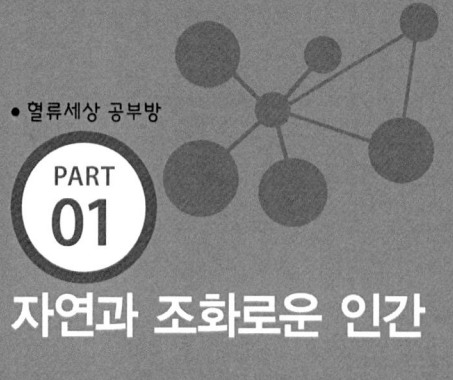
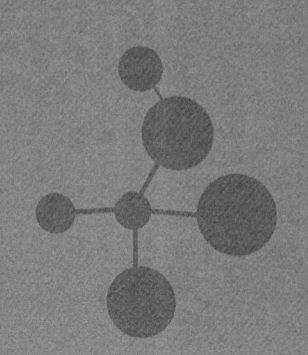

🗣️ 아하 그렇군!
1. 자연 속의 인간으로 거듭나기

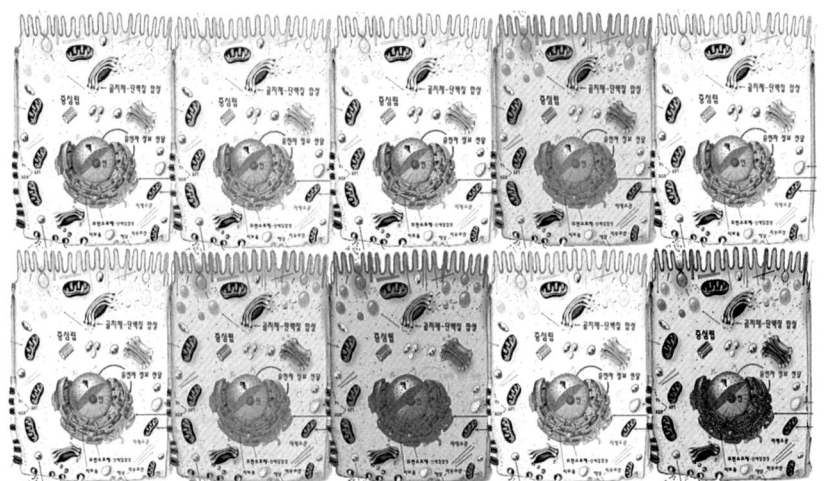

세포 10개를 배열한 그림이다. 이러한 세포 덩어리 10조 개가 우리 몸을 구성하고 있다.

인간은 태양의 에너지를 받아 살아간다. 태양이 없는 녹색의 지구는 상상할 수도 없다. 소중한 태양의 섭리에 따라 푸른 별 지구가 있고 지구 안에 생각하는 인간도 있다. 지구상에는 수십만 종의 생물이 서식하고 있으나 그 중에서 손의 사용과 사고 능력으로 인해 인간만이 지구를 지배하는 것처럼 착각하며 살아가고 있다. 초기 지구의 환경은 식물이 지구를 지배하면서 식물의 번식을 위해 동물을 필요로 한 것이라면 사람들은 믿지 않을 것이다.

이러한 인간본위의 우월성에도 자연의 섭리가 아닌 욕심의 도가 지나쳐 지구 환경의 섭리조차도 거역하는 우를 범하고 있으니 안타까운 일이다. 지구에 사는 모든 생물이든 무생물이든 자연의 섭리에 따라 생성·변화 또는 발전·도태한다. 이러한 변화의 소용돌이 속에서 인간은 자연과 조화롭게 살아가는 지혜를 발휘해야 하며, 자연의 섭리에 알맞도록 살아가는 방법을 터득하면 더 오래도록 건강한 삶을 영위할 수 있다.

지구상의 생명체는 공기와 물, 토양을 기저로 유기적인 상호 보완 관계를 지속하며 성장하거나 소멸해 간다. 사람도 예외가 될 수 없는 것이므로 지구의 환경 질서를 위해 자연 보호를 외치고 실천하며 그러한 노력을 계속하고 있다.

인체는 겨우 46개의 염색체에 46개의 DNA 분자가 각각 존재하고 있으며, 23개씩 부모로부터 각각 유전되어서 온 것이라 한다. 그리고 인간 유전자의 수가 불과 3만개에 불과하다는 것은 100조 개의 세포를 만들어내기 위한 정보를 처리해야 한다는 것을 생각한다면 터무니없이 작은 것이다. 이것은 작지만 인간의 유전자가 멀티 플레이어처럼 다양한 역할을 수행해 내기 때문에 가능한 것이다.

인간은 동식물과 유사한 극소량의 유전정보에 의해 천문학적인 수의 세포로 몸체를 구성하는 것이다. 인간과 다른 동물과의 생물학적 진화의 거리는 예상 밖으로 가깝다. 인간과 침팬지는 유전자상으로 99.9%의 동일한 정보를 공유한다. 인간과 유인원의 공통조상에서 인간이 진화해 나왔을 때 일반적으로 엄청난 대진화가 일어났을 것이라 상상하지만, 실제 그 과정에서는 3만개의 유전자 중에서 불과 수십 개 정도의 유전변이가 있었을 뿐이다. 이로 볼 때 우리 인간은 풀이나 나무, 곤충과 별반 다를 것이 없는 존재이며 그들이 생존해 가는 과정과 같은 처지임을 자각해야 한다. 동시에 좀 더 자연의 섭리에 순응하고 자연과 공존하는 방법을 모색하면서 건강한 환경 속에 아름다운 삶을 영위할 수 있어야 한다.

아하 그렇군!
2. 사람과 나무의 항상성 유지는 유사하다

식물은 뿌리에서 영양분을 공급 받고 잎에서 햇빛에 의한 광합성으로 숨을 내쉬고 사람은 소화기관에서 흡수한 양분과 호흡기관으로 들이쉰 산소를 세포로 이송함으로써 살아간다. 이처럼 동물이든 식물이든 같은 원리로 움직이며 살아간다.

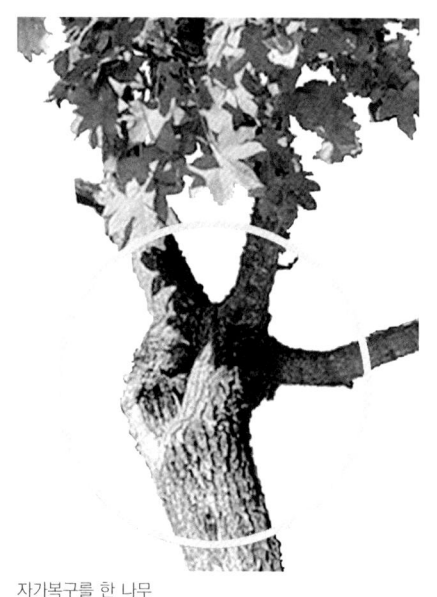

자가복구를 한 나무

세상에서 숨을 쉬지 않는 생명체는 없다. 산소를 마시든 질소를 퍼먹든 들이켜고 내뱉는 과정 속에서 생명체가 살아간다. 생명체는 에너지를 얻기 위해 섭취하고 내 뱉는 과정을 되풀이하며 발육과 성장을 계속하다가 여러 환경적인 장애에 부딪히면서 서서히 사멸하게 되는 것이다.

생명체가 영원하지 못하고 사멸하는 가장 큰 이유는 바로 환경적인 공격에서 오는 충격과 충격의 극복 과정에서 구조나 모양새가 달라지기 때문이다. 또한 그에 따라 각양각색의 순환 장애로 변형되거나 병마와 부딪히다가 그것을 극복하지 못하고 그 한계점에 이르면 결국 한 줌의 흙으로 돌아가게 되는 것이다.

생명체를 늙고 병들게 하는 환경적인 공격과 충격은 바이러스에서부터 풀 한 포기, 곤충 또는 짐승, 사람에 이르기까지 다 적용되는 것이다. 어떠한 생명체든 자신을 버텨낼 수 있는 환경에 대한 한계가 있는 것이며 사람 또한 예외가 될 수 없다.

그림의 사진처럼 나뭇가지가 어떠한 공격으로 잘리거나 강풍에 부러지면 수액이 흘러나와 상처를 아물게 하고 또 다른 새싹이 돋아나 곁가지를 쳐 가며 생장해 간다. 마치 사람의 머리에 혈류가 막히면 새로운 혈관이 생기는 모야모야병같이 자연스런 과정을 밟게 되는 것이다.

이러한 과정을 통해 인간뿐 아니라 모든 생명체는 자신의 생명유지에 이상이 생기면 스스로 치유하는 노력을 계속한다. 그러나 인체가 자연치유 되는 동안 이미 그러한 부위는 형태나 유전자 구조나 속성이 다르게 변화되고 달라지는 현상이 여기저기에 생겨나는 것이다.

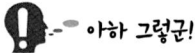

3. 사람도 환경적인 충격으로 변형된다

사람이든 짐승이든 식물이든 마디가 굵어지면 이미 환경적인 충격을 받은 것이다. 온도나 습도, 바람, 공기, 물, 음식, 바이러스, 세균 등으로부터 자신이 극복할 수 있는 환경의 범주를 벗어난 충격을 받은 것이다.

충격을 받은 사실이 없다면 부모로부터 그 인자를 물려받았거나 식물의 경우에는 그 유전정보를 종자나 그 줄기가 가지고 있기 때문이다.

즉, 부모나 그 종의 선조가 이미 환경적인 충격을 받았으면 씨나 피를 통해 유전자 정보를 후손에게 물려주게 되는 것이다. 흔히 '가족력'이라고 하는 것으로 물려주게 되는 유전자 정보의 중요한 통로가 사람이나 동물의 경우에는 혈액의 유전자 구조이며, 식물의 경우에는 종자나 토양층에 녹아 있는 수분의 성분에 의해 좌우된다는 것이다.

따라서 다음 세대에게 건강한 유전 정보를 전달하기 위해서는 사람은 건강한 피를 만들어야 하고 식물의 경우에는 좋은 토양 위에서 자라야 한다. 사람

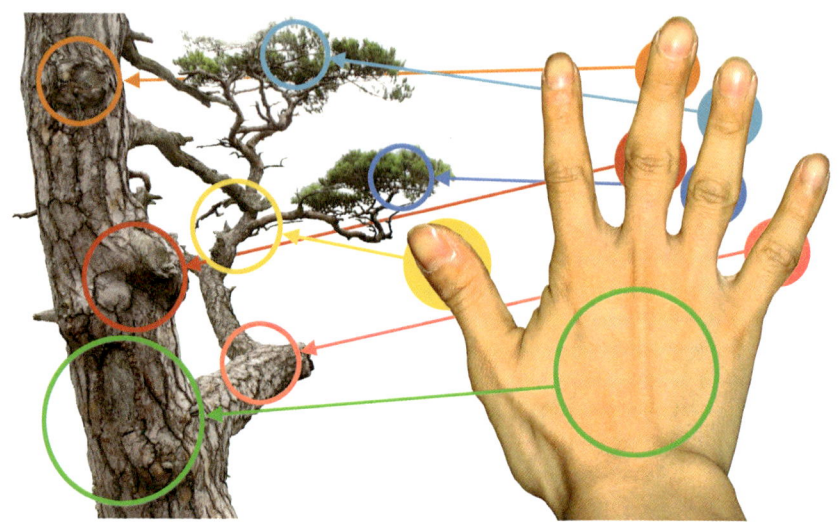

사람이든 나무든 환경적인 충격을 받으면 관절이 굵어진다.

은 산소와 양분을 세포로 이송시킨 후 쓰고 남은 노폐물을 정맥으로 회수하지만 식물은 물관과 체관에 의해 자양분을 보내고 저장한 후 노폐물은 그냥 자연으로 돌려보내는 정도의 차이이다.

　문제는 사람도 식물처럼 동맥만 있고 쓰고 난 요산이나 이산화탄소 등의 노폐물을 대기로 버릴 수만 있다면 얼마나 좋을까? 여기에 인간의 생로병사에 대한 초점을 맞추어야 하고 늙고 병드는 것에 대한 의문의 열쇠도 이곳에 있는 것이다.

　그림의 나무를 보라! 분명 누군가의 공격과 충격으로 가지가 부러진 후 생존을 위한 또 다른 가지가 생겨나고 그것을 지탱 유지하기 위해 더욱 살이 찐 듯 퉁퉁 부어 버린 모양새는 무릎 관절염 환자와 유사하지 않은가? 반면에 사람에게는 관절이 붓게 되고 반대로 산소와 양분을 공급 장애가 생긴 손가락 끝은 가늘어지는 현상으로 나타난다.

　대부분의 식물들은 뿌리에서 흡수된 자양분이 물관을 통해 가지 끝에 달려 있는 잎까지 도달해야 하고 그에 따라 생긴 자양분이 체관을 통해 잘 축척되어야만 건강한 숲으로 보이듯이 사람도 심장에 모인 자양분이 손끝, 발끝까지

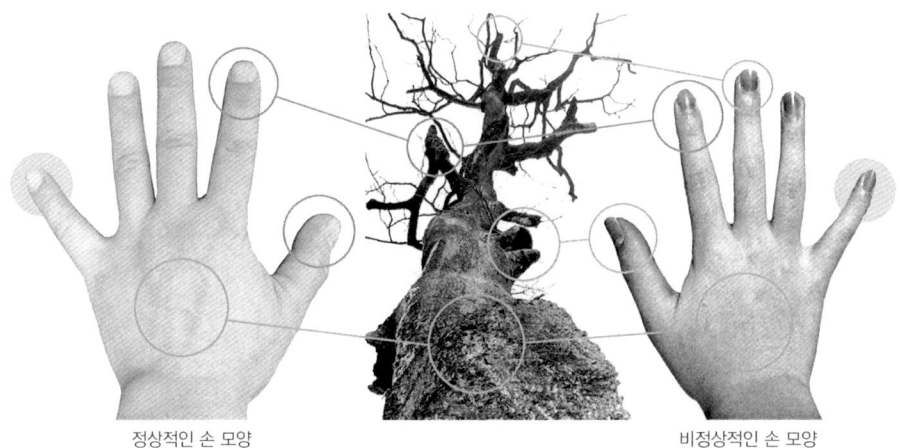

정상적인 손 모양 　　　　　　　　　비정상적인 손 모양

잘 전달되어야 하고 쓰고 남은 요산이나 이산화탄소 등의 노폐물이 정맥으로 잘 회수 되어야만 건강한 삶을 살아갈 수 있는 것과 같은 이치이다.

한편 식물이 토양의 양분을 나뭇가지 끝까지 전하지 못하면 곁가지는 가늘어지거나 말라 죽는 것처럼 사람도 예외일순 없다. 식물이 경기를 하여 물관이 막혀 버리는 현상과 같이 사람도 마찬가지이다.

심장에서 끓는 피가 손끝이나 발끝까지 미치지 못하면 위쪽 그림의 오른쪽 손가락과 같이 끝이 뾰족해진다 여기에 손등이나 손가락에 털이 나는 이상증세를 보이기도 하는 등 갖가지 질병의 징후를 보이게 되는 것이다.

사람의 손도 단풍나무와 유사하다. 이미 경기후유증으로 숨쉬기와 관절장애에 위장장애까지 생겨나고 생리적인 문제까지 발생한다.

외부의 환경적인 공격과 충격은 동물이든 식물이든 예외일 수 없다. 그러나 식물은 움직이지 못하므로 그러한 충격을 받아낼 방안이 현재로선 없는 실정이나 인간은 움직이는 동물이며 그에 따른 적극적 반응을 통해 환경적인 충격으로 인한 모든 문제를 환경을 바꿈으로써 치유가 가능해지고 세포 또한 재생시킬 수 있는 것이다. 그 치유의 핵심이 바로 체내 관절이나 혈액 속에 퍼져있는 죽은 백혈구를 빼내는 일이며 두 번째로는 죽은 적혈구를 청소해 내는 일 즉, 피를 맑게 하는 일이다.

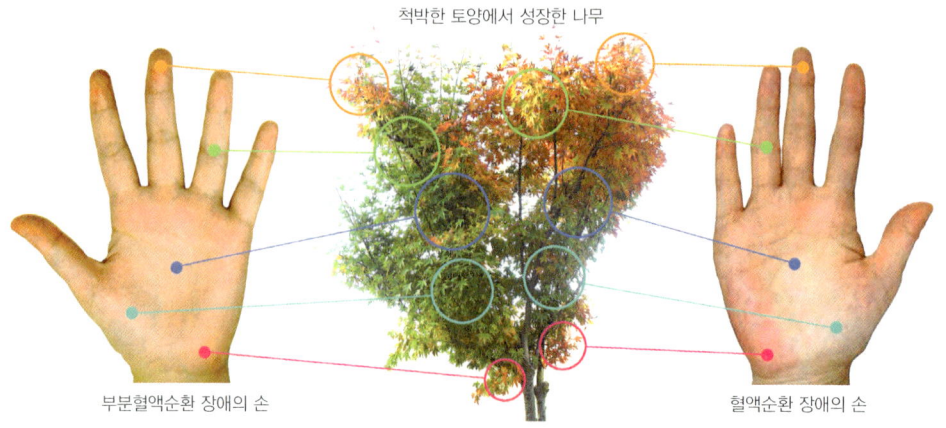

가을철 온도가 낮아지면 사람도 단풍나무처럼 변한다.

4. 건강한 경우와 병이 생기는 이유는?

세계보건기구(W.H.O)에서는 건강이란 개념을 "육체적(physical), 정신적(mental), 사회적(social), 영적(spiritual)으로 완전한 때"라고 정의하고 있다. 이것은 인간이 통합적인 생명체임을 강조한 것으로, 인간은 육체적이며 생리적이고 심리적이며 사회적이고 영적인 존재이기에 서로 유기적으로 영향을 주고받는 것으로 파악하기 때문인 것이다. 인간의 생명현상 중에서 기본의 틀이 되는 생리적인 현상은 호흡과 음식섭생에 따른 배설기능이다. 즉, 산소를 섭취하고 음식을 섭생함에 따라 교환·소화·분비·발효·흡수·순환·배분·저장·청정·전환·통제·보호, 긴장과 이완의 자율신경 조절기능이 자연스러워야 한다.

육체적으로는 일상의 기본적인 앉고 서고 눕기를 시작으로 하여 보행이 자유롭고 근육과 골격이 상호 충분하게 이완과 정지를 조화롭게 할 수 있어야 한다. 또 정신적인 심리상태가 치우치지 않고 부분과 전체를 조화롭게 이해하

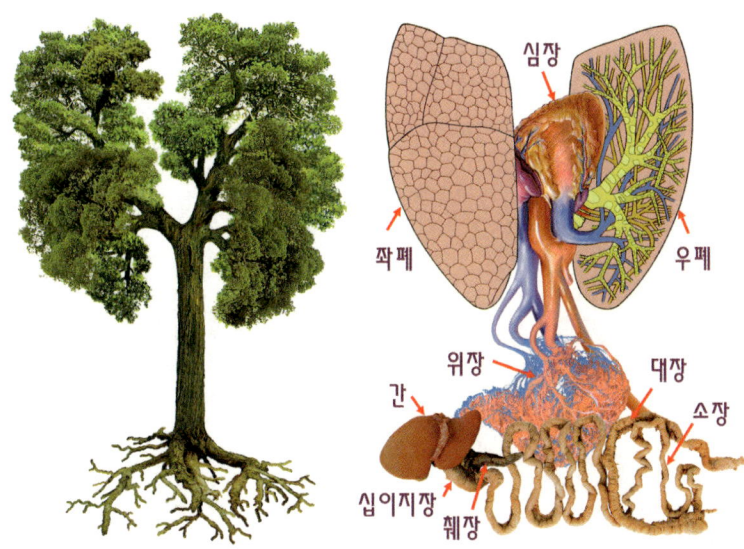

사람의 폐는 거꾸로 선 나무와 같고, 사람의 소화기관은 나무의 뿌리와 같다.

고 늘 웃음이 넘치며 밝은 기쁨으로 공평무사한 상태가 최상의 경우이다. 사회적으로는 더불어 살아가는 인간관계로 상호 존중하며 상생의 조화성이 앞서는 성숙한 마음이 되어야 한다. 영적이라 함은 평화롭게 공존하는 넉넉한 사랑이 충만하고 자연의 모든 존재의 가치를 인정하며 그 존재의 영성까지 사랑하는 마음이 배어 있는 것을 말한다.

건강에 반하는 질병이란 어느 특정한 곳이 문제되어 생기는 것이 아니라 총체적인 생명의 질서가 깨어짐으로써 나타나는 현상이다. 실상은 내 안에서 생긴 질병은 수십 가지가 있음에도 인간은 그러한 질병 중 가장 심각한 부분만을 느끼고 살 뿐이다.

인류는 유사 이래 질병을 몰아내고 건강을 찾아가는 행위를 끊임없이 반복해 왔다. 그것은 자연환경이나 문화권 그리고 국가나 민족 개인에 따라 매우 다양하게 발전되어 왔기 때문에 건강을 다스리거나 질병을 치료하는 방법은 국가나 개인마다 매우 다르게 나타나는 것이다.

원시시대의 식이주의가 근자에 재현되는가 하면 호흡주의, 운동주의, 척추주의, 대뇌주의, 근육주의, 골격주의, 장주의, 손주의, 발주의, 정신주의, 종교주의, 눈주의. 귀주의, 봉침주의, 온열주의, 목욕주의, 약물주의, 신경주의, 영양주의, 요가주의 등 수많은 건강법에 의해 인간의 수명은 차츰 연장되어 가고 있는 것은 사실이다. 그렇다고 해서 수백 년이나 수천 년을 더 산 사람은 없다. 모든 건강법들은 그 나름대로의 전문성은 있으나 대부분 전체적인 것은 소홀히 하고 부분적인 성향에 치우쳐 있다.

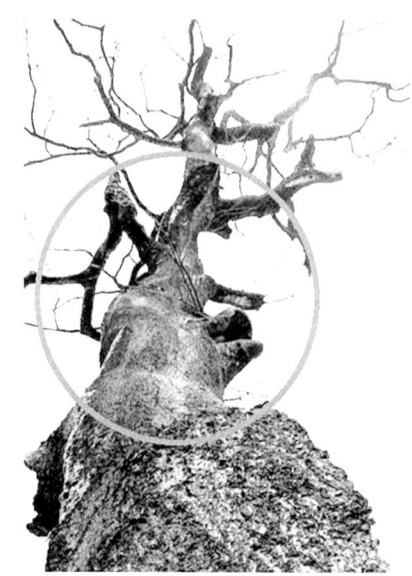

자가복구를 한 나무

따라서 본서에서는 우월주의에 빠져버린 기존의 한의학이나 서구의학에는 관심을 두지 않으려 한다. 그저 사람도 나무와 같다는 생각에서 자연스럽게 출발하려 한다. 그리고 질병은 하나의 병명으로는 절대 근원적인 치유가 되지 못한다는 것이며 인간을 종합적인 차원에서 접근하고 세포와 소통하는 방법으로 치유해야 한다는 사실이다. 앞의 그림에서처럼 사람의 폐와 나무가 유사하다는 자연의 이치처럼 "사람은 나이가 들수록 심장에서 먼 쪽부터 핏 길이 막혀 죽는다."는 사실에 기인한다.

  따라서 건강은 피에 의해서 좌우된다. 핏 길이 막혀 변형된 부모의 유전자 구조나 형질이 자녀에게 대물림되어 선천성질병이 생기고, 성장하면서 환경적인 충격으로 피가 탁해져서 핏 길이 막히면 후천적으로 질병이 발생한다. 그 핏 길이 막힌 부위가 생명 유지의 한계를 넘으면 결국 한 줌의 자연으로 돌아간다.

  본서에서는 왜 질병이 내 안에서 생겨나는지, 어떻게 하면 사람의 피가 맑아지는지, 그리고 그 피를 어떻게 잘 흐르게 하여 신진대사를 원활하게 할 것인지에 대한 질병 예방법에 주안점을 두고 기술한다. 이제는 질병의 원인은 죽은 백혈구의 농에 의하여 내 안에서 생긴다는 결론에 도달하게 되었으므로, 몸 전체에 퍼진 죽은 백혈구를 어떻게 효과적으로 제거할 수 있는지에 대해 말하고자 한다.

다시 한 번 말하지만 모든 인간의 질병은 혈액이 문제되어 생겨난다. 즉 질병은 피 속에 체내 독소로 남아 있는 죽은 백혈구와 적혈구 그리고 쓰고 남은 활성산소에서 젖산이나 요산, 이산화탄소, 노폐물 등이 축적되면서 생겨난다. 저체온으로 모세혈관이 막혀 세포재생이 지연되거나 중지되어 신진대사의 장애가 생겨나고 급기야 인체의 특정한 부위에 살이 찌기도 하고 붓기도 하고 암도 생기고 백혈병 등등의 질병이 생긴다고 믿고 있다.

우간다 내전으로 수 없는 사람이 질병에 시달리고 있다. 환경적인 충격의 공포가 만들어 낸 질병으로 무서운 간질 증세와 유사한 노딩증후군부터 갖가지 질병들이 난무하는데 저자의 손 따기가 전해지면 바늘 하나로 수만 명을 살려 낼 수 있는데 안타깝기만 하다.

• 혈류세상 공부방

PART 02
주거환경과 건강

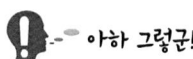 아하 그렇군!

1. 아름다운 정서를 가질 수 있는 곳이 명당이다

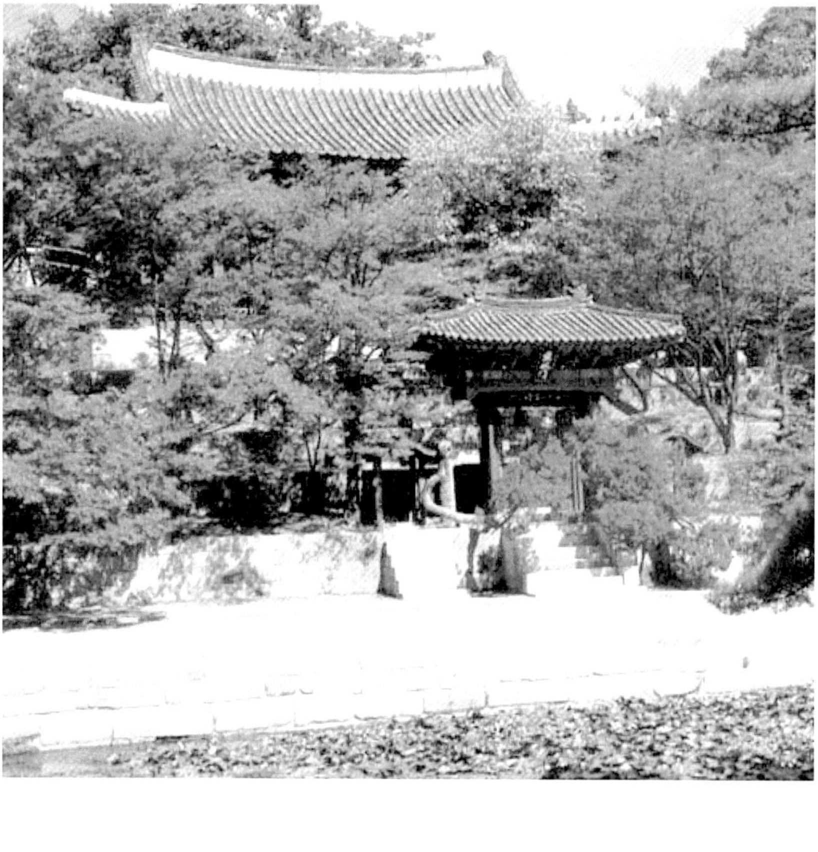

자연과 인간이 함께 호흡하며 자연스러운 공간 속에서 살아야 할 명당은 예로부터 기분 좋은 곳에 위치하고 있다. 기분이 좋다는 이야기는 경치가 아름다워 안정된 정서가 지속되는 곳이다.

아무리 좋은 명당이라도 인공적인 구조물이나 자연 경관에 역행하여 축조될 때는 불안정한 정서의 악순환이 계속될 수밖에 없다. 조상들은 삶의 공간을 꾸미기 위해 수려한 자연 경관과 조화되는 비법을 찾아 나섰으며 그러한 풍수지리의 원리에 타당한 곳을 찾아 집을 짓고 삶의 터전을 일구었다. 그것은 자연의 섭리에 순응하는 생활 속에서 터득한 완벽한 자연과학적 경험의 축적 과정에서 얻어진 것들이다.

그러나 현대인들은 자연보다는 인공적인 구조물에서 편의성만을 강조한 나머지 구조적인 문제나 자연친화적인 심미안이 결여되어 있다. 그 말은, 현대인들은 눈이 있어도 그에 따른 감동이 부족하거나 제대로 볼 수 없다는 이야기다.

인간이 다른 동물과 구별되는 것은 본 것을 느낄 수 있다는 점인데 현대인들은 대부분 눈에 보이는 것에 대하여 느끼는 정서가 절대적으로 부족하다는 것이다. 따라서 본 것에 대한 감흥이 부족한 사람은 짐승이나 다를 바 없다. 동물처럼 인간이 심미안이 결여되면 명당이 보이지 않는다. 아름다운 눈빛으로 자연을 바라보는 정서가 몸에 배어 있을 때 비로소 명당이 가슴에 와 닿게 된다. 또 명당을 찾았다 하더라도 나이에 따라 그 명당의 가치도 다른 것이다. 비근한 예로 바닷가에 제 아무리 좋은 명당이 있더라도 나이가 불혹을 넘어서면 오히려 정신적인 장애를 가져올 수도 있다. 순리로 볼 때 인간은 젊어서는 넓은 바다를 그리워하고 나이가 들수록 산을 그리워하며 살아야 하는 것이다. 명당은 아름다운 곳이다. 애써 지관을 찾아서 명당을 찾아본들 정작 자신의 심미안의 범주에 차지 않으면 명당이 흉당으로 바뀔 수 있으므로 평소 자연을 바라보는 예지의 눈과 심미적 안목을 겸비하려는 생각과 감성적인 삶의 정서를 갖도록 노력하는 것이 중요하다.

부자는 많으나 잘사는 사람은 적다라는 말을 흔히들 하고 있다. 그러나 정작 자신을 부자가 아닌 잘사는 사람으로 오인하는 경우가 대부분이다. 잘사는 사람이 되기 위한 첫 번째 관건이 바로 심미안에 있으며 전인적인 심미안이 겸비될 때 비로소 더불어 살아가는 삶의 지혜와 예지의 능력이 아름답게 승화될 수 있다.

아하 그렇군!
2. 공기가 맑으면 건강이 만들어진다

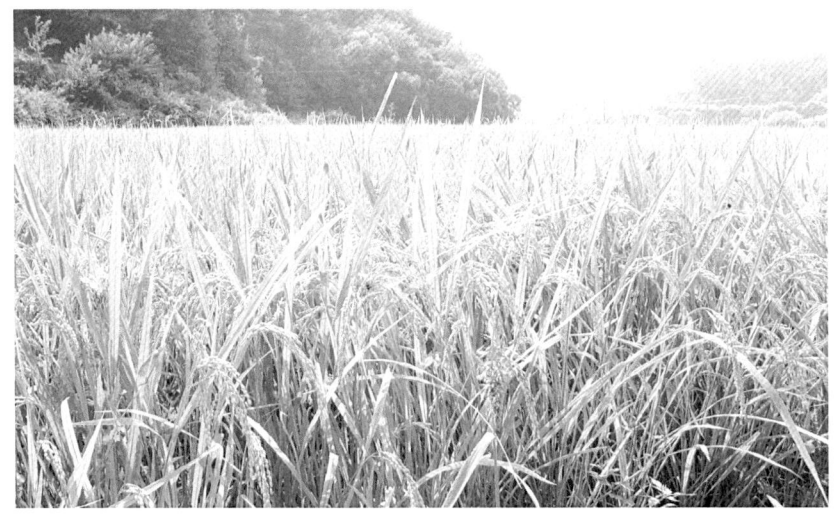

숨을 쉬지 않고 살아가는 생명체는 없으며 맛있게 먹은 음식의 영양분도 산소와 결합하고 산화되는 과정에서 에너지를 얻게 되는 것이므로 산소가 풍부한 곳일수록 건강한 생활을 할 수 있다.

산소가 부족하거나 공해에 찌들어 버린 곳, 자연스럽지 못한 곳에는 명당이 없다. 자연을 무참히 파괴한 도시에는 산소가 부족하고 부자연스러워져서 명당이 사라지게 되는 것이다. 근자에 억척스런 사람들의 손놀림으로 인공적인 명당의 형세를 만들어 놓기도 하나 자연스런 조화를 무시한 인공물은 결국 파괴되고 만다. 인공물보다 자연스런 조경이 우선된 도심에서는 그나마 명당 역할을 하여 숨 쉴 수 있는 생활환경이 조성될 수도 있다.

산소가 풍부한 곳에서는 누구나 싱싱하고 상쾌한 기분을 느끼게 된다. 숲이 무성하게 우거진 곳이나 벼와 같은 녹지 공간이 많은 곳일수록 정서가 안정되고 즐거운 기분으로 건강하고 사람다운 기운으로 생동감을 만들어 낸다. 그 이유는 공기가 맑고 산소가 풍부한 공간에서는 혈액 속의 적혈구에 산소를 가득 싣고 실핏줄을 따라 100조 개의 세포로 원활하게 공급되어 몸속의 혈류 유통이 좋아져 신진대사가 잘 되기 때문이다.

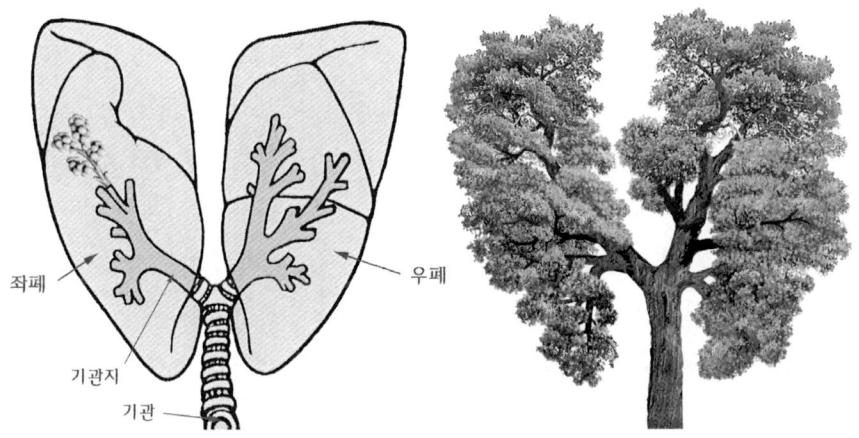

나무가 공기에 산소를 공급하듯이 허파도 핏속에 산소를 공급한다.

숲이 우거진 곳은 공기가 맑아 건강한 토양을 만들고 건강한 토양은 식물의 성장을 촉진시켜 사람에게 이로운 다량의 산소를 공급하는 상호작용을 하게 되는 것이다. 따라서 공기가 맑은 곳은 땅의 지세까지 좋아 명당이 되고 쾌적한 삶의 터전이 되는 것이다.

좋은 공기는 식물에서 나온다. 식물이 이산화탄소를 받아들이고 산소를 내뱉기 때문이다. 숲이 우거지면 공기는 맑아진다. 따라서 숲을 거닐거나 숲과 함께 하는 삶의 기후요법은 체내 용존 산소를 증가시켜 신진대사를 원활하게 한다.

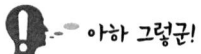 아하 그렇군!

3. 신선한 물이 흐르는 곳은 자연환경이 건강하다
- 바닷물은 호흡기관을 살려낸다

인류 문명의 발상지가 그러하듯 물이 있는 곳에 삶의 터전을 잡는 것은 자연에 순응하는 자연과학인 것이다. 먹고 사는 식생 중 가장 중요한 것이 물이고 또 물은 생명의 모태이며 인체의 대부분이 물로 구성되어 있어 물이 좋으면 인체도 건강하게 되는 것은 당연한 이야기이다. 물이 좋아야 신진대사도 잘 되고 음식도 제 맛이 나고 발효 또한 잘 된다.

맑고 신선한 물이 흐르는 곳엔 자연스러운 정경이 펼쳐지기 마련이다. 맑고 신선한 물이 되기 위해서는 신선한 숲과 건강한 황토 흙을 거쳐야 한다. 물은 숲을 지나는 동안 인간에게 유익한 각종 미네랄이 녹아들고 풍부한 산소를 머금게 되고, 황토 흙을 지나는 동안 여과와 침전을 통해 진균류와 같은 유해 성분이 걸러져 숨 쉬는 정결한 물로 바뀌게 된다.

그러한 자연의 순환구조에 적응하며 살아온 사람들이 과학이라는 늪에 빠져 편의주의로 전락하여 수천 년을 이어온 삶의 방식까지 허물고 있는 것이 안타까운 실정이다. 최근에 들어 자연에 순응하는 방법을 간간히 좇아가고 있긴

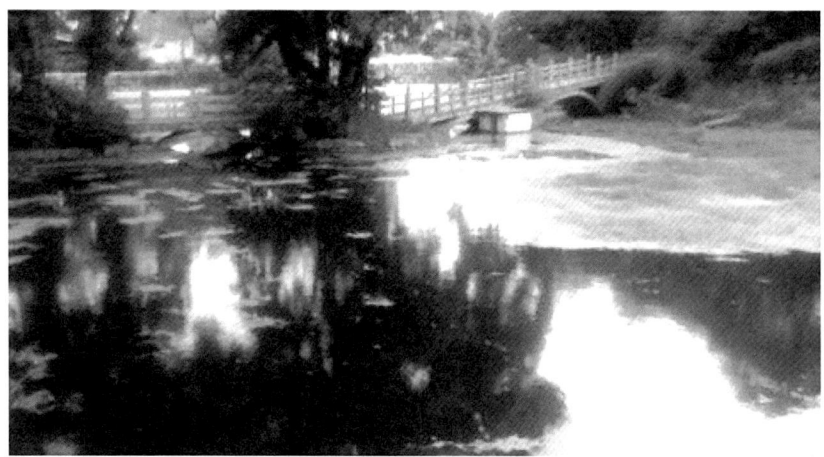

하지만 그 근본을 잃어버린 겉치레인 것 같아 가슴 아프기도 하다.

우리네 선조들은 물을 집안으로 들였다. 연못을 만든다든지 쪽샘, 또는 우물을 파서 물을 집안으로 끌어 들였던 것이다. 집안에 물을 끌어 들여서 적정한 습도를 유지케 함으로써 사계절 내내 건강한 생활을 할 수 있는 환경을 조성한 것이다.

바닷가에 사는 사람들이 감기와 같은 호흡기성 질병에 잘 걸리지 않은 이유가 있다. 바닷물의 고농도 염분은 호흡기관의 삼투압을 자극하여 섬유세포의 노폐물을 제거를 돕는다. 또한 고농도의 염분에 의하여 호흡기관 내의 노폐물이나 염증까지도 몸 밖으로 빼내는 것이다. 그리고 공기가 바다를 지나면서 초미세먼지나 바이러스 등 인체 유해한 입자들을 정화한 공기가 체내 유입되므로 폐기관지 치료나 치매예방에 최적의 장소가 된다.

현대인들은 습도에 대하여 별다른 생각을 가지지 못하는 경우가 많다. 그리하다 보니 습도조절에 취약한 석고보드 패널로 마감하여 아파트를 짓는 경우까지 생기고 있다. 집안이 너무 건조하여 호흡기성 질환이 생기게 되고 습도를 높이기 위해 자연을 거스르는 가습기에 의존하는 경우가 많아지면서 또 다른 병을 만들기도 한다. 이럴 때는 집안에 작은 어항이나 수족관을 두는 지혜가 필요하다. 사람 가까이 물이 있다는 것은 건강한 생활과 직접적인 관련이 있다. 물의 흐름에 따라 대기는 순환하게 되고 안정된 습도는 갑작스런 온도의 변화를 지연시켜 인체의 환경적 충격을 줄여 주는 역할도 한다.

그러나 지하 깊은 곳에 흐르는 수맥은 피해야 한다. 지하의 수맥은 지구 자력을 바꾸고 건강을 해치는 작용을 한다. 사람의 적혈구는 자력의 영향을 받게 되는데 수맥이 흐르면서 지구 자력의 범주를 벗어나거나 자력이 좌충우돌하면서 인체의 핏 길의 흐름을 방해하기 때문에 가위에 눌린다든지 불면의 밤이 되기도 하므로 반드시 집터를 잡을 때는 수맥을 피해야 한다. 이미 지어진 집에서는 벽이나 바닥에 금이 간 부분이 수맥이 흐르는 방향이므로 그 자리를 피해서 잠을 청해야 한다.

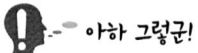

4. 햇볕이 잘 드는 곳에 집을 짓자
- 햇볕은 인체의 신진대사를 원활하게 한다

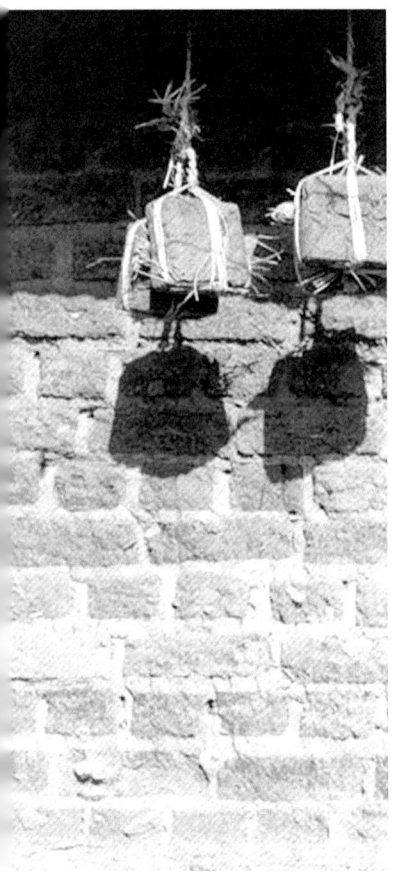

우리가 살고 있는 이 땅은 태양의 혜택으로 살아간다. 태양 없는 삶이란 있을 수 없음에도 불구하고 근자에 와서는 태양을 피하여 살아가는 사람들이 많아지고 있는 실정이다. 햇빛이라는 천혜의 혜택을 받으며 살아 온 자연스런 삶의 모습이 최근에는 피부 미용과 미백효과를 위한 미명아래 자외선 차단제니 선크림이니 하면서 적정한 빛의 혜택마저 거부하는 지경에 이르렀다.

대부분의 식물들이 햇빛 없이 살 수 없듯이 사람도 예외가 될 수 없다. 최근에 유행되고 있는 찜질방의 수십 배의 효력을 발휘하는 것이 햇빛이다. 몸이 아픈 부위가 있을 때 그 부위를 햇빛에 노출시켜주면 빠르게 치료될 수도 있는 햇빛은 직간접적으로 건강에 필수적인 요소이다. 이처럼 햇볕은 건강을 지키는 필수적인 것이므로 적정한 빛을 받고 사는 지혜를 터득하도록 노력해야 한다.

햇볕을 쬐는 이유는 튼튼한 뼈와 이를 만드는데 가장 중요하기 때문이다. 또 구루병(곱사병)을 방지하고 비타민 D를 만드는 것이다. 건강에 필요한 비타민 D는 피부에서 태양의 자외선에 의해 만들어지는 것이므로 반드시 직사광선을 받아야 한다. 인체에 광선이 부족하면 골다공증으로 이어지기도 한다. 햇볕은 인체의 골밀도를 높여주고 혈당 상승을 예방하여 췌장기능을 향상시켜 당뇨병을 예방한다. 또 관상동맥의 경화 예방은 물론 면역기능을 향상시켜주는 등 인체의 신진대사의 기초대사는 태양으로부터 이루어진다.

자외선의 특성은 보통의 유리나 종이에 흡수된다. 그러므로 창을 통해 실내로 들어오는 빛에 일광욕을 하면 비타민 D를 얻을 수 없기 때문에 실외에서의 일광욕은 질병 예방에 도움이 될 뿐 아니라 비타민 D를 쉽게 얻을 수 있다. 또 적당한 햇빛은 피부층을 건강하게 만들고 음식섭생으로 부족한 미네랄을 합성하기도 하며 모세혈관을 확장하여 면역기능을 높여주는 등 건강을 유지하는 신비한 기능을 한다. 또 하나 햇빛의 중요한 기능은 식균작용이다. 박테리아나 세균을 죽임으로써 균에 의한 감염원을 없앤다는 점이다. 햇빛의 식균작용은 사람에게 유익한 진균류는 생장을 촉진시키고 무익한 것들만 죽인다. 사람에게 유해한 박테리아나 세균들은 번식을 위해 어둡고 습기 찬, 곰팡내 나는 곳을 좋아하기 때문에 집 안은 가능한 한 통풍이 잘되고 볕이 잘 들어야 하는 것이다. 맑게 개인 날에는 집 안의 물건들을 햇볕에 쬐이는 것은 조상들의 삶의 지혜인데 요즘에는 대부분 귀찮다는 핑계로 약을 뿌리거나 세탁으로 해결하려는 경향이 많다. 이러한 것은 결국 가족의 건강을 해칠 수 있으므로 햇빛에 노출함으로써 진균류나 세균을 멸균하였던 조상들의 지혜를 따르는 것이 건강한 생활에 유익하다.

햇볕이 들지 않는 집 안에 꽃이나 식물을 놓아두면 힘을 잃고 마침내 시들어 버리듯이 인간도 마찬가지다.

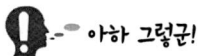

5. 원적외선이 방출되는 황토의 주거공간에서 살자

지각의 변동으로 인해 높은 온도로 구워져 붉은 빛을 띠는 흙이 황토이다.

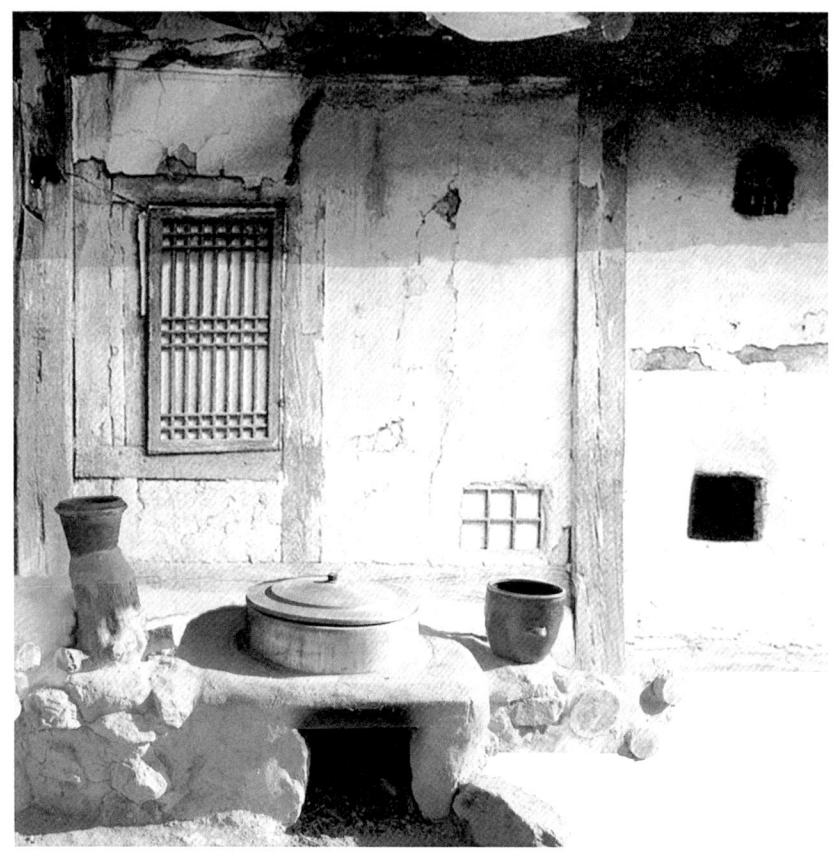
황토는 햇빛만 받아도 원적외선을 다량으로 방출한다.

시멘트와 같이 푸른빛을 띤 흙은 퇴적물이어서 인체에 심각한 문제를 일으킨다는 것을 잘 알면서도 우리는 닭장 같은 죽은 흙으로 만든 시멘트 구조물 안에 갇혀 살고 있다. 더구나 3층 이상의 공간에서 살면 지구자력과 멀어지고 땅의 지기를 받지 못하여 건강을 해친다는 것을 잘 알면서도 고층 건물에 갇혀 살아가는 게 현실이다.

우리 조상들은 검거나 푸른빛의 땅 위에는 집터를 잡지 않았다. 설령 어쩔 수 없는 환경이라면 황토 흙을 멀리서 구해서라도 집터 주위를 황토층으로 만든 후 집을 짓고 살았다.

황토는 원적외선 방사가 월등하여 인체에 가장 유익한 에너지 곡선에 근접하고, 인체의 중초부분의 체온을 35℃ 이상으로 유지하게 함은 물론 혈류량을 유지시켜 신진대사 촉진으로 피로를 풀어주는 역할을 한다. 황토1g 속에는 약 2억~2억 5천 마리의 미생물이 살고 있어 다양한 효소들이 복합적으로 순환작용을 일으킬 뿐만 아니라 인체에 유익한 원적외선을 방출하여 해독력, 흡수력, 자정력 등이 뛰어나다. 황토는 수정, 장석, 화강암, 운모의 혼합 풍화체여서 25종 이상의 필수 미네랄을 함유하고 있어 우리 인체에 미네랄을 공급한다. 황토의 여러 가지 혼성 미네랄 중에도 특히 산화규소(SiO2)는 인체의 혈관, 뼈, 모발을 구성하는 주성분이어서 규소 없는 인체란 있을 수 없다. 또 황토의 성분 속에는 초미립자의 '카탈라제' 활성수와 '필라토프'의 미생물이 있어 세포의 분열을 촉진하고 생물원을 자극하게 된다. 이런 과산화 산성체질을 중화시켜 주는 것이 황토의 신비한 효능이다. 인체에 나쁜 독인 과산화질산을 중화시켜 주며, 강알칼리성의 시멘트 독을 없애준다. 그리고 약간의 열에도 원적외선을 방출하며 빠른 침투력으로 면역력과 자연연치유력을 증가시킨다. 이러한 황토는 열을 받을수록 원적외선의 생체활성화 에너지가 점점 증가하게 된다.

　황토의 효능으로는 아토피 염, 피부염, 신경통, 요통, 관절염, 류머티즘 등의 통증을 완화하고 혈액순환을 촉진시켜 피부 재생을 돕는다. 또 몸속의 노폐물을 방출시켜 신진대사가 잘 되고 노화방지 및 숙면을 취할 수 있게 한다. 방충 및 향균 작용으로 피부질환을 예방할 뿐 아니라 수은, 납, 카드뮴 같은 중금속 성분을 분리 추출하여 빼낸다. 각종 질병으로부터 신체 저항력을 키워주며 몸이 가벼워지고 스트레스, 숙취 해소, 무기력 해소에 탁월한 것이 황토이다. 이처럼 우리가 알지 못하고 있는 무수한 생체 활성화 성분들이 포함되어 있으므로 사람은 건강한 황토를 가까이 하며 살아야 한다.

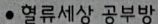

● 혈류세상 공부방

PART 03
지구환경과 두한족열 그리고 체온

 아하 그렇군!

1. 손발은 따스하게 머리는 차게

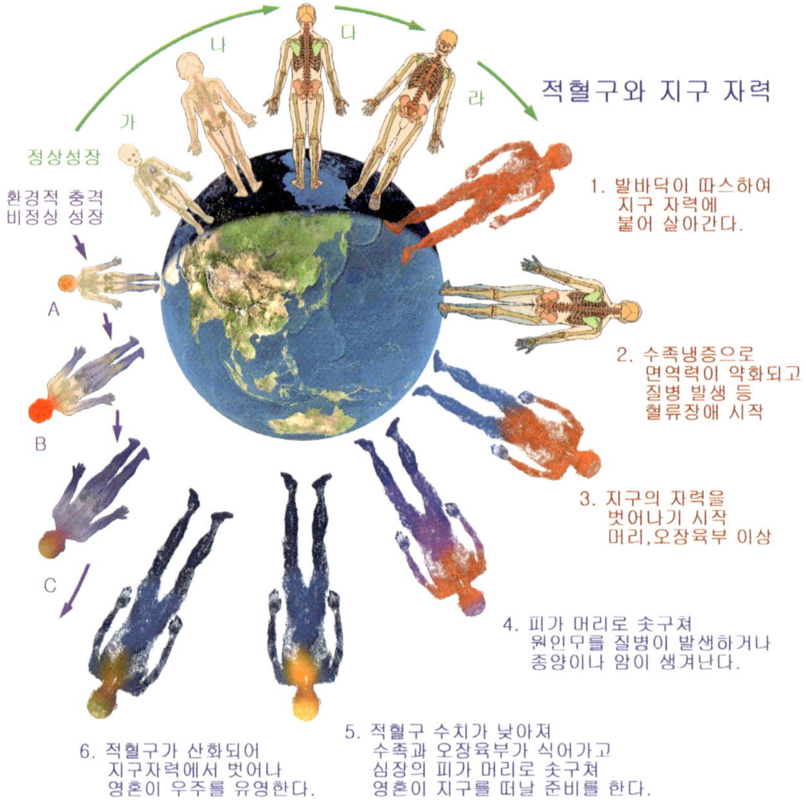

적혈구와 지구 자력

정상성장

환경적 충격
비정상 성장

가 / 나 / 다 / 라

A
B
C

1. 발바닥이 따스하여
   지구 자력에
   붙어 살아간다.

2. 수족냉증으로
   면역력이 약화되고
   질병 발생 등
   혈류장애 시작

3. 지구의 자력을
   벗어나기 시작
   머리, 오장육부 이상

4. 피가 머리로 솟구쳐
   원인모를 질병이 발생하거나
   종양이나 암이 생겨난다.

5. 적혈구 수치가 낮아져
   수족과 오장육부가 식어가고
   심장의 피가 머리로 솟구쳐
   영혼이 지구를 떠날 준비를 한다.

6. 적혈구가 산화되어
   지구자력에서 벗어나
   영혼이 우주를 유영한다.

심장의 피가 머리로 솟구치면 질병이 발생한다.

30

500만 년 전 사람의 조상인 원인이 출현하면서 사람은 지구 환경에 적응하면서 진화하였다. 지구에는 인력과 자력이 있고 사람의 핏속에는 철 성분의 적혈구가 있다. 철은 인력과 자력에 의해 움직인다. 따라서 사람의 핏 속의 적혈구가 지구와 가장 가까이 접하여 있는 손과 발로 잘 내려가면 지구환경의 자력에 잘 적응할 수 있으나 그렇지 못하면 지구의 자력에서 멀어지고 그에 따라 병이 생겨난다.

모세혈관이 고름으로 막혀 적혈구가 양이온을 띠거나, 산화되거나 수명이 지난 피가 체내 많으면 무거운 산화철 성분이 수족에 모여 혈액순환이 어려워진다. 그에 따라 상대적으로 심장의 피가 머리로 솟구치면서 질병이 생기거나 병세가 악화된다. 그림에서처럼 인체는 자력의 영향을 받으므로 피가 머리로 솟구칠수록 지구에서 멀어진 삶을 사는 것과 같은 이치이다.

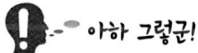

2. 음양의 조화와 두한족열

인체를 음양의 원리로 볼 때 생명활동을 물의 음과 불의 양이 서로 간 상생 조화로 이루어진다. 물 기운이 머리에 있으면 머리가 차고 배가 따뜻하며 수족이 따스해진다. 그러나 불기운이 위로 올라가면 머리가 뜨거운 반면 상대적으로 배가 차고 수족냉증이 생겨서 건강에 적신호가 들어 온 것이다. 그러나 허열은 예외이다. 두한족열(頭寒足熱)이라는 말은 삼초(三焦)와 관련된 것으로 머리에서 가슴에 푹 들어간 위치인 명치까지는 상초라 하고 명치부터 배꼽아래 부분인 단전까지는 중초라 하고 단전부터 신체 아랫부분을 하초라 한다.

두한족열은 머리는 차고 발은 따스해야 한다는 것이다. 그러므로 두한의 상초와 족열의 하초, 중간인 중초를 잘 다스려야 한다. 생활습관 중 과식이나 음

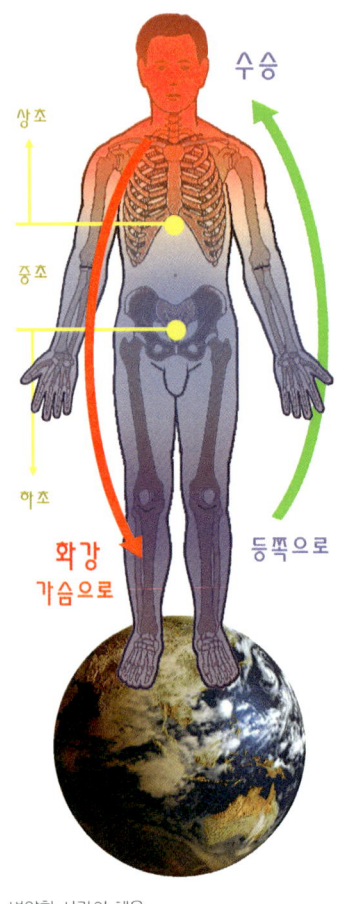

병약한 사람의 체온

식섭생이 잘못되어 중초의 혈류 장애가 생기면 물의 기운이 상승하고 불의 기운이 화강하는 수승화강을 할 수 없기 때문이다. 따라서 중초를 관장하는 숨쉬기, 식습관이 올바르게 유지되어야 수승화강이 제대로 이루진다. 대부분의 질병은 잘못 된 호흡법과 과식, 폭식, 속식에 의해 중초가 차가워져서 생기는 것이다. 중초가 차가워지면 상초의 열이 아래로 내려 올 수 없다. 물의 기운과 불의 기운이 합쳐져야 생명 활동이 일어난다. 지구의 지권은 중심부로 갈수록 온도가 높아지듯이 사람도 지축 쪽으로 뜨거운 기운을 가져야 한다. 그러나 지구의 기권, 수권은 지권의 반대 현상으로 물은 낮은 곳으로 흐르고 불기운은 상승하는 것이다.

생명체는 지구 권역의 현상과 반대가 되어야 건강해진다. 대기권과 수권에 사람이 살고 있지만 기권과 수권에 반하여 발이 뜨겁고 머리가 찬 지권 현상이 되어야 건강한 것이다. 즉, 식물이든 동물이든 물 기운은 위로 흐르고, 불기운은 아래로 내려가야 서로 도와서 생명력이 왕성해지고 건강을 이루게 되는데 이를 수승화강(水昇火降)이라고 한다. 예를 들어 식물의 경우 물은 뿌리와 줄기를 통해 위로 올라가고, 태양 빛은 광합성을 통해 따스한 온기와 함께 뿌리로 내려오는 것과 같은 이치이다.

인체의 모든 기운은 중초에서 시작된다. 물 기운은 신장에서 발원하고 불기운은 심장에서 시작된다. 따라서 심장의 불기운은 임맥(몸의 앞쪽 중앙으로 흐르는 경락)을 타고 내려가고 신장의 물 기운은 독맥(몸의 뒤쪽 중앙으로 흐르는 경락)을 타고 오르는 상태가 되어야 한다. 이는 호흡과 밀접하며 '비흡구배 호흡'을 하면 서서히 두한족열하며 건강을 찾게 된다. 숨을 들이 쉴 때는 등쪽, 즉 독맥으로 물 기운이 등을 따라 머리 쪽으로 오르므로 가슴을 펴고 어깨를 뒤로 젖혀야 한다. 반대로 내 쉴 때에는 심장이나 머리의 불기운이 몸의 앞쪽, 임맥을 타고 배와 단전으로 내려가도록 해야 한다.

인체는 중초인 오장육부의 기능이 조화로워야 신진대사가 원활해진다. 즉 아랫배가 따뜻하고 머리는 시원하여야 마음이 편안해진다. 그러나 수족이 차고 아랫배가 찬 사람은 머리에 항상 미열이 있어 여기저기 건강에 적신호가 들어오게 된다. 우리 인체의 미세한 동맥과 정맥 모세혈류가 여기저기 막혀 수승화강의 상태를 유지하지 못하게 되면서 질병이 생겨나게 된다. 그리고 심장에서 발 다음으로 가장 먼 손은 가장 좁은 면적에 가장 많은 골격이 자리 잡고 있으며 가장 사용이 빈번하므로 인체의 모든 질병 정보가 나타난다. 따라서 손에 나타나는 질병 징후를 미리 예측하여 다스리면 두한족열 하는 건강한 삶을 살 수 있다.

아하 그렇군!
3. 선인들의 지혜 온돌과학과 수승화강

우리 선인들은 두한족열(頭寒足熱)을 생활화했다. 그리하여 머리는 차게 손발을 따스하게 하기 위한 생활구조를 만들었다. 그 대표적인 것이 온돌문화이다.

사람의 건강문제에 있어서 몸에 수화(水火)의 기운(風)이 잘 순환 조절되어야 건강하듯이 몸의 서늘한 물 기운은 신체의 윗부분으로 오르게 하고 탁하고 더운 화기는 신체의 아랫부분으로 내리거나 버려야 건강하다. 이것은 몸의 건강뿐아니라 정신수양에 있어서도 잡념을 없애고 참된 성품을 기르는 것을 합쳐 수양(修와 養), 즉 좋은 다스림이 되는 것이다.

결국은 몸과 마음에서도 탁하고 더운 기운은 가라앉히고 서늘하고 맑고 고요한 물의 기운을 길러야 한다는 뜻이다. 사람이 건강하려면 몸에 하초의 물(水)기운과 상초의 불(火)의 기운이 순환할 때 막히지 않아야 하는데 이렇게 상하의 기운을 막히게 하는 것이 중초(中焦)인데 중초는 신체의 비장과 위장이다. 따라서 음식의 섭생과 호흡법이 잘못되면 몸이 상하게 됨을 명심해야 한다.

그리고 기본적인 생활 습관을 잘 유지하는 것이 중요하다. 해가 뜨면 일어나고 해가 지면 휴식과 수면을 청해야 하는 것이다. 그러하지 못하고 오래 서 있으면 뼈를 상하고, 오래 앉아 있으면 맥을 상하고, 오래 누워 있으면 기운을 상하고, 오래 걸으면 힘줄이 상하게 되는 것이다. 따라서 건강을 유지하려면 걷고, 서고, 앉고, 눕는 습관을 적당하게 안배하여 스스로의 힘을 알맞게 배려하여 서로 막히거나 과하거나 부족함이 없는 균형 잡힌 지혜를 찾아야 한다.

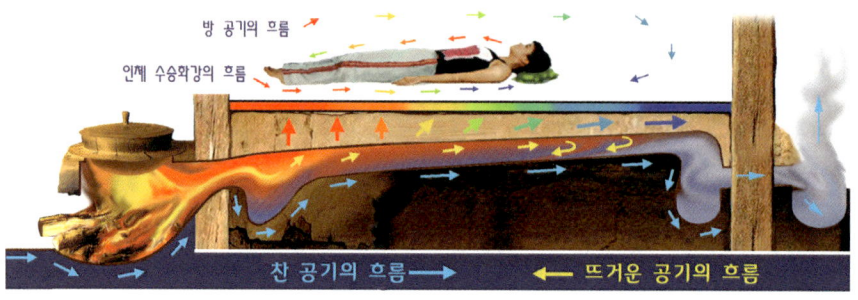

아궁이불은 회오리를 일으키며 대류방식에 알맞게 설계되어 있다.

서서 있을 때는 머리는 두가 되고 발은 족이 되지만 앉아 있을 때는 머리는 두가 되고 궁둥이가 족이 되는 것이다. 누워 있을 때는 이마와 배는 두가 되고 등짝과 다리는 족이 되어 상하의 기운과 수화가 서로 통해야 건강하다는 것이다. 따라서 서 있을 땐 발을 따스하게, 앉아 있을 땐 엉덩이와 발을 따스하게, 누워 있을 땐 발과 등을 따스하게 유지시키면 건강을 찾을 수 있는 것이다.

여기서 머리에 집중되는 더운 기운은 몸 아래로 순환시키는 것이 두한족열의 원리이다. 따라서 마음에 불기운을 일으키는 스트레스나 잡생각을 없애고 맑고 바른 본성을 회복하는 것이 두한족열이 되게 하여 건강과 깨달음을 얻는다는 것이 본래의 뜻이고 최고 핵심이다. 특히 정신적 두한족열은 제쳐두고 육체적으로 구들방에 의한 두한족열을 해서 건강을 유지하려는 것이 우선이 아님을 명심해야 할 것이다. 몸은 마음이 지배하므로 요즘같이 직장에서 스트레스를 많이 받게 되면 몸의 화기가 머리에 집중되어 입에 침이 마르고 눈에 충혈이 되는 사람들이 많이 생겨나게 된다. 이러한 것은 우리 조상들의 전통적인 온돌방식의 지혜를 버리고 서양식 건축 설계의 대류를 다스리는 방식에서 오는 문제도 한 몫을 차지하고 있기도 하다.

머리에 열이 올라 화가 치밀고 스트레스가 극에 달해 있는 가운데 서양에서 도입된 벽난로나 스팀난방은 머리 쪽에 더 열기를 가하게 된다. 양옥에는 실내의 열기가 방의 위쪽에 주로 머물러 있으며 대부분 입식 위주이고 잠자리조차도 바닥보다 높은 침대가 있어 이러한 현상을 심화하는 결과를 가져오게 되는 것이다. 서양의 난방법은 당장은 편리할지 모르겠으나 건강을 함께 생각하면 우리 선조들의 바닥 난방인 구들에는 미치지 못한다.

우리나라의 전래 구들은 방 아래쪽의 높이가 낮고 가장 뜨거운 구조이므로 정신을 많이 쓰는 현대인에게 가장 이상적인 난방법이 된다. 몸의 하반신을 따듯하게 하면 자연적으로 몸의 아랫부분의 찬 물 기운이 위로 오르고 머리의 불기운은 몸 아래로 내리게 되는 수승하강(水昇火降)의 변화작용이 생기므로 건강유지에 가장 좋은 것이다.

아하 그렇군!
4. 체온과 질병 이야기

　인체는 항상성 유지를 위해 숨을 쉬고 먹는 동안 끊임없이 열을 생산하고 방출한다. 세포의 미토콘드리아에서 섭취한 음식의 당이나 지방, 단백질의 화학성분을 산화시켜 세포가 생존하기 위한 에너지를 만들어 낸다. 이런 에너지의 30% 정도는 세포가 사용하고 나머지는 열로 바뀌어 혈류를 원활하게 만든다. 그러므로 인체의 에너지 효율은 30% 정도의 내연기관에 비유될 수 있다.

　우리 몸의 체온이 1℃만 낮아져도 질병이 발생하고 1.5℃이하로 낮아지면 호르몬의 이상 분비현상과 순환기의 정체로 인하여 어적혈이 쌓여서 35℃이하 부터 암세포가 활성화하게 된다. 추운 환경이 되면 열 방출을 막기 위해 피부 혈관이 수축되거나 근육이 떨리고 몸을 움츠리면서 갑상선이나 아드레날린, 노아드레날린 등의 호르몬 분비를 증가시켜 간이나 비장에서 열을 생산하여 체온이 상승하게 된다. 반면에 더운 환경이 되면 피부 혈관이 확장되고 땀의 기화열로 체온을 낮추게 되며 열을 발산하기 위해 호흡수가 증가하고 식욕이 떨어지고 나른해지거나 무기력한 상태가 되어 활동량을 감소시키게 된다.

1) 체온이 떨어지면 면역력이 감소하고 질병이 발생한다.

　인체의 생화학적 반응을 주도하는 효소는 체온이 38℃일 때 가장 활성화된다. 그러나 저체온이 되면 효소의 기능이 떨어지는데 1℃만 낮아져도 인체의 면역력이 20% 정도 감소하게 된다. 저체온의 원인은 운동 시간의 부족이나 스트레스, 차가운 음식 섭취나 섭생의 문제, 오염 물질 흡입 등에서 생겨난다. 특히 과식이나 폭식은 위장과 오장육부의 기혈을 막아 피가 머리로 솟구치면서 저체온을 심화시키는 가장 큰 원인이 된다.

2) 체온이 높아지면 세균을 죽이거나 면역 기능이 높아지고 암이 사라진다.

체온이 올라간다는 것은 그 자체가 병이 아니라, 병에 걸렸다는 것을 알려주는 신호이며 동시에 방어 작용과 세균퇴치의 과정이 진행되는 것이다. 체온이 40~41℃의 고열을 동반하면 체내 유입된 세균 증식이 억제되거나 사멸된다. 또 39.3℃ 이상 올라가면 암세포가 괴멸되어 서서히 암 세포가 사라지게 된다. 체온이 1℃ 올라가면 면역력이 5배 정도 증가하는데 근육운동은 열 생산을 촉진시켜 마라톤 등 심한 운동 후 체온은 일시적으로 39~41℃까지 올라가기도 한다. 이 때 건강한 사람은 신진대사가 활발해져 건강에 유익하나 질병지수가 높은 사람은 삼가야 한다.

3) 체온은 나이가 어릴수록 높다.

보통 1세 이하는 정상 체온이 37.5℃, 5세 이하는 37℃, 일곱 살이 넘으면서부터 36.5~37℃가 유지된다. 그러다 노인이 되면 청·장년 때보다 약간 낮아진다. 특히 노인들은 체온을 조절하는 모세혈관 기능이 약화되고 기초 대사율이 감소된다. 따라서 노인들은 저체온 중의 위험성이 있으므로 일상 중 체온이 가장 낮아지는 새벽 2~5시 사이에는 항상 보온에 신경을 써야 한다.

4) 저체온이 되면 뼈 속의 적골수가 황골수로 바뀌어 혈액을 만들지 못한다.

건강한 아이는 뼈 속의 골수가 적색을 띤다. 적골수에서는 정상적인 혈액을 만들어 내지만 황골수는 혈액생산이 중지되어 뼈가 병이든 골수인 것이다. 그러므로 저체온 부위는 혈액을 만들지 못하여 병들이 여기저기 생겨난다.

5) 체온별 현상과 여러 가지 유사한 증상

체온		현상	증상
고체온	41℃	편도선염, 갑상선 등 기관의 염증을 쳐내는 체온	편도선염, 갑상선이상
	40℃	암과 체내 세균 격멸, 면역기능이 강화되는 체온	폐렴, 기관지염, 고열
	39℃	면역기능 증진과 암세포가 억제되기 시작하는 체온	오한, 기침, 몸살
	38℃	인체의 생화학적 효소작용이 가장 활발한 체온	명현현상, 호전반응
정상 체온	37℃	소아의 정상적인 체온으로 세포분열이 활발함.	적골수 혈액생산 증가
	36.5℃	성인의 정상적인 체온으로 면역력이 활발함.	원기왕성, 기운생동
	36℃	몸이 으스스 추워 떨리고 온 몸에 열이 발생하는 체온	소화곤란, 몸살, 두통
저체온	35.5℃	피부 닭살증상과 암세포가 가장 많이 증식하는 체온	소화 장애, 호흡곤란
	34℃	물에 빠지거나 교통사고 등으로 의식불명 상태의 체온	뼈 속 황골수 현상
	33℃	겨울 등산 중 조난으로 동사 직전 감각이 없을 때 체온	골수 혈액생산 중단
	32℃	발작이나 의식이 오락가락 하거나 실신 상태의 체온	수족냉증의 증상
위험 체온	31℃	의식불명이나 혼수상태로 사경을 해매는 체온	팔다리가 차가워짐
	30℃	눈동자의 초점이 없고 사지가 싸늘하게 식어가는 체온	하복부가 싸늘해짐
	29℃	사망 직전 눈동자 동공이 확대될 때의 체온	머리가 싸늘해짐
	28℃	항문이 열리고 조금 전 숨을 거둔 시체의 체온	온 몸이 싸늘해짐

5. 몸이 허할 때 난방기를 이용한 수승화강법

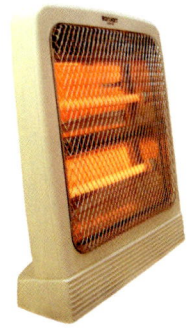
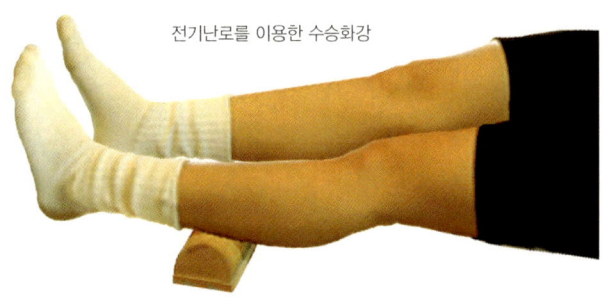

전기난로를 이용한 수승화강

초기에는 발이 뜨겁게 느껴지지만 30분 정도 지나면 발이 시원해진다.

숙취나 감기, 몸살, 스트레스, 피로감 등 생활 중 흔히 생겨날 수 있는 가벼운 질병의 초기 증세는 전기난로를 이용하여 가볍게 치료할 수 있다.

발이 저체온이면 서서히 저체온 부위가 상체로 퍼져 가기 때문에 질병의 근원이 된다.

전기난로나 히터 등의 난방기구가 가까이 있으면 그림과 같이 발을 가까이 두게 되면 처음에는 발이 너무 뜨겁게 느껴진다.

그러나 뜨겁게 느껴지는 상태로 계속 뜨거운 곳에 발을 가까이 해 두면 서서히 머리로 솟구친 열이 발로 내려오기 시작하면 반대로 발이 편하고 시원하게 된다. 이때쯤이면 머리와 혈류가 느린 부위에서 땀이 나기 시작하고 서서히 신진대사가 정상화되어 가뿐한 기운을 느끼며 몸이 나아지게 된다.

1) 의자 2개를 준비하여 편한 의자에 몸을 비스듬하게 눕히고 또 하나의 의자는 종아리 부위를 받칠 수 있도록 한 후 전기히터를 켜둔다.
2) 전기난로와 같은 발열체 가까이 하여 발이 뜨거울 정도의 간격을 유지하며 발을 나란하게 둔다. 이때 난로의 발열 온도에 따라 다르긴 하지만 보통 30~40cm 정도 사이에 발바닥을 둔다.

3) 발이 뜨거울 정도로 가까이 둔다. 초기 10~30분 정도 까지는 몹시 뜨겁게 느껴지지만 시간이 지나면서 오히려 시원하게 느껴지면 온몸의 피가 돌고 돌아 수승화강하여 신진대사가 정상화되었다는 신호이다.
4) 이런 과정을 거치면서 자신의 저체온 부위나 혈류가 느린 부위에서 땀이 서서히 나게 되고 생활 중 적체된 노폐물이 땀과 함께 빠져나오게 되면서 몸이 호전되고 신진대사가 정상화된다.
5) 발을 뜨겁게 하는 가운데 수(水)의 기운이 등 쪽으로 올라가고 머리의 화(火)의 기운이 가슴에서 복부로 다리로 내려오게 되면서 감기 몸살에서 숙취해소 등 가벼운 생활 질병이 예방되거나 치료된다.

일상생활 중 한 시간 정도만 다스리면 내안에 점점 더 깊어가는 질병의 예방은 물론 치료까지 가능해진다. 전기 히터나 난방기가 가정병원의 명의가 되는 것이다.

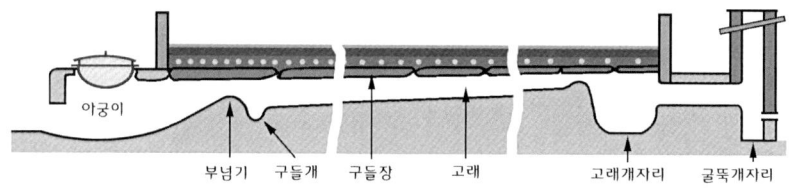

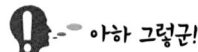

6. 온돌은 최상의 명의며 자연과학이다

구들방식은 그 자체가 수승화강 방식이다. 나이가 들수록 하체의 혈류가 막혀 일상생활이 문제되는 경우가 많다. 온돌은 발이 뜨거울 정도로 난방이 되어 있기 때문에 막힌 정맥의 혈류가 열리고 저체온으로 인해 쌓여있던 노폐물이 빠져나가면서 신진대사를 원활하게 하는 첨단과학이다.

아궁이에서 불을 때면 화기가 방밑을 지나 방바닥 전체를 덥게 하는 난방장치는 한국 고유의 난방법으로 우리 민족의 좌식생활습관과 밀접한 관계가 있으며 모든 민가에 사용된 자연과학의 산물이다. 온돌의 채난원리는 열의 전도를 이용한 것으로 방바닥 밑에 깔린 넓적한 돌(구들장)에 화기를 도입시켜, 온도가 높아진 돌이 방출하는 열을 이용하는 것으로 전도에 의한 난방 이외에 복사난방과 대류난방을 겸하고 있다.

구들방식의 난방은 우리 조상들이 4000천 년 전부터 사용해온 난방법으로 그 자체가 과학이다. 이것은 축열식 난방으로, 서양의 벽난로에 비하여 70% 이상의 연비 절감효과가 있는 가장 효율적인 난방방식이다. 서양의 난방에 비해 열에너지를 오랜 시간 동안 저장할 수 있으며 연기, 화재, 재 등을 피하고 열에너지만 가려내어 사용하며 무공해 위생취사를 겸한 난방방식이다. 따라서 구들난방은 지구상 최고의 난방이라 말해도 과언이 아니다. 또 구들장의 돌판과 황토에 열이 축적되면서 방안 대기로 뿜어 나오는 원적외선과 생체를 활성화 하는 여러 물질이 다량 방출되어 인간을 가장 이롭게 만드는 첨단의 주거 방식이다. 이런 아궁이를 통한 구들장 위에서 생활하면 기운생동 하는 것은 물론 수면 중 신진대사가 원활해져 세포분열을 촉진하는 기폭제가 된다.

아궁이에서 불을 지피는 사람에게는 뜨거운 열기로 오장육부를 데워 하반신혈류를 개선시켜 주게 되고, 저녁이면 하루의 일과에 지친 피로를 뜨거운 아랫목에서 몸을 녹임으로써 그날의 피로를 가시게 만든다. 또 새벽이면 온도가 서서히 낮아져 서서히 잠을 깨우거나 뇌의 활동을 준비시켜 주기 때문에 이른 아침에 잠에서 깨어나 떠오르는 태양의 정기를 맛보게 하고 우주의 기운을 받으며 함께 숨 쉬게 만드는 과학이다.

• 건강한 생활

PART 04
자연환경에서 건강 찾기

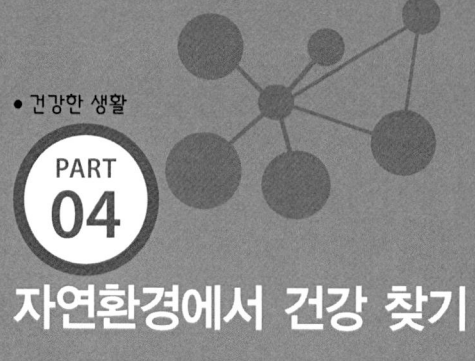
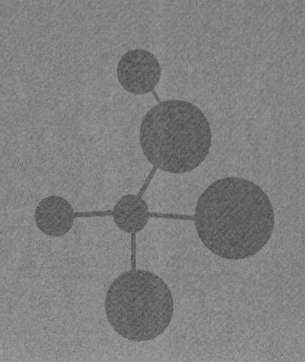

　슬기로운 생활과학이 몸에 뱄던 조상들의 지혜는 곳곳에 숨겨져 있다. 한옥의 구조, 기와와 서까래의 무게를 감안한 한옥의 처마 곡선, 자연 친화적인 온돌 구조, 온도와 습도를 자동으로 조절하는 문살의 한지, 황토벽 등 이루 헤아릴 수 없을 만큼 많고 다양하나 여기에서는 용기문화와 발효음식문화에 대한 이야기를 다루고자 한다.

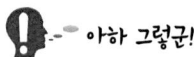

1. 음식을 담는 용기가 질병을 만든다

　먹지 않고는 살 수 없다. 그런데 사람이 먹을 수 있는 것은 대부분 살아있는 것들이 많다. 설령 무생물이라 할지라도 산소가 많이 실린 음식물을 섭취하게 된다. 먹을거리는 반드시 어떠한 용기에 담겨지게 되는데 이 음식물은 담는 용기에 따라 저장성이 달라진다. 우리가 현재 쓰고 있는 용기는 유리, 법랑, 도기, 자기, 플라스틱(PE,PT), 발포성수지(스티로폼), 나무, 종이, 비닐수지, 스테인리스스틸, 놋쇠, 청동, 백동, 은, 금, 철, 가죽 등 이루 헤아릴 수 없을 정도로 다양하다. 이들 중 우리가 즐겨 쓰는 용기를 크게 구분하면 금속용기, 합성수지용기, 유리용기, 목재용기, 도자용기로 나눌 수 있다. 이러한 용기의 장단점을 살펴본다.

　금속용기 : 철이나 구리, 동, 금, 은, 스테인리스스틸 등 모든 금속용기는 사용 시 표면이 산화되거나 마모되어 음식물에 입자나 미량이나마 녹아들어 좋든 싫든 인체에 영향을 주게 된다.

　합성수지용기 : 플라스틱(PE,PT), 발포성수지(스티로폼), 비닐수지 등의 합성수지용기는 인체에 치명적이다. 이것들은 대부분 석유제품을 정제하는 과정에서 나온 부산물로 만들어지므로 인체에 유해한 성분을 지니고 있다. 이것들은 용기를 만들 때 성형 또는 사출할 시에 열을 가하게 되는데 이 때 용기의 표면에 유해성 물질이 표면의 광택을 더하게 된다. 더구나 이것들이 뜨거운 음식과 접촉하게 되면 유해성 기름이 녹아들어 가게 되는 것이다.

　유리용기 : 투명하고 맑은 유리제품은 보통 인체에 해가 없는 것으로 알고 있다. 그러나 흔히 뜨거운 물을 부어도 깨어지지 않는 크리스텔 제품은 순수한 유리에 납을 첨가하여 만들고 있으므로 인체에 해가 있게 마련이다. 산화납을 함유하여 굴절률을 높인 것을 보통 납크리스털 유리라고 하며, 가공성이 풍부하므로 커트 세공하여 고굴절률의 효과를 높일 수 있고 맑은 소리를 내는 등 공예용 유리나 와인유리와 같은 고급 식기용 재료로서 뛰어난 요건을 갖추고 있는데 12%의 PbO(산화연)이 함유된 것을 세미 크리스털 이라고 한다.

　목재용기 : 나무 제품의 용기는 보통 표면처리를 한다. 목재 자체의 색소나 수액이 배어 나오는 것을 방지하고 물의 침투에 의한 부풀림을 방지하기 위해 칠을 하므로 칠감의 성분에 따라 유해성 여부가 달라진다. 옻칠이 가장 좋으나 요즘에 옻칠한 목기는 찾아보기 힘들며 대부분 에나멜 라커나 니스 처리를 하는 경우가 많으므로 식별 능력이 부족하면 가급적 사용하지 않는 것이 좋다.

　도자용기 : 도기나 자기는 1,000℃ 이상의 고온에서 구워낸 것이므로 이러한 온도에 알맞게 유약을 처리한 용기는 인체에 무해하다. 잘 구워진 도자용기는 세척 시에 세제를 사용하지 않아도 깨끗하게 씻기며, 우리네 조상들이 가장 많

이 즐겨 사용한 이유만으로도 그 가치는 충분히 짐작하고도 남음이 있다.

아하 그렇군!
2. 흙으로 빚은 완벽한 용기문화

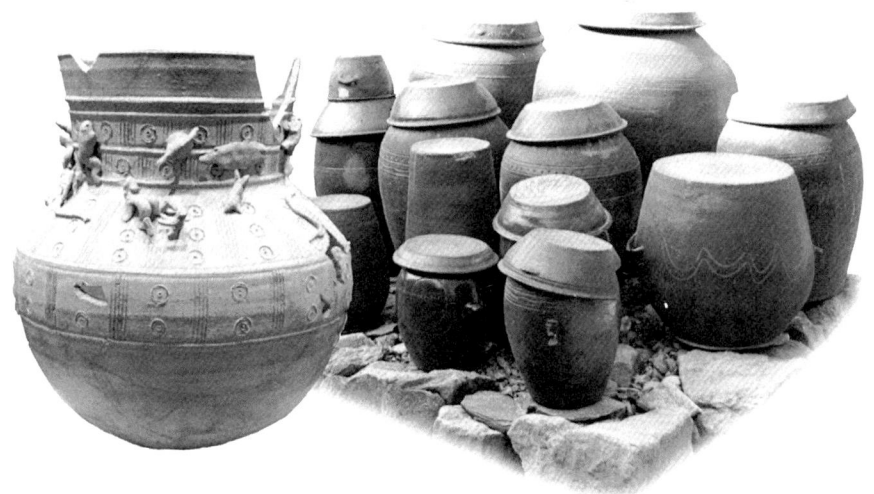

장독, 옹기, 질그릇, 단지 등으로 불리며 집안의 양지바른 구석 뜰에 놓인 하찮게 볼 수 있는 것이 세계 최고의 우리 용기이다. 용기는 음식물을 신선하게 유지할 수 있어야 한다. 신선도를 유지하고 음식물을 살아 숨 쉬게 하는 비결은 무엇인가?

옹기는 초벌구이 없이 유약을 칠하고 800~1100℃ 정도로 구워 낸다. 이처럼 초벌구이 없이 한꺼번에 흙을 구워내는 데서 숨 쉬는 용기가 탄생된다. 즉, 흙이 익히면서 유약이 동시에 녹음으로써 흙이 갖고 있는 기공이 유약에도 동시에 작용하여 신비로운 용기가 탄생되는 것이다. 그런데 수년 전 옹기가 좋다 하여 너도나도 구매할 시기에 얄팍한 상혼에 눈이 어두워 저온 유약 중, 옹기의 색을 쉽게 낼 수 있는 납광유를 사용한 옹기가 판을 친 적이 있다. 납은 600℃ 정도에 녹기 때문에 연료비가 줄어들고 때깔도 좋다는 어리석은 생각으로 인체에 치명적인 납 성분의 유약을 사용한 용기가 대량 제조된 적이 있었다.

좋은 옹기는 반짝임이 적고 검붉은 색조를 띤 투박한 것일수록 좋다. 표면이 매끈한 것은 유약이 두터워 숨 쉬는 기공(공기구멍)이 막히게 되기 때문이다. 너무 검고 반짝이는 것은 자칫 위에서 예를 든 것과 같은 납 성분의 유약처리를 한 것일 수도 있으므로 주의를 요한다. 또 매끈한 것보다 투박한 것일수록 기공이 많이 형성되어 있으므로 가급적 못생기고 윤이 적으며 거친 옹기를 선택할수록 두고두고 싫증나지 않아 아낌없는 애정을 줄 수 있다.

구운흙은 붉은 색조를 띨수록 생체를 활성화하는 원적외선이 많이 방출된다. 옹기는 황토 흙을 주된 재료로 이용하므로 구워낸 옹기의 색조는 황토 흙보다는 더욱 붉은 기미를 띤다. 따라서 옹기의 흙 색조가 검붉은 것일수록 음식물을 더욱 오랫동안 보존할 수 있다. 더구나 이러한 용기에 열이 가해지면 원적외선이 다량으로 방출되어 음식물을 장기간 변질되지 않게 한다.

옹기는 식품의 신선도를 유지하게 하는 최강의 용기이다. 이것은 옹기의 조직이 금속이나 유리처럼 조밀한 것이 아니기 때문이다. 즉, 미세한 공기구멍들이 무수히 많아 그 기공 사이로 공기가 드나들어 숨쉬기 때문이다. 옹기에 물을 담아 둔 후 하루 정도를 지나게 되면 옹기 내부 표면에 무수히 많은 기포가 생기게 되고 그 기포가 점점 커지면서 물 위로 솟구치면서 물이 움직이게 된다. 옹기의 표면으로부터 유입된 산소는 물을 썩지 않게 해 줄 뿐만 아니라 움직이면서 방출된 원적외선으로 하여금 물의 신선도를 높여가게 되는 것이다. 유리나 플라스틱에 담아둔 음식물은 수일 내 상하거나 변질되지만 용기를 바꾸어 옹기에 저장하면 배 이상을, 그것도 신선하게 유지시켜 준다. 이러한 이유는 첫째, 옹기 표면에서 스며들어온 신선한 공기의 유입으로 옹기 안의 음식물이 산화는 될지언정 부패하지 않는다는 것이다. 두 번째로는 고온에서 구워진 흙에서 방출되는 원적외선으로 하여금 음식물의 생체가 활성화되기 때문으로 요약될 수 있다.

　이처럼 감탄스러운 조상들의 지혜를 이용하여 시중에는 갖가지 생활소품들이 판을 치고 있는데 그러한 원리는 옹기의 원리를 적용한 짝퉁이므로 조심해야 한다. 예를 들면 플라스틱 물통을 "바이오 물통"이니 "원적외선 탱크"니 하는 것들은 석유에서 만들어진 플라스틱 또는 비닐계 제품으로 석유에서 정제한 PVC, PVA 등에 DOP 등과 같은 기름을 혼합한 후 돌 가루나 흙가루를 섞어 열을 가하여 사출 성형한 것에 불과하기 때문이다. 그러므로 약간의 기공을 만들어 숨은 쉴지는 모르나 그것들 속에 잔류된 기름이 물이나 음식에 녹아 나오는 것은 막을 수 없기 때문이다.

아하 그렇군!
3. 첨단과학이 놀란 발효음식

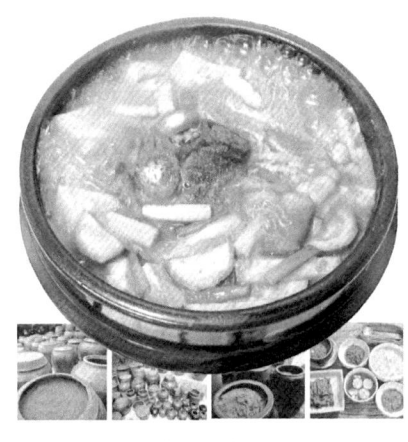

　음식물이 에너지의 근원이므로 우리는 하루 세 끼니를 챙겨 먹게 된다. 그러나 우리가 섭취하는 음식물은 위장에서 곧바로 소화해 낼 수 없는 것들이 대부분이다.

　무수히 많은 음식물을 위장에게만 소화를 하게 한다면 인간은 십 년도 살지 못하고 죽을 것이다. 위장도 자신의 수명이 있기 때문이다.

　위장의 부담을 덜어주어야만 오래 살 수 있다. 소식하는 민족은 장수한다. 그러므로 우리는 음식물을 잘게 썰거나 익혀 먹음으로써 위장의 부담을 덜게 된다. 또한 입에서 씹어서 1차 소화를 시킨 후 위장으로 보내어 위장의 부담을 최소화 한다. 입에서는 침샘의 분비물로 음식물을 산화시켜 위장의 부담을 덜어주고 있는데 문제는 우리가 섭취하는 음식물을 발효시켜 주게 되면 위장의 부담을 더 줄여주게 된다는 것이다.

1) 발효식품에 대하여

까치는 썩은 음식이든 부패한 음식이든 가리지 않는 튼튼한 위장을 가졌다고 한다. 그러나 사람은 상한 음식물을 섭취하면 이내 위경련이나 위장의 거부로 구토나 설사 증세를 보이게 된다. 그러나 유익한 미생물을 이용하여 발효시킨 음식은 위장의 부담을 덜게 하여 건강한 생활을 할 수 있게 해 준다.

인간은 예로부터 음식물을 오랫동안 보존하기 위해 갖가지 방법을 동원하였다. 그것은 매일 사냥감이 있는 것도 아니고 더구나 추운 겨울철에는 신선한 먹거리를 구한다는 것은 더욱 힘 드는 노릇이기 때문에 풍족할 때 미리 저장하여 부족할 때 배를 채우기 위한 수단이었다.

햇볕에 말리기도 하고 소금이나 설탕에 절이기도 하고, 굽거나 삭히기도 하여 식량을 오래도록 상하지 않게 하였다. 인류가 음식물의 보존에 가장 위대한 발견이 발효를 통한 저장식품이다. 우유를 이용하여 치즈나 유산균 음식물을 만드는 것과 같이 발효 음식은 위장의 소화 작용에 부담을 덜어 주면서 음식물의 부패를 방지하여 유익한 영양 작용과 함께 음식물의 산화를 돕게 된다.

발효식품에는 효모를 이용한 주류나 빵, 메주의 누룩곰팡이, 김치나 식초의 세균효모, 젖산균, 간장효모, 청주효모 등이 있다.

2) 세계 최장의 보존성을 지닌 발효 간장

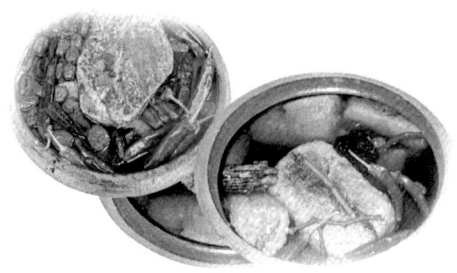

우리 주위에는 갖가지 발효식품이 많지만 실온에서 수년간 버텨낼 발효식품은 흔하지 않다. 그러나 우리 고유의 식품 중 "세계 최장의 보존성을 지닌 음식은 발효 간장이다"는 표현을 지나치다고 생각하는 사람은 드물 것이다. 간장은 수년간 방치하여도 원래의 맛이나 향은 바뀔지언정 부패하거나 썩지 않는다. 이처럼 세계의 발효 음식 중 간장보다 오래 보존될 수 있는 음식을 찾기가 힘들 것이다.

보존성만 뛰어나다고 해서 좋은 발효 음식이 되는 것은 아니다. 간장은 짜기만 하고 인체에 유익한 성분은 없다고 생각하는 사람이 있는데 그렇지 않다. 소금에는 인체에 해로운 간수가 있어 우리는 흔히 참기름과 함께 넣어 튀기거나 구운 다음 사용한다. 그러나 간장은 인체에 유해한 성분이 제거되어 있으며 된장을 만들 때 생긴 미네랄이 듬뿍 녹아 있어 일본이나 서구에서 밀려들어 온 소금에 색소를 넣은 간장과는 질적으로 다르다.

간장은 약이다. 기운이 쇠약해지거나 의식을 잃은 사람이 의식을 차리면 얼굴에 핏기가 없고 기운 없어 보일 때 기운을 소생케 하는 방법으로 간장이 특효약이다. 피마자(아주까리) 기름을 소주잔에 한 잔 따라 마신 후 10~20분 후에 희석된 미지근한 간장을 한 그릇 정도 마시면 기운이 몰라보게 회복된다. 이 때 간장물은 주전자에 물을 붓고 짜지 않을 정도로 한 두 숟가락의 간장을 넣은 뒤 끓이고 식힌 것이어야 한다.

간장은 약으로서의 기능 이외에도 예로부터 "장맛이 제 맛이면 그 해 음식은 맛있다"는 속담처럼 일반적인 소금의 역할을 넘어서서 세계 최적의 천연 조미료이다.

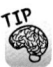 ### 3) 세계 최상의 영양소인 발효 된장

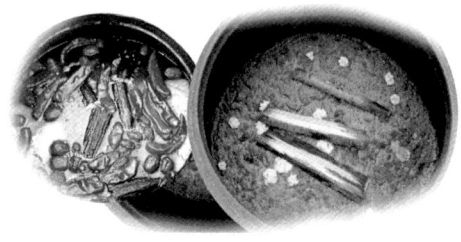

된장은 콩을 삶은 후 메주를 쑤어 띄우고 발효시킨 뒤 일정 기간 햇빛에 말린 후 소금물과 함께 30~40일간 숙성시킨다. 이때 숯에 의해 간수와 같은 유해성분이 제거되며 액체는 뜨거운 불에 달여 간장으로 만들고 걸쭉한 메주는 숨 쉬는 옹기에 담겨 된장이 된다.

된장은 영양가도 높을 뿐 아니라 건강상의 효능도 성인병을 비롯한 소화촉진 등 신진대사를 원활하게 해주는 유익한 음식물로 잘 알려져 있다. 된장 100g 중에는 수분 51.5g, 단백질 12g, 지질 10.7g, 철 5.1g, 섬유 3.8g, 회분 1.9g, 칼슘 122mg, 인 141mg, 비타민 B1 0.04mg, 비타민 B2 0.2mg 등이며 열량은 128kcal이다.

콩을 동물의 사료로 여기는 서구의 식생활 문화에서는 성인병과 같은 신진대사에 관계된 질병이 많지만 우리네 조상들은 비교적 성인병이 드문데 그 이유가 바로 된장을 즐겨 먹었기 때문이다. 그러나 최근에는 우리나라에도 과다한 육류 섭취나 서구화된 음식 풍토로 성인병이 증가 추세에 있어 안타까운 일이다.

우리 조상들은 주식인 쌀 다음으로 많이 섭취한 음식이 된장이었으므로 계절에 알맞은 미감을 찾아 철마다 된장을 담그는 일을 정례적으로 해 왔던 것이다. 계절에 따라 담그는 별미장으로는 봄철의 담북장과 막장, 여름철에 담그는 집장과 생황장, 가을철에 담그는 청태장과 팥장, 겨울철에 담그는 청국장 등이 있다.

4) 세계 최적의 야채 신선도와 보존성을 지닌 발효 김치

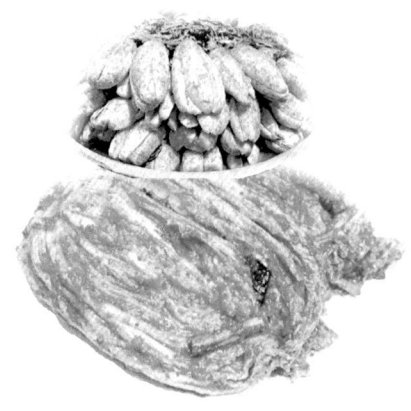

김치는 우리나라 특유의 채소 가공 식품이다. 무나 배추, 오이 등을 소금에 절인 후 고추, 마늘, 파, 생강, 젓갈 등의 양념을 버무려 저장해 놓고 매 끼니 때마다 식탁에 올리는 반찬이다. 채소에 갖은 영양분을 첨가하여 발효시킨 야채는 그야말로 세계 최적의 야채 발효식품 중의 으뜸이라 할 만하다.

부족하기 쉬운 영양분을 양념으로 곁들여 고유의 향과 맛을 낸 김치는 하루만 지나면 시들어 버리는 채소를 최상의 영양식으로 만드는 지혜가 숨어 있다. 자양강장, 상큼한 미감, 비만예방, 식욕증진, 에너지원, 기운생동으로 이어지는 풍부한 미네랄 성분으로 천혜의 지혜가 담긴 식품으로 손색이 없다.

김치는 채소의 저장성을 높이면서 시간이 지날수록 여러 가지 미생물을 번식시켜 유기산을 만드는 야채 발효식품이다.

김치의 제조 과정을 보면, 일단 채소를 소금에 절이게 되는데 이것은 양념에 의해 김치의 맛과 향이 배인 국물을 삼투로 빠르게 스미게 하기 위함이다. 그렇다고 해서 소금의 농도를 높이면 채소의 단맛을 잃게 되므로 겨울철에는 소금을 2~3%, 봄철에는 4~5%, 여름철에는 6~9% 정도로 조절하는 것이 계절에 따른 숙성으로 제 맛을 내는 비결이다. 소금의 농도가 7%를 넘게 되면 방부력 때문에 미생물의 번식이 억제되어 김치의 숙성 속도가 매우 느려지는 등 소금의 농도는 발효작용을 일으키는 미생물의 번식과도 관계가 깊다. 김치를 담근 초기에는 여러 가지 잡균이 번성하나 점차 젖산균이 많아져 젖산 발효가 일어나면 소금과 함께 채소의 방부효과와 함께 저장성이 커지게 된다.

김치는 처음 담갔을 때는 신선한 맛으로 먹고, 숙성이 되면 김치 맛으로 먹고 오래두어 삭혀지면 육류와 함께 익힌 김치찌개로 입맛을 돋우기도 하고 신맛이 강하면 물에 씻어 김치전을 부쳐 먹는다.

 김치 맛의 비결은 뭐니 뭐니 해도 손맛이다. 손맛은 손에서 나온 요산에 의해 결정된다. 똑 같은 재료를 사용하여서 만들어도 사람에 따라 사람의 손에서 나오는 요산의 성분이 다르므로 발효되는 맛이 각기 달라지는 것이다. 따라서 김치를 표준화 하는 데 제일 중요한 것은 사람의 손에서 나오는 요산의 표준치를 만들어 내는 일이다. 비닐장갑을 끼고 만든 김치는 손맛이 없다. 비닐장갑을 만들 때 비닐에 묻은 발암물질도 문제지만 사람의 손에서 나온 요산이 없기 때문에 발효가 제대로 일어나지 못하게 되는 경우도 있으므로 품격 있는 김치의 손맛을 기대할 수 없게 된다.

● 소통 나눔이야기

PART 05
자연치유력과 자기복구시스템

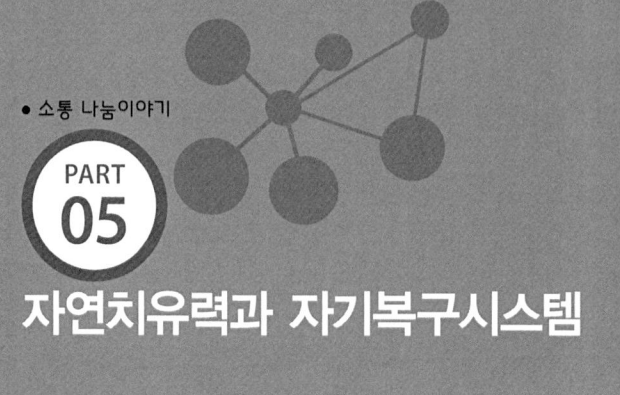
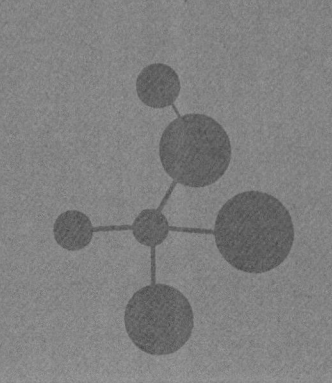

인류는 기나긴 시간 동안 진화하며 완벽한 면역치유 시스템을 갖추고 첨단 자기치유력을 발휘하는 동물이다

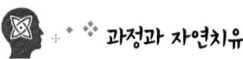
과정과 자연치유

1. 자기복구의 자연치유력과 면역

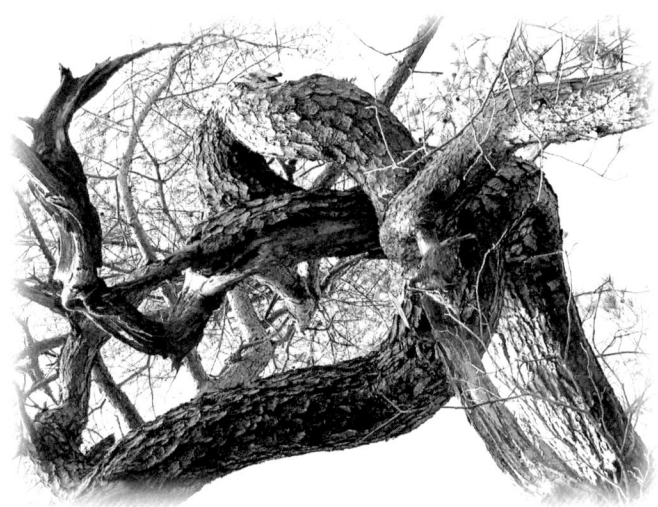

아무리 혹독한 환경일지라도 자연은 스스로 완벽한 치유시스템을 갖고 있다.

인간은 50만 년의 기나긴 시간 동안 완벽한 시스템으로 조형된 동물이다. 이러한 시스템으로 움직이는 것은 비단 인간만이 아니라 바이러스나 세균까지 포함된다. 그들은 지구라는 환경 속에서 스스로 변이를 계속하여 지구환경에 최상으로 적응하며 살아가는 것이다.

진화론의 학설로 추론해 보다면 인간은 물고기에서부터 현재의 모습으로 진화되어 온 4억 5천만 년 동안 지구환경에 적응하기 위한 단계별 업데이트를 통해 완벽하게 변이된 최첨단의 동물이다. 따라서 우리 인체에 있는 모든 조직은 생명유지를 위해 반드시 필요한 요소들로 구성된 것이다. 예를 들면 편도는 감정을 저장하고 외부의 나쁜 공기를 차단하는 대균의 조직이며, 맹장은 내 몸 안에 이로운 음식을 대장의 균으로부터 지켜내는 파수꾼인 것이다. 이처럼 완벽한 제 기능을 하고 있는 조직들을 현대의학이라는 미명하에 무참히 도려내고 있는 것이 현재 우리들의 자화상이다. 인체 조직을 함부로 도려낼 것이 아니라 핏 길만 제대로 열어주면 살려내는 것이 현대의학이어야 한다.

우리 인체는 최상의 시스템으로 자기복구 장치를 기적과 같이 가동하며 살아가고 있으며, 사람은 여기에 더 질 좋은 성능의 완벽한 면역시스템 기능까지 겸비하고 있다. 고대 그리스의 히포크라테스는 "인간은 10명의 명의를 갖고 태어난다."하였다. 이것은 태어날 때부터 자연치유력을 갖고 태어난다는 것이다. 그러나 작금의 서양의술은 그렇지 아니하다.

1) 서양 의학은 영원한 임상실험 중이다.

수십만 년 동안 지구환경에 적응하며 완벽한 자연치유력의 시스템을 갖춘 인간을 불과 수년 간 배운 얄팍한 의학적 논리로 무수히 많은 병명만 양산하고 있는 시대에 살고 있다. 그리고 그 병명에 따라 이 약 저 약 써보다가 대충 좋아지면 나았다고 생각하며 자신들의 실력에 도취되어 인체를 치료하고 있는 실정이다. 그중 50% 이상은 환자의 자연치유력으로 시간이 지나면서 나은 사실도 모르고 약을 먹어 나은 것으로 착각하는 게 더 큰 문제인 실정이다. 더구나 현대의 서양의학은 모든 병은 외부에서 침입한 균에 의하여 병이 생긴다는 논리를 기저로 하여 생겨난 것을 잘 알아야 한다. 그러므로 서양의학의 치료제들은 대부분 외부에서 침입한 병균을 죽이기 위해 멀쩡한 면역기능을 몰살하는 치료 방식을 우선한다는 것이다. 따라서 아주 조금씩 야금야금 서서히 기력과 생각을 몽롱하게 만들며 목숨을 연명하는 기술에만 너무 익숙해져 있는 것이다. 과연 이런 방식으로 사람을 치료해야 하는 것인지 되묻고 싶은 심정이다.

현대의학이 지향하고 있는 서양의학의 시작은 페스트균과 같은 세균과의 싸움에서 승리한 것처럼 보이는 약의 처방에서 시작되었다. 이때부터, 수천 년의 경험이 축적된 동양의학보다 우위에 선 것처럼 착각함으로써 서양의학의 논리는 모든 질병의 요인을 외부 병균의 침입으로 간주하는 논리에 빠져 버리게 된 것이다. 그러므로 그에 따른 무분별한 해열제나 항생제를 투여하여 사람까지 공격하는 치료 방식을 취하고 있기 때문에 인류와 지구는 멍들어 가고 있는 것이다.

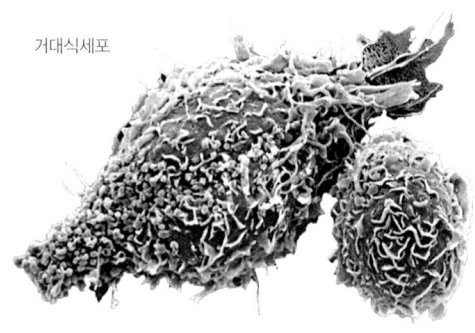

거대식세포

인체는 완벽한 자가치유시스템을 갖추고 있다.

또한 완벽하게 만들어진 인체의 자기복구시스템인 면역체계를 무시하는 치료방법으로 인해 난치병과 불치병 환자를 양산하게 되는 악순환이 반복되고 있다. 면역력은 보통 외부로부터의 공격이나 자체 내에서의 결함을 방어하고 복구하는 데 있어서 반응이 물리적으로 작용하는 것들을 말한다. 그런데 이처럼 중요한 면역력을 말살시키면서까지 과도한 치료를 감행하는 이유가 무엇인지 궁금하다.

오늘도 서양의학은 자체의 이중적인 모순의 탈을 쓴 채 인간을 대상으로 무리한 임상실험을 계속하고 있는 것이다.

현대의학에서 가장 많이 사용하는 해열제나 항생제, 각종 항암제 등은 인체의 면역세포인 백혈구를 죽이는 약들이다. 백혈구가 죽으면 인체는 생명 유지를 위한 자기복구를 위해 골수나 림프샘에서 더 많은 백혈구를 양산하게 되는 것이다. 문제는 죽은 백혈구의 시체가 바로 염증인데 이 염증이 핏속에 날이 갈수록 많이 쌓여 난치병 환자가 급속도로 증가하고 있다는 점이다.

인체는 100조 개의 세포들이 서로 소통하며 융합하여 항상성을 유지하는 것이므로 그 질병의 근원이 무엇인지 총체적으로 진단하고 융합적인 사고로 다스려야 하며 또 질병을 고치는 차원이 아니라 사람을 치유하는 방향으로 나아가야 할 것이다.

2) 내 안에서 병을 생기게 만드는 백혈구의 농

자연치유력은 면역력을 일컫는다. 면역이란 외부로부터의 환경적인 공격이나 인체 내에서의 결함을 방어하고 복구하는 세포적인 반응과 작용이다. 여기에 기와 정신을 포함하는 총체적인 자기복구 시스템을 일컫는 것이다. 내 안에서 병이 생기는 이유가 바로 자연치유력 즉, 면역력의 결핍 때문이다. 면역기능이 떨어지면 내·외부의 환경적인 공격이나 충격에도 면역세포인 백혈구가 만들어지고 전투에서 죽은 백혈구는 염증이 되어 인체 여기저기에 쌓여만 가게 되는 것이다.

필자는 염증이 쌓이는 원인을 찾고자 40여 년간 이런저런 방법을 다 찾아보았다. 한의에서 사람을 왜 태음인이니 태양인, 소음인으로 구분하는지 파악하고자 노력하였고 또 그렇게 체질이 바뀌는 이유를 찾으면 모든 질병을 사라지게 할 수 있다는 생각으로 연구하였다. 또 한약의 잡탕학에 대한 의문 때문에 십여 년 고심 끝에 백혈구 염증을 제거하는 비법을 찾게 되었던 것이다. 그리하여 백혈구 염증에 의해 생기는 백혈병은 치료가 가장 쉽다는 생각도 하기에 이르렀다.

백혈구 염증을 없애면 질병이 낫는다는 결론에 도달하게 되었는데 몸 안에서 쌓여만 가는 백혈구 염증은 사람마다 다르다. 가족력이나 음식섭생, 숨쉬기, 생활습관, 생각, 기운, 운동 등에 의하여 혈류가 가장 느린 조직 어디엔가 백혈구의 염증이 있는가에 따라서 질병의 종류가 달라지는 것이다. 이처럼 질병은 밖에서부터 걸리는 것이 아니라 내 안에서 만들어 지는 것이다. 폐에 염증이 쌓이면 폐병이 생기고 간에 염증이 몰리면 간병이 생기고, 무릎에 염증이 모이면 관절염 등이 되는 것이다. 이러한 연구를 위해 나 자신은 눈동자를 제외하고 안 찔러본 곳이 없다. 그래서 얻은 결론이 혈류따기이다. 혈류따기 속에 염증을 제거하는 해법이 있다.

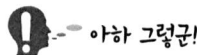

3) 자연치유의 면역기능을 살려내는 혈류따기

혈류따기는 바로 우리 모두의 몸속에서 모세혈관이 막혀 녹슬어 잠자고 있는 면역기능을 포함하는 자기복구 시스템을 되살려내는 최선의 방법이다. 또 자연치유력을 되살려내고 기혈을 흔들어 깨워 체내에 응어리진 죽은 백혈구 농이나 적혈구, 그리고 세포가 사용한 노폐물, 요산과 같은 폐기물을 제거하여 모세혈관을 완전하게 정상적으로 열어주는 방법이다.

이 혈류따기는 농백혈 빼기의 한 방법일 뿐 아니라 음식섭생이나 생활습관 등을 자연의 섭리에 알맞도록 생활화하여 자연치유력을 극대화시키는 소통과 융합의 제3의학이다.

또 장차 자신의 미래에 나타날 질병의 가능성을 사전에 예견하고 치료해감으로써 건강하고 활기찬 삶을 꾸려나갈 수 있는 비법이라 할 수 있다. 필자가 한의사였다면 아마도 전통적 의술에 빠져 침을 가지고 사람을 다스리는 그저 그런 인생을 살고 있었을 것이다. 그러나 기존 제도권에서는 무자격자이므로 아픈 사람을 다스려 줄 수 없어서 오직 40년 동안 손 모양만 보고 손 안에서 질병을 예견하고 그에 따른 딸점을 부여해 주며 수많은 사람들을 원격으로 치료해 줄 수밖에 없었다.

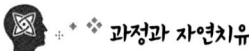 과정과 자연치유
2. 자연의 신비로운 자기복구시스템

나무가 태풍에 가지가 잘려나가면 새롭게 움이 트고 가지를 뻗는 자기복구시스템을 가지고 있는 것처럼 사람도 똑 같다. 넘어졌을 때 피부가 벗겨지고 상처가 나더라도 어느새 피가 멈추고 진물이 나면서 딱지가 생기고 얼마 되지 않아 다시 원래의 매끈매끈한 피부로 돌아간다. 물론 며칠 정도의 시간이 걸리지만 '고쳐야지'라는 의지나 특별한 조치 없이 그냥 내버려 두어도 낫게 되는 것이다. 이것이 바로 "자연치유력"이다. 어렸을 때 상처에 침을 바르거나 많이 깨지고 다치면 된장까지 발랐던 기억이 있다. 전문가에게 그렇게 하라는 지시를 받은 것도 아니지만, 침이 어떤 작용을 하는지에 대한 구체적인 지식 같은 것도 없었지만 확실히 침을 바르거나 된장을 발랐는데도 별 탈 없이 잘 낫곤 했다. 실제로 침 안에는 세균에 대한 저항력을 보이는 단백질이 포함되어 있어서 상처의 치료를 돕는다고 한다. 된장의 염분도 세균을 죽이며 백혈구를 응집하는 효과가 있는 것이다.

사람들은 아프면 자신도 모르게 손바닥이 그 곳으로 가서 아픈 부위를 누르거나 비비거나 문지르게 된다. 이러한 무심한 행동에도 정교한 자기치유의

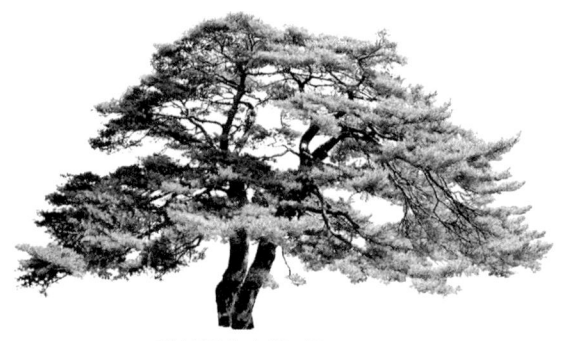
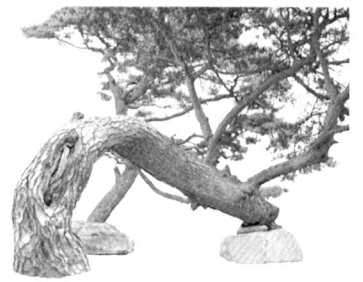

정상 성장에 가까운 나무   비정상 성장으로 뒤틀린 나무

시스템이 작동하고 있는 것이다. 통증이 있는 부위에 손바닥을 가만히 대고만 있어도 전신을 흐르는 생체에너지가 손바닥을 통해 방출되어 고장이 난 신체의 부위를 복구하기 위해 몰려든 면역세포들에게 힘을 보태게 된다. 또 비비거나 문질러서 열을 내고 자극을 주면 그 만큼 면역기능 작용을 활발하게 하는데 도움이 되는 것이다.

이러한 것들은 의학적인 지식 없이도 자연스레 생겨나는 자연치유 시스템의 작용인 것이다. 놀랍게도 건강을 유지하고 병을 치료하려는 이러한 능력은 우리가 생각하는 것보다 훨씬 정교하고 강력하며 모든 생물의 유전자에 그러한 기능이 있고 태어날 때에는 이미 완전히 갖추어져 있다는 것이다.

그래서 이제까지 잘못된 서구의 병명에 의한 처방방식으로 인해 황폐해진 자신의 면역체계를 되살려내고 자기치유 시스템을 회복하는 것이 무엇보다 중요한 때이다.

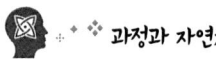 **과정과 자연치유**

1) 스스로 세포분열을 하며 살아나는 신체 조직

앞서 잘려나간 가지에서 새 움이 싹이 자라고 있는 나무 사진을 보았을 것이다. 물론 무질서하게 새 가지가 자란 것으로 보일 수도 있으나 특이한 점은 완벽한 조형을 유지하며 재생되는 자연치유 과정으로 생겨난다는 것이다. 사람도 막무가내로 살이 돋고 세포가 제멋대로 분열하지는 않으므로 다쳐서 골절이 되어도 바르게 손을 쓰면 대부분은 원래대로 낫는다는 것이다.

　이러한 것은 비단 뼈뿐 아니라 모든 신체의 조직에서 자기복구 시스템이 작동하게 되는 것이다. 우리 몸의 피부 표피는 끊임없이 오래된 각질을 벗어버리고, 하층에서는 늘 새로운 피부가 만들어진다. 소화 기관의 내층은 매일 전체가 벗겨져 새로운 것으로 교체되는 것이다. 또 간은 그 대부분을 제거해도 조직이 정상인 경우 극히 단 시간 안에 남은 조직이 상실한 부분을 복원하는 강한 힘을 가지고 있다. 부분적인 간염의 경우에도 마찬가지로 재생된다.

　그러나 세포재생이나 분화의 단계가 극한까지 진행된 심장이나 신경세포와 같은 경우는 재생이 매우 어려워 질 수도 있다. 예를 들면 심장의 심근은 새로운 심근과 바꾸기 힘들고, 뇌의 뉴런(신경세포)도 마찬가지이다. 마치 나무의 껍질을 온통 벗겨내면 재생이 안 되는 것처럼 그 한계를 넘으면 생기는 문제와 같은 이치이다.

　그런데 최근에는 신체가 본래 가지고 있는 기능 회복의 구조와 생활습관 사이에 밀접한 관계가 있다는 사실이 밝혀지고 있다. 그 대표적인 예가 동맥경화이다. 예전에는 이 동맥경화가 한 번 일어나면 원래대로 되돌아가지 않는다고 생각하였다. 그러나 지금은 동맥경화의 치유가 가능해졌다. 이것은 주로 음식의 섭생과 생활습관의 조절로 가능해진다.

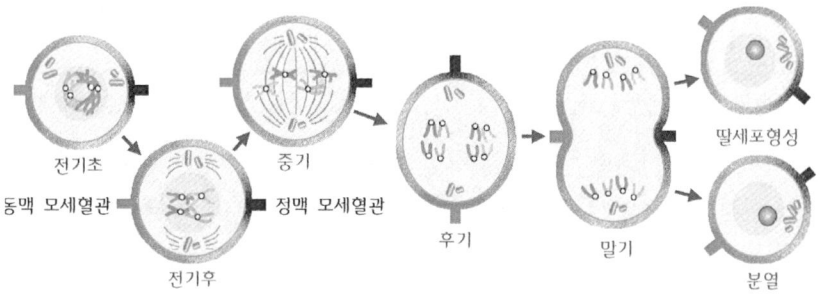

세포의 분열과정

경화의 원인이 되는 포화 지방의 섭취를 끊고 혈청 콜레스테롤을 대폭으로 감소시키는, 산소를 많이 함유한 음식을 계속적으로 섭취하면서 치유에 방해가 될 수 있는 분노의 감정을 갖지 않도록 하면 되는 것이다. 스트레스에 대한 대처법으로 늘 좋은 생각을 많이 하면 동맥에 생긴 아테롬이 퇴행하여 혈류량이 늘어난다는 사실이 확인되었다. 병세가 악화될 만한 생활 습관을 버리고 자기치유가 촉진될 수 있는 섭생과 생활습관을 바꾼다면 더 많은 병이 치유될 수 있는 것이다. 여기에 혈류따기를 더하거나 비흡구배 호흡으로 막힌 핏길을 열어주면 그 효과가 엄청나게 배가될 것이다.

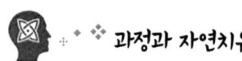 과정과 자연치유

2) 자신의 유전자 기록 정보대로 자연치유 된다.

사람은 당연히 부모의 피를 물려받는다. 몽고반점이 그렇고 단일민족이니 하는 것도 여기에 기인한다. 피를 물려받았다 함은 바로 유전자 구조를 물려받았다고 하는 것과 같은 말이다. 피가 사람의 유전자를 결정짓는 가장 중요한 모태이기 때문이다. 피는 백혈구에서 결정되고 백혈구 양에 의하여 유전자 구조가 변한다. 유전자 구조가 잘못되어 병이 생기는 것이 아니라 백혈구가 잘못 되었기 때문에 유전자 구조가 수시로 변하는 것이다.

요즈음 체세포 복제니 줄기세포를 만들었느니 하고 시끄럽게 떠들고 있는데 과학에 무지한 그림쟁이의 시각으로는 근본적인 접근 방법이 잘못된 것으로 생각된다. 줄기세포를 채취할 때는 반드시 혈액형이나 혈장의 구성성분의 정보를 확보해 두어야 하고 혈액형에 따른 배양액을 만든 후 체세포가 분열할 수 있는 환경을 만들어야 성공 확률이 높아질 수 있다. 그런데 작금의 연구는 무분별한 체세포 복제나 이식을 시도하니 부작용이 나타날 수 있다는 것이다.

사람의 뇌나 면역계, 모세혈관 혹은 심리적 작용에 의한 치유시스템을 일반적으로 자기 치유력 또는 자연치유력이라고 한다. 그러나 이보다 훨씬 기본적인 수준의 치유시스템이 존재하고 있는데 그것은 혈액의 성분에 따라 달라지는 유전자다.

　유전 정보는 세대에서 세대로 이어져 내려온다. 이 귀중한 유전 정보를 세포에서 세포로, 세대에서 세대로 전하기 위해 DNA가 자기를 복제한다는 사실은 이미 잘 알고 있을 것이다. 몇 천 년 혹은 몇 만 년 동안 증식을 수없이 되풀이해도 사람이 사람일 수 있는 이유는 증식 과정에서 세포가 정확한 복제 능력을 발휘하기 때문이다.

　우리가 일반적으로 알고 있는 유전자의 복제는 효소를 매개로 하고 있다. 유전 정보의 복제 작업은 주로 몇 종류의 DNA 폴리멜라아제라는 효소가 담당하고 있으며, 이 폴리멜라아제 가운데 하나인 폴리멜라아제1이 실제로 치유 시스템과 관련되어 있다. 복제 작업 중에 가끔씩 잘못된 뉴클레오타드를 분자 연결 고리에 편성해도, 그 자체가 실수를 인식하여 잘못된 부분을 제거하고 바른 배열로 돌아간다. 효소 자체에 치유력이 갖추어져 있는 것이다. 이러한 능력이 결여되고 복제 효소만 가진 생명은 아마 진화 도중에 소멸되었을 것이다.

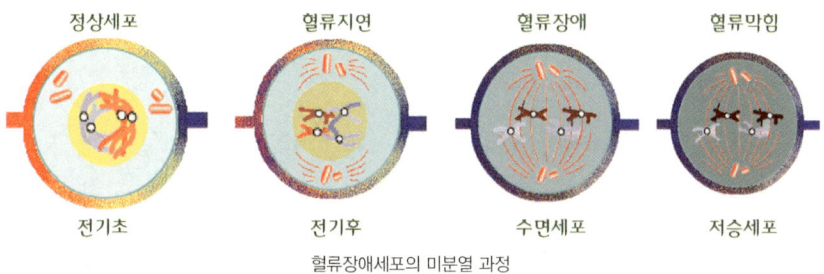

혈류장애세포의 미분열 과정

　그러나 우리가 오늘날 누를 범 하는 부분은 대부분 유전자의 결함으로 인하여 병이 생긴다고 믿고 있는 것이다. 유전자가 왜 결함적 요인이 되어가고 있는지에 대한 본질을 놓치고 거꾸로 연구를 계속하고 있다는 점이다.

　저자는 유전자 구조의 이상은 피가 탁해서 생겨난다고 생각한다. 위에서 보여주는 그림처럼 산소와 양분이 차단된 상태에서는 더 이상의 세포분열을 할 수 없기 때문이다. 혈류가 느슨하여 세포분열이 느려지면 유전자 구조가 바뀌게 되어 질병이 발생하는 것이다.

우리가 과학으로 알고 있는 것은 대부분 아주 큰 문제만 생각하는데 저자의 주장은 우리 인간이 알지 못하는 유전자의 하위 단위가 또 있다는 것이다. 그 하위 단위를 결정하는 것이 바로 혈액의 성분에 담겨진 정보와 구조가 아닐까 한다.

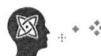
3) 세포분열이 잘 이루어지면 모든 병은 치유된다.

우리가 알고 있는 과학적인 세포 단계에서의 치유시스템은 매우 정교한 화학물질들을 교환하고 분비하면서 세포분열이 활발하게 이루어진다. 세포막은 원형질막으로 2중의 지방질로 구성되어 있고 막의 표면은 특정한 호르몬이나 영양소와 결합하는 특수한 단백질이 끼워 넣어진 형태를 하고 있다. 이 세포막이 외부와의 정보연락이나 노폐물의 배설, 면역에 관여하는 사이토카인 등을 방출하고 있다.

또 하나의 중요한 치유시스템으로 엔도시토시스라고 하는 프로세스가 있다. 이것은 세포 내부에서 원형질막을 잘라내어 소포라는 함몰구조를 형성하고, 소포 내의 구조물을 세포 내에서 파괴, 소화하는 작용을 한다.

엔도시토시스에서 타깃이 되는 물질로 LDL(저밀도 리포단백질)의 수용체가 있다. 혈류 중에서 LDL과 결합하고 있는 콜레스테롤은 동맥의 벽에 침착하여 아테롬성 동맥경화증이나 관상동맥 질환의 원인이 되고 심근경색의 위험요인이 된다.

세포 표면에 있는 LDL 수용체가 LDL 분자와 결합하면, 수용체는 막상에 있는 작은 구멍 모양의 구조체 쪽으로 이동한다. LDL과 결합한 채 그 구멍으로 들어온 수용체는 엔도시토시스에 의해 변화를 받아 휘감겨 있는 형태로 세포 내의 소포로 들어간다. 이어서 소포는 다른 많은 소포와 결합을 시작한다. 결합이 끝나면 소포 내의 물질이 분류되고, 각각 다른 방향으로 보내진다.

세포 안으로 빨려들어 온 LDL은 더 이상 동맥에 해를 주지 않고, 막상에 나온 LDL이나 남아 있는 콜레스테롤은 리소좀이라는 구조체로 옮겨져 강력한 효소에 의해 가늘게 부수어진 다음 버려진다.

세포 표면의 많은 지점에서 막은 끊임없이 내부로 빨려 들어와 흡수되고, 손상을 입은 막은 리소좀에 의해 인식되어 제거된다. LDL레벨의 경우와 마찬가지로 여기에서도 태어나면서부터 지니고 있는 자발적 치유계의 작용을 볼 수 있다. 즉 상처받은 구조와 기능을 인식하고 제거와 치료를 하는 꾸준한 작업이 이루어진다. 그러나 오늘날 이 세포의 작용에만 급급하게 매달려온 현대 과학의 맹점이 노출되고 있다.

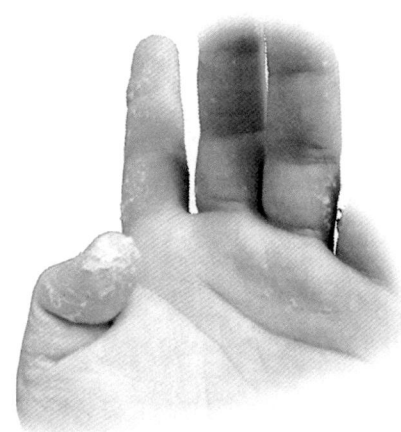

손의 혈류가 개선되면 수면세포나 노후세포가 피부에서 떨어져 나간다.

우리가 알고 있는 체세포 분열의 과정에서 핵분열의 각 시기가 연속적으로 일어난다. 전기 초기에는 염색체가 나타나고 핵막과 인이 사라지고 방추사가 나타난다. 전기 후엔 두개의 염색분체가 되는데 이때 각 염색분체에는 동일한 DNA가 들어 있는 것이다. 중기에는 염색체가 적도면에 배열되고 방추사는 염색체의 동원체에 부착된다. 후기에는 염색분체들이 분리되고 방추사에 의해 양극으로 끌려간다.

말기가 되면 염색체가 사라지고 핵막과 인이 다시 나타나면서 분열이 진행되는 것이다. 그러나 여기에서 세포분열이 정상화되려면 그에 알맞은 환경이 조성되어야 하는데 이것이 빠진 상태에서는 세포분열 자체가 되지 않는다는 사실이다.

여기서 중요한 점은 세포가 왜 제대로 분열을 하지 못하는가에 초점이 맞추어져야 한다. 세포 분열과정에서 정상적인 분열을 방해하는 것이 바로 혈류가 느려져 있기 때문이며 이러한 상태에서 유전자 구조가 바뀌게 되는 것이다. 더욱 심각한 것은 세포에 산소와 양분의 공급이 차단되면 세포분열이 미진하거나 중지되어 수면세포가 생겨나고 노후세포가 되어 세포자체의 고유한 구실을 할 수 없게 된다.

그러므로 휴면세포나 수면세포들은 산소와 양분의 결핍으로 세포분열이 중지됨으로써 대뇌의 정보 자체가 차단되어 세포로서의 기능을 할 수 없게 되는 것이다. 따라서 정맥의 모세혈관이 정상적인 혈류 흐름을 유지하면 평생 늙고 병들지 않게 된다.

물론 모든 생명체는 영원히 살 수 없다. 왜냐하면 세월이 지남에 따라 모세혈관의 피로도가 가중되어 삼투현상에 이상이 발생하기 때문이다. 그래도 세포분열만 정상적으로 이루어진다면 사람의 수명은 지금보다 배 이상 늘어나고 건강도 유지할 수 있다는 게 저자의 생각이다.

❓ 생각 주머니

**4) 부모로부터 물려받은 몸을 내가 사랑해야 하며,
좋은 생각은 혈액순환을 도와 자연치유력을 높인다.**

자연치유의 시스템에서는 가족력이 있다. 부모로부터 물려받은 내 몸과 피는 내가 사랑해야 한다. 내 몸을 사랑하지 않으면 질병이 발생한다. 그 질병은 겉치레의 피부를 다스리는 데 국한되어서는 안 된다. 속을 다스리면 피부는 절로 좋아지므로 숨 쉬는 습관에서 음식섭생 그리고 일상생활습관까지 자연

스런 현상으로 다스려 주어야 한다. 가족력을 인정하고 그 가족력의 유전자 구조를 바꾸기 위해 부단한 노력을 해야 한다. 매일 일과를 마치면 몸의 구석구석까지 보듬어 주면서 늘 감사하는 마음을 가지면 늙고 병들지 아니한다.

좋은 생각 즉, 마음가짐의 치유력은 지금까지 얘기한 신체의 물리적인 치유력에 결정적인 역할을 하게 된다. 질병을 치유하는 데 가장 중요한 것은 자신의 신념과 의지력으로 치유력을 높일 수 있다. 인체는 대뇌의 명령에 의해 모든 세포가 움직이므로 좋은 생각이나 긍정적인 사고는 결국 세포에 그대로 전

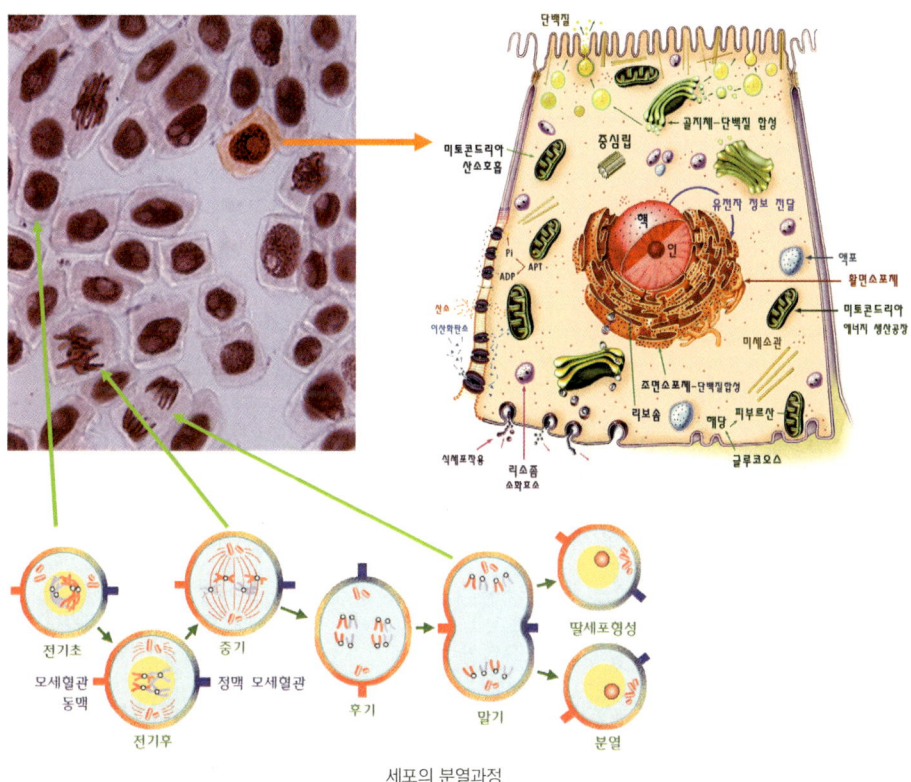

세포의 분열과정

달되어 자신이 원하는 방향으로 세포가 능동적으로 대처한다는 것이다.

따라서 좋은 생각으로 심리상태를 유지할 수 있을 때 환자의 긴장 상태가 완화되고 교감 신경과 부교감 신경의 활동 밸런스가 바뀌게 되는 것이다.

예를 들어 이제까지 웃지 않았던 사람에게 실험적으로 배꼽 잡는 웃음을 자아내게 만들면 웃는 순간에 교감 신경의 활동이 저하되고 부교감 신경의 활동이 상승하는 것이다. 즉 배꼽잡고 웃는 순간에 뱃속의 오장육부가 활발하게 움직이거나 연동작용이 일어나 혈류의 흐름이 왕성해지게 되는 것이다. 사람이 통쾌하게 웃는 순간에 혈액 속의 백혈구가 순식간에 3배로 증가하였다는 사실이 밝혀져 있기도 하다. 마찬가지로 믿음과 신뢰를 주는 사람이 가까이 있거나 부모, 친구, 애인 등과 함께 있으면 마음치유력은 증대되는 것이다.

몸이 불편한 환자들은 짜증을 내고 화가 치밀게 된다. 머리로 솟구치는 분노와 화를 내리는 것이란 여간 힘든 게 아니다. 속이 불편하거나 머리가 부서질 듯 아픈 사람이 웃는다는 건 매우 힘든 일이다. 그러나 힘들지만 스스로 웃지 않고는 질병의 고통에서 벗어 날 수가 없는 것이므로 환자가 스스로 분노의 감정을 버리고 배려와 사랑의 감정을 회복하여 내 안에 내가 만든 병을 내 자신이 다스려 나가는 일이 무엇보다 중요하다.

또 세상에 대한 하찮은 것으로부터 벗어나야 한다. 부에 대한 집착, 자식에 대한 집착과 이기심을 버리고 겸허한 마음과 겸손한 가슴으로 자신과 세상을 바라볼 수 있도록 노력해야 한다. 지금까지 살아온 자그마한 모든 일에 만족하고 더 이상의 욕심을 벗어 버려야 한다. 그리고 내일 할 일을 미리 걱정하는 것은 정신건강에 좋지 않다. 일이 닥치면 하고 그렇지 않으면 잊어 먹는 게 현명하다. 생각의 꼬리를 길게 엮을수록 심신이 피곤해지고 질병이 악화됨을 명심해야 한다.

많은 것을 버리게 되면 서서히 스스로에 대한 신뢰감이 회복되고 마음이 편안해지게 되는 것이다. 이때가 되면 부교감 신경의 활동이 활발해져서 자연스레 미소 짓거나 웃을 수 있게 되어 마음 치유력이 최상급의 상황을 맞이하게 된다.

생각 주머니

5) 좋은 생각은 절로 얻어지는 게 아니다.
생각이 온전하지 못하면 병을 키운다.

몸속에 자리 잡은 요산이나 죽은 백혈구의 염증은 스트레스나 과로 등에 시달리면 조직 주위가 암세포로 바뀌는데, 특히 30대부터는 기하급수적으로 늘어나게 된다. 산소를 싫어하는 암은 혈류장애가 생긴 곳에 발생하고 스트레스나 부정적인 생각은 순식간에 암을 악화시키게 된다.

심장에서 끓는 뜨거운 피가 온몸으로 이동하지 못하고 대동맥을 따라 머리로만 뿜어질 때 얼굴이 상기되거나 혈색이 어두워지기도 하고 혹은 창백해진다. 또 괜히 화가 치밀고 머리에 식은땀이 줄줄 나는 등 대뇌의 이상 징후를 보인다.

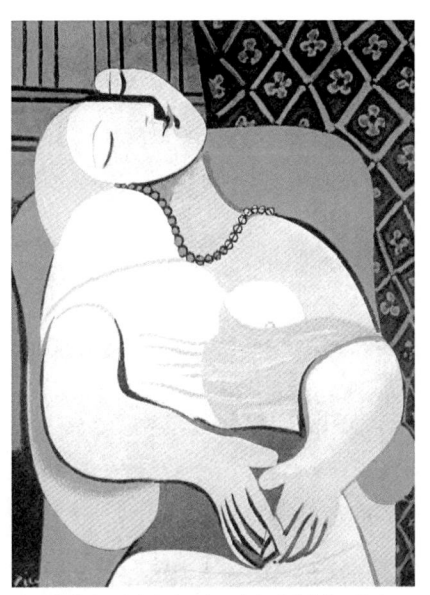

자신의 생각주머니에 넣으면 그림이 이상하게 보인다.

이것은 경기의 후유증세로 정신까지 쇠약해져서 무서운 꿈을 꾸거나 가위에 눌린다든지 등의 현상으로 나타난다. 성인도 신경이 곤두선 상태에서 좋지 않은 소식을 듣는다든지 하면 이내 기가 막혀 손발이 차가워지기도 한다. 이때는 짜증이나 화를 낸다고 해결될 문제는 아니다. 생각주머니를 열어야 한다. 만약 자신의 생각 속에 부모를 넣고 자식을 넣어야 직성이 풀리는 사람들은 비교적 병이 많이 생기게 된다. 사람들 중 생각주머니가 큰 사람도 있는 반면에 그것이 너무 작아 말문이 막혀 버리기도 하고 생각주머니가 크긴 큰데 끈으로 동여매어 남의 얘기를 넣을 수 없게 되어 버린 경우도 있다.

　사람은 원래 이기적이다. 그러나 생각이 달라짐에 따라 남을 배려하며 살아가는 사람도 있고, 자신의 이익 앞에 철판을 깐 사람도 있으며, 또 무조건 희생하며 사회봉사를 위해 자신을 던지는 아름다운 사람도 있다. 이러한 각양각색의 사람들이 더불어 살아가는 세상 속에서 생각의 틀이 달라지면 충돌현상으로 나타난다. 사람간의 문제는 대부분 자신의 이기심에서 오는 것이므로 문제의 해결은 내가 가진 이기심을 줄이면서 실마리를 찾아야 된다. 이처럼 우리 주위의 무수한 충돌과 갈등은 나의 생각 주머니를 봉쇄한 탓이라고 생각하면 차라리 자유로워지게 된다. 다른 사람을 설득하기보다는 내가 달라지는 것이 문제 해결의 가장 현명한 방법이 될 수 있다.

⑴ 좋은 생각은 저절로 되는 것이 아니라 공부를 해야 한다.

　앞 페이지의 그림은 피카소의 작품 "꿈꾸는 여인"이다. 이 그림에는 손가락이 여섯 개로 그려져 있다. 바보들은 손가락을 하나 둘 셋 넷 다섯 여섯 하는 순간부터 혼자 비시시 웃는다. 바보의 생각주머니에는 손가락은 반드시 다섯 개로 그려져야 하기 때문이다.

　사람들은 앞서 말한 바보이야기와 같이 자신이 생각할 수 있는 한계를 넘어서면 상대방 또는 다른 환경 자체를 바보 또는 잘못된 생각이나 문제가 있다고 단정해 버린다. 그러다 보니 상호간의 대화는커녕 다른 사람의 상황에 대한 이해는 고사하고 미움의 적대감이 증폭되어 걷잡을 수 없는 반목관계로 치닫게 된다.

　요즘 우리 사회는 모든 문제를 남의 탓으로만 돌리는 엄청난 문제에 봉착해 있다. 모든 것을 내 탓으로 돌리면 상대와 소통이 자유롭고 새로운 세상이 열리게 된다.

(2) 일반적인 자연치유력의 위력과 실천과제

생명체는 세포분열을 통해 DNA를 복제시켜 그 생명을 유지하게 된다. 자연 치유 시스템은 세포의 분열을 통한 복제 과정을 유지하기 위해 작용하는 것으로 생존에 꼭 필요한 가장 기본적인 능력이다. 생명체의 세포 재생을 통한 치유력이야말로 조물주의 위대한 창조의 힘이다.

또한 자연 치유계는 끊임없이 작동하며 치유를 위해 항상 대기하고 있다. DNA 폴리멜라아제1과 같이 복제 작업과 복구를 겸하는 효소가 있기 때문이다. 또 종창이나 상처의 경우에도 면역 세포가 일제히 그 부위로 집합하여 치유에 돌입하게 된다. 치유는 자발적이고 또 의식적으로 그렇게 하려고 생각하지 않아도 소화 흡수의 과정과 마찬가지로 무의식적으로 복구 프로세스가 움직여서 작업을 개시하게 되는 것이다.

그리고 자연 치유계는 자가 진단의 능력이 있기 때문에 그 손상을 정확하게 인식할 수 있는 것이다. 예를 들어 DNA 복제 효소는 일개 분자에 지나지 않지만, 위협적인 메커니즘으로 잘못된 뉴클레오티드의 배열을 판별해 낸다. 바이러스에 특이적인 항체도 바이러스 분자의 특정한 아미노산 배열에만 반응하고 다른 배열을 갖는 바이러스에는 반응하지 않는다. 이런 진단 능력, 인식 능력이야말로 정상적인 복구를 가능케 함으로써 생명이 안정적으로 유지 또는 번식할 수 있게 되는 것이다.

자연 치유계는 손상을 입은 조직을 제거하여 정상적인 조직으로 교체할 수 있다. 자연 치유계에는 많은 세포나 물질이 관여하고 있으며, 최종적으로 원래의 형태로 되돌리는 것을 목표로 하고 있다. 자연 치유계는 손상된 부위를 소거하는 작용뿐만 아니라 정상적인 구조와 기능을 유지하기 위해 끊임없이 움직이고 있다.

자연 치유계는 촉진 인자와 억제 인자가 균형을 이루며 상호 작용을 한다. 우주의 만물이 음과 양의 대칭적인 구조로 형성되어 상호 작용을 하는 것처럼 우리의 몸 안에도 브레이크와 액셀러레이터 같은 관계를 지닌 2가지 인자가 협조하여 작용하는 구조가 있다. 이것은 한쪽이 너무 많이 작용하지 않도록 다른 한쪽이 감시하고 있는 것과 같다. 이 촉진과 억제시스템은 몸의 각종 레벨로 볼 수 있고, 그 균형이 적절히 잘 맞아 떨어질 때 더욱 활성화되는 것이다.

  치유계의 원활한 작용을 위해서는 심리상태와 의지가 매우 중요한 요소가 된다. 자기 치유력은 본래의 자신으로 다시 거듭나는 일에서부터 시작된다. 좋은 생각으로 마음 깊은 곳에서 "그래 난 할 수 있어"라는 생각이 대뇌에서 작용하면 모든 세포 조직으로 정보를 보내게 되고, 그래 난 이길 수 있어 라고 하면 백혈구가 증대되어 힘껏 싸워 이기게 되는 것이다.

  그러나 환경적인 충격으로 핏속의 염증 지수가 높아지면 핵산, 즉 DNA의 유전자 구조가 바뀌게 된다. 적혈구와 백혈구 그리고 혈장의 성분이 달라지면 세포의 유전자 구조 자체가 변형을 일으키게 되는 것이다. 현대의학은 병에 걸린 후에야 그 환자에게 유전자 구조가 달라진 것을 가지고 연구한다. 사후약방문격으로 연구할 것이 아니라 왜 유전자 구조가 달라지는지 그 과정을 연구해야 한다.

(3) 자연치유력의 위력은 햇빛과 산소와 적절한 영양이다.

  자연치유력에 우선하는 것은 햇볕이다. 햇볕을 적당히 잘 쬐면 신진대사가 잘 이루어진다. 그 다음은 호흡의 생활환경과 음식의 섭생에 따라 크게 좌우한다. 면역체계의 활성화를 위해 환경과 생활습관, 일상적인 음식의 섭생이 얼마나 지대한 영향을 미치는지는 음식섭생법에서 충분히 언급한 바 있다. 환경을 살리고 산소가 풍부한 먹을거리를 취하고 자연친화적인 생활을 하는 것이야말로 무너진 자기복구시스템을 소생시킬 수 있는 원동력이 된다.

  그리고 세포분열을 촉진하게 하기 위해 우선 적당한 햇볕을 쬐고 허파의 폐활량을 증대시킨다. 호흡에 따른 산소 많은 음식을 섭취하여 피를 맑게 하는 습관을 기르는 것이 세포분열과 세포재생을 활성화하는 지름길이다. 덧붙여 적혈구 하나에 12억 개의 산소를 실을 수 있는데 혈중 적혈구 수치가 적정해야 할 뿐 아니라 모세혈관은 막힌 곳이 없어야 한다. 인체의 어느 부분이든 죽은 농백혈이 가득하면 이미 모세혈관이 막힌 시간이 오래된 곳이므로 반드시 혈류를 개선하여 면역기능을 향상시켜주어야 세포재생과 분열이 촉진되어 치료가 가능해진다.

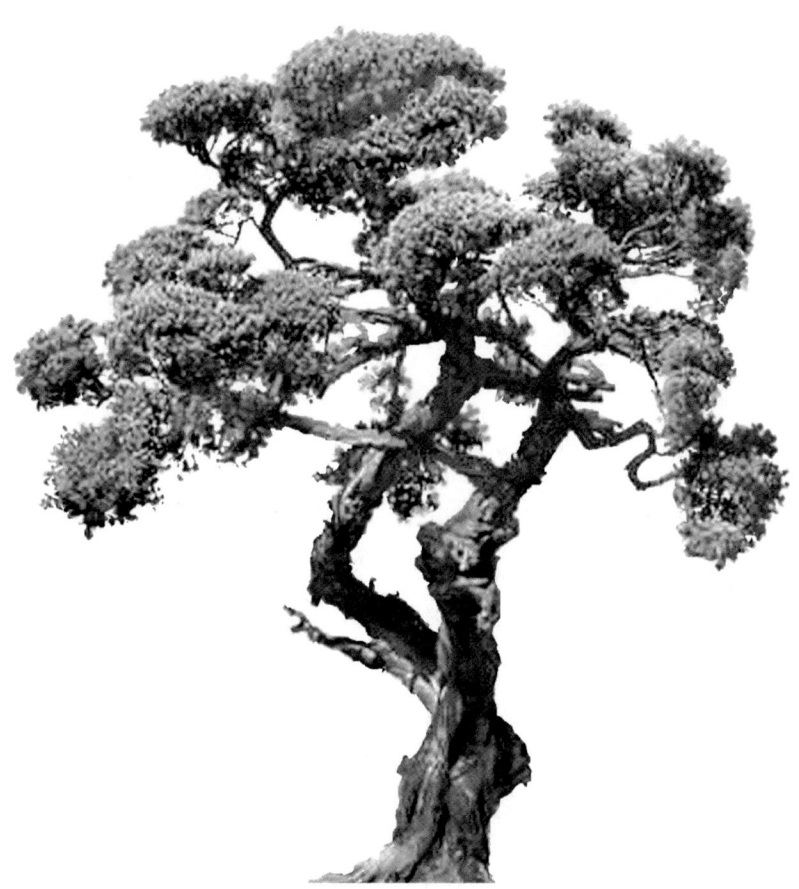

적절한 이산화탄소와 양분으로 광합성하여 스스로 치유하며 성장한다.

● 행복한 생활이야기

PART 06
사랑의 에너지와 웰빙

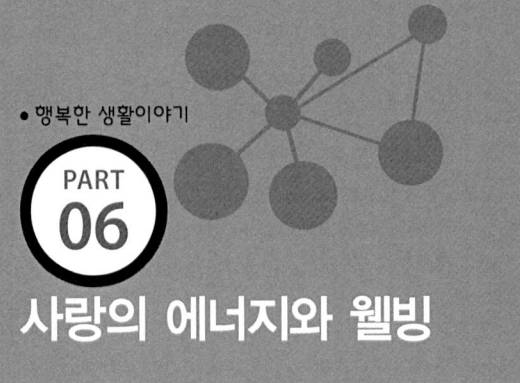
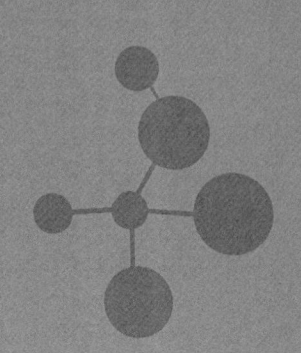

살면서 가장 많이 해야 하는 공부는 숨 쉬는 공부이다. 그 다음은 먹는 공부, 그리고 생각하는 공부 순이다.

💡 아하 그렇군!

웰빙(Well - Being)이란 육체적인 건강과 정신 건강을 동시에 추구하는 말이다. 건강을 다른 무엇보다 중요하게 생각하고 건강을 위해 시간과 돈을 아낌없이 투자하는 것을 강조한다. 그러나 웰빙 열풍은 웰빙족을 겨냥한 상혼에 의해 과소비적인 행태로 웰빙의 진실을 왜곡시킬 수 있다는 우려를 낳고 있다. 이는 "웰빙"을 단순히 "잘 먹고 잘 살자"는 뜻으로만 받아들이는 것은 또 다른 오류를 범하게 된다는 뜻이다. 진정한 웰빙은 잠시도 멈출 수 없는 숨 쉬는 방법을 공부한 후 실천하는 자세가 선행되어야 한다. 이것은 어떻게 하면 나의 적혈구에 산소를 가득 실을 수 있는지 공부를 해야 한다는 뜻이다. 호흡도 들이쉬는 것이 중요한 게 아니라 어떻게 내뱉는지가 건강에 중요한 요소이다. 사람이 목숨이 다할 때는 숨을 들이쉰 후 내뱉지 못하여 생을 마감하기 때문이다. 따라서 본 편에서는 병들지 아니하고 잘 늙지 않는 방법을 간결하게 제시한다.

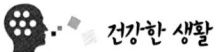 건강한 생활

1. 건강한 웰빙의 목표는 맑은 피를 만드는 것이다

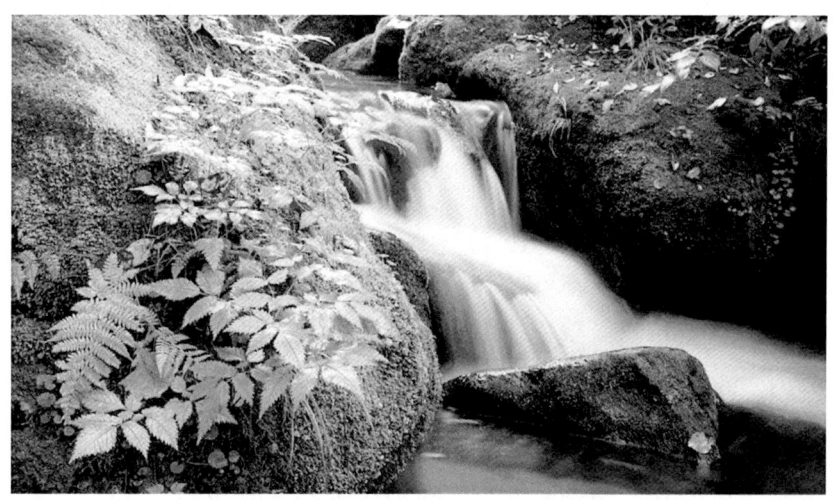

물이 거침없이 흘러내리듯 사람의 핏길도 막힘이 없어야 한다.

최근 돌풍을 일으키고 있는 웰빙은 '빠름'과 '성장'만이 미덕으로 여겨지던 시대를 살아온 우리에게 정작 필요한 것은 무엇인가 하는 데서부터 기인한다. 물질적 풍요를 이룩한 현대인들은 이제 건강과 휴식, 자연, 행복이라는 단어에 많은 관심을 갖게 되었다. 즉, 행복을 추구하고 인생을 즐기고 싶어 하는 모든 사람들에게 새롭게 떠오른 문화어법 '웰빙'은 결국 자기 몸에 대한 관심을 표현한 것이다.

이제 사람들이 생존을 위해 고군분투하던 시대는 지났으며 '나를 위해 어떤 삶을 살 것인가', '삶의 질을 어떻게 높일 것인가'하는 것에 관심이 쏠리고 있는 것이다. 중요한 것은 이제 삶의 질을 높이는 데에 있으며 그 중 첫 번째가 바로 스스로에 대한 만족이다. 그리하여 요가, 운동, 마사지, 아로마테라피, 유기농 식사, 건강보조식품, 피트니스 등을 좇아 에너지를 낭비하는 이상 징후를 보이기도 한다. 그러나 올바른 웰빙을 누리기 위해서는 남의 시선보다는 내가 좋아하는 삶을 추구하고, 현재 자신이 처해 있는 환경에 맞게 자신의 건강을 영위하려고 노력하는 사람이 되어야 한다.

　문제는 제 아무리 건강을 추구하려해도 이미 내 몸에 죽은 피가 퍼져 있다면 아무 소용이 없다. 오장육부의 혈류 장애로 신진대사가 잘 되지 않는 상태에서는 올바른 웰빙을 기대하기 어렵다. 따라서 심장의 피가 나의 몸 안에서 골고루 잘 순환될 수 있도록 하는 것이 중요하며 그것을 위해 아래에 몇 가지 방법을 제시한다.

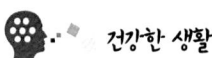 건강한 생활
2. 가족의 웰빙 실천 5대 과정

1) 숨 쉬는 방법을 바꾸자 : 산소 없이 생명유지를 할 수 없다.

　적혈구 하나에 12억 개의 산소를 실고 다니기 때문에 인간은 잠시라도 호흡을 멈추면 생명을 유지할 수 없다. 따라서 한숨을 쉬듯이 입으로 내뱉는 "비흡구배호흡"을 하면 오장육부가 함께 움직여 신진대사를 원활하게 할 뿐 아니라 폐활량이 높아지고 폐나 기도, 식도에 양력이 생겨 몸 안에 있는 나쁜 독소가 끊임없이 빠져 나오게 된다. 숨을 쉴 때 아랫배가 움직일 때까지 2개월 정도하면 뱃살이 빠지고 머리가 맑아지며 서서히 적혈구 수치가 높아지게 된다.

2) 음식 섭생하는 방법을 개선하자 : 속이 편하면 세상이 아름답게 보인다.

　공기 흡입뿐 아니라 음식을 통해 산소를 많이 먹어야 건강해 진다. 소식하면서 육류보다 채식위주의 식단을 실천한다. 위장의 용량은 자신의 두 주먹 크기이므로 한 주먹 정도로 소식하면 장운동이 활발해진다. 이때 일이주일 정도 배고픔과 어지럼증의 명현현상이 생기는데 이것은 위장이 제대로 움직이면서 그간 머리로 솟구친 피가 오장육부로 내려오는 현상이므로 소식의 고삐를 늦추지 말고 고비를 잘 넘겨야 신진대사가 원활해진다. 위장이 잘 움직여야 췌장이나 간, 신장 등 오장육부의 신진대사도 잘 이루어진다. 천천히 꼭꼭 씹어 먹고 씹는 횟수가 많아지면 소식을 하는 데도 도움이 되고 이렇게 3개월 정도를 실천하면 피부가 좋아지고 뱃살에서 옆구리 살까지 빠지기 시작한다.

3) 좋은 생각을 많이 하는 공부를 한다 : 생각이 온전하지 못하면 병을 키운다.

몸속에 혈류가 느린 부분에 자리 잡은 요산이나 죽은 백혈구의 염증이 스트레스나 과로 등에 시달리면 암의 핵으로 바뀐다. 산소를 싫어하는 암은 혈류장애가 생긴 곳에 발생하고 스트레스나 부정적인 생각을 하면 순식간에 큰 병을 키우게 된다. 좋은 생각을 공부하는 가장 큰 문제는 욕심과 집착이다. 내 머리 속에 상대의 금전이나 학식, 지위, 명예, 부동산을 빼앗으려 안간힘을 쓰면 안 된다. 내 생각 속에 무리하게 자식도 넣고 가족, 부모, 친구까지 넣으려고 발버둥 치게 되면 미움과 증오가 싹트게 되는 것이다. 내 안에 병이 생기는 이유가 여기에도 있는 것이다.

4) 움직이며 사랑할 수 있는 행동을 한다 : 나 자신부터 사랑하고 자연을 사랑한다.

몸이 허약한 사람은 오감의 혈류가 느려 자신의 생각을 상대에게 말하지 못하는 표현장애를 가지고 있다. 그리고 늘 자신의 마음만을 강조하기 일쑤이다. 상대를 배려하는 마음으로 나의 생각을 표현하는 방법을 공부해야 한다. 또 사람은 먹은 만큼 움직여야 한다. 움직이지 않으면 신진대사 장애가 생기게 된다. 먹은 양만큼 움직이되 나 자신의 모든 조직을 사랑할 수 있어야 한다. 나의 신체를 사랑할 수 있는 제일 좋은 방법이 적당한 운동이다. 그 다음으로 해야 할 것은 아름다운 표현 사랑이다. 사랑하면 엔돌핀의 4천배나 되는 다이돌핀이 생성되어 세포의 움직임을 활발하게 만들기 때문이다.

5) 웃음 가득한 일상을 만든다 : 배꼽잡고 웃으면 피가 맑아진다.

  피를 맑게 하지 않고는 어떠한 건강도 지켜낼 수 없다. 수년간 질병을 앓더라도 죽은 적혈구나 백혈구, 요산 등으로 막혀있는 혈액순환장애 문제를 웃음이 해결하게 된다. 또 배꼽이 움직일 정도로 웃으면 내 쉬는 호흡으로 몸 안의 독이 빠져나가고 오장육부가 잘 움직이게 된다. 따라서 웃으면 속이 편해지고 머리가 맑아지며 눈앞에 보이는 세상이 아름답게 보이게 되는 것이다.
  좋은 음식을 먹는 것만이 웰빙생활의 전부가 아니다. 더구나 현대인은 먹어서 병을 만들게 되므로 좋은 생각으로 모든 음식은 천천히 꼭꼭 씹어서 소식하면 갑상선이 좋아지고 뱃살이 빠지는 등 얼굴의 V라인과 허리의 S라인이 살아나는 건강하고 아름다운 삶이 펼쳐지게 된다.

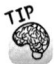 **사랑의 생각하는 에너지를 깨우자**

• **사랑이란 무엇일까?**
  생명의 차원에서 본다면, 사랑은 한마디로 에너지다. X - Ray나 방사선이라고 하는 것 모두가 에너지다. 방사선은 근육과 뼈를 뚫고 들어가서 암세포를

죽인다. 만약 에너지가 아니라면 이렇게 무엇인가를 파괴할 수가 없다. 그런데 문제는 방사선이 암 세포만 죽이는 게 아니라는 데에 있다. 정확히 암세포만 가려서 죽여주면 좋은데 주위에 있는 건강한 세포의 핵산(DNA)마저 죽인다.

방사선 치료를 받는 사람들 거의가 머리카락이 빠지는 것은 모근 세포가 죽

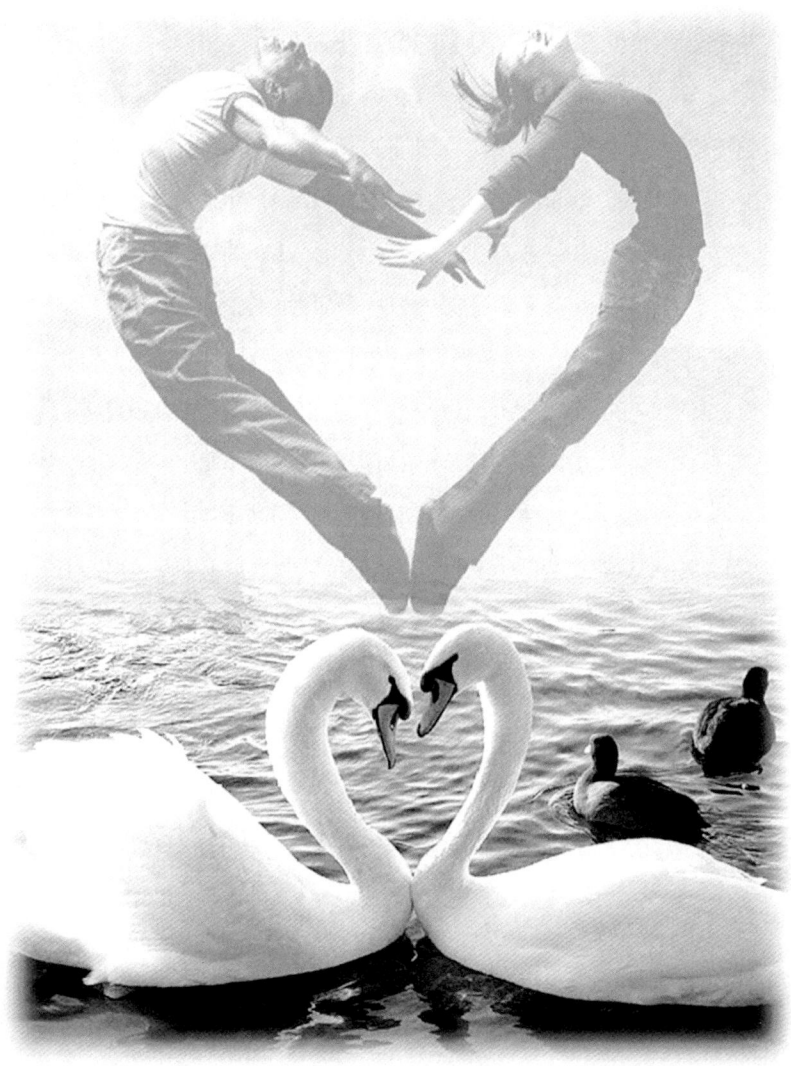

사랑은 생각하는 에너지이다.

어 버렸다는 것을 말해준다. 방사선이 암세포 뿐 아니라 다른 건강한 세포까지 파괴하는 이유는 방사선에는 인격성이 없기 때문이다. 햇빛이나 X - Ray도 마찬가지다. 그런 것들은 생각하는 힘이나 애정, 분별력이 없다. 그래서 무엇이든지 닿는 대로 망가뜨리고 변질시키고 퇴색시켜 버린다.

사랑이 소중한 이유가 바로 여기에 있다. 사랑은 에너지 중에서도 생각하는 에너지이다. 고도의 인격성을 갖추고 있으며 사물을 분별할 수 있다. 사랑은 우리 몸에 들어와서 잠자고 있는 유전자, 비활성화 되어 있지만 사실은 우리 몸의 건강을 위해 반드시 필요한 유전자를 깨우기 위해 어떤 핵산을 자극해야 하는지 잘 안다. 사랑이라는 에너지는 우리 몸에서 아주 절묘하고 인격성을 지닌 역할을 빈틈없이 수행해 낸다. 흔히 사랑이라고 하면 센티멘털한 감정의 표현이나 단어, 혹은 어떤 행위를 가리키는 낱말쯤으로 생각한다.

그러나 사랑은 실제로 존재하는 에너지다. 생명체가 의존해야만 하는 에너지다. 그것도 X - Ray나 방사선처럼 단순한 에너지가 아니고 우리가 무엇을 원하고, 무엇을 생각하고, 무엇을 해야 할지를 알고 있는 에너지다. 세포 속에서 유전자를 이루고 있는 핵산은 파괴되었다가도 다시 회복된다. 하지만 핵산 스스로 회복되는 것은 아니다. 핵산 혼자서는 아무것도 하지 못한다. 사랑이라는 인격적인 에너지가 들어와야만 파괴된 핵산이 다시 회복될 수 있다. 핵산이 사랑의 생명력을 받아들이고 재생되는 것이다. 반면에 X - Ray라는 에너지가 들어오면 핵산은 파괴되기도 한다. 왜냐하면 핵산은 물질이기 때문이다.

결국 핵산이 파괴되거나 회복되는 까닭은 외부에서 핵산으로 침투해 들어가는 에너지가 어떤 것이냐에 따라 달라진다. 따라서 사랑하며 봉사하는 아름다운 마음은 받는 사람보다 주는 사람의 에너지가 더 강력하게 작용한다. 사랑은 나눌수록 에너지가 더 충만해지고 모든 세포를 활성화시켜 싱싱한 젊음을 유지시켜주는 생명의 원동력이 되는 것이다.

CHAPTER

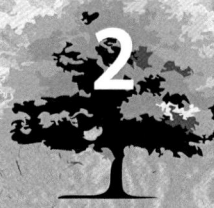

• 혈류세상 공부방

PART 01
환경의 공격과 충격경기

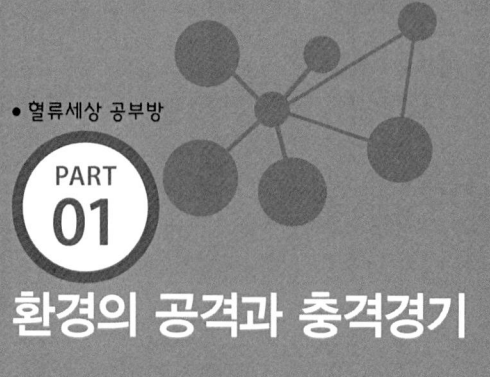
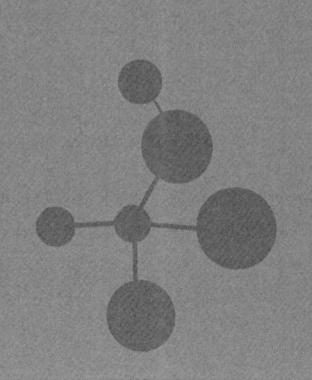

아하 그렇군!
경기나 질병이 생기면 발열한다

 우리 몸에 환경적인 충격을 받거나 병원균이 과다하게 들어오면 백혈구가 이를 잡아먹으면서 동시에 파이로젠(pyrogen)이라는 발열물질을 분비하게 되고 이것이 간뇌를 자극하여 시상하부는 체온이 올라가게 된다. 그러므로 병이 나면 바로 열이 나게 되고 열이 올라가면 병원균도 맥을 못 추게 되는 것이다. 열이라는 것은 근원적으로 우리 몸을 보호하고 자연치유를 위해 일어나는 생리현상이다. 또 열이 나면 간에서는 핏 속의 철분을 회수하여 세균의 생존에 필요한 철분을 차단함으로써 병원균을 이중으로 압박한다.
 그러므로 감기나 몸살 등으로 미열이 있다고 하여 해열제를 먹는 것은 우리 몸의 기본 생리와 반대의 길을 가는 것이므로 약은 곧 독이 될 뿐이다. 따라서 몸의 미열은 병원균을 억압하여 괴멸시키는 작용이며 열이 올라갈수록 몸 안의 암세포까지 물리쳐내는 것이다. 이처럼 시상하부는 우리 몸의 여러 가지 상태를 언제나 일정하게 유지하는 항상성에 중요한 기관으로 자기치유력의 센터에 해당된다.
 환경적인 충격으로 경기를 하면 발열이 나거나 머리를 흔들거나 온몸을 움찔하는 것도 간뇌를 살려내기 위한 인체의 자기치유 현상인 것이다.

1. 경기(驚氣)란?

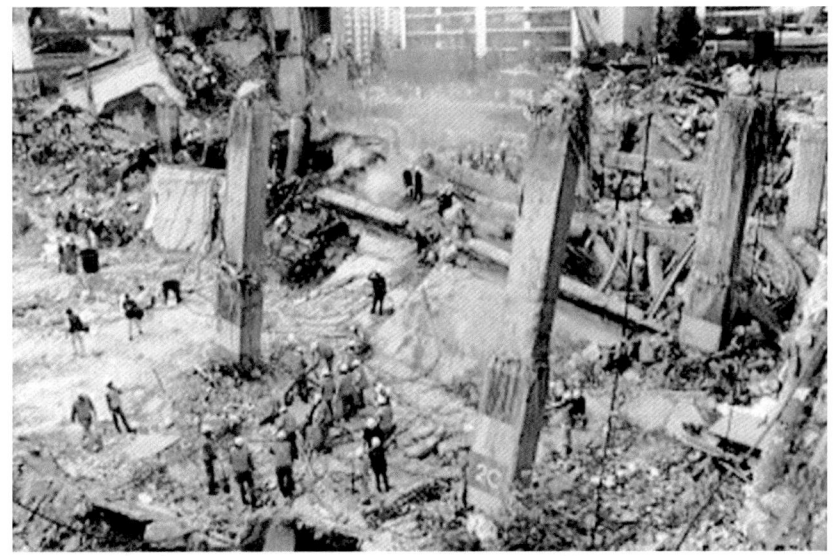

삼풍백화점 매몰사고로 받은 환경적인 충격 이후에 살아남은 사람들은 지금까지 원인 모를 경기 후유증에 시달리고 있다.

어른들이 흔히 '경끼'라고 발음하는 경기(驚氣)는 놀람 현상이다. 끔찍한 삼풍백화점 붕괴사고, 뉴욕의 쌍둥이 빌딩 참사 등은 경기 즉, 놀람의 대표적인 충격의 예이다. 예로부터 우리네 어른들은 놀람 현상을 가장 큰 질병으로 다스려 왔다.

'놀랐구나!', '기가 상했구나!', '혼절했구나!', '기막혔네!' 등에 대한 이야기를 곧잘 하고 산 것이다. 이러한 기가 막힌 현상이 경기이다. 기가 막혔다는 것은 피의 길이 막혔다는 이야기다.

그러나 근자에는 기가 막히면 무조건 병원으로, 약국으로 달려가다 보니 그것들을 치료하기는커녕 약이 병을 만드는 일이 늘어나고 있다. 날이 갈수록 기막힌 혈액순환 장애자가 점점 많아지고 약을 먹어 더 큰 난치성 질병을 만들고 있는 것이 지금 우리 주위의 현실이다.

서양의학이 무차별적으로 밀려오면서 우리의 전통의학이나 민간요법이 사장되었고, 한의학에서조차 우리의 할아버지나 할머니가 손쉽게 다스려온 기막힘, 즉 경기를 가볍게 치부해 버리는 경향이 있다. 따라서 저자는 단순한 따기에서 새롭게 발견한 농백혈을 다스리는 방법을 알리고자 한다. 지난 40여년간 연구해온 경기 치료법을 통해 가정에서 손쉽게 질병을 예방하고 다스릴 수 있는 정보를 정리해 두지 않으면 영원히 사장될 수 있기에 마음을 담아 보았다.

경기(驚氣)란 "환경적인 공격과 충격으로 인한 생명유지의 이상 현상"을 말한다.

서양의 의술이나 한의학에 대한 문외한이 경기를 논하는 자체가 무리일지 모르나 그간의 경험을 바탕으로 새로운 논리를 펴는 이 순간이 좋다. 경기에 대한 필자의 접근방식이나 표현방식이 기존의 의학적 표현과 다소 차이가 있을 수도 있으나 동·서양을 막론하고 창조적인 정의임에는 틀림이 없을 것이다.

경기가 모든 질병의 근원이 되고 그 경기의 부위에 따라서 체질이 결정되는 것이다. 여기서는 경기에 대한 정의에서부터 경기의 종류와 그에 따른 후유증상은 어떻게 나타나는지 서술해 보기로 한다.

驚(경)은 놀랄, 놀라다, 두려워하다, 어지러워지다. 빠르다는 뜻으로 쓰이며, 氣(기)는 기운. 숨, 숨 쉴 때 나오는 기운으로 풀이된다. '경기'는 '놀라서 내뱉는 숨의 뜻'을 가진다고 할 수 있는데 여기서 '놀라는 것'이 질병의 근원이 되는 것이다.

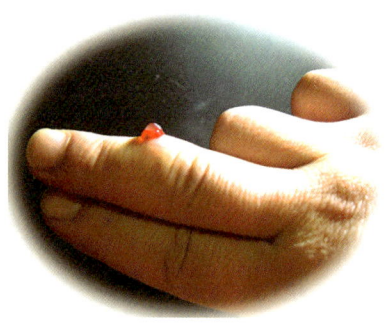
경기 후유증에 의한 농백혈을 심장에서 멀리 보내어 나타난 농백혈

생명체는 자연스러운 상태가 깨어지면 식물이든 동물이든 충격을 받게 된다. 경기란 바로 이러한 자연현상 속에서 생겨나는 환경적인 공격과 충격을 자연치유하는 과정에서 생겨난 현상이다.

환경적인 충격을 받게 되면 들숨과

날숨이 가빠지고 피 속의 적혈구 수치가 낮아지며 핏길이 막혀 손발이 싸늘해지거나 심장의 박동도 급격히 변하게 된다. 이러한 경기는 사람의 성장에서 유전자 구조나 체질까지도 뒤바꾸게 되는 것이다. 그러나 예로부터 널리 통용되어 온 중요한 생활과학인 경기 즉, 놀람 현상을 너무나도 가볍게 치부해 버리다가 급기야 명맥이 끊겨가는 상황을 정립하고 정리해 본다. 또 여기에는 일상의 삶 속 생활과학을 포함하는 융합적사고로 예방의학적 측면을 강조한다.

아하 그렇군!
생물학적 환경적 충격과 공격

지구상에 존재하는 미생물의 종류는 5만 여종에 달한다. 이 중에서 대충 분류하여 밝혀 놓은 것은 2만 5천 종류 정도에 불과하다. 음양의 논리로 따져 보았을 때 사람에게 해로운 미생물이 반 정도라 치면 인간은 알 수 없는 미생물을 포함하여 2만 5천 종류의 진균류나 세균, 바이러스에 무방비로 노출되어 있다.

더구나 건강한 생활환경을 저해하는 미생물은 돌연변이나 새로운 생성을 계속하고 있는데 문제의 심각성이 있다. 미생물의 실체를 벗기고 임상실험을 통해 이를 퇴치하는 약을 만드는 과정까지는 보통 10년 이상이나 걸린다고 한다. 그리고 검증도 안 된 약을 먹고 10년이 지난 후에 나타나는 후유증에 대하여서는 책임지는 사람이 없게 된다. 또 약에 대한 부작용이 나타나는 동안 또 미생물은 내성이 생기거나 변이를 계속하게 됨은 두말할 나위도 없다. 그러므로 약으로 치료하는 것은 거의 불가능하다는 것이다. 따라서 사람은 스스로 항체를 만들어 체내에 침투된 다양한 미생물을 죽이는 면역성을 키워가는 예방의학이나 대체의학에 귀를 기울여야 한다. 항체, 효소, 림프액, 분비액, 백혈구 등이 자신을 지키는 자위병력이다. 이 중에서 가장 큰 힘을 발휘하는 백혈구를 건강하게 만드는 것이야말로 건강한 삶을 사는 지름길이다.

우리가 즐겨 복용하는 해열제나 항생제, 진통제, 항암제 등은 혈관 속의 살아있는 유익한 백혈구에서 항체조차 닥치는 대로 죽이는 것들이 대부분이다. 이러한 것들은 체내의 면역기능을 떨어트려 더 큰 질병을 유발한다. 더구나 우리 민족만큼 해열제나 항생제를 많이 쓰고 있는 나라는 드물다는 사실은 참으로 가슴 아픈 일이다. 근자에 와서 세계에서 가장 많은 장애우를 양산하는 국가가 된 것도 이 때문이다. 따라서 자신의 건강을 지키기 위해서는 맹목적인 서구 외래 의술에 대한 맹신보다는 혈류를 개선하여 자연치유력으로 만병을 낫게 하겠다는 사고의 전환이 필요한 때이다.

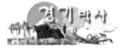 아하 그렇군!
2. 생명유지의 이상 현상이란?

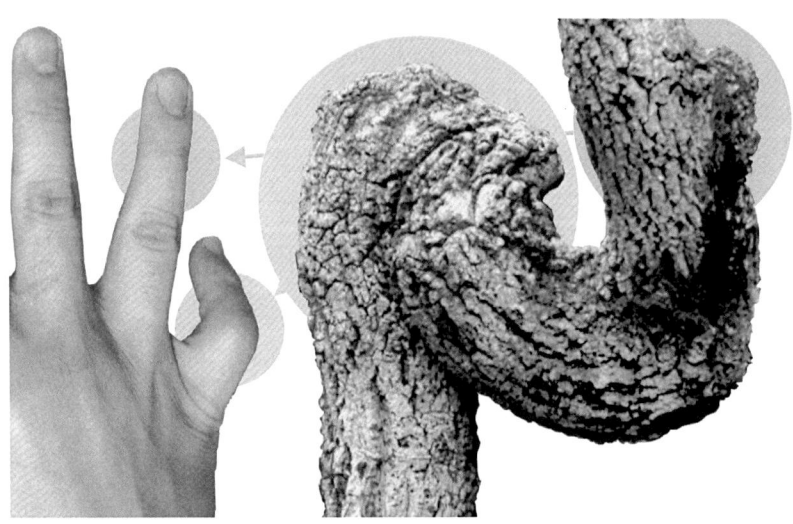

자연환경의 충격으로 생명유지의 이상현상이 나타난다.

식물이든 인간을 비롯한 동물이든, 생명체가 자신을 버텨낼 수 있는 환경에 대한 한계가 있다.

만약 강풍에 나뭇가지가 잘리거나 부러지면 수액이 흘러나와 상처를 아물게 하듯이 이러한 것은 식물에 그치지 않고 곤충이나 사람도 마찬가지이다. 즉, 생명체는 생명을 유지하는 데에 이상이 생기면 스스로 치유하는 노력을 계속하게 된다. 그러나 비교적 오랜 세월을 두고 자연치유 되는 동안 이미 그러한 부위는 유전자 구조가 달라져서 사물의 형태나 속성이 다르게 왜곡되고 변이가 되어 그 모양 자체까지도 달라지는 변형현상이 생겨난다.

지극히 단순한 식물도 공기, 수분, 토양, 온도, 빛, 바람 등의 환경적 충격이 가해지면 변이되거나 고사하게 되는 것인데 복잡 미묘한 짐승이나 고등동물로 갈수록 그 변화가 크게 일어난다.

그러나 사람은 지혜를 이용하여 여러 가지 환경적인 충격을 어느 정도는 감당하며 살아간다. 눈물, 땀, 가래, 침은 라이소자임 효소를 이용하여 세균을 잡아 녹이고, 위액의 염산은 세균을 태워 죽이며, 든든한 피부는 세균의 침입을 막고 있는 것들이다. 이러한 일상적인 1차 충격보다 감당할 수 없는 더 큰 충격이 가해지면 핏속의 백혈구가 식균작용을 한다. 백혈구와 싸워 녹아버린 세균 시체의 덩어리가 염증인 것이다.

백혈구 중에는 세균을 100마리 이상 먹어치우는 대식세포도 있는데 문제는 이러한 충격이 일회성에 그치지 않고 생활 중에 계속적으로 일어난다는 사실이다.

따라서 계속적으로 환경적인 공격과 충격이 증가되면 그러한 공격인자를 물리치기 위해 백혈구가 엄청나게 양산되고 증가하게 된다. 문제는 생명 유지를 위해 몸부림치며 처절하게 죽어간 혈액속의 죽은 백혈구는 몸속의 혈류가 느린 부위에 차곡차곡 쌓이게 되는 것이다. 이렇게 쌓인 염증이 농도가 짙어지면 고름이 되고 시간이 더 경과하면 암세포가 되기도 한다. 고름은 제살이 되지 못하는데 이 고름을 어찌해야할 것인가? 오직 외부의 환경적 공격과 충격을 감

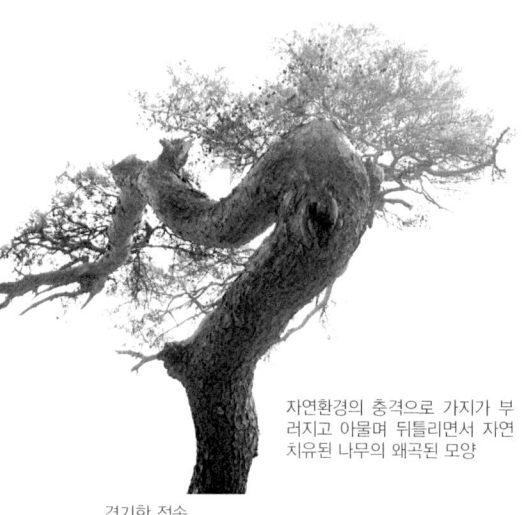

자연환경의 충격으로 가지가 부러지고 아물며 뒤틀리면서 자연치유된 나무의 왜곡된 모양

경기한 적송

당한 후 죽은 백혈농은 어디로 가야만 할 것인가? 저자는 죽은 백혈구의 염증을 "백혈농" 또는 "농백혈"이라 칭하고 있다.

한편 죽은 농백혈은 심장 가까이에 있으면 생명이 정지된다. 따라서 오장육부를 살려내기 위해 심장에서 먼 쪽으로 차곡차곡 보내게 되는 것이 자기치유력이다. 그러므로 심장에서 먼 쪽부터 혈액순환 장애를 유발하게 되어 질병이 발생하게 된다. 그 부위는 사람마다 각기 다르게 나타나는데 대부분의 초기 증세는 심장에서 가장 먼 쪽인 손끝 발끝부터 막혀지게 되는 현상이 수족냉증이다. 따라서 수족냉증이 만병의 근원이 되지만 본서에서는 가장 고치기 쉬운 질병이기도 하다.

아하 그렇군!
3. 저체온의 생명유지 이상은 관절변형으로

자연계의 생명체는 자신의 한계를 능가하는 충격이 가해지면 모든 것이 부서지거나 파괴된다. 다음 그림의 나무도 그러하고 날짐승 들짐승도 예외는 아니다. 인간도 예외일 수 없으므로 이러한 충격에 대한 지혜를 모아야 한다.

사람에게 환경적인 충격이 가해지면 혈액 속의 백혈구가 세포사이를 넘나들며 전투를 하게 되고 전투에서 죽은 자가 생기고 인체의 자기치유시스템이 가동되면서 골수에서는 계속적인 백혈구의 증원군을 만들어 낸다.

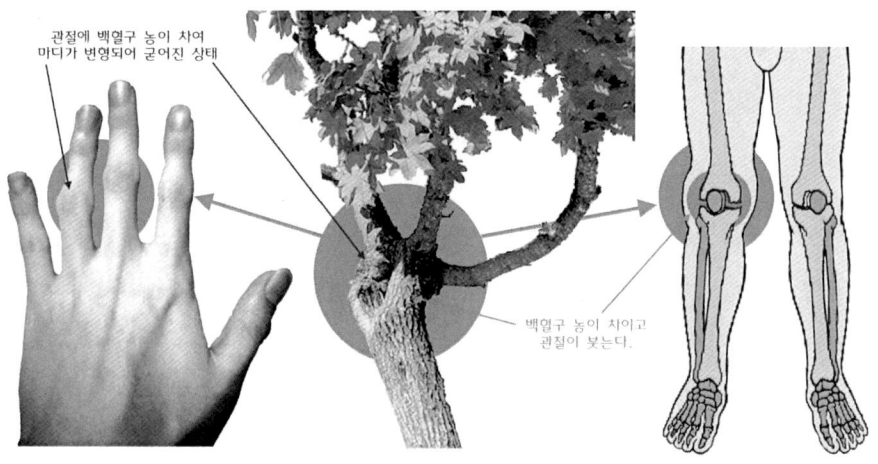

환경적인 충격으로 관절이 굵어지고 관절 사이에 백혈구의 농이 찬다.

즉, 인간이 이겨내지 못할 정도의 환경적인 충격이 계속되면 될수록 질병의 정도가 심해진다는 사실이다. 이미 심장에서 먼 쪽의 손발이나 오장육부의 모세혈관이 막혀 있는 상태에서 더 심한 충격이 가해지면 백혈구가 양산되고 또 싸우고 죽어서 쌓이게 되는데 그 농백혈이 쌓이는 부위가 사람마다 다르다. 아동기에는 심장 쪽에서 먼 쪽에 쌓이는 경우가 많고 나이가 들수록 어깨나 무릎에서 오장육부로 쌓이게 되는 것이다. 따라서 그림에서처럼 손가락이나 발가락 관절이 굵어지면 이미 농백혈이 관절에 쌓여 있다는 사실이다. 관절부위가 붓는 이유는 그 부위가 가장 많이 움직이기 때문이다. 움직이면 움직일수록 세포가 쓰고 남은 요산이나 젖산, 이산화탄소와 같은 노폐물이 농백혈과 결합하여 쌓이게 되는 것이다. 따라서 건강한 사람은 발목이나 무릎 등의 관절이 가늘다. 발이 달린 모든 짐승은 발목이 가늘수록 건강한 것이다.

더 심각한 문제는 백혈구가 생성된 수만큼 혈액 속에 있는 적혈구 수가 줄어들고 급기야 차가워진 뼈에서 피를 생산해 내는 골수공장까지 가동이 멈추면서 황골수로 바뀌어 진다는 사실이다.

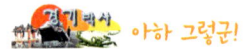

4. 손에 나타나는 질병의 전조증세

혈액 속에 농백혈이 쌓이는 만큼 적혈구 수치가 줄어들면 산소와 양분을 제대로 공급할 수 없게 된다. 줄어든 적혈구 수치만큼 체내 산소가 부족해지고 영양 공급까지 차단되어 세포가 제 기능을 못하게 되고 유전자 구조가 서서히 변형되거나 바뀌게 된다. 따라서 핏길이 차단된 조직에는 신경세포만 겨우 연결되어 있을 뿐, 수천억 개의 세포는 수면세포가 되어 인체의 조직들이 정상적인 활동을 할 수 없게 된다.

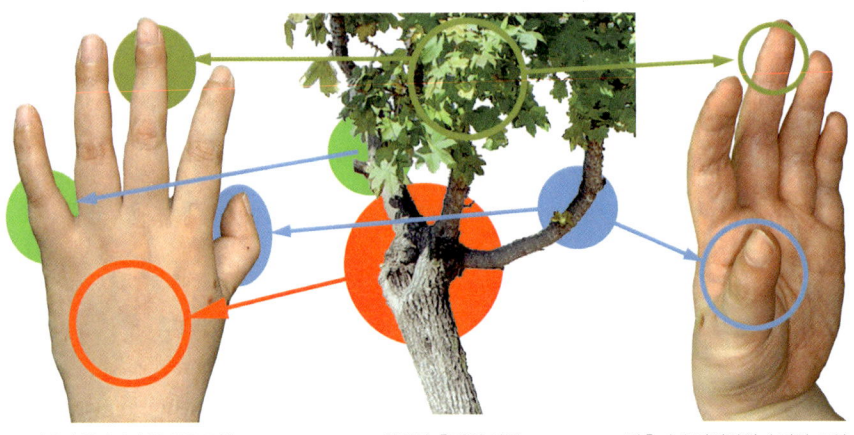

좌측 수족마비자의 손등 모양　　환경적 충격의 나무　　좌측 수족마비자의 손바닥 모양

식물도 토양의 양분을 제대로 받지 못하면 나뭇가지 끝이 가늘어 지다가 급기야 말라 죽는다. 사람도 예외가 아니다. 심장에서 끓는 뜨거운 피가 손끝, 발끝까지 산소와 양분을 공급하지 못하면 그림의 손가락처럼 가늘어지게 되는 것이다. 따라서 손가락이 가늘거나 변형된 부분을 보면 이내 그 사람에게 장차 나타날 질병을 예견할 수 있고 그 부위를 다스리면 치료 또한 가능해지는 것이다.

초기의 경기현상은 우선 심장에서 가장 먼 부분 즉, 손이나 발끝부터 차가워지다가 급기야 사지가 뒤틀리거나 거품을 내 물기도 하고, 경련과 발작 증세를 보이기도 한다. 문제는 경기 후에 나타나는 후유증세가 질병을 유발하게 되는데 이때 경기의 요인이 무엇이냐에 따라 질병이나 장애 부위가 다르게 나타난다는 사실이다.

사람마다 여러 가지 질병의 징후를 보이는데 손에 모든 질병 정보가 나타난다. 심장에서 끓는 뜨거운 피가 정맥이 막혀 더 이상의 산소와 양분의 공급을 할 수 없게 되면 세포분열이 미진하거나 정지하여 손가락 끝이 점점 가늘어지거나 변형된다.

경기로 인한 후유 증세를 치료하는 일은 환경적인 충격을 받았을 때 백혈구와 싸우다 죽은 농백혈을 인체 밖으로 빼내는 일이 중요한 관건이다. 정상적인 사람들은 적당한 농백혈이나 수명을 다한 백혈구, 재활용이 되지 못하는 죽은 적혈구를 대소변으로 쉽게 내보내게 된다. 그러나 환경적으로 큰 충격을 받은 경우나 혈액순환 장애자들은 그것이 모세혈관에 응축되어 있으므로 반드시 빼내주어야 한다.

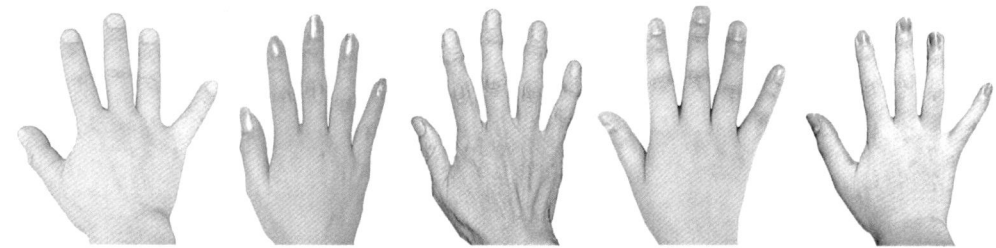

손을 보면 질병의 징후를 알 수 있다. 오른쪽으로 갈수록 질병지수가 높다.

근자에는 한의학에서조차 경기에 대한 분명한 논리나 처방책이 없는 실정이며 근래에 유행되고 있는 사상체질은 바로 환경적인 충격으로 사람의 체질 자체가 바뀐 후의 결과에 대한 임시 처방책에 불과하다. 사상의학에서는 태음인이니 소양인이니 하여 인간의 체질을 구분을 하고 있다. 그러나 왜 사람들이 그러한 체질로 태어나는지에 대한 연구는 없다. 대부분의 사람들은 태어날 때부터 자신이 태음인이나 소양인 등의 특이체질이라고 단정해 버리는 경우가 많다. 이는 원인규명에 대한 문제를 제쳐두고 사람을 다스리는 격이다. 그러므로 왜 그러한 체질로 태어나는지가 중요하다. 저자는 그 원인을 환경적인 충격이 어떤 부위에 오느냐에 따라 사람의 체질이 결정된다고 결론을 내린다.

 사람의 체질이 결정되는 요인은 선천적인 가족력으로 부모의 피를 물려받으면서 부모와 유사한 부위에 저체온 현상이 나타나는 유전적인 요인도 있으며, 후천적 요인으로는 정자와 난자가 자궁에 착상한 후부터 엄마에게 닥쳐진 환경적인 공격이나 충격 등 경기에 의해서 체질이 바뀌어 진다. 이러한 후천적 요인의 출발은 자기치유력으로 생겨난 수족냉중에서 다한증세나 허열과 같은 이상 체질로 뒤바뀌는 경우도 많은데 그 한결같은 원인의 출발점은 경기에서 시작된다.

● 혈류세상 공부방

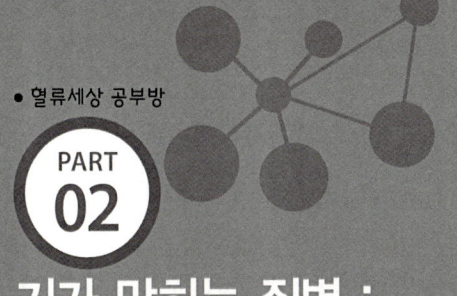

PART 02
기가 막히는 질병 :
내 기를 내가 막아 내안에 내가 병을 만든다

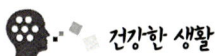

1. 기가 막히면 내 안에 질병이 생긴다

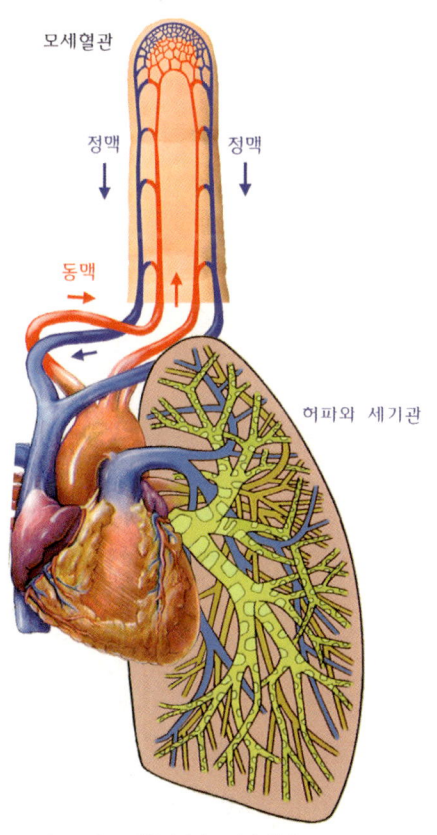

산소와 양분을 모세혈관까지 보내야 한다.

'기'는 신체와 생명의 필수 불가결한 기본 요소로서 '혈류와 그 주위를 감도는 에너지 현상'이다. 이것 없이는 오장육부도, 정신도 더 이상 활동할 수 없으며 기가 없으면 모든 동물들은 수명을 다하게 된다.

왼쪽의 그림에서 보는 것과 같이 혈액 속의 적혈구는 기운이 왕성한 산소를 가득 싣고 혈장의 양분을 밀어가며 세포로 이송한다. 이때 세포는 제 기능을 수행하게 되고 쓰고 남은 이산화탄소나 요산 등의 노폐물을 적혈구에 밀려 정맥으로 회수된다. 따라서 기운을 가름하는 주된 역할은 적혈구이며 넓게 보면 혈액과 상통한다. 즉, 혈류의 흐름이 왕성하면 기가 강하다.

'기'란 활동성이 매우 강한 혈류를 중심으로 생겨나는 따스한 에너지로서 잠시도 쉬지 않고 혈류를 따라 전신을 돌아다닌다. 기의 종류는 여러 가지이고 운행방식도 다양하지만 신체 안에서의 가장 기본적인 기 흐름의 근원은 호흡이다. 호흡이 기의 순환을 가름하며 그 모태는 산소이다. 또 산소는 세포의 수소와 결합하며 에너지를 만들어 간다. 따라서 생명체는 산소 없이 살 수 없으므로 산소가 기의 근원인 것이다.

살아 있는 동안 기는 몸의 구석구석까지 혈류를 따라 움직이면서 장부와 장부, 근육과 근육, 세포와 세포를 이어주고 살려주는 일을 한다. 그런데 갑자기 기가 막혀 혈류의 흐름이 끊기게 되면 저체온 현상이 나타나 조직이 제 기능을 하지 못하여 말을 못하거나 주먹으로 가슴을 치기도 하고 답답해한다. 또 얼굴 안색이 창백하고 식은땀을 흘리면서 전신에 기운이 없거나 사지에 힘이 빠져 주저앉기도 하고 정신이 혼미해지다가 마침내 혼절하기도 한다.

내 안에서 기가 약한 상태에서 환경적인 공격과 충격을 받으면 내 몸 안에서 기가 막힌다. 백혈구의 과립구가 증가하여 모세혈관을 막고 혈류가 막힌 곳에서는 활성산소가 쌓여 조직이 파괴되거나 염증성 질환을 비롯한 암적 인자를 만들게 된다. 또 기가 막혀 혈류장애가 생기면 교감신경에서 아드레날린의 분비가 촉진되어 혈관이 점점 수축되어 안색이 창백해진다. 뿐만 아니라 심장에서 높은 압력으로 펌프질 된 혈액은 혈류가 막힌 저체온 조직의 수족이나 오장육부로 전달되지 못하고 남아 있는 엄청난 압력의 혈액은 대동맥궁에서 목의 대동맥을 따라 곧장 머리로 피가 솟구쳐 대뇌의 혈압을 상승하게 만드는 것이다. 이런 상황이 되면 머리의 뇌압이 높아져 눈이나 코, 귀, 입, 목에서 뇌의 기능이 무력화되어 혼미해 지거나 난치성 질환의 증세가 심해지게 된다.

또한 교감신경의 긴장은 전신의 혈류장애를 심화시켜 체내 노폐물의 회수를 원활하게 처리하지 못하게 하고 세포에게 필요한 산소와 영분의 공급을 지연시켜 저체온 부위의 범위를 확장시킨다. 또 날이 갈수록 유해물질은 축적되어 작게는 근육통에서 오장육부의 통증으로 크게는 종양이니 암 인자까지 만든다. 그리고 교감신경의 작용이 점점 위세를 떨치게 되면 상대적으로 부교감신경이 억제되어 그 지배하에 있는 림프구의 기능을 저하시킨다. 따라서 또 다른 환경적인 충격이나 암을 물리치는 공격부대인 림프구는 전의를 상실하게 되고 과립구와 활성산소, 체내 많아진 염증으로 세포의 재생력은 점점 떨어지게 된다.

한편 교감신경의 긴장과 혈관의 수축에 따른 저체온의 심화현상으로 오장육부의 기혈이 막혀 신진대사 장애는 물론 배설과 분비의 기능까지 저하된다. 따라서 호르몬의 분비 이상으로 여기저기 부종이나 어지럼증 외에도 초조함과 불안 등으로 교감신경을 더욱 긴장시키는 공황장애 같은 정신을 놓는 등 악순환이 반복된다.

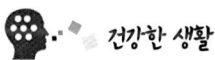
2. 환경적인 충격으로 기가 막힌다

건강은 "신체적 정신적 사회적 뿐만 아니라 영적(靈的)으로 완전한 하나의 동적(動的)인 상태를 의미하며 결코 단순한 질병과 장애의 부재를 의미하는 것은 아니다"라고 WHO(세계보건기구)에서는 정의한다. 이것은 건강을 신체적인 장애만 국한하는 것이 아닌 정신적인 공간도 건강의 영역임을 중시한 것이다. 따라서 건강이란 인체가 속한 주변의 환경, 사회, 지구, 우주를 포함하는 커다란 장으로 표현되며 우주의 일부분인 우리 몸에서 일어나는 자그마한 기운, 지기, 수기, 공기, 자장, 인력장, 생각 등을 포함하며 생존하고 있는 것이 건강이다.

환경 속의 생명체의 기란? 우리 체내에 존재하면서 생존을 위한 생명에너지로 생명의 의미를 부여하는 중요한 물리량이며 기의 불균형은 곧바로 스트레스로 표현되어 여러 질병들을 유발하는 요인이 된다.

어떠한 의학이든 궁극적인 목적을 '질병을 고치는 것'이라고 한다면, 질병이 걸릴 때마다 모두 치유된다고 가정하면 우리는 영원불멸할 것이다. 우주의 삼라만상도 전체로 간주한다면 "전체"로 인해 우리의 삶이 유지되고 순환하기 위한 필수조건으로 "개체의 소멸"이 요구된다. 다시 말해 개체의 죽음과 삶이 반복됨으로 인해 "전체"의 존재가 인식되고 우주역사의 거시적인 시공간에서 생과 사는 결코 서로 대립하는 것이 아니라 생은 죽음을, 죽음은 삶의 일부분이라는 진리가 성립된다.

일찍이 동양에서는 삶과 죽음을 동일시하게 받아들이는 사상관으로부터 동양 의학이 탄생되었으며, 생명 또한 생체와 환경 간의 물질대사 덕분에 연속적으로 유기물을 만들어 생성하고 소멸하는 반복의 과정으로서 주변 환경, 생명활동, 생성과 소멸이라는 여건조성이 필요하다. 살아 있는 한 생체는 환경과 상호작용하고 이때의 작용량은 언제나 동일하지 않고 최대와 최소라는 범위 안에서 자율성을 지니며 작용에 따른 반작용이 거듭된다.

이러한 극한과 극소라는 임계질량을 넘게 되면 생물은 체내에서 혼동과 스트레스로 인해 질병 또는 심한 경우에는 사멸하게 된다. 이 때문에 한의학에서는 인간은 "왜 질병을 걸리게 되는가?"라는 생로병사의 한 과정으로 질병의 발생 기저를 다음과 같은 자연환경의 충격적인 요인에 근원을 두고 있는데 충격적 요인을 너무 협소하게 자연에 국한시켰지만 간략하게 살펴본다.

 갈수록 태산
1) 외적인 요인 – 외인(外因)

외부에 있는 질병의 원인이란 인체를 둘러싼 환경적인 조건의 급격한 변화에서 오는 충격을 말하며, 구체적으로 신체내부에서 이겨낼 수 있는 기운 즉, 정기가 부족한 허(虛)한 상태의 부위가 있을 때 그 곳에 엄습 또는 침입한 가운데 생겨나오는 자연환경적인 충격에서 오는 질병이다.

(1) 봄바람에 의한 환경적인 충격 – 풍(風)

봄은 온도변화가 심하면서 겨울 내 움츠리거나 동면상태인 미세한 세균들이 기지개를 편다. 이러한 것들은 대부분 바람을 타고 생성하는 경우가 많다. 차디찬 겨울의 온도와 봄의 온화함이 거듭되면서 대류가 요동치며 바람이 잘 일어나므로 바람을 타고 오는 풍사(風邪)로 유발되는 질환이 많다.

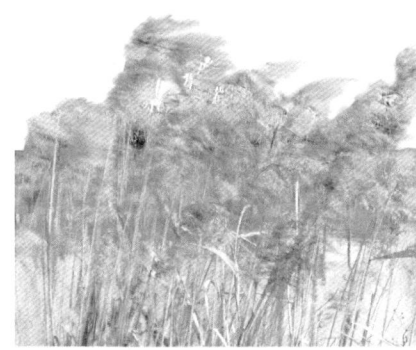
바람은 기운을 상하게 한다.

풍의 특징은 바람과 같이 활동적이고 한곳에 머물러 있지 않기 때문에 머리 위와 몸 밖으로 향해 발산하는 질병이 생겨난다. 피부와 안면에 장애를 주는 두통, 발한, 감기나 몸살 같은 증상이 나오기 쉬워 상풍(傷風)이라 한다. 풍사는 항시 일 년 중에서 다른 계절과 결합하여 풍한(風寒), 풍열(風熱), 풍습(風濕), 풍화(風火)등이 되며 "백병(百病)의 장(長)" 이라고 한다. 일반적으로 우리가 알고 있는 중풍도 같은 맥락이다. 증상으로는 열이 나며 바람을 쐬면 기분이 나쁘고, 머리가 무겁고 콧물이 나온다. 가벼운 기침, 결막 장애나 눈물, 재채기 등 목안이 가려운 느낌이 있다. 즉 온도가 낮은 공기로 인하여 모세혈관이 순식간에 막혀서 병이 생기거나 차가운 공기가 허파로 유입되는 과정에서 저체온 조직의 부위에 질병이 내 안에서 생기는데 크게 호흡기성 질병과 중풍과 경풍으로 나타난다.

(2) 겨울 추위에 의한 환경적인 충격 – 한(寒)

낮은 온도는 인체의 모든 조직들을 수축시켜 신진대사가 문제를 일으킨다.

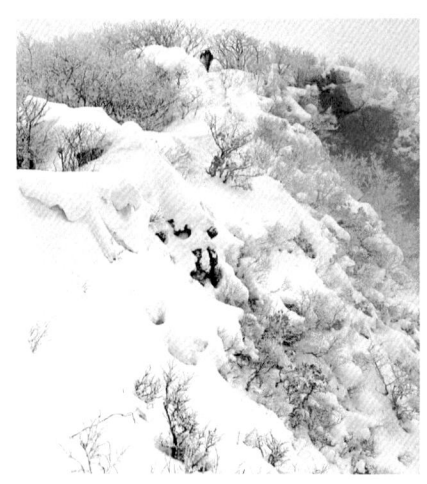
추위에 몸이 상하기도 한다.

방한(防寒)에 대처하지 않으면 곧바로 추위를 받아 혈류가 막히는 조직의 부위가 넓어진다. 또한 차가운 물속에 빠진 경우와 비에 젖었을 때도 유사한 충격을 받는다. 땀을 많이 흘린 뒤 바람을 쐬면 추위를 받아 인체가 상하게 되는데 한사(寒邪)는 크게 외한(外寒)과 내한(內寒)으로 나눈다.

외한은 자연계의 추위에 따른 환경적인 충격의 한사를 말하며, 내한은 인체의 기가 막혀 생기는 양기부족으로 인하여 저체온에 따른 오한이 드는 것이다. 이 경우에는 체내의 체력이 저하되어 양분의 공급이 차단되어 오장육부의 조직기관이 제 기능을 발휘하지 못하여 혈류가 막히는 등 몸이 차가운 여러 증상이 발생한다. 인체 내의 장기나 조직들이 상하게 되어 적절한 체온 유지가 곤란해지고 기혈의 흐름이 부드럽지 못하거나 막힌 증상은 한기나 오한이 있고 열이 나고 목덜미 뒤 근육과 뒷머리가 아프고 등 쪽의 근육이 경직되어 소화 장애가 생기기도 한다. 머리가 무겁고 감기나 몸살 쪽의 질병이 유발되면서 오장육부의 기능이 떨어져 소화 장애까지 함께 동반된다. 손발이 차가워지거나 아랫배가 차고 몸이나 팔다리가 무겁고 으시시 춥기 시작하면서 골이 빠개질 듯 머리가 아파오면서 생기는 질병이 많다.

(3) 여름 열에 의한 환경적인 충격 - 서(暑)

여름에는 열 받는다. 여름의 계절은 매우 뜨겁고 쉽게 더위를 먹는다. 날씨가 무더우면 혈류가 개선되어 근육이 늘어나는 등의 엄청난 에너지가 소모된다. 평소 핏길이 막혀있었던 조직의 부족한 에너지는 결국 입맛까지 잃을 정도의 원기가 소진되어 기운과 맥이 빠지는 현상들이 나타나고 하늘이 노랗게 보이기도 한다.

　서사(署邪)는 화열(火熱)로서 곧장 기를 상하게 하며 인체의 진액(호르몬일 종)을 일시적으로 소모시킨다. 이때 진액 부족으로 인한 갈증 때문에 냉수를 원하게 되고 땀으로 소진한 진액으로 점점 더 무기력하여 힘이 없어지거나 허탈상태가 되어 갑자기 쓰러져 생명에도 위험을 받기도 한다. 이 때문에 여름에는 반드시 더위를 타는 것을 방지하기 위해 장시간 직사광선을 받지 않도록 하고 장마 시에는 공기 중에 습도가 많기 때문에 더위와 습기가 인체에 침입하지 않도록 주의한다. 높은 습도는 허파의 산소 섭취능력을 약화시켜 빈혈이나 호흡곤란과 같은 문제에 부딪힐 수 있다. 일반적 증상은 고열과 갈증을 동반한 어지러움이 나타나거나 사지가 무기력하고 가슴이 답답하며 대변이 무르다. 이런 경우에는 산소 섭취를 원활하게 해 주기 위해 온도가 낮은 곳으로 환자를 이송시키는 지혜가 필요하다.

(4) 여름 물기로 인한 환경적인 충격 – 습(濕)

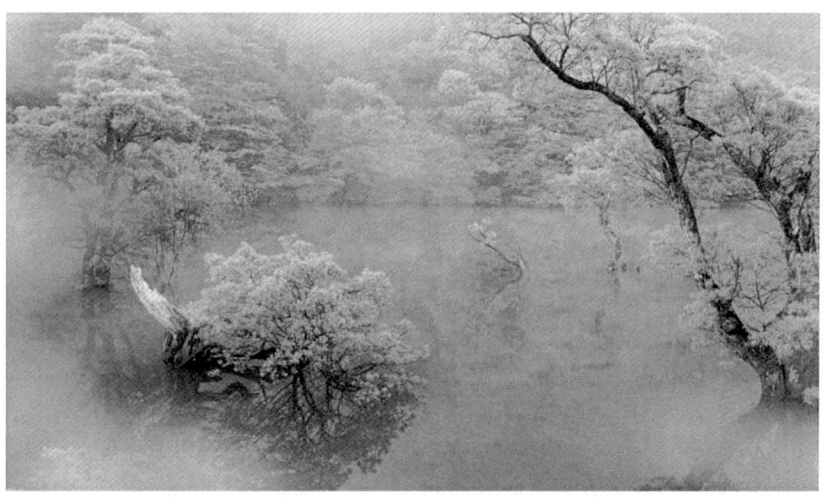

여름철 높은 습도는 피부호흡을 차단하고 폐포의 산소교환을 방해한다.

여름의 계절은 일 년 중 습기가 매우 많은 계절이라 습사(濕邪)가 인체에 들어와 내 안에 질병을 만드는 것으로 외습(外濕)과 내습(內襲)으로 나눈다.

외습의 경우는 물속에 들어가 오랫동안 있거나 비나 물에 젖은 상태로 장시간 생활하고 있는 장소와도 관계가 많다. 증상으로는 현기증, 머리가 무겁고, 전신이 천근만근 무거운 느낌과 가슴이 답답하여 식욕도 나지 않는다. 관절이 아프고, 대변은 무르며 점액상이 되기 쉽고 여자의 경우 대하가 증가하고 피부에 습진이 생겨 염증이 나오거나 설사, 부종 등을 동반한다.

내습(內濕)은 비위장의 소화기능과 관계가 있고 비, 위, 신, 소화액의 기능 장애를 일으키는 원인으로 여분의 수액배출이 어려워 체내에서 소화기능을 멈추게 하기도 한다. 증세로는 무기력하고 힘도 없으며 아무 것도 먹지 않는데도 배가 더부룩하며 다리가 붓고, 배뇨량이 적다. 이때에는 소화가 잘되는 음식과 대정맥을 지압하여 소화기능을 향상시키고 찬 것을 많이 섭취하지 않도록 한다.

(5) 가을 건조로 인한 환경충격 – 조(燥)

가을은 기후가 쌀쌀하여 근육이 수축되거나 차가운 기운으로 서서히 혈류가 막히는 부위가 점점 늘어나는 시기로 습한 여름을 물리치고 서서히 건조해지는 계절이다. 초가을에는 여전히 여름철의 열기가 남아 있어 조(燥)와 습사(濕邪)가 결속되어 인체의 진액이 손상 받기 쉽게 되거나 건조한 기후 탓에 입 안과 코 안이 건조하여 목이 마르며 피부도 건조하여 갈라진다.

체모와 모발은 바삭 바삭하게 말라가는 감이 있으며 소변 량도 적어지고 대변은 건조해지므로 변비에 유의하는 것이 좋다. 건조함으로 인한 폐 기능의 저하로 호흡기계 질환이 우려되므로 수분보충과 함께 간식이나 과일을 많이 섭취하여 영양의 균형을 찾도록 해야 한다.

갈수록 태산
2) 내적인 요인 - 내인(內因)

신체의 내부에 있어서 질병의 원인은 외적인 환경적인 충격의 원인에 의해 야기되기도 하지만 내적인 정신 즉, 의지나 사고의 과다한 변화에서 오는 충격 또한 만만찮은 것이다. 즉, 내적인 요인은 정신을 다스리지 못하는 결과에 대한 충격을 말하며, 내상칠정(內傷七精)이라고 한다. 더구나 이러한 감정 작용이 극단에 치우치거나 장시간 지속되는 경우에는 그와 관련된 장기들의 악영향은 물론 혈류가 막히는 경우까지 발생한다. 따라서 내가 색 안경을 끼고 만드는 스트레스는 질병을 일으키는 가장 큰 요인이 된다. 감동이 없는 사람은 스트레스를 잘 받고 눈에 보이는 것에 대한 관심이 부족하여 감동과 매력이 상실된 만큼 중병에 걸려 있는 것이다.

(1) 화가 치민다 - 노(怒)

화를 잘 내는 사람은 건강이 나쁜 사람이다. 아이의 짜증이나 성격까지도 건강하지 못한데서 그 원인을 찾아야 한다. 화를 잘 내는 사람은 간장이 나쁜 탓으로 화를 낼수록 더욱 간이 더 붓는다.

(2) 히죽히죽 웃는다 - 희(喜)

시도 때도 없이 히죽 히죽 잘 웃는 웃음을 어른들은 쓸개 빠진 놈이라 하였다. 이런 경우에는 심장이나 폐에 영향을 미칠 수 있다. 온전한 상태가 아닌 자신의 정신을 놓아서 생기는 현상이다.

(3) 우수에 차 있다 - 우(憂)

피해망상이나 우울증 증세를 보이거나 항상 우울한 표정을 짓는 사람은 폐나 비장 등에 악영향을 끼칠 수 있다. 속이 불편하고 근심걱정이 대뇌를 압박

하고 있는 현상이다.

(4) 생각하는 사람 – 사(思)

세상 고민을 혼자서 해결하려는 듯 매사를 골몰히 생각하는 사람은 위장에 영향을 끼친다. 소화불량이 지속되고 헛배가 부르는 등 소화기관의 혈류가 느려지는 현상이 나타난다.

(5) 슬픔에 찬사람 – 비(悲)

가끔의 감정에 치우치는 것이 아니라 항상 슬픈 표정을 짓거나 슬퍼하면 폐에 영향을 끼친다. 폐활량이 낮아지고 적혈구 수치가 낮은 경우가 많다.

(6) 놀램은 건강의 악 – 경(驚)

놀램은 기운이 쇠해지거나 자신감을 상실하고 신장에 영향을 미친다. 자그마한 일에도 심장이 콩닥거리고 자고나면 손발이나 얼굴이 부어오르는 경우가 생긴다.

(7) 두려움은 건강의 적 – 공(恐)

공포와 두려움은 건강의 적이다. 신장에 영향을 끼친다. 정신적인 공포감으로 모든 것들이 자신을 해칠 것만 같은 두려움으로 몸이 움츠러들고 사람들을 기피하기도 한다.

3) 외부도 내부도 아닌 요인 – 불내외인(不內外因)

　외부 요인도 내부 요인도 아닌 질병의 원인으로서 인간 생활에 가장 기본이 되는 의식주에서 파생되는 요인이다. 음식물의 섭생이 문제되거나 굶는 경우, 격심한 노동에 의한 과로, 무리한 성생활 등에서 생기는 것으로 때로는 개개인의 체질적인 문제와 유전적인 것과도 연관되어 있다.

　앞에서 제시한 요인들은 한의학에서 다루는 질병의 요인들이다. 이러한 것들은 이미 자연적인 삶을 살아가는 삶 속의 요인으로 적절한 것이다. 그러나 현대생활은 더 다양한 환경적인 충격요인이 다양하게 도래되었으며 또 생로병사의 원리가 발생의 원인보다는 결과에 치중한 면이 많다. 왜 그러한 체질이 되는지? 왜 환경적인 충격을 이겨내지 못하는지에 대한 논리가 부족하다는 것이다. 내안에 내가 병을 만들어 유전자 구조가 달라지는데 양의에선 병이 생긴 사람을 대상으로 유전자 구조가 이러하니 그 병에 걸렸다는 식이다. 왜 유전자 구조가 달라지는지에 대한 연구는 전무한 상태여서 안타깝다.

　발달연령에 알맞은 한계내의 적정하고 쾌적한 환경이 조성된다면 질병은 생겨나지 않는다. 그러나 나이나 성별, 개인차에 따르는 최상의 환경이란 기대하기 어려운 것이 자연의 이치이므로 인간은 그러한 자연의 섭리나 이치에 잘 적응하는 노력을 계속하는 것만이 건강을 찾아가는 지름길이다. 그러나 현대인의 현실은 그러하지 못하여 기운이 쇠하거나 질병이 생겨나면 병명을 찾아보고 그에 따른 주사제나 약으로 통증만을 줄이려고 하는데서 내 안에 병을 키우는 경우가 많다.

　변화무상한 자연환경 속에서 자연스레 동화되는 삶을 살아가기 위한 노력이 절실히 필요하다. 그러므로 질병이 내 안에서 왜 생겨났는지 또 그 유발 요인이 무엇인지 사전에 감지하여 대처하는 자세가 되어야 한다. 그리고 내가 만든 병은 가급적 예방적인 차원에서 질병의 징후를 미리 찾아내어 사전에 혈류를 개선하여 신진대사가 잘 이루어지게 할 수 있는 역량을 키워가야 한다.

● 혈류세상 공부방

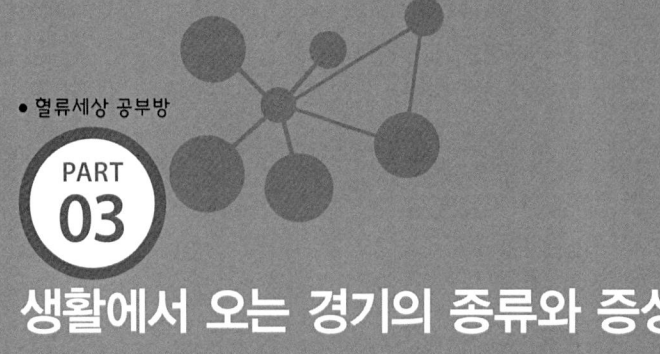

PART 03
생활에서 오는 경기의 종류와 증상

    대부분의 사람들이 경기를 '놀람', 즉 깜짝 놀란 것만을 생각하고 또 그렇게들 알고 있는 것이 현실이다. 그러나 환경적인 공격이나 충격으로 생긴 경기는 그 종류만으로도 수십 가지에 이르고 사람마다 나타나는 후유증상이 제각각이다. 단순하게 놀란 것으로만 치부해 버리는 것은 경기를 치료하는 데는 별 도움이 되지 않는다. 왜냐하면 그것은 원인을 모르는 채 단순하게 놀란 현상 자체의 결과만을 놓고 보는 안일한 생각인 것이다.

    놀랜 것으로만 이해할 수밖에 없는 그럴만한 이유도 있다. 그것은 동서양을 막론하고 경기에 대한 그간의 연구가 전무한 상태였기 때문이다. 그러나 저자는 한의든 양의든 불치나 난치질환으로 분류하고 있는 경기의 초기증세인 수족냉증을 다스리는 법을 카페에 소개 한 후 3차 따기 과정을 거치면서 대부분의 회원들이 한두 번의 혈류따기로 완치되는 수많은 경험이 있기 때문이다. 저자가 무자격자가 아니었다면 아마도 수많은 사람들을 치유했을 텐데 그렇지 못한 현실이 안타깝기만 하다. 따라서 그간의 연구를 토대로 만병의 근원인 경기를 많은 사람들이 스스로 다스려서 건강한 사회 환경을 만들고자 하는 것이다. 모든 질병에는 그 원인이 있다. 사람이 아프면 질병의 근원을 찾는 것이 문제 해결의 중요한 관건인데 그 모든 근본원인이 바로 경기로 시작된다는 사실이다. 사람마다 각기 다른 경기의 요인이 있으며 또 유전적인 요인까지 거론한다면 너무나도 방대하고 심지어 개인들의 족보와 가족력까지 들먹여야 하기 때문에 중략하지만 실제 그러한 가족력도 손 안에 다 나타나고 혈류따기로 완치된다는 사실이다.

따라서 유전적인 측면에서 병이 오는 이유는 다음 장에서 살펴보기로 하고 본 장에서는 주위에서 흔하게 볼 수 있는 일반적인 생활환경적인 경기의 원인과 증상만을 살펴보기로 한다. 본장에서 제시되는 경기의 종류만 익혀 두어도 질병을 예방하는 예방의학의 차원을 높여갈 수 있으며 유발 원인에 따른 치유 방법을 쉽게 찾은 수 있다. 사람은 누구든 환경적인 충격을 받지 않으면 보다 더 건강한 삶을 영위해갈 수 있다.

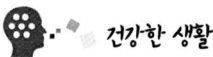

1. 만병의 근원 소화경기

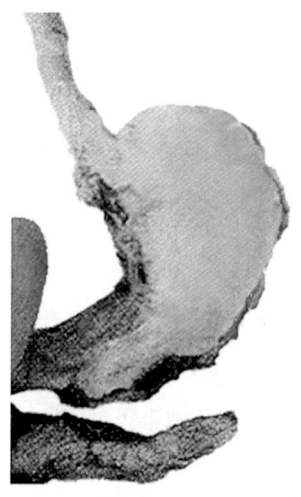
정상 위장

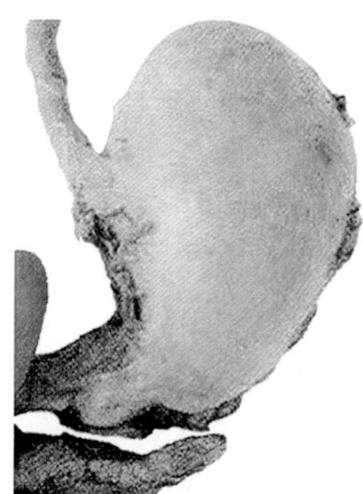
소화장애 위장

사람들에게 가장 많은 경기가 소화경기이다. 소화경기를 하게 되면 소화기관이 차가워지게 되는데 어린이들에게 생겨나는 질병의 대부분들이 소화경기로부터 시작될 정도로 많다. 소화경기 중 체한 경기는 음식물이 위장의 위저에 달라붙어 3~50년까지 지속되는 경우도 있다.

소화기관의 경기는 갓난 애기나 어린이에게 자주 발생되는 경기이다. 처음 먹는 음식물에 대한 거부감 또는 소화할 수 있는 능력의 범위를 초과하여 음식을 섭취했을 때 위장을 비롯한 소화기관의 연동작용이 느려지거나 정지되면서 혈류가 막히는 현상으로 나타난다.

특히 갓난아기는 모유 이외의 모든 음식물은 처음 접하는 것이다. 따라서 물이 바뀌거나 우유가 바뀌어도 또 상한 우유를 먹거나 너무 큰 음식, 기름진 음식 등에서 위장 또는 소화경기 현상이 생긴다. 이런 소화경기는 위장을 저체온으로 만들고 속 전체가 불편하여 짜증을 내거나 울거나 보채는 경우가 잦아지고 결국 감기로 이어지는데 보통 눈동자 흰자위가 푸른빛을 띤다.

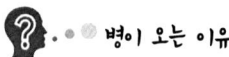 병이 오는 이유

잘못된 음식섭생으로 위장이 팽창하거나 연동작용이 느려짐에 따라 소화기 전반의 혈류가 느려져서 생기는 경기이다. 소화혈류가 느려지면 그에 따른 오장육부의 움직임이 둔해지고 몸통 속의 혈액순환 장애로 이어지면서 심장의 피가 머리로 솟구치게 되어 높은 뇌압으로 짜증을 내거나 보채게 되다가 하루 이틀 후에는 감기나 몸살 현상으로 나타난다.

(1) 신생아나 어린이들은 난생 처음 섭취하는 음식은 위장의 소화저항력이 낮거나 새로운 음식에 적응하기 힘이 드는 경우로 위장장애 및 소화기관 장애로 이어져 소화경기를 할 수 있다. 소화경기는 1~2일 후 심한 감기나 몸살로 이어지는 경우가 많다.

(2) 자신이 섭취 또는 소화할 수 있는 양에 대한 능력의 범위를 초과하여 음식을 섭취했을 때 위장의 움직임이 둔해지고 대정맥의 혈류가 막히는 현

상으로 나타난다. 즉, 과식으로 위장이 늘어나 위장 움직임의 장애가 생길 때 경기로 나타나기도 한다.

(3) 장시간 차량이나 배를 타거나 컴퓨터를 오래 하고 있으면 위장이 짓눌려 위장장애가 생겨 대정맥의 혈류가 막힐 수 있으므로 아기들의 장거리 여행에는 사전 충분한 적응훈련이 필수적이다. 이것은 자세가 나빠서 오장육부가 장기간 짓눌린 상태에서 생겨나기도 한다. 또한 외부로부터 갑작스런 무리한 회전이나 빠른 속도에 의한 환경적인 충격을 극복하기 위해 다량의 에너지를 소모하여 위장의 혈류가 일시적으로 단절 또는 느슨하여 생기는 미약한 경기현상으로 나타나기도 한다. 이때에는 다리 뒤쪽의 종아리 밑 부분인 코피혈을 세차게 서너 번 차보면 신기하게도 증세가 호전된다.

다양한 종류

(1) 급체경기 : 황급하게 음식을 먹은 경우 명치끝이 아프거나 가슴이 답답하고 식은땀과 함께 얼굴이 화끈거리고 심장의 박동수가 빨라지거나 머리가 터질듯이 아프다. 또 위장이 쉬는 새벽녘에는 숨쉬기까지 힘이 드는 호흡장애를 동반하기도 한다. 이때에는 자칫 위험해 질 수 있으므로 반드시 목의 대정맥을 지압하여 위장의 혈류를 개선하지 않으면 급체로 인한 혼수상태나 사망에 이를 수 있다.

(2) 체류경기 : 잘 씹지 않고 먹거나 오래된 체한 음식물은 위장의 위쪽 위저 부분에 가스와 함께 달라붙어 있으므로 내시경 검사에도 보이지 않은 경우가 많다. 따라서 체기를 내리거나 올리지 않으면 그로 인한 위장 장애는 수십 년 동안 지속되어 체한 것이 남아 있게 된다. 이런 경우에는 눈의 흰자위가 푸르게 변해 있다. 체기를 해결하지 않으면 성장장애부터 만병이 생기기 시작한다.

(3) 식중독경기 : 상한 음식에 의한 설사나 토사와 같은 현상으로 나타나지

만 어린이의 경우 토사경기로 이어질 수도 있다. 토사광란이 진행되는 것은 몸 안에 들어 온 나쁜 것을 쳐 내는 것이므로 그나마 오장육부가 살아나 있는 경우이다. 병약한 사람은 상한 음식을 먹어도 토할 수 없는 지경에 이르러 사경을 헤매는 경우도 있다.

(4) 시음경기 : 처음 먹는 음식물에 대한 거부감으로 위경련이 일어난다. 따라서 처음 접하는 음식은 반드시 극소량을 코의 후각으로 느끼게 하여 후각이 중독된 후에 최소한의 시음 후에 음식을 먹어야 한다.

시음경기를 한 음식물은 대뇌가 그 아픈 정보를 기억하여 그 이후에도 유사한 음식이 들어가면 위장의 경련이 반복된다. 보통 수십 년 동안 대뇌는 그 아픈 음식에 대한 정보를 기억하기 때문에 유사한 향이나 음식이 들어가면 또 구토와 같은 소화 장애를 보이게 되므로 주의를 요한다.

(5) 과식경기 : 갑작스런 과식이나 폭식으로 위장의 움직임에 장애가 생겨난 경기이다. 어린이는 구토를 하기도하지만 성인의 경우에는 새벽녘에 급체로 호흡이 곤란해지거나 심하면 병원에 가는 도중에 운명을 달리하는 경우도 생긴다. 이때에는 목의 대정맥이나 등 쪽 소화기혈을 지압하여 위장의 혈류를 빠르게 돌려주어야 한다.

(6) 위산경기 : 자신의 평소 음식물의 한계를 넘는 기름진 음식의 섭취로 인하여 담즙이나 위산의 분비물계의 이상에서 오는 경기이다. 자신의 한계 이상의 특이한 음식물을 섭취한 경우에 담즙이나 위산분비물의 균형이 깨어져서 생기는 현상이다. 따라서 갑자기 과다한 기름진 음식을 연속적으로 섭취하는 경우에 위염을 유발하는 등의 경기를 한다.

전조 증세와 발병 경로
소화 경기로 인한 후천적 질병의 유형과 증세

소화 경기의 후유증은 위염이나 가슴앓이 등의 위장장애로 나타나기도 하지

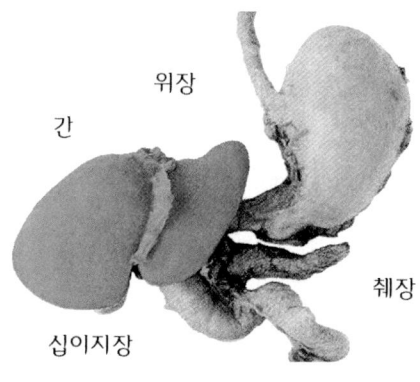

위장
간
췌장
십이지장

만 위장의 움직임이 약화되어 췌장이나 간, 신장 등의 혈류장애로 이어지기도 한다. 또 위장의 움직임이 둔탁해지면 소장과 대장의 연동기능이 저하되어 하반신의 혈류장애를 유발하기도 한다. 이러한 위장의 경기로 인한 장애는 결국 체지방이 증가되면서 뱃살이 오르거나 아랫배가 튀어나오기도 하고 몸에 살이 찌거나 급기야 감기나 몸살 등의 잔병치레로 이어질 수도 있다. 이런 경우의 사람들은 등줄기가 아프거나 당기게 되고 속이 더부룩 하는 등 복부팽만감으로 속이 편할 날이 없다.

사람은 음식을 먹은 후 보통 40분 이상의 시간이 지나야 대뇌가 감지한다. 따라서 좀 더 먹었으면 하는 생각이 날 때 숟가락을 놓아야 한다. 즉, 소식을 생활화 하면 위장의 부담을 줄여 위장혈류가 원활해 질 수 있고 그에 따른 췌장이나 간, 소장 대장의 기능까지도 개선시켜 갈 수 있다.

위장장애자는 흉추 3, 4, 5, 6, 7번 부위를 가볍게 두들기면 몹시 아픈 부위의 압통점이 있는데 계속적으로 두들겨 정상혈류가 되면 통증이 없어지게 된다. 그러나 지압으로 인한 등이 아프거나 멍이 드는 증세가 수일간 지속되기도 하는데 그 아픈 통증이 사라지면 신기하게 속이 편해진다.

또 목의 대정맥을 지압하거나 흉추의 위장혈류 부위를 두들겨 통증이 없어지면 체기나 위장장애도 사라지게 된다. 또 엄지와 검지 사이의 근육(합곡)이 야물거나 단단하면 위장의 혈류가 막혀 있는 것인데 이 부위를 지압하면 아픈 통증을 느끼게 된다. 종아리 밑 코피혈 부위도 주먹으로 쳐 주면 몹시 아픈데 이 부위 역시 계속 지압이나 주물러 만져 통증이 없어질 때까지 어루만지면 위장의 혈류가 개선되어 트림을 하거나 체기가 내려가게 된다.

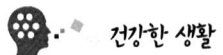 *건강한 생활*
2. 정신지체의 원인 대뇌경기

　대뇌는 몸무게의 2%정도이지만 허파에서 받아들인 산소의 20%를 소비한다. 대부분의 질병은 조직의 저체온 현상으로 질병이 유발되는데 그렇지 않은 경우도 있다. 심장보다 낮은 위치는 체온이 내려가면서 질병이나 암이 생기지만 심장 보다 높은 위치의 조직들은 그 반대인 고열로 인하여 질병이 생긴다. 그리고 뇌는 고열에 매우 약하여 어린이나 노인에게 미열이라도 있으면 주의를 해야 한다. 더구나 경기 후유증으로 피가 머리로 솟구쳤을 때는 더욱 치명적인 뇌 손상의 주범이 되므로 각별한 주의가 필요하다.

　대뇌경기는 속이 불편한 상태에서 환경적인 충격이 추가로 가해져서 생겨나는 결과로 갓난아기나 어린이에게 자주 발생되는 경기현상이다. 이미 수차례의 경기를 방치하여 손발이 싸늘하거나 아랫배가 찬 상태에서 머리에 미열이 있는 가운데 또 다른 충격이 가해질 때 나타나는 경기현상이다.

　밤에 무서운 꿈을 꾸거나 정상적인 수면자세를 벗어난 행위를 하는 가운데 또 다시 가위에 눌린다든지, 무서운 꿈을 되풀이하여 꾸게 되면서 경기를 한다. 뇌는 해가 진 밤에는 쉬어야 하고 더군다나 잠을 잘 때에는 어떠한 꿈도 꾸어서는 안 된다. 꿈이란 심장의 피가 머리로 솟구쳐 뇌가 쉴 수 없어 활동을 계속하여 생겨나는 현상이기 때문이다.

　따라서 잠자기 전에 음식물 섭취, 심한 놀이학습이나 머리와 관계된 사고영역 즉, 보고 듣고 생각하는 일상의 일이 가중되어 있는 가운데 대뇌의 충격이 추가로 가해진 상태에서 생기는 경기이다. 이런 경우에 자칫 뇌세포가 파괴되어 지체장애, 정신장애, 간질, 소아마비, 모야모야병과 같은 난치병으로 가는 경우도 있다.

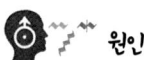 원인

평소 속이 불편하여 머리에 미열이 있는 가운데 또 다른 충격이 가해지면 심장의 피가 오직 머리로만 집중적으로 솟구쳐 뇌압이 높아진 현상이다. 심하면 얼굴이 창백해지고 어지러움에 쓰러지기까지 하게 된다.

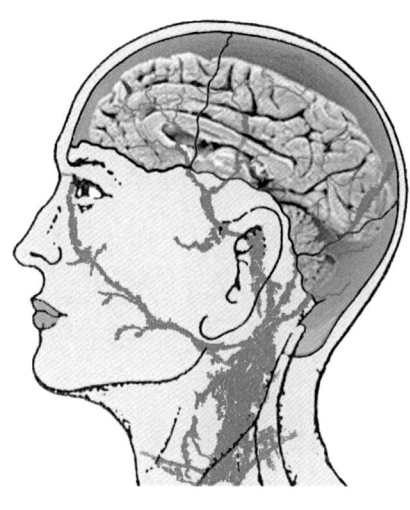

(1) 생각하는 가운데 일어나는 대뇌의 이상 현상을 대뇌경기라 말한다. 소화경기를 다스리지 못한 가운데 추가로 대뇌경기를 동반하는 경우가 많다.

(2) 손발이 차가우면 심장의 혈액이 대부분 머리로 집중되어 뇌세포를 파괴시키거나 대뇌의 혈압이 높아 머리가 열이 나거나 통증을 호소하기도 한다.

(3) 예로부터 선인들은 "손발은 따스하게 머리는 차게" 키우라는 말을 입버릇처럼 말했다. 머리에 열이 나는 것은 가장 위험한 경기로 고열은 자칫 대뇌의 손상을 가져오기도 한다.

(4) 갓난 애기나 어린이에게 자주 발생되는 경기 현상으로 자신이 처음 접하는 영상, 소리, 무서운 것을 본다든지 속이 불편하여 밤에 무서운 꿈을 꾸거나 가위에 눌렸다든지, 헛소리 등의 놀람에 의한 충격이다.

(5) 성인도 신경이 곤두선 상태에서 뜻하지 않는 비보를 받는다든지 하면 졸도 등으로 의식을 잃거나 이내 기가 막혀 손발이 차가워지기도 한다.

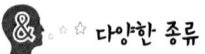 **다양한 종류**

(1) 꿈 경기 : 밤에는 뇌가 쉬어야 함에도 불구하고 갖은 악몽에 무서운 꿈을 꾸면서 경기를 하는 것이다. 이런 경우에 머리에 집중적으로 식은땀을 많이 흘리게 된다. 아침에 일어나기가 힘들며 잠을 청해도 피로가 쌓이고 가중된다. 머리에 항상 미열이 있거나 개운하지 못하고 머리가 무겁고 피곤하게 되는데 이런 경우에는 배나 손발이 차갑거나 손발 또는 머리에 식은땀이 많다.

(2) 가위경기 : 자력이 바뀌어 생기는 초환경적인 현상으로 수족혈류가 장시간 막혀 가위에 눌리는 경기를 말한다. 피가 머리로 솟구쳐 심장의 압력이 높아져 있는 가운데 또 다른 환경적인 충격으로 추가 경기를 하여 가슴이 터질듯 압박되면서 몸을 움직이지 못할 정도로 사지가 마비되어 몸을 가누지 못하는 경우가 된다. 잠자는 사이에 조직의 혈액순환장애가 지속되는 시간이 길어져서 기막힘이 가중되어 나타나는 현상이다.

(3) 수맥경기 : 팔다리의 혈류가 막히거나 오장육부의 혈류가 느린 상태에서 잠자는 자리에 수맥이 흐를 경우에 핏속 적혈구의 철분이 수맥파의 파장과 자력으로 혈류의 흐름이 뒤바뀌거나 좌충우돌하면서 생겨나는 경기이다. 즉 잠자리의 위치가 잘못되어 생겨나는 경기현상으로 잠자리가 어수선할 때는 잠자는 위치를 빠르게 바꾸어 주어야 한다.

(4) 고뇌경기 : 너무 많은 고민이나 상사병 등 대뇌 갈등으로 생겨난 경기이다. 자신의 한계를 넘는 두뇌의 사용으로 뇌혈관에 노폐물이 축적되어 대뇌의 압력이 높아져서 생겨난다. 스트레스나 상사병 등 일상생활의 범주를 벗어난 대뇌의 무리한 사용으로 생각의 병을 키우게 되는 경기이다.

전조 증세와 발병 경로
대뇌 경기로 인한 후천적 질병의 유형과 증세

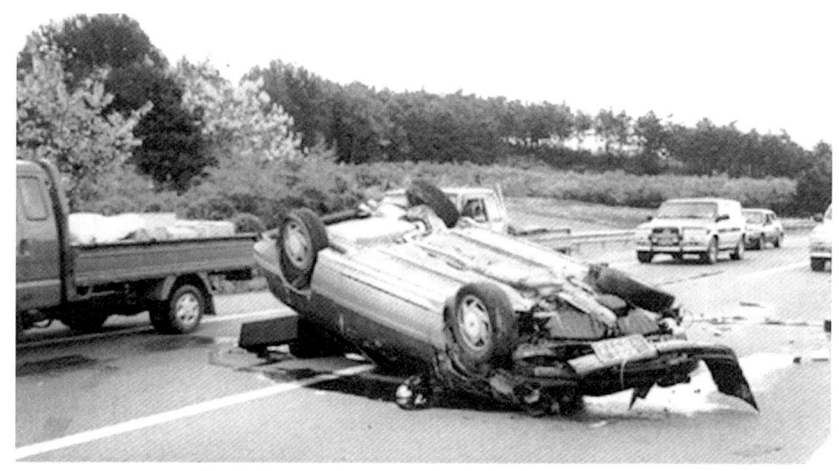

충돌경기는 장부의 혈류장애로 기가 막혀 대뇌경기로 이어진다.

 대뇌 경기의 후유증은 가벼운 경기를 방치한 상태에서 누적된 경기가 이어져서 생겨나는 것이다. 어린 시절 경기를 방치한 결과로 인하여 성인이 되면서 서서히 비염이나 틱, 두통이나 편두통과 같은 증세를 유발하거나 눈의 충혈, 귀의 중이염, 이명, 치아염증, 덧니 등 머리에 관계된 각종 병마가 찾아오기도 한다.

 또 자고 나도 개운하지 않은 등 밤마다 비몽사몽의 꿈이 지속되어 밤에 뇌가 쉬어야 함에도 불구하고 잠자는 동안 계속적인 뇌의 활동으로 숙면이 힘들게 된다. 아침에는 그런대로 견딜 만 하다가도 오후나 저녁이 되면 눈이 충혈되거나 귀에 이상이 생기는 등의 현상으로 나타나기도 한다. 이런 경우에는 심장의 피가 대뇌로 집중되어 얼굴이 상기되거나 창백해지기도 하고 손발이 차갑거나 손에 땀이 배어나기도 하고 심하면 아랫배가 차가워져 여성의 생리에 이상 징후를 보이기도 하고 소화 장애로 이어지는 경우가 많다.

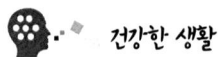 건강한 생활

3. 소리 병의 원인 청각경기

큰 고함소리, 천둥소리, 전쟁에서의 포성 등 갑작스런 소리에 의한 놀램 경기이다. 짐승의 무서운 소리나 장시간 연속된 기계소리 등 자신의 청각으로 이겨낼 수 있는 소리 한계를 넘어선 경우에 생겨나는 경기이다.

예를 들어 자신이 들을 수 있는 청각의 한계가 150데시벨이라고 할 때, 갑자기 큰소리나 포탄이 터지는 것과 같은 폭음 등으로 300데시벨 이상의 소리를 들을 때 청력이 손상을 입거나 청각의 충격으로 청각혈류가 갑자기 증폭되면서 청각 경기를 하게 되고 세월이 지나면서 이명 현상, 귀울림 등 청각 장애에서 비염, 후두염, 편두통으로 나타나기도 하고 나이가 들면서 보청기를 착용하게 만든다. 청각경기를 한 사람은 손발이 차가워지거나 몸살을 앓는 등 또 다른 경기로 이어지기도 한다.

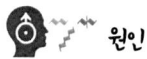 원인

소리 충격은 귀 안쪽의 이관이 코를 연결되어 있고, 눈과 코 사이에는 비루관이 뚫려 있으며, 코의 뒷문으로 나가면 후두와 인두가 있으므로 소리충격의 경기는 이비인후의 혈류장애로 이어진다.

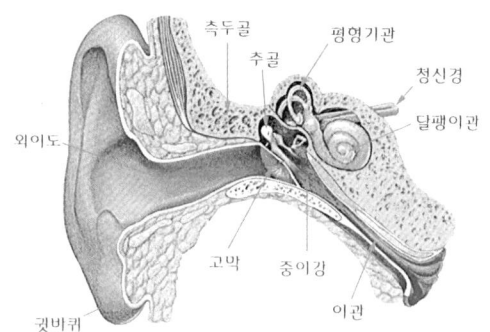

(1) 일정 소리 이상의 충격을 받을 때 생기는 현상으로 기가 먹거나 귀가 울리는 등의 현상으로 나타난다. 특히 신생아에게서 많이 나타나는데 나이가 들면 이명이나 비염 현상으로 나타난다.

(2) 귀에 물이나 세균, 바이러스 등이 들어가거나 염증이 생기면서 청각경기를 하기도 한다.
(3) 들을 수 있는 청각의 범위를 넘어서거나 상스러운 욕설, 충격적인 언행 등에 의해서도 청각의 혈류가 막혀 청각 장애나 손발이 차가워지거나 몸살을 앓는 경기로 이어질 수 있다.

다양한 종류

(1) 포성경기 : 전쟁의 공포 등 겁에 질린 상태에서 갑작스런 근접 폭음으로 기가 막힌다.
(2) 고함경기 : 고요한 정적 속에서 예상치 못한 갑자기 큰 고함소리를 접하면 고막 경기를 한다.
(3) 소리경기 : 예상치 못한 상태로 뒤에서 갑작스런 소리에 의한 경기로 심할 경우 혼절한다.
(4) 소음경기 : 기계의 소음, 비행기의 굉음, 천둥 등의 소음에 의해서도 기가 막힌다. 고음의 음악 또는 스피커의 연속적인 울림 등 장시간 동안 고음이나 소리파장에 노출되면 청각경기나 심장경기를 한다.

전조 증세와 발병 경로
청각 경기로 인한 후천적 질병의 유형과 증세

청각 경기의 후유증은 대뇌 경기에서 오는 원인과 청각 경기에서 오는 원인이 있는데 어린 시절 지나치게 큰 굉음에 놀랐거나 귀에 물이 들어가는 등 고열을 동반한 경기를 방치하여 생긴 경우이다. 머리가 편할 날이 없이 어리둥절한 이명이나 어지럼증이 생겨나고 귀에 찡하는 압력이 지속되다가 급기야 중이염 또는 비염, 축농증으로 이어지고 심할 경우 시력 손상까지 이어진다.

이런 경우에는 숨을 쉬고 듣고 보는데 사용된 산소와 양분의 노폐물이나 요산이 귀에 축적되어 조금만 움직여도 머리가 찡하고 특히 저녁 무렵에는 더욱 더 그러한 현상이 심해진다. 술이나 알코올이 체내에 조금만 유입이 되어도 증세가 심해지므로 가급적 술은 삼가는 것이 좋다.

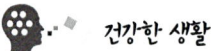

4. 안압을 높이는 시각경기

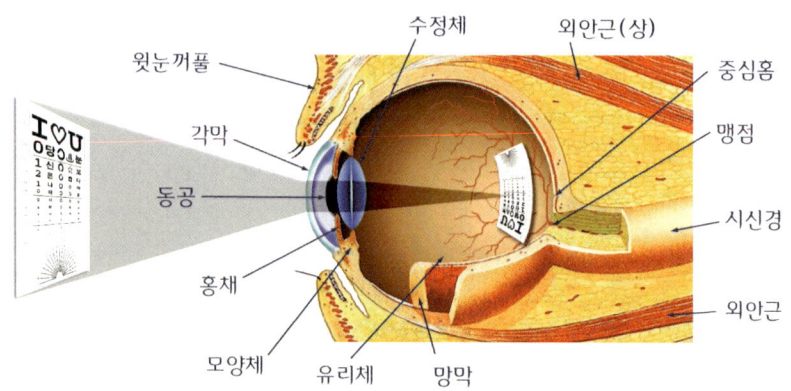

무게 7g, 부피 6.5㎤, 지름 2.4cm의 동그란 탁구공만한 게 사람의 눈알이다. 눈은 전뇌에서 시작되어 안포, 안구, 수정체, 각막의 순서로 되어 있다. 발생은 뇌의 일부분에 해당하는 것으로 눈은 세상을 보는 유일한 뇌인 것이다.

그러므로 눈이 세상을 보는 것이 아니라 뇌(마음)가 세상을 보는 것이므로 흔히 눈을 '세상을 담는 창' 또는 '마음의 창'이라고 일컫는 것이다. 그리하여 눈에는 그 사람의 희로애락이 담겨져 있으며 그 사람의 건강이나 감정까지 나타나 있다.

신생아는 시력이 거의 없지만 5~6세가 되면 어른과 같은 완전한 시력을 갖게 된다. 그래서 젖먹이들의 눈은 원시라서 가까이 있는 물체를 보지 못하기 때문에 입으로 가져가 물체를 가려내는 것이다. 따라서 신생아들은 볼 수 있는 시각적 경험이 현저하게 제한되어 있으므로 볼 수 있는 것을 부모들이 가려서 선별해 주어야 한다. 우리네 선조들은 궂은 일에는 아이들을 멀리하게 하였는데 이 또한 어린이의 시각경기를 예방하기 위한 선인들의 지혜였다. 또한 음식물을 보면 대뇌가 음식물의 종류에 따른 호르몬 작용을 준비하므로 천천히 시각으로 음식물을 인지할 수 있는 시간을 가진 후 입안에 충분한 침이 분비된 후 음식을 먹는 것이 좋다.

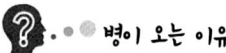 병이 오는 이유

> 시각 경험의 한계를 초과하는 빛이나 물체에서 전해오는 놀람의 감정에 따라서 시각경기를 하게 되고 시신경의 혈류장애로 이어지거나 대뇌경기를 유발하여 시력장애의 문제를 낳기도 한다.

(1) 출산 시 빛의 경험이 전혀 없는 신생아에게 갑자기 밝은 빛을 쬐이면 기가 막혀 버린다. 우리네 조상들은 삼칠일동안 창문을 이불과 담요로 빛을 차단한 후 일주일 간격으로 하나씩 걷어내며 삼칠일 동안 서서히 더 밝은 빛을 경험하게 하였다.
(2) 예상하지 못한 곳에서나 야간에 갑자기 강한 빛이 눈에 들어오면 시각경기를 할 수 있다. 그리고 밝기의 한계를 초과한 강한 빛에 장시간 노출되어 있어도 경기를 한다.
(3) 처음 보는 물체의 색이나 새롭고 경이로운 색을 보면서도 시각충격을 받을 수 있다. 처음 경험하는 현란한 조명이나 레이저 광선 같은 강렬한 색광에 의해 충격을 받을 수도 있다.
(4) 갓난아기의 경우 침팬지나 고릴라 같은 난생처음 접하는 동물을 보거나 미디어를 통한 간접 영상을 보다가 갑자기 실제 물체를 보면서 생긴 괴

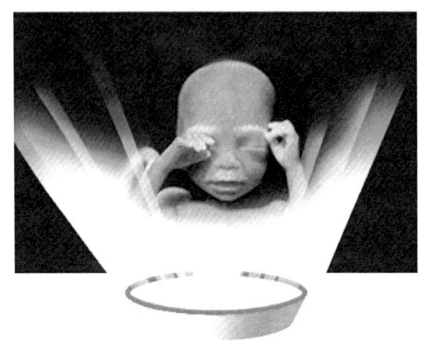

태아는 빛의 경험이 없다. 출산 시 빛에 의한 시각경기를 하지 않도록 배려해야 한다.

리감에서도 경기를 한다, 죽거나 다친 흉물스런 모습을 보아도 시각경기를 하기도 한다.

(5) 텔레비전이나 컴퓨터와 같은 영상매체를 휴식 없이 오랫동안 보면서 시신경을 혹사시키는 과정에서 시각경기를 한다. 청소년의 경우 컴퓨터에 밤낮을 가리지 않고 게임을 즐기는 경우에도 경기를 하게 되고 게임에 빠져 경기 자체도 느끼지 못하는 경우에는 아까운 목숨을 잃는 경우까지 생긴다.

다양한 종류

(1) 광선경기 : 출산 시에 빛의 경험이 전무후무한 상태에서 신생아에게 쪼이는 강한 빛에 의한 환경적인 충격으로 눈이 충혈 되거나 소화 장애 또는 손발이 싸늘해지는 경기를 한다. 갑자기 밝은 빛을 쬐이면 기가 막힌 시각경기를 하고 예상하지 못한 곳에서나 야간에 갑자기 강한 빛이 눈에 들어오면 시각경기를 하기도 한다. 이런 경우에는 빛을 두려워하고 어두운 곳을 즐겨 찾게 되기도 한다. 또 화재현장에서 충격을 받은 경우에는 불을 보면 두려워하게 된다.

(2) 색채경기 : 처음 보는 물체의 색이나 새롭고 경이로운 색을 보면서도 시각충격을 받을 수 있다. 이런 경우에는 특정 색에 대한 거부감으로 나타난다.

(3) 흉물경기 : 난생처음 접하는 동물을 보거나 죽거나 다친 흉물스런 모습을 보아도 시각경기를 한다. 시체나 흉물 또는 징그러운 장면을 보고 환경적인 충격을 받으면 꿈을 자주 꾸거나 밤잠을 설쳐댄다. 이러한 경우에는 외출을 꺼려하거나 특정지역에 접근하기를 거부한다. 또 귀신을 본 귀

신경기의 경우에는 어두운 곳에 가기를 두려워하거나 자면서 헛소리를 일삼기도 한다.

(4) 시각피로경기 : 장시간 근거리에서 영상이나 컴퓨터를 보게 될 경우에 시력혈류의 장애가 생겨 자신도 모르는 사이에 몸살을 앓는 근원이 되기도 하고 시력이 현저하게 나빠지거나 안과 질환이 잦아들기도 한다. 이런 경우에는 흔히 눈앞이 캄캄해지고 귀와 연결되어 평형감각의 이석이 이탈하여 균형이 깨어지면서 어지러운 증세가 나타나기도 하고 손발이 싸늘해지는 시각경기를 하게 된다.

  전조 증세와 발병 경로
시각 경기로 인한 후천적 질병의 유형과 증세

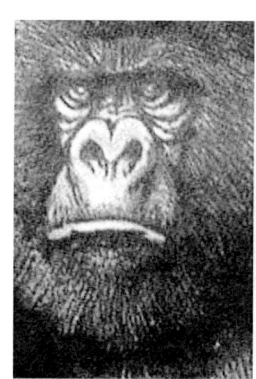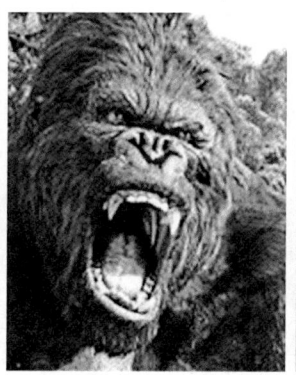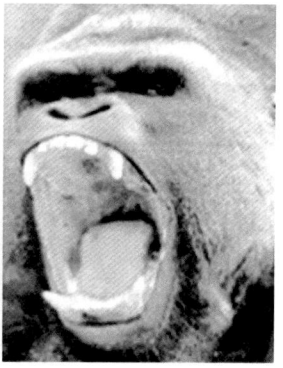

무서운 물체를 봐도 시각경기를 한다.

시각 경기의 후유증은 대뇌 경기로 이어진다. 주로 출산 시 강한 빛이나 어린 시절 지나치게 무서운 광경을 본다든지 무서운 동물 등을 대할 때 일시적인 충격으로 생겨나는 경기현상이다. 이런 경우에는 흔히 눈앞이 캄캄해지고 어지러운 빈혈증세가 나타나거나 손발이 싸늘해지기 시작한다.

또 오후만 되면 눈이 충혈 되거나 컴퓨터 화면을 조금만 보아도 물체가 흐려지는 등 물체를 볼 때 사용된 산소와 양분의 찌꺼기인 요산이나 노폐물이 시각혈류에 축적되어 나타나는 현상이다. 이런 경우에는 눈썹 주위를 가볍게 수차례 문질러 주거나 검지손가락 끝을 자주 비벼주면 눈이 시원하게 느껴지고 앞이 잘 보인다.

안구건조증이나 결막염, 녹내장, 아폴로눈병, 백내장, 눈꺼풀 처짐증 등이 이에 속하는 후천적인 질병의 증세이므로 근본적인 치유에 관심을 기울여야 한다. 이런 경우에는 눈썹따기 비방으로 삼일차로 다스려 주면 서서히 시력혈류가 되살아난다. 시각혈류를 개선하여 시신경의 혈액순환만 원활하게 해 주면 쉽게 고쳐질 수 있는 것인데 근본을 무시하고 서구적인 수술적인 치료만을 계속할 땐 일시적으로 나아 보이지만 결국 재발하는 악순환이 반복될 수도 있다.

건강한 생활
5. 저체온 현상을 만드는 체온경기

변온동물은 햇빛이나 수온의 영향을 받아 체온이 오르내릴 수 있으나 동물 가운데 일정한 체온이 유지되는 동물은 포유류와 조류 밖에 없다. 사람의 정상체온은 36.5℃이다. 이는 몸속의 중요기관의 온도와 피의 온도를 의미하는 것일 뿐이며 인체의 각 부위마다 체온은 조금씩 다르게 나타난다.

환경적인 충격으로 몸속의 염증지수가 높아지면 간뇌(시상하부)가 몸의 기준 온도를 38.5℃ 정도로 유지하여 몸속에 침입한 병균의 활동을 억제하게 만들고 백혈구가 달려와 세균을 잡아먹거나 간에서는 세균번식에 필요한 철분(Fe)을 회수하는 등 자기치유 시스템을 가동하게 되는데 이런 것이 감기나 몸살로 나타난다.

체온경기는 이러한 미열의 자기치유 온도인 39.5℃ 한계를 넘어선 체온적인 충격에 의한 경기를 말한다. 즉 여러 경기 후유증인 상태에서 감기, 몸살, 편도선염, 후두염 등과 같이 체온이 급상승하는 질병을 얻게 될 때 열로 생기는 경기를 말한다. 자신이 경험한 체온이 38.5℃ 정도였는데 갑자기 39.5℃ 정도의 높은 체온이 오르면 순식간에 백혈구 양이 증가되어 혈류가 막혀 손발이 싸늘해지거나 경기 또는 정신을 잃게 되기도 한다. 갑자기 날씨가 추워질 때 몸이 경직되어 오한과 몸살을 함께 하는 경우도 있다. 이는 낮은 온도로 인한 근육의 수축으로 인해 혈류가 막혀 손발이 싸늘해지면서 심장의 피가 머리로 솟구쳐 두통을 수반하기도 하고 방치하면 더 큰 고열을 동반한 감기와 몸살로 이어질 수 있다.

원인

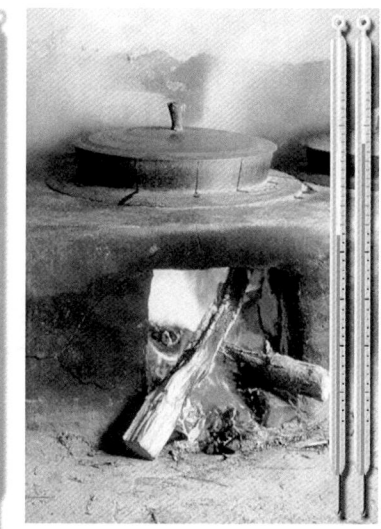

체온이 상승하는 것은 혈액순환을 위한 자가치유의 한 방편이다. 그러나 한계 이상의 체온이 상승하면 체온경기를 한다.

손발이 찬 상태에서 또 다른 바이러스나 세균이 체내 침투하게 되면 몸의 기준 온도를 39.5℃ 이상으로 급상승시킬 때 생기는 경기이다.

(1) 감기, 몸살로 인한 체온 상승으로 인하여 생기는 경기로 체온이 상승하는 질병을 얻게 될 때 생기는 경기로 치료 중 또는 증세가 호전된 후에도 경기의 근본을 다스려 주지 않으면 손발이 싸늘해지기도 한다.

(2) 편도선염, 후두염과 같은 열이 동반되는 질병을 앓을 때 생기는 경기로 높은 체온에 이르면 순식간에 백혈구 양이 증가되어 혈류가 막혀 손발이 싸늘해지거나 경련 또는 정신을 잃게 되기도 한다.

(3) 갑자기 날씨가 추워질 때 몸이 경직되어 오한과 몸살을 함께 하는 경우도 있는데 낮은 온도로 인한 근육의 수축으로 인해 혈류가 막혀 있는 인체의 체온을 상승시켜 자기치유를 하려는 가운데 생겨나는 경기이다.
(4) 열을 동반하는 호흡기성 질환이나 폐렴에 의해 높은 고열을 동반하며 병치레를 하는 동안 생겨나는 경기가 체온경기이다.

다양한 종류

(1) 감기경기 : 바이러스나 세균의 호흡기 침입 등으로 몸의 기운이 감동하는 감기로 인하여 높은 고열로 체온경기하거나 기가 막힐 수 있다. 면역기능이 약하여 사소하게 자주 찾아오는 감기는 후일 백혈병으로 이어지거나 돌이킬 수 없는 난치병으로 옮겨가는 경우가 많다.
(2) 편도경기 : 편도가 붓거나 편도선염으로 인하여 높은 고열을 동반하는 열성경기를 말한다. 지하실, 백화점 등 다중이용시설의 혼탁한 오염된 공기가 순식간에 편도점액질에 세균이나 바이러스가 갑자기 급습한 경우에 생겨나는 것이다.
(3) 후두경기 : 평소 후두의 혈액순환이 느리거나 잦은 목감기 등을 앓은 경험이 있는 사람에게 예기치 못한 세균이나 진균류 등에 노출되어 후두에 염증이 생기면서 고열로 인해 생겨나는 경기이다.
(4) 폐렴경기 : 허파의 폐포에 콧물과 같은 백혈농들이 차여진 상태에서 또 다른 바이러스나 세균이 허파로 유입되면 이를 이겨내기 위해 높은 고열을 동반하면서 경기를 한다. 특히 아이들은 폐렴을 앓은 후 기막힘 현상이 누적되어 신진대사 장애나 발달장애를 가져오기도 한다.
(5) 몸살경기 : 자신의 한계를 초과하는 무리한 일이나 누적된 피로에서 체내 축적된 요산이나 노폐물의 처리 한계를 초월한 경우에 신진대사 장애가 생기고 이를 쳐내기 위해 몸살을 하면서 높은 고열로 생겨나는 경기를 말한다. 대체로 감기와 오한 증세와 함께 고열을 동반하는 경기를 하

는 경우가 많다.
(6) 오한경기 : 몹시 추운 날 소변을 보면 온 몸이 오싹해지는 경험을 하는 것처럼 야외에서 자신이 감당하는 추위에 대한 노출시간의 한계를 초월한 경우에 온몸이 경직되면서 추위에 사지가 떨리면서 오한경기를 하게 된다. 대체로 머리에 고열이 동반되는데 이것은 우리가 무더운 여름철에 차가운 아이스크림을 먹으면 머리가 깨질듯 한 현상을 경험하는 것과 유사하다.

전조 증세와 발병 경로
체온(열) 경기로 인한 후천적 질병의 유형과 증세

체온 경기의 후유증은 다양한 후유증세를 동반한 합병증으로 나타난다. 고열의 원인은 체내 잠입한 바이러스나 세균 등 외부의 강한 기운을 이겨내지 못함에 있는데 몸의 온도를 상승시켜 혈액순환을 원활하게 하여 이를 물리치기 위한 세균과 체내 면역기능과의 전투에서 고열을 동반하게 된다.

심한 고열은 뇌혈관의 이상 압력으로 두통이 발생하거나 뇌세포의 손상을 가져오는 경우가 많으므로 열을 팔이나 다리 즉, 아래로 내리는 일이 급선무이다. 오랫동안 고열을 방치한다든지 열을 식히기 위해 얼음찜질을 하거나 선풍기의 찬바람을 쏘이게 하는 것은 병을 악화시키게 됨을 명심해야 한다.

심한 고열이 오르면 손발을 뜨거운 물에 30분 정도 담가두어 대뇌의 열을 아래로 내리면서 혈류따기로 전신의 핏 길을 열어 준 후 몸을 따스하게 이불을 덮어주되 머리까지 완전하게 덮은 후 자신의 호흡으로 온도를 높이거나 따뜻한 외부의 온도를 유지시켜주면 쉽게 열이 내린다. 머리까지 이불을 덮은 상태에서 2~30분 후쯤 되면 몸에 땀이 비 오듯 쏟아지는데 답답하여도 머리까지 이불을 덥고 5~7시간가량 땀을 훔쳐내면 고열은 이내 사라진다.

보통 심한 몸살감기, 편도선염 등의 체온경기는 심한 복통을 수반되는 경우가 많다. 이것은 이미 체온경기 이전에 위장을 위시한 오장육부의 혈액순환 장애가 주요 요인으로 작용하지만 때로는 팔이나 다리의 혈류가 막혀 생기는 경우도 있다. 또 수차례의 환경적인 충격으로 생긴 경기를 제대로 다스리지 못하여 신진대사 장애가 심했거나 뇌혈관이 문제되어진 지체장애나 간질, 모야모야병 등 난치성 질환의 예비 질환 전조증상으로 열이 상승하다가 졸도, 뒤틀림, 간질증세 등으로 나타나기도 한다.

이런 경우에 단순한 감기 끝에 백혈병이나 소아마비, 시청각 장애, 뇌성마비 등 난치병에 이르기까지 하므로 평소 혈류따기로 손발을 따뜻하게 유지하여 신진대사가 잘 이루어지도록 해야 한다.

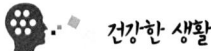
6. 병명이 없는 충돌경기

구타, 추락, 뇌진탕, 교통사고 등과 같은 물리적 충격은 손을 빨리 쓸수록 좋다. 인체에 충격이 가해지면 충격이 가해진 부위에 엄청난 혈액이 유입되어 그 부위가 부어오르게 되면서 열이 발생하게 된다.

특히 머리에 관계된 충격은 대뇌의 혈압을 상승시켜 뇌졸중과 같은 뇌출혈로 이어져 반신불구에서 식물인간에 이르는 경우가 많다. 그러나 교통사고 시 피를 흘린 사람은 멀쩡한 경우가 많은 반면 피를 흘리지 못한 사람은 수일 후 사경을 헤매는 경우를 많이 본다. 이것은 충돌 시 높은 압력의 피가 밖으로 뿜어 나왔기 때문에 뇌출혈과 같은 뇌 손상이 되지 않기 때문이다.

예를 들어 자신이 감당할 수 있는 신체적 충격이 ㎠당 150kg이었는데 갑자기 1000kg 정도의 엄청난 무게의 외부 충격이 몸에 닿았을 때 생기는 경기현상이다. 심한 경우 의식을 잃을 경우도 있으며 대부분의 경우에는 충돌 후 손

심상의 예방대체의학 혈류손따기 CHAPTER 2

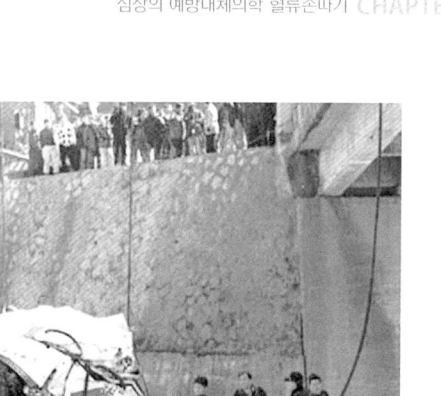

교통사고로 인해 소리경기, 충격경기 등 여러 가지 기막힘 경기를 할 수 있다.

과 발이 싸늘해지면서 얼굴의 피부색이 핏기가 없이 하얗게 되거나 입술이 푸른빛을 띠면서 창백해진다.

이러한 증상이 도래되면 하루 빨리 혈류를 개선하는 것이 의식을 찾는 지름길이다. 사람이 의식을 잃으면 무조건 경기를 하므로 의식을 찾는 첫 번째 응급조치가 손과 발로 혈류를 개선하는 손따기를 해 주는 조치를 취하여야 한다.

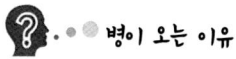 병이 오는 이유

> 심한 외부의 물리적인 충격으로 충격부위에 피가 몰리면서 혈압이 급상승하여 생겨나는 경기이다.

(1) 심하게 얻어맞거나 구타를 당하면 그 충격을 당한 부위가 순식간에 부어오르거나 피가 몰려 신진대사 장애를 가져오게 된다. 특히 평소 손발이 차거나 면역기능이 떨어진 사람은 충격이 가해진 부위가 곧장 피멍이 들게 되는데 이러한 사람은 혈액순환 제대로 되지 않은 사람으로 약간의

구타에도 오장육부의 혈류가 막혀 피가 머리로 솟구쳐 목숨을 잃은 경우까지 생긴다.
(2) 높은 곳에서 추락하여 생기는 속도와 두려움 그리고 추락하면서 생긴 충격에 의하여 경기를 한다. 어두운 계단에서 발을 헛디딜 경우에도 경기를 하기도 한다.
(3) 미끄러운 욕실이나 눈길에 미끄러져 머리가 바닥에 부딪히면 뇌에 충격이 가해져 뇌진탕을 일으켜 혼미해지거나 정신을 놓기도 한다.
(4) 교통사고는 순간적으로 일어난 일이며 대부분 엄청난 충격이 가해지므로 자신도 모르는 사이에 대뇌가 손상되거나 또 충격이 가해진 부위나 자신의 혈류가 느린 부위에 엄청난 후유증세가 동반된다.
(5) 운동 중 부딪힘 등과 같은 물리적 충격도 손을 빨리 쓸수록 좋다. 자신이 감당할 수 있는 신체적 충격의 한계치를 넘을 경우에 생기는 현상이다. 의식을 잃을 경우도 있으며 손과 발이 싸늘해져 있을 때는 하루 빨리 혈류를 개선하는 것이 의식을 찾는 지름길이다.

다양한 종류

(1) 타박경기 : 매질과 같은 지나친 구타와 폭행에서 생겨나는 타박성경기이다. 이런 경우에는 기가 상하여 맥없이 쓰러지기도 하고 심각한 심리적인 동요와 함께 사람을 기피하기도 한다.
(2) 추락경기 : 높은 곳에서 떨어져 충돌하면서 생겨나는 경기이다. 이런 경기환자들은 계단을 오르거나 엘리베이터 타기를 두려워하는 등 고소 공포증이 생겨 높은 곳을 가기를 꺼려한다.
(3) 뇌진탕경기 : 뇌가 심하게 부딪쳐 생긴 경기로 충격 후유증이 오래간다. 부딪힌 부위에 따라서 각기 다양한 증세를 보인다. 수족마비에서 정신이상 또는 혼미한 상태가 지속될 수 있다.
(4) 교통사고경기 : 순간적으로 일어나는 강력한 충돌경기로 가장 위험한 경

기 현상이다. 후유증이 가장 오래가는 충격으로 부딪힌 부위에 높은 혈압으로 모세혈관이 터지거나 어적혈로 남아서 수십 개월에서 수년 동안 증세가 지속되기도 한다. 따라서 초기에 다스리지 않으면 회생하기 힘이 들거나 엄청나게 많은 시간을 필요로 한다.

(5) 충돌경기 : 운동 경기 때 심하게 부딪히거나 보행 시 전봇대와 같은 물체에 부딪힌 경우에도 경기를 한다. 더구나 어지러워 넘어질 정도 또는 의식을 잃은 경우에는 반드시 경기를 하게 된다. 또 생활 중 가볍게 넘어져 생긴 타박 또는 찰과상 등은 어적혈로 남아 나이가 든 후에는 혈류장애로 이어져 해당 조직에 통증이나 질병이 생겨난다.

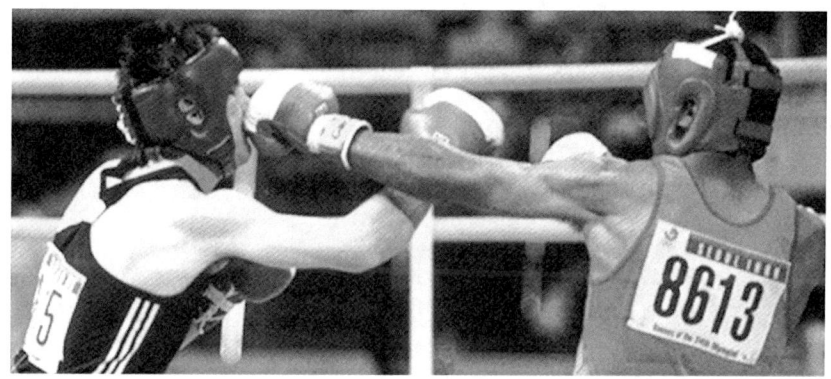

타박, 충돌, 구타 등은 충돌경기로 이어지거나 훗날 체내 어적혈로 남아 혈액순환장애를 유발하기도 한다.

전조 증세와 발병 경로
충돌 경기로 인한 후천적 질병의 유형과 증세

심하게 부딪쳤을 때 붓지 않거나 통증이 없는 사람은 신진대사 장애가 있는 사람이다. 칼에 손이 베면 따갑고 아픈 사람은 빠르게 상처가 아물고 낫게 되나 그렇지 못한 사람은 진물과 고름이 생겨나기도 하고 치유되는 기간이 길어지거나 심하면 살이 썩어가기도 한다.

충돌경기는 충돌 시의 충격을 이겨내기 위해 갑자기 백혈구가 양산되어 생기는 경기를 말한다. 백혈구 수치가 증가되면 생긴 양만큼 적혈구 수치가 줄어들게 되고 산소와 양분이 세포로 공급되는 양이 줄어듦에 따라 그에 따른 신체 부위의 조직을 제대로 동작시킬 수 없게 되거나 갖가지 이상 현상과 함께 부위에 따라서는 심하면 뇌손상, 현기증, 구토 등 갖가지 질병으로 나타나게 된다.

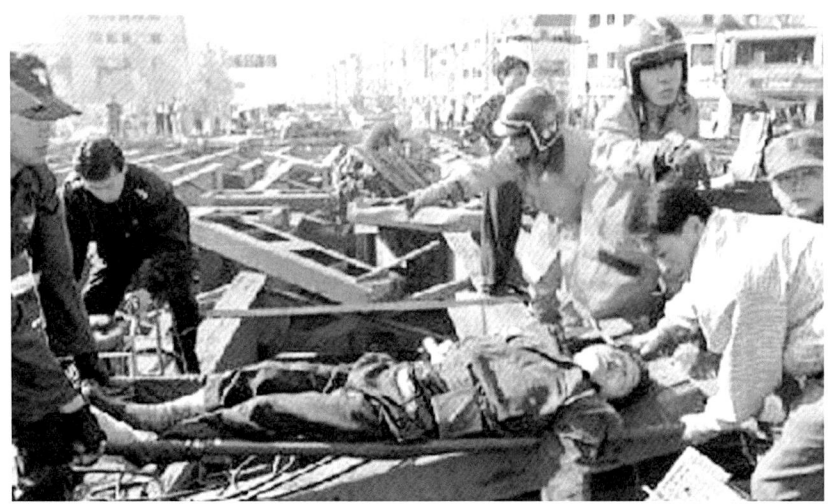

혼절과 같이 정신을 잃는 것은 경기가 심한 상태이다.

충돌경기로 손발이 싸늘해지면 대뇌 혈압이 상승하게 되고 대뇌의 높은 혈압으로 신진대사 기능이 저하됨에 따라 세포재생은커녕 오히려 또 다른 질병 증세가 심화되는 경향을 보이기도 한다. 교통사고의 경우 의식이 돌아오는데 시간이 많이 걸리는 경우가 여기에 해당된다.

교통사고에서 가장 위험한 경우가 뇌 충돌이다. 충돌이 생긴 후 구역질 또는 구토를 하게 되는 것은 이미 뇌출혈이나 대정맥의 혈류가 막혀 오장육부의 혈류장애가 생긴 결과인 것이다. 그러므로 위장의 혈류가 막혀 위장의 음식물이 역류하는 현상이 나타나는 것이다. 이런 경우 방치하면 오랜 기간 동안 의식을 못 차리거나 의식이 돌아온다고 해도 신진대사장애로 다른 합병증이 계속되는 경우가 허다하다. 따라서 이런 경우에는 가장 시급한 치료가 손이나 발로 혈류를 열어주는 손따기 즉 수족냉증 3차 따기를 반듯 해 주면 손발이 따뜻해지고 빠르게 쾌유하게 된다.

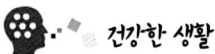 건강한 생활
7. 적혈구 수치가 낮아지는 호흡경기

호흡 경기의 후유증은 다양한 증세로 나타난다. 우리 몸은 산소가 부족하면 양분이 산화되지 못하여 갖가지 합병증이 유발될 수 있다. 하루에 300억 개 정도의 세포가 세포분열을 하는 것이 정상인데 휴면 또는 수면세포가 자리를 잡고 있어 신진대사에 장애가 생겨나고 피 속의 건강한 적혈구가 부족하여 갖가지 부작용을 초래하게 된다.

폐경기는 연탄가스, 유독가스, 물놀이, 오염된 공기, 산소결핍 등과 같은 이상 공기를 접하거나 폐에 물이 들어간 경우, 결핵과 같은 호흡기의 충격을 받은 경기를 말한다. 이런 경우에는 계단을 오르내릴 때 숨이 가쁘게 되고 가슴 통증까지 느끼는 경우도 있다. 또 허파경기 환자들은 약지손가락 첫 번째 마디가 유난히 가늘어져 있거나 핏속의 적혈구 즉, 헤모글로빈 수치가 낮게 나오는 경향이 있으며 손발이 싸늘한 수족 냉증을 호소하는 경우가 많다.

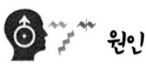 원인

> 허파의 폐포에 누런 콧물이나 가래 같은 점액질이나 농백혈, 분진 등으로 메워진 상태가 심하여 폐포의 산소교환 기능이 떨어져 체내 저산소증을 불러오는 경기이다.

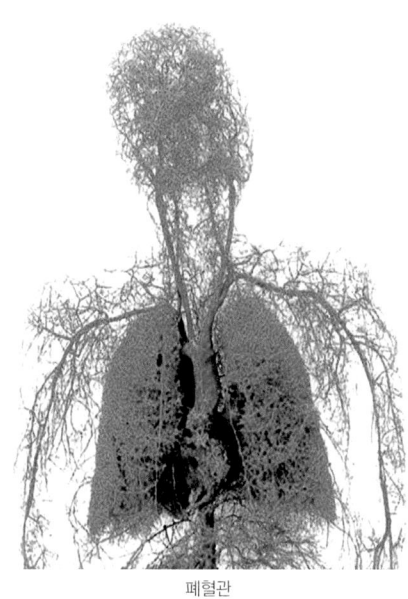
폐혈관

(1) 연탄가스나 유독가스를 흡입하면 폐포가 손상을 입게 된다. 허파정맥의 저산소 현상과 손상된 폐포에 농백혈이 고이면서 고열을 동반한 경기를 하지만 후일 폐포의 모세혈관이 막혀 온 몸이 싸늘해지기도 하는 등 허파의 폐활량에 심각한 문제가 지속되기도 한다.

(2) 수영이나 물놀이로 인하여 폐포에 물이 들어간 경우에 폐포가 손상되어 생긴다. 0.1㎜ 정도의 작은 크기에 물이나 농백혈이 차여 있기 때문에 한 번 기능을 상실한 폐포는 회생하기란 여간 힘이 드는 게 아니다.

(3) 오염된 공기나 지하실, 백화점 등 밀폐된 공간에서 장시간 버티며 받은 폐 충격으로 저산소 증후군이나 현기증, 어지러움 등으로 나타나기도 한다. 특히 바이러스성 감기나 폐렴, 분진 등의 이상공기의 유입으로 인한 폐기관의 충격에서 오는 경기이다.

(4) 결핵과 같은 호흡기의 충격을 받은 환자는 손발이 싸늘해 질 수 있으며 대뇌의 산소 부족으로 나이가 든 후에 치매 증세를 보일수도 있다.

(5) 신진대사장애가 있는 경우 오장육부의 혈액순환 장애가 가속화되어 혈액의 적혈구 수치가 부족한 상태가 길어지면 폐포의 쓸모가 줄어들어 허파의 폐활량이 낮아지게 된다. 즉, 폐포의 쓸모가 낮아져서 결국 호흡장애 현상으로 나타난다.

 다양한 종류

(1) 가스경기 : 연탄가스나 유독가스, 휘발성가스 흡입, 화재 시 유독가스 등

유해성가스를 흡입하여 의식이 잃을 정도가 되면 가스경기를 하게 된다. 이때에는 이미 허파의 폐포가 손상이 생겨 제 기능을 할 수 없는 경우이 므로 빠르게 허파혈류를 개선해 주어야 한다.

(2) 물놀이경기 : 바다나 계곡에서 물놀이를 하다가 혼절한 경우도 폐에 물 이 유입되면서 호흡경기를 한다. 폐포의 일부분에 물이차서 빠져 나오지 못한 상태로 있게 되면 회복이 느려지고 그 후유증세로 손발이 차가워지 거나 더위를 참지 못하고 헥헥거리기도 하는 등 호흡 곤란증을 겪는다.

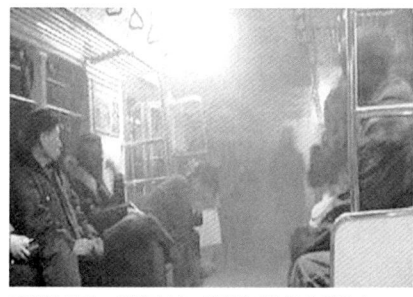

지하철 화재 - 유독가스는 허파경기를 하게 만든다.

(3) 저산소경기 : 산소가 부족한 밀폐 된 공간이나 지하실 백화점 등 통풍 성이 결여된 공간에서 오랜 시간 동 안 머물거나 작업이 진행될 경우에 생 기는 경기이다. 코의 후각은 수초 사 이에 마비되어 냄새를 느끼지 못하므 로 유독한 냄새는 흡입하는 순간 몸 이 축 쳐지거나 무기력해지기도 하고 정신이 몽롱하여 시간과 공간의 개 념까지 잊어버리다가 결국 쓰러지게 된다.

(4) 결핵경기 : 세균의 감염에 의해 허파의 일부가 기능을 상실하거나 결핵과 같이 폐포 자체가 망가진 경우에 생기는 경기이다. 허파의 20%만 폐포가 제 기능을 하여도 일상생활에는 문제가 없지만 무리한 일과나 심한 운동 에는 치명적일 수 있다.

(5) 폐렴경기 : 비강과 편도와 기관지 혈류장애로 점액질에 붙은 바이러스의 퇴치가 불가하여 코가 막히고 입으로 숨을 들이 쉴 때 공기 중의 바이러 스가 허파로 바로 유입될 때 생겨나는 경기이다. 폐포에서 백혈구와의 격 렬한 전투가 진행될 때 그 한계를 초월하면 생겨나는 경기이다. 보통 심 한 고열과 함께 기침을 동반하는 경우가 많다.

전조 증세와 발병 경로
호흡 경기로 인한 후천적 질병의 유형과 증세

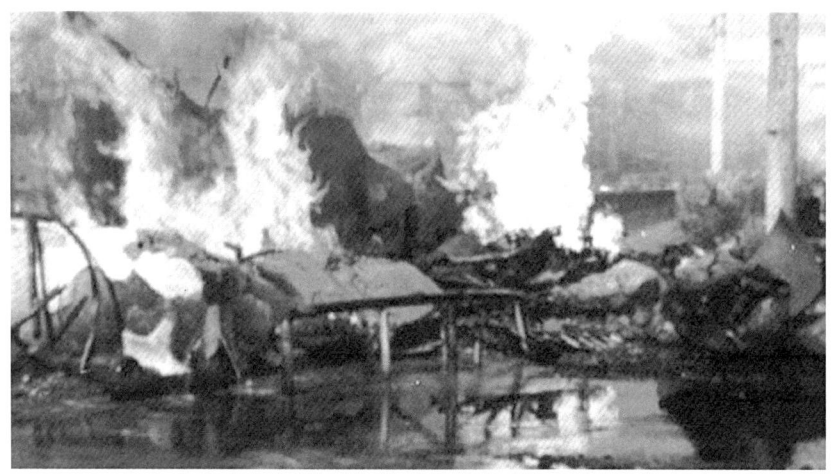

화재는 호흡경기, 시각경기, 대뇌경기를 유발할 수 있다.

호흡 경기의 후유증은 다양한 증세로 나타난다. 우리 몸에서 폐포의 산소교환의 기능이 떨어져 조직의 산소가 부족하면 제 아무리 영양가 있는 양분을 먹어도 산소가 부족하여 먹은 양분이 산화되지 못하게 된다. 체내 저산소증은 핏속의 적혈구 수치가 감소되어 갖가지 합병증이 생겨나기도 한다.

또 세포가 쓰고 난 요산이나 노폐물은 폐의 모세혈관이 막혀지게 되면 산소가 부족한 곳에서는 암적 인자로 발전한다. 산소부족으로 세포가 제 때에 분열하여 조직을 교체하지 못하면 피부가 검어지거나 수면세포수가 증가하기도 하고 특정 부위의 살이 오르기까지 한다.

호흡경기를 심하게 한 경우에는 평소 가벼운 가래조차도 올려내지 못하는 경우까지 있다. 기침을 하는 사람은 그나마 허파의 폐포 속에 있는 노폐물을 빼내려 하는 자기치유기능을 하는 사람이지만 기침을 전혀 못하는 사람은 폐포에 차인 노폐물을 기관지가 섬모작용을 하지 못해 그대로 세기관지에 차여 있게 된다. 그 한계에 닿으면 늑골이나 가로막으로 노폐물이 차이고 빠져나와 복막염이나 기흉으로 가는 경우가 된다.

　호흡경기 후유증은 신진대사에 장애가 생겨나고 피 속의 건강한 적혈구가 부족하여 갖가지 부작용이 나타난다. 증세는 조금만 뛰거나 계단을 오르내려도 숨이 찬 경우는 흔히 심장에 이상이 있는 것으로 생각하기 쉬우나 실상은 허파의 폐활량이 부족하여 숨을 헐떡거리는 것이다. 이런 경우 가슴이 뒤로 젖혀지지 않거나 옷을 입으면 유난스레 겨드랑이 부분이 많이 접히는 현상이 나타나고 등이 휘어진 경우가 많다. 허파의 기능이 떨어지면 심장의 기능도 장애가 생기게 되므로 평소 폐활량을 증대시킬 수 있는 지혜를 모아야 한다. 또 저산소증으로 대뇌의 산소 공급량이 부족하여 기억력이 감퇴하고 유아의 경우에는 지능·지체장애로 이어질 수도 있다.

　그런데 이러한 심각한 문제를 안고 있음에도 불구하고 현재로선 폐포의 이상유무를 진단할 방법이 없다는 것이다. 흔히 방사선을 이용한 X-ray 촬영검사를 하고서는 난 폐가 깨끗하고 아무 이상이 없다고 호들갑을 떠는 경우를 본다. X-ray 촬영으로 알 수 있는 건 그저 결핵균에 의해 무더기로 감염되어 죽은 폐포가 석회화된 덩어리나 폐포 세포의 종양이나 암 덩어리 정도를 볼 뿐인 것이다. 따라서 0.1㎜ 크기의 작은 폐포 속에 고름이나 가래로 가득 차 있어도 현재로선 아는 길이 막연한 것이다.

　그러므로 들숨으로 폐활량을 최대한 늘였을 때 가슴이 답답하거나 통증 등 호흡에 문제가 생기면 일단 자신의 허파 폐포에 문제가 생겨 있는 것이다. 또 계단을 오르거나 적당한 운동에도 숨이 차는 경우에도 같은 문제가 있음을 인지하고 허파혈류를 정상화 하는 혈류따기를 해 주는 것이 좋다.

　또 약지 손가락 끝에서 첫 번째 마디 부분이 중지보다 유난히 더 가늘 게 보이면 일단 허파의 기능저하로 보아도 좋다. 이런 경우에는 약지 손가락 가는 부위를 만지면 몹시 아프게 느껴지는데 일주일 정도 계속만지면 굵어지면서 숨쉬기가 한결 가벼워진다. 또 이런 경우의 사람들은 음식을 섭취할 때 산소가 다량 함유된 음식을 섭취하는 것이 무엇보다 중요하고 운동은 폐활량을 증대하는 본서의 비흡구배 호흡법이나 앉고서기 운동을 자주 해 주는 것이 좋다.

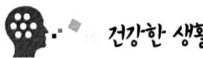
건강한 생활
8. 몸살의 원인 놀이경기

어린이나 청소년들은 변화무상한 놀이에 관심이 많다. 성장단계에 따른 자신의 체력적인 한계를 잊고 그저 자유롭게 실컷 놀고 싶어 한다. 그러나 지나친 놀이 즉, 자신이 감당하기 어려운 놀이코스나 놀이시간의 한계를 초월하면 심한 몸살로 이어지는 놀이경기를 한다.

자신이 견뎌낼 수 있는 범위를 벗어난 과도한 놀이에서 오는 충격을 말한다. 어린이가 놀이 공원을 다녀 온 후 머리에 열이 나거나 몸살 또는 손발이 차가워지는 경우가 이에 해당된다.

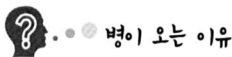
병이 오는 이유

자신의 신체 발달을 초과한 한계 이상의 놀이경험이나 놀이시간의 연장에서 오는 놀이 환경의 충격에 의한 경기이다. 근자의 놀이기구들은 짜릿한 쾌감을 위해 질주하는 속도에서부터 무자비하게 회전하기도 하고 무시무시한 속도로 갑자기 추락하는 등 애간장을 다 녹이는 기구들이 대부분이다.

군중 속에서 멋모르고 함부로 동행하지만 놀이기구에 매달려 있는 순간만큼은 오금을 조이거나 심한 경우 배설까지 하는 경우가 있는 것이다. 못내 괜찮은 척 하지만 그 후유증은 얼굴이 창백해지거나 어지러워 잠을 청하기도 하고 눈동자의 초점이 흐려지기도 한다.

다양한 종류

(1) 속도경기 : 쾌속으로 질주하는 동안 자신의 한계 속도 이상의 경험이 지속될 때 빠른 속도에 의한 속도경기를 한다. 궤도열차, 청룡열차, 비행기, 급류타기 등에서 생겨날 수 있는 경기이다.

(2) 고공경기 : 높은 옥상에서 떨어지거나 다이빙, 번지점프 등과 같은 고소공포를 느끼는 가운데 갑자기 떨어지면서 한계를 넘는 경험으로 인한 경기이다.

(3) 올빼미경기 : 놀이에 심취하여 밤을 새거나 너무 많이 놀면서 생긴 놀이 경기를 말한다. 망년회나 야유회 등에서 또래 집단놀이에 심취하여 날이 새는 걸 잊을 정도로 놀면서 심신이 지쳐 생긴 경기이다.

(4) 회전경기 : 빠르게 돌아가는 놀이기구나 회전목마 등 자신이 경험한 회전의 한계치를 많이 초과한 경우에 순식간에 속이 뒤틀리거나 얼굴이 창백해지는 등의 회전경기를 한다.

(5) 멀미경기 : 비행기나 배, 자동차를 장시간 꼼짝없이 앉아서 무리하게 탈 경우에 위장장애가 일어나고 급기야 구토와 같은 위장장애로 인한 멀미 경기를 한다. 갑자기 하늘이 노랗게 변하고 얼굴이 새하얗게 변하고 어지러워 쓰러지는 경우도 있으며 심하면 코피를 흘리는 경우까지 생기는 경기이다.

(6) 이동경기 : 어린이들이 무리하게 부모들과 긴 여행을 할 때 생겨나는 경기이다. 비행기나 배, 자동차를 타고 평소 이동거리의 한계를 초과하면 평형감각이나 균형 감각의 이석이 문제가 되면서 생겨나는 경기이다.

전조 증세와 발병 경로
놀이 경기로 인한 후천적 질병의 유형과 증세

놀이 경기의 후유증은 과격한 놀이나 놀이시간의 연장에 따른 자신의 한계를 넘어서면서 나타는 증상으로 보통 몸살감기로 시작하여 소화 장애로 이어지는 경우가 많다.

　사람은 누구나 자신이 이겨낼 수 있는 한계가 있다. 그것은 우리가 사는 모든 환경 곳곳에 그러한 요인이 있는데 특히 노약자나 어린이의 경우에 많이 나타난다. 고공놀이를 한 번도 해 본 경험이 없는 사람이 갑자기 바이킹을 탄다든지 10시간 밖에 놀아본 경험이 없는 어린이가 명절날 일가친척이 모여 노는데 휩싸여 15시간을 열심히 놀았다면 그 한계를 넘은 후 몸에 열이 나는 등의 몸살증세의 경기증상을 보이기도 하고 연이어 배를 움켜쥐고 위장장애까지 호소하는 경우도 따른다.

　보통 어린이나 노약자에게 많이 나타나는 경기증세이나 성인도 스트레스를 받은 상태에서 심한 놀이로 경기를 하는 경우가 있다. 대부분 가벼운 몸살로 치부하여 버리는 결과로 인하여 손발이 차가워지는 순환기 장애로 이어질 수 있다.

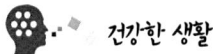
건강한 생활
9. 기절과 혼절의 원인 운동경기

　운동은 206개나 되는 뼈의 얼개를 움직이게 하고 그 뼈에 붙은 650여개의 골격근을 움직이게 한다. 또 심장을 요동치게 하고 끊임없이 들숨과 날숨을 쉬게 하는 등 100조개의 세포가 가장 왕성하게 움직여 신진대사의 기능을 다할 수 있는 계기가 만든다.

　신진대사가 원활하여 건강한 사람은 적당한 운동에 숨이 차거나 운동한 부위에 살이 오르거나 근육이 단단해지지 않는다. 그러나 혈액순환 장애가 있는 부위는 땀이 유난히 많이 나거나 그 부위가 부어오르게 되기도 하고 근육이

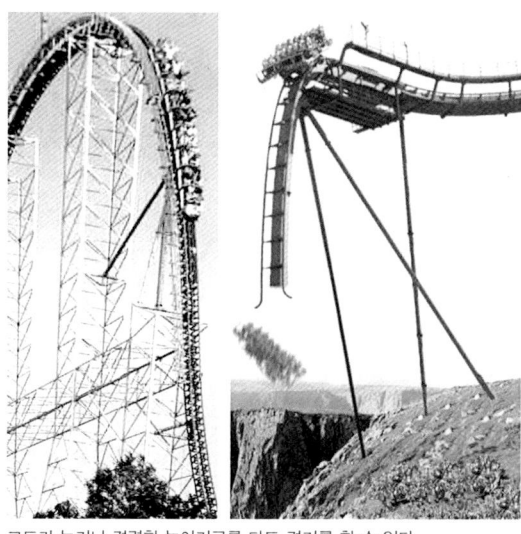

단단해 진다. 인체의 근육도 자연의 나무처럼 부드럽고 연성이 뛰어나면 좋다. 운동경기는 이러한 100조 개의 세포가 한계 이상의 산소와 양분을 허비할 때 순식간에 신진대사 장애로 이어져 생기는 현상이다. 즉, 세포가 쓰고 남은 젖산이나 이산화탄소 등 노폐물이 정맥으로 제대로 회

고도가 높거나 격렬한 놀이기구를 타도 경기를 할 수 있다.

수되지 못하여 기가 막혀 운동경기를 하게 되는 것이다.

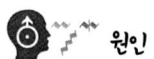 원인

속이 불편한 상태에서 급작스런 운동이나 지나친 근골육계의 사용으로 신체의 부분 또는 전신에 혈류장애가 발생되는 운동경기를 한다.

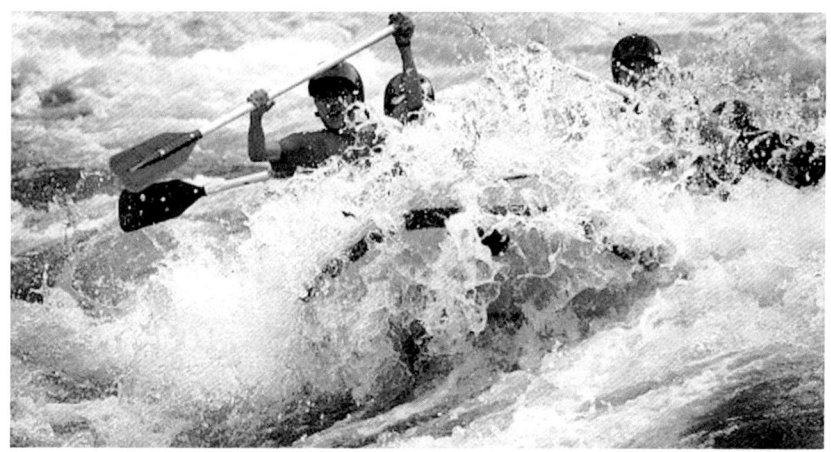

심한 물놀이는 소화경기, 호흡경기를 유발하는 원인이 되곤 한다.

심한 운동에서 오는 운동 환경의 충격이다. 자신의 한계를 초월하여 사용한 뼈 또는 근육의 경련에서 야기되는 경우도 있고 과도한 에너지의 사용으로 탈진하면서 경기를 하기도 한다. 운동경기는 운동 시 이용된 근골육계의 부분적인 경기에서 탈진과 같은 전신경기까지 다양하게 나타난다.

가령 자신의 능력은 100m를 18초에 뛸 수밖에 없는데 어떠한 일로 갑자기 자기 한계를 넘어서 달려 15초에 완주하였다고 하면 성취감에 취하기도 전에 하늘이 빙빙 돌고 세상이 노랗게 보이면서 혼절하기도 한다. 특히 음식을 먹은 후 또는 위장 장애가 있는 가운데 갑작스런 운동에서는 더욱 그러한 증세가 빠르게 찾아오게 된다. 여학생의 경우 오래달리기 후에 운동장에서 많이 쓰러지는 경우도 운동경기에 해당된다.

다양한 종류

(1) 달림경기 : 한계를 초월한 빨리 달림에 의하여 순간적으로 하늘이 노랗게 보이고 얼굴이 창백해지기도 한다. 심한 경우 혼절하여 수십 분 후 깨어나기도 한다.

(2) 매달림경기 : 떨어지면 야기될 상황을 예측하고 자신의 한계 이상으로 매달린 경우에 기혈이 막혀 경기를 한다. 나뭇가지에 매달리거나 외줄 또는 난간에 오래 매달린 경우에 전신에 힘이 소진되어 현기증 또는 쓰러지기까지 한다.

(3) 수족경기 : 창을 던지거나 공을 차고 던지는 운동을 할 때 무리한 근육의 사용으로 근육경련이 일어나거나 수족을 일시적으로 제대로 가누지 못하는 경우도 있다. 또 높이뛰기나 평소 사용하지 않은 수족의 자세로 하여금 인대가 늘어나는 근육경기를 하기도 한다. 이런 경우에는 근육이 복원되려면 수주일 이상의 시간이 필요하게 된다.

(4) 탈진경기 : 지나친 승부욕이나 무리한 운동시간의 한계 또는 무더위 속의 무리한 운동 후의 경기를 말한다. 체력이 소진되어 몸을 가누기 힘들어지

게 되고 눈의 초점을 잃거나 심하면 호흡곤란까지 오게 되는 경기이다.

전조 증세와 발병 경로
운동 경기로 인한 후천적 질병의 유형과 증세

운동 경기의 후유증은 놀이 경기와 유사하다. 과격한 운동이나 운동시간의 연장에 따른 자신의 한계를 넘어서며 나타는 증상으로 보통 근육통이 수반되는 몸살감기로 시작하여 혈류장애로 이어지는 경우가 많다. 보통 성인도 스트레스를 받은 상태에서 심한 운동이나 노동을 하면 경기를 하는 경우가 있다. 대부분 가벼운 몸살로 치부하여 버리는 결과로 인하여 손발이 차가워지는 순환기 장애에서 근육장애, 관절장애로 이어지기도 하고 계속되는 후유 증세는 류머티즘, 관절염, 디스크로 이어질 수 있다.

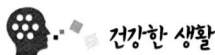

10. 과로사로 이어지는 학습경기

평소 상식적인 생각의 범주를 벗어난 무리한 생각과 발상에 의해 생기는 경기를 말한다. 컴퓨터 게임의 중독이나 스트레스 등으로 머리가 무겁거나 뒷골이 당기고 어깨가 무거운 증상으로 나타난다.

어린이든 어른이든 평소의 생활 리듬을 벗어나 무리한 일이나 시각, 청각, 특정 부위의 몸놀림 등이 지나쳤을 때 어깨가 무겁거나 몸살을 하게 된다. 또 심한 스트레스 속에서 무리한 일을 감행하는 경우에는 과로사로 이어지게 된다. 손발이나 팔, 허벅지까지 차가워질 때 혈류를 개선치 않으면 혈액이 뇌로 솟구쳐 머리에 높은 열을 내어 뇌손상 또는 중풍, 심한 경우에는 과로사로 이어진다.

병이 오는 이유

상식을 벗어난 지나친 학습이나 상사병, 스트레스 속의 무리한 일과가 진행되면 무기력해지거나 열이 머리로 솟구쳐 불면증에 시달리거나 대뇌 혈류 이상으로 속이 미식거리거나 정신이 혼미해진다.

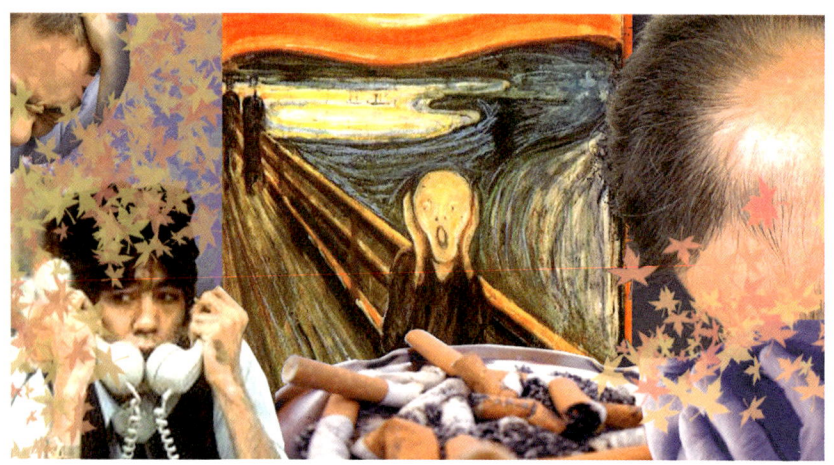

한계 이상의 과로나 스트레스는 오장육부의 기혈이 막히는 과로경기를 불러온다.

사춘기에 접어들면 보고 듣고 느끼는 오감의 작용이 현저하게 발달하게 되는데 그에 상응하는 신진대사가 미처 따르지 못할 때 여드름이 생겨나기도 하고 정서가 극도로 불안해 지기도 한다. 성인의 경우에는 직장이나 삶의 터전에서 상대와의 생각이 부딪히는 수많은 갈등 속에서 심신이 지쳐있는 가운데 업무가 가중되어 자신도 모르는 사이에 질병의 그늘이 드리워지기도 한다.

늘 긴장의 연속인 가운데 정신적으로 버텨내기는 하지만 그 한계가 언제 닥쳐올지도 모르며 살아가는 경우가 많다. 이런 경우에는 대부분 보상심리적인 마음에서 영양가 높은 음식이나 영양 공급이 부족하다고 생각하여 무의식적인 음식섭생과 과식, 폭식을 일삼는 경우가 많다.

그러나 이러한 신경성 또는 피로가 연속된 가운데 급히 먹거나 과식이 있은 후 1~2일 사이에 쓰러지는 경우가 발생한다. 이것은 평소 신경 또는 과로가 누적되어 피가 머리로 솟구쳐 있는 가운데 과식에 의하여 위장정맥의 혈류가 막히면서 오장육부의 혈류가 문제되어 쓰러지는 경우가 생기는 것이다.

이런 경우 대부분 대정맥(핏대)이 막혀 심장의 피가 머리로 솟구쳐 뇌혈관의 혈압이 상승되면서 나타나는 증세이다. 따라서 평소 대정맥을 자주 지압하여 위장을 위시한 오장육부의 연동작용을 자연스럽게 만들어 주어야 심각한 경기현상을 예방할 수 있다.

다양한 종류

(1) 신경경기 : 자신의 일은 잊은 채 남들의 모든 일이 눈에 그슬리게 되기도 하고 일상의 모든 것들에 대하여 신경질적인 경향을 보인다. 모든 게 근심꺼리이고 불안감이 엄습해 오면서 깊은 잠을 못 이루기도 한다. 평소 피가 머리로 솟구쳐 모든 일에 신경이 곤두선 상태에서 또 다른 신경꺼리가 한계를 넘어서며 오는 경기이다.

(2) 불면경기 : 오장육부 중 췌장의 기능이 떨어지면 속이 불편하여 잠 못 이루는 경우가 많아진다. 피가 머리로 솟구쳐 뇌가 편할 날이 없기 때문에 생각에 생각의 깊이를 더하게 되고 늘 수면 부족에 시달리면서 피로를 호소하기도 한다. 불면은 오장육부의 균형이 깨어진 경기의 합병증이다.

(3) 게임경기 : 컴퓨터나 오락 등 게임에 깊이 빠져 일상의 생활보다 게임에 더 많은 가치로 몰입되어 중독의 한계를 넘어서면 경기를 하게 된다. 정신이 혼미해지거나 컴퓨터 화면이 흐려 보이기도 하고 심한 경우에는 자판을 두들길 힘조차 없이 무력해져 간다. 이러한 경우에도 자중하지 못하고 게임을 계속하는 경우에는 뇌혈관이 터지거나 신진대사장애로 목숨을 잃는 경우까지 생긴다. PC방 같은 게임장에서 자세가 오장육부를 짓누르는 D라인 상태에서 게임에 몰입하면 모든 신진대사가 정지되어도 뇌만 움직일 수 있는데 8시간 이상 집중하면 저산소증과 뇌압으로 사망

에 이른다.
(4) 상사경기 : 이성간의 애절한 사랑에 도취되어 잠을 설치는 횟수가 증가하다가 급기야 뜬눈으로 밤을 새우는 일수가 많아지면서 생기는 경기이다. 날이면 날마다 집 앞을 서성이기도 하고 하루라도 못 보면 죽을 것만 같은 기분으로 자신조차도 통제하기 힘든 일까지 발생되어 나타나는 경기이다.
(5) 과로경기 : 연일 계속되는 과중한 업무에 시달리거나 수면부족으로 누적된 체내 노폐물의 처리 한계를 넘어서면서 혈액순환장애로 쇼크 또는 뇌혈관이 터져 쓰러지게 되는 경기를 말한다.
(6) 우열경기 : 1등을 향해 자신의 한계 능력 보다 학습하는 시간의 양이 많아서 생겨난 경기이다. 항상 공부 공부하는 소리에 노이로제 현상을 보이기도 하고, 항상 1등을 위해 몸부림치다 생기는 우열경기를 하기도 한다. 주위에서 엄습해 오는 기대치에 부응하기 위해 자신의 한계를 초월하는 학습으로 생겨난 경기로 심하면 코피를 쏟아 내거나 정신착란 증세를 보이기도 한다.

전조 증세와 발병 경로
과로 경기로 인한 후천적 질병의 유형과 증세

신경경기나 과로경기는 스트레스를 수반한 경기환자를 말하는데 자그마한 일에도 갑자기 얼굴이 상기되어 화를 내거나 손발이 싸늘해지기도 하고 얼굴이 하얗고 창백해지는 증세로 나타난다. 대부분 머리에 그 질환이 나타나는데 심한 두통을 수반하거나 어깨가 무겁고 목덜미가 뻣뻣해지기도 하고 등모세근육이 단단하게 뭉쳐진 경우가 많다. 그리고 경우에 따라서는 편두통에서 빈혈, 두통, 생리불순, 위염과 같은 소화장애, 불안, 초조 등 심리적인 갈등을 겪는 경우도 있다.

과도한 두뇌 사용에 따른 일시적인 순환기계 고장에 따른 경기도 방치할 경우 습관성 두통이나 시각장애, 청각장애, 호흡기장애 등의 습관성 질병이 되어 원인모를 병명에 시달릴 수 있음에 유의해야 한다. 또 자신이 스스로 마음의 병을 만들어 가는 유형으로 모든 일을 미리 해두어야 직성이 풀리는 스타일로 잠을 못 이루거나 몽상적인 행동이 지속되는 경우도 있다. 어리둥절한 상태가 지속되어 병원에 가도 병명이 나오지 않는다. 대부분 소화장애를 호소하기도 하고 깊은 잠에 빠져보지 못한 채 비몽사몽 뜬 눈으로 밤을 새우며 생각에 생각을 더하는 불면의 밤이 지속되는 경우이다.

이런 경우에는 대부분 대정맥(핏대)의 혈류장애로 핏대가 딱딱하게 굳어있고 만지면 그 통증이 심하게 나타난다. 또 제정신이 아닌 언행이 나오거나 소화 장애가 동시에 생겨 심하면 심장경기 즉 심장마비로 이어져 3~40대에 과로사 또는 요절하는 경우가 여기에 해당된다.

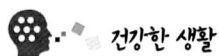
건강한 생활
11. 약의 중독과 남용에 의한 혈액약물경기

옛사람 말에 약능살인(藥能殺人) 병불능살(病不能殺)이란 말이 있다. "약은 사람을 죽이나 병은 사람을 죽이지 않는다."는 고사성어이다. 독이 아닌 약은 없으므로 신장과 간, 심장에 큰 해를 끼친다는 것이다. "약 주고 병 준다"는 말처럼 병이란 혈액순환장애로 신진대사가 균형이 깨어져 생기는 현상인데 약이란 이를 정상적으로 돌려주는데 도움을 주는 것이 약이 되어야 하나 현실은 그렇지 않다는 것이다. 독이 아닌 약은 없다. 인류가 만든 신비의 약으로 평가되는 아스피린도 위벽의 손상, 혈액응고의 지연, 적혈구 파괴. 생리 시 출혈증가, 분만지연 등과 같은 부작용이 따르는 것처럼 약은 꼭 필요할 때 최소한 사

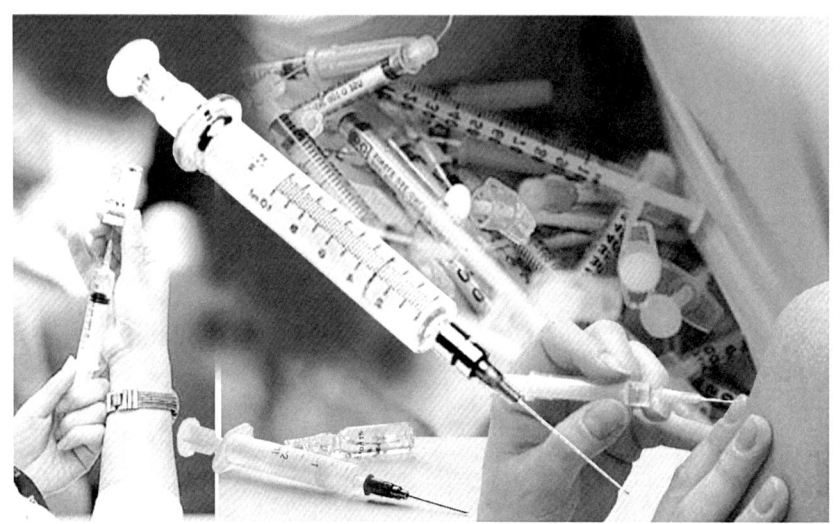
주사제의 충격으로 백혈구가 양산되어 혈액순환경기를 하기도 한다.

용해야한다. 무분별한 약물의 오남용이나 주사제 주입으로 근자에 이르리 혹 떼러 갔다가 약물에 중독되는 경우가 날로 증가하고 있는 추세이다.

사람의 인체는 자기치유시스템이 완벽하게 갖추어져 있으므로 가급적 약을 삼가고 자연치유 되도록 지켜보는 배려가 아쉬운 실정이다. 삼사십년 전 병원이 희귀하고 약이 제대로 없던 시절엔 감기에 걸리면 누런 콧물을 줄줄 흘리며 어린 시절을 보낸 적이 있다. 심지어 초등학교 저학년 때에는 아예 이름표와 함께 콧물을 닦아내는 전용 손수건을 달고 산 시절에는 지체장애우나 아토피성 친구들은 거의 없었다. 오히려 면역기능이 향상되어 비염이니 천식 등과 같은 호흡기성 질환자는 요즘처럼 많지 않았다. 그러나 근자에는 비염이나 천식에서 소아난치성 환자들이 들끓고 소아암에 간질, 뇌성마비 등 지체장애자가 수없이 양산되고 있는 실정이다. 근자에는 세계 최고의 장애우가 있는 일등 나라가 되었다는 보도는 가슴 아픈 일이다.

이 모든 게 항생제와 약물, 주사제의 오남용이다. 유아기 때 병원에 많이 다닌 경험이 많을수록 그 약에 대한 뒤탈로 인한 후유증은 초등학교나 중학교 시절에 원인모를 질병이나 난치성 질환으로 찾아오게 된다. 또 옛날보다는 수명은 연장되었지만 건강한 사람이 날이 갈수록 보기 힘든 세상에 살고 있음을 주지해야 한다. 미련타 싶을 정도의 자기치유능력을 믿으면서 피를 맑게 하여 혈류를 원활하게 하는 방법을 모색하고 실천에 옮기는 것이 최선의 방법이 되어야 한다.

사람이 질병에 걸리는 이유는 신진대사장애이다. 너무 찬 곳에 오래 있으면 동사하거나 혈관의 혈류가 막혀 입이 돌아가거나 사지가 뒤틀리기도 한다. 한편 뜨거운 곳이나 화상의 경우에도 혈관에 의한 경기를 하기도 한다. 즉 외부 환경의 충격으로 인하여 모세혈관을 막히면서 질병이 시작된다.

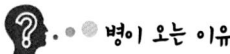
병이 오는 이유

> 약물이나 주사제가 주입되어 백혈구 수치가 갑자기 늘어나고 상대적으로 적혈구 수치가 부족하여 호흡곤란 등 저산소증으로 또 다른 경기를 하거나 목숨을 잃는 경우까지 생긴다.

전신마취를 한다든지 예방주사제 주입에 따른 세균주입, 해열제, 항생제 또는 약물로 인한 신장이나 간, 심장의 처리한계를 초과한 충격 등으로 경기를 한다. 질병이 걸려 있는 상태에서 또 다른 약이나 주사제 주입으로 환경적인 충격이 추가되어 생겨나는 경기로 약이나 주사제가 병을 키우는 꼴이 된다.

사지가 차가운 상태에서 항생제나 예방주사를 맞는다든지, 오장육부가 이상이 생긴 가운데 약을 복용할 경우 증세가 심화되어 어지럽거나 혼수상태가 지속되기도 하고 그 약물이나 주사제의 충격에 의하여 정신을 잃은 경우를 말한다. 사람이 의식을 잃게 되면 정상적 활동을 위해 엄청난 백혈구가 양산되어 사지가 차갑거나 사경을 헤매는 경우도 있다.

항생제나 해열제, 예방주사, 너무 찬 곳 또는 뜨거운 곳이 문제가 되는 것을 말한다. 손발이 차가운 신생아에게 예방주사를 주입하면 산소부족으로 경기를 하거나 죽는 경우도 있다. 한번 혼절한 사람은 또 다시 혼절할 가능성이 매우 높은데 빠른 시간 내에 혈류따기로 다스리지 않으면 병세를 키워가게 된다.

그림은 경기 현상 후 손과 발이 차가워진 혈류도이다 이런 경우의 어린이가 예방주사를 맞으면 사경을 헤매는 경우가 많다 특히 유아기에 가장 조심해야 할 사항이므로 예방 주사에 대한 부모의 역할과 판단이 매우 중요하다.

경기박사 다양한 종류

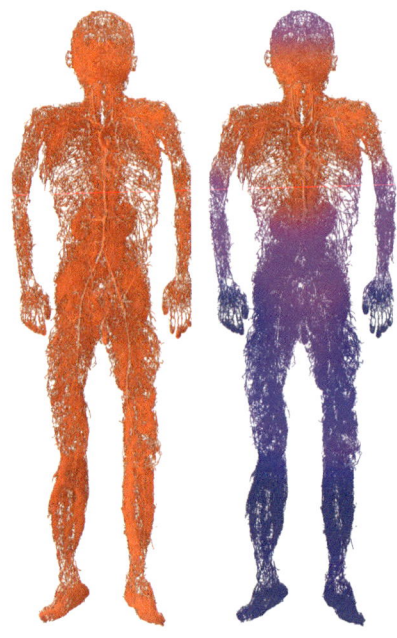

혈액순환이 양호한
인체의 혈관

혈류가 막혀 있는
인체의 혈관

(1) 마취경기 : 수술이나 수면내시경 검사 시 주입된 마취제나 약물에 의해 생기는 경기이다. 시술 후 깨어난다 하더라도 그 후유증세가 오래가게 된다. 여성의 경우 제왕절개 수술 후 일주일 정도가 되면 심한 두통이 따르기도 하고 그 후유증으로 오랜 기간 두통을 호소하는 경우가 많다.

(2) 약물중독경기 : 질병이 찾아오면 오장육부의 이상이 함께 나타나는데 항생제나 약물에 의하여 더 많은 충격이 가해지는 경기이다. 항생제는 신장이나 간에 치명적이며 위장이나 췌장의 기능까지 경기를 하게 만들기도 한다. 특히 해열제 남용은 수십 년 후까지 후유장애가 나타나는데 집중력 저하나 산만함 등 지체장애우를 양산하게 되고 항경련제는 인체의 자연치유력을 무력화시켜 간질형 인간을 양산하게 된다. 이런 상태로 약을 남용하면 세계에서 가장 많은 장애우가 있는 나라로 영원히 남아 다 함께 힘겨워지는 나라꼴에서 헤어나지 못하게 된다.

(3) 예방주사경기 : 유아나 어린이의 경우 손발이 싸늘해진 상태에서 예방 주사제를 주입하여 생겨난 경기이다. 혼수상태 또는 사망사고에 이르기까지 하므로 각별한 주의가 필요하다.

(4) 동상경기 : 너무 찬 곳에 오래도록 있으면 모세혈관의 피가 얼어 버리면서 생겨나는 경기이다. 모세혈관이 얼어버리면 피가 머리로 솟구쳐 뇌손상을 입기도 한다. 동상 후 갑작스런 온도 변화는 모세혈관을 터뜨려 그 부위를 곪게 하거나 썩는 경우까지 생긴다. 동상이 생긴 조직 부위를 갑자기 뜨거운 곳에 두면 모세혈관이 팽창하여 터질 수 있으므로 주의해야 한다.

(5) 화상경기 : 불이나 뜨거운 물에 화상을 입은 경기를 말한다. 화상을 입으면 그 부위는 백혈구가 몰려들어 진물이 생겨나고 수포가 발생되기도 하고 피부가 벗겨지기도 한다. 대부분의 화상은 심한 흉터를 남기게 되는데 진물이 땀구멍을 통해 빠져나오게만 하면 흉터 없이 깨끗하게 치료될 수 있다. 화상을 자기치유하기 위해 갑자기 양산된 백혈구가 증가되면서 임무를 마치고 고름으로 바뀌는데 이 죽은 백혈농이 혈액에 많으면 경기의 증상으로 나타나게 되는 것이다.

(6) 혈액경기 : 헌혈이나 수혈과 같은 과정에서 생겨나는 경기이다. 병약하여 주사바늘만 보아도 실신하는 경우도 있고 헌혈 중 의식이 몽롱한 경기를 하기도 한다. 또 수혈 시 혈액에 문제가 있거나 바이러스에 감염된 경우에도 혈액경기를 하게 된다.

전조 증세와 발병 경로
혈액 및 약물경기로 인한 후천적 질병의 유형과 증세

손발이 차가운 상태 특히 손목이나 종아리까지 차가운 상태에서 맞는 예방주사는 자칫 목숨을 앗아가는 경우가 유아기에 많이 나타난다. 따라서 아이를 가진 부모들은 아프면 병원만 찾기보다는 아이의 면역기능을 높일 수 있는 방법으로 자녀를 키워야한다.

요즘의 어린이들은 내가 보기에 손발이 차갑거나 건강지수가 매우 낮은 아동들이 너무 많다. 갈수록 심각해지는 약의 오남용으로 면역기능이 저하된 어린이가 양산되는 작금의 현실이 매정스럽게 느껴진다. 뚜렷한 병명은 없으나 정작 본인은 무기력하고 가끔 머리가 빠개질 듯 아프기도 하다. 자신이 감당할 수 없는 환경적인 충격으로 의식을 잃은 적이 있는 경우에 또 다시 항생제나 주사제 주입의 후유증으로 나타나는 현상이다. 보통 마취주사나 수면내시경제재를 복용한 경우에서 마취에서 깨어난 후 1~2주 사이에 심한 두통이 생기기도 하고 심하면 영원히 잠드는 경우도 생긴다.

항생제는 인체를 무차별 공격한다. 몸속의 건강한 백혈구까지 공략하여 우선은 병이 나아진 것으로 착각하나 또 다시 미약한 세균이라도 침입하면 여지없이 병이 생겨나는 악순환이 계속되는 가운데 면역기능은 점차 떨어지고 마침내 무서운 난치병 선고를 받게 된다.

유아나 어린이는 적당히 더럽게 키울수록 면역력이 높아진다. 시골에서 산천을 누비며 별의별 세균에 노출된 아이들은 잔병 없이 건강하게 자란다. 그러나 도시 아이들은 풀이 피부에 닿기만 하여도 그 부위가 붉게 돋아나거나 심하면 아토피 같은 부종이 돋아나게 되는데 이는 피부면역기능이 실종되어 나타나는 현상이다.

나는 두 아이를 키우고 있다. 큰 딸애는 네 살 때 전기밥솥에 나오는 김에 손이 익은 적이 있고 여섯 살 때는 기름보일러의 뜨거운 물에 하반신을 삶은 적도 있다 그러나 화상의 흔적은 하나도 없다. 그 이유는 열에 의한 피부 충격시 죽은 백혈구의 진액이 모여 물집을 만들게 되는데 문제는 물집이 생기기 전에 삼투압의 원리를 적용시켜 물집이 생기지 않도록 했기 때문이다. 물집이 생기지 않으면 화상의 흉터는 남지 않는다. 그래서 집에 항상 메틸알코올이나 소주가 있다. 뜨거운 곳에 화상을 입게 되면 즉시 알코올이나 소주를 꺼내 2~30

분 정도 담가 주면 언제 그랬나하듯 말끔하게 낫는다. 등이나 얼굴과 같은 부위는 수건에 소주를 담군 후 갖다 붙이면 되고 소주가 없다면 소금으로 대신한다. 이런 이야기를 의사가 들으면 거짓말이라고 한다.

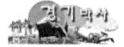

12. 기형과 유산의 태아경기

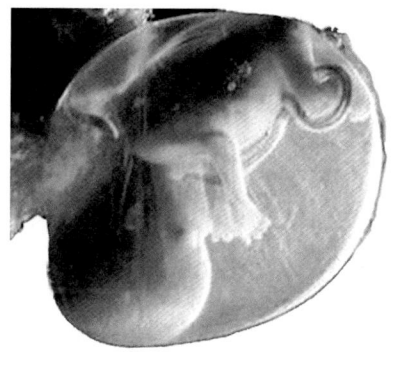

임신 중 환경적인 충격으로 태아경기를 하는 경우가 많아지고 있다.

태아는 수정 된지 일주일 지나면 자궁내막에 착상되고 3주째부터 척추, 뇌, 눈, 심장, 소화기 등이 생기기 시작하여 4주말이 되면 길이 7~8㎜, 무게 1g 정도의 수정란이 된다. 그러나 이러한 중요한 시기에 정작 엄마가 될 본인은 이러한 사실을 모르는 경우가 많다. 이때가 되면 새 생명에게 에너지를 불어 넣게 되므로 기운이 빠지거나 식욕이 떨어지거나 구토 등 소화 장애가 찾아오기도 한다. 이럴 때에는 태아에게 독이 되는 약이나 인스턴트식품, 수입식품은 금해야 한다.

수정에서 280여 일 동안 양수 속에서 태아는 산모의 환경에 따라 성장을 계속하게 되는데 이 시기에 지능에서 건강 등 모든 것이 결정되는 시기이므로 산모의 각별한 배려가 있어야 한다. 임신 중 모든 환경이 태아에게 그대로 전달되므로 경기를 하는 여러 가지 다양한 환경적인 충격 요인에서 벗어나야하고 좋은 생각으로 일관하는 것이 좋다.

또한 지극정성은 먹는 것으로만 해결할 수 없다. 새 생명을 바르게 교육하기 위해 태교를 실천해야 한다. 엄마의 감정이나 정서까지 태아에게 그대로 전해지므로 음악, 독서, 그림 그리기, 좋은 경치 보기 등으로 감성과 지성, 정서를 순화하고 바른 언행을 실천하며, 긍정적이고 적극적인 사고방식 속에 규칙적인 생활습관을 지켜야 한다. 또 원만한 부부관계를 유지하며 더불어 염려하며 함께 살아가는 "우리"라는 폭넓은 지혜를 발휘하도록 노력하는 일 또한 빠트릴 수 없는 일이다.

원인

태아는 엄마가 받은 모든 환경적인 충격을 그대로 받게 된다. 엄마의 놀람은 태아의 경기로 이어진다. 엄마가 좋지 못한 공기를 들이쉬면 태아 또한 산소 결핍으로 신진대사에 문제가 되는 것이다. 따라서 산모는 갖가지 환경적이 충격을 받지 않도록 각별히 유념해야 한다.

다양한 종류

(1) 불임경기 : 밭이 따스한 봄날에 건강한 씨를 뿌려야만 건강한 싹이 튼다. 이처럼 임신을 하려면 여자나 남자가 아랫배가 차면 불임이 될 수밖에 없다. 그러므로 밭이 되는 아랫배는 따스할 때 씨를 뿌려야 임신이 된다. 그렇지 않으면 부부 중 어느 누가 아랫배가 냉한 불임경기를 하고 있는 것이다.

(2) 유산경기 : 수정란이 제대로 세포분열이 되려면 그 텃밭이 따스한 온기로 가득해야 한다. 평소 아랫배가 차고 고관절이 부실하여 생리에 이상 징후를 보였던 사람은 유산경기를 할 우려가 매우 높다.

태아가 정상적으로 발육하기 위해서는 산모의 아랫배는 항상 따스한 온기로 가득차야 한다. 아랫배가 찰 경우에는 발육이 느리거나 그 한계를 넘게 되면 사산되기도 한다.

(3) 호흡경기 : 산모가 수족냉증과 같은 경기후유증인 상태에서는 태아에게 호흡경기를 하게 된다. 즉 산모의 피가 탁하여 적혈구 수치가 낮아져 있기 때문에 태아 역시 산소결핍으로 경기를 하게 되는 것이다. 이런 경우에는 태아의 발육이 느리고 산소부족으로 대뇌의 발육에 악영향을 미치거나 기형아 또는 장애우를 낳기도 한다.

(4) 소화경기 : 산모가 소화 장애를 가지고 있으면 태아도 똑 같은 소화경기를 한다. 속이 편해야 마음도 몸도 건강해지는데 불편한 심기는 태아에게 그대로 전이된다. 따라서 산모는 속편한 정서를 가지도록 노력해야 한다. 그리고 모든 음식의 섭생을 산소 많은 음식으로 소식을 실천하여 산모의 속이 편해지도록 천천히 꼭꼭 씹어서 소식하거나 조금씩 천천히 자주 먹는 습관을 가져야 한다.

(5) 약물경기 : 산모의 면역력이나 약물은 그대로 태아에게 전이된다. 산모가 건강치 못한데 자녀가 건강하기를 바라는 것은 어불성설이다. 따라서 항생제나 약물의 복용을 금하고 자기치유력에 의존하는 것이 바람직하다. 필요하면 혈류따기로 혈류를 원활하게 돌려주는 치료를 해주면 좋다.

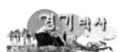 전조 증세와 발병 경로
태아 경기로 인한 후천적 질병의 유형과 증세

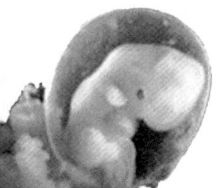 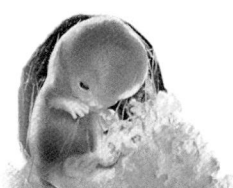 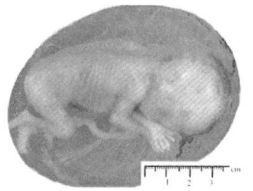 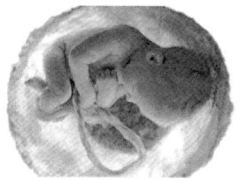

산모는 태아가 환경적인 충격을 받지 않도록 주의해야 한다.

태아경기 현상은 수정부터 출산과정 사이에 산모에게 환경적인 충격이 가해지면 태아경기를 하게 된다. 지능지수가 110이하 되는 사람들은 태아 또는 어린 시절에 경기에 의한 충격으로 뇌세포의 일부가 손상을 입은 것이다. 환경적인 충격을 받지 않고 정상적으로 태어나면 사람의 지능은 130을 능가한다는 생각이 나의 지론이다. 지능지수는 고사하고 탄생의 기쁨을 맛보기도전에 사산되거나 선천성기형 또는 지체장애 선고를 받는 경우가 있는데 이 모든 태아의 비정상적인 원인은 부모의 피가 혼탁한 유전 또는 태아경기로 인한 후유증이다. 또 엄마의 태반 속에서 여러 충격을 받으며 태어나는 출산의 순간 아이도 엄마의 산고 아픔을 겪는 만큼 아이도 충격을 받는다. 태어나서 빛에 의한 충격, 소리충격, 공기 충격 등등 이루 헤아리기 힘들 정도의 충격이 가해지는 것이다.

또 갓 태어난 태아가 손발이 차가우면 심장의 뜨거운 피가 머리로 솟구쳐 대뇌의 높은 압력으로 머리에 미열이 있게 되고 그에 따른 뇌손상이 심해지게 됨을 명심해야 한다. 모든 병은 손발이 차가운 데서 시작됨으로 자녀를 둔 부모는 이것만 해결 해 주면 가만히 내 버려두어도 절로 총명하고 건강한 아이로 성장하게 된다.

앞서 열거한 것들은 일반적인 환경적 충격의 범위이고 이외에도 화상경기, 동상경기, 분노경기 등 70억 인구만큼이나 각기 다른 다양한 질병이 있는데 그 원인은 환경적인 충격이 어디에 오느냐에 있으며 사람마다 누구나 환경적인 충격을 늘 받고 살면서 경기를 하고 산다.

CHAPTER

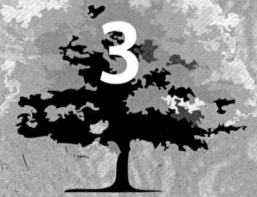

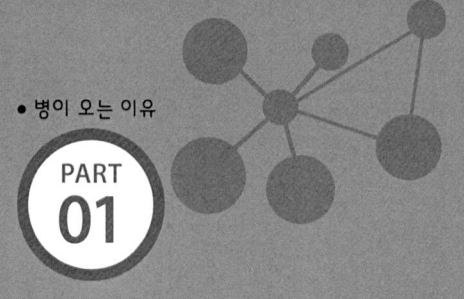
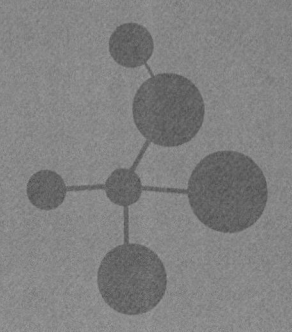

• 병이 오는 이유

PART 01

가족력과 임신에서 오는 병

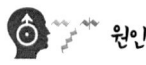 원인

1. 부모의 피가 대물림된다

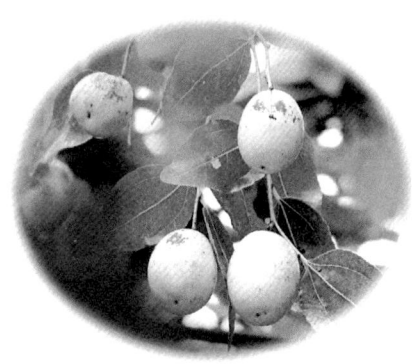

해마다 대추나무에는 대추가 열린다.

감나무에서 올해에는 감이 열리고 내년에는 포도가 열렸으면 얼마나 좋겠는가? 그러나 해마다 어김없이 감이 주렁주렁 열리는 것 같이 자녀도 부모의 모든 것을 그대로 물려받는다. 자연은 지닌 대로 살 수밖에 없는 것임을 우리는 잘 알고 있다. '콩 심은 데 콩 나고 팥 심은 데 팥 난다'라는 속담처럼 수박씨를 뿌려놓고 벼를 수확하려는 누를 범 해 서는 안 된다.

부모가 갖가지 다양한 질병을 안고 있는데 어찌 온전한 자녀가 태어나기를 기대하겠는가? 작금의 젊은 청춘의 남녀들은 자신의 신체적 결함에 대하여 무지하고 더구나 근시안적 사고 속에 애완용 짐승을 기르듯 자녀를 갖겠다는 생각은 더 큰 문제를 낳고 있기도 하다.

자녀를 갖는 것은 인간의 활동 중 가장 위대한 창조 활동이다. 집을 지을 때에도 설계도나 마련그림을 준비하는 것처럼 서로 다른 환경에서 수십 년을 살다 만난 성숙한 청춘 남녀가 한 몸이 되어 새 생명을 잉태하기 위해서는 위대한 인간을 창조하려는 노력은 남다를 수밖에 없어야 한다.

그것은 가족력 즉, 부모의 피 속의 유전인자가 곧 자식에게 유전되므로 옳지 못하거나 바르지 못한 모든 것들을 떨쳐 버린 후 건강한 부부의 모든 것들을 자녀에게 물려주어야 하기 때문이다. 우리네 조상들은 자녀를 갖기 위한 몸가짐은 남달랐다. 목욕재계 즉, 몸을 정결히 한 후 백일정성을 들여가며 탐욕하지 아니하고 금욕하거나 음식을 가리고 이웃을 위한 선행이나 예를 갖추는 등, 자녀를 갖기 위한 갖가지 배려들은 바로 위대하고 거룩한 다음 세대의 창조활동에 열성을 바치는 참부모되기 위함이었다.

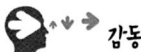 감동
우리 나이가 한 살 더 먹는 이유 속에 유전의 섭리가 담겨 있다.

우리나라의 아이들은 태어나는 순간에 서양 아이의 나이보다 한 살 더 먹는다. 이것은 수정에서부터 생명체로 보는 인간의 존엄성에 대한 초자연과학적인 사상이 있기 때문이다.

임신기간이 280일 전후인데 더하여 1년을 셈하는 것은 수정 전부터 부모의 마음가짐까지 사람으로서 가치를 인정하는 것이다. 임신 전 부모의 역할과 유전적 측면까지 태아의 생장에 대한 중요성을 강조하는 사고이다. 일 년에서 임신 기간을 빼면 65일 정도의 날이 빠지게 되는데 이것은 아기를 갖기 전 삼칠일을 세 번 곱한 60여 일간의 부모들의 생활과 지극 정성까지 태아에게 유전된다는 논리가 포함되어 나온 결과인 것이다.

이러한 조상들의 자연과학적인 삶의 지혜를 되살려야 하거늘 날이 갈수록 사장되는 게 안타까울 뿐이다. 아무튼 이제라도 우리나이가 한살을 더 셈하는 이치를 생각하며 건강한 자녀 갖기에 관심을 가졌으면 한다.

옛 어른들은 자녀를 갖기 위해 금기음식으로 정한 것을 살펴보면 설익은 것, 벌레 먹은 것, 날 것, 제철음식이 아닌 것, 오래된 음식을 꼽고 있는데 이것들은 정리하면 세균이 없으며 품질 좋은 제철의 음식을 섭취해야 한다는 것이다. 그러나 오늘날은 과거와는 양상이 매우 다르다.

술, 담배, 커피, 지방질, 화학조미료, 방부제, 유해농약 등에 짓눌려 있다 보니 먹을 것이 풍족함에도 안심하고 먹을 수 있는 것이 별로 없을 정도이다. 탄수화물, 단백질, 지방, 비타민, 무기질 등을 골고루 섭취하여 영양의 균형을 맞추는 것이 중요하다. 선인들이 권장한 식품으로는 간장, 된장, 콩, 팥, 보리, 밤, 대추, 산나물, 김, 미역, 해삼, 잉어 등은 예로부터 유익한 음식으로 알려지고 있다.

또한 자녀를 갖는 지극정성은 먹는 것으로만 해결할 수 없다. 새 생명을 바르게 교육하기 위해 태교를 실천해야 한다. 엄마의 감정이나 정서까지 태아에게 그대로 전해지므로 음악, 독서, 그림 그리기, 좋은 경치 보기 등으로 감성과 지성, 정서를 순화하고 바른 언행을 실천하며, 긍정적이고 적극적인 사고방식 속에 규칙적인 생활습관을 지켜야 한다. 또 원만한 부부관계를 유지하며 더불어 염려하며 함께 살아가는 '우리'라는 폭넓은 지혜를 발휘하고 노력하는 일 또한 빠트릴 수 없는 일이다.

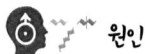 원인
부모가 건강해야 건강한 자녀를 출산한다.

아버지가 중풍으로 쓰러졌다면 자식 또한 유사한 질병으로 병마와 싸우게 된다. 엄마가 심장질환이 있으면 그 자식에게도 심장 기능이 약한 자녀를 출산할 수밖에 없다.

부모가 관절염으로 고생하는 모습을 그냥 스쳐가서도 안 된다. 자신도 그 나이가 되면 유사한 관절염 증세가 도래되기 때문이다. 가령 부모가 무릎이 아프면 아마도 자식에게는 발목 정도가 부실한 징후를 보이다가 급기야 무릎에서 고관절까지 이상 징후가 느껴지거나 몹시 신경 쓰이는 일이 벌어지게 된다. 그것은 부모의 유전인자 즉, 피를 물려받았기 때문에 핏속의 혈액의 구성 성분에 따른 신진대사 장애가 부모와 유사한 조직의 부위에 나타나기 때문이다.

이러한 부모로부터의 유전은 비단 건강에만 국한된 것이 아니라 생각이나 지혜까지 대물림 되는 것이다. 따라서 건강한 자녀를 갖기 위해서는 부모의 생각이나 피를 맑게 하는 노력을 아끼지 말아야 한다. 선친의 질병요소나 정서적 결함이나 갖가지 장애를 치료한 후 자녀를 갖도록 해야 한다는 것이다.

"콩 심은데 콩 나고 팥 심은데 팥 난다"라는 속담에서처럼 남자는 건실한 씨가 되도록 노력해야 되고 여자는 아랫배를 따스하게 하여 언젠가 뿌려질 씨앗이 잘 자랄 수 있는 따스한 환경을 만들어 놓아야 한다. 봄에 씨앗을 뿌려야 새싹이 잘 자라듯이 엄마는 아랫배를 평소 뜨겁게 하여 태아가 건강하게 발육할 수 있는 환경을 만들어 놓아야 한다.

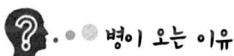
선친의 건강상 치명적인 문제를 해결하라.

아기를 잉태하기 전에 건강한 몸과 마음을 갖는 것은 매우 중요하다. 부모가 건강하면 자녀도 건강하고 부모의 사고나 학습은 곧 태아로 이어져 명석한 자녀를 가질 수 있다. 부모의 건강지수를 확인하는 방법은 먼저 손발이 따뜻한가, 질병이 있는가를 따져본다. 세균이나 바이러스에 의한 가벼운 질병도 예사로 넘겨서는 안 된다. 손발이 차가우면 이것 역시 유전될 수 있다. 즉 부모 중 편도나 임파선이 나쁘면 자녀도 나빠진 상태로 태어날 수 있기 때문이다.

(1) 선친의 호흡기관의 문제

선친이 폐암이나 폐결핵, 폐포 염증, 기흉, 치매, 비염, 천식 등으로 돌아가신 가계에서는 그 자식 또한 조금만 달려도 숨이 차고 계단을 오르내릴 때 할딱거리게 되어 있다.

이런 경우에는 허파나 편도, 코의 비강에 산소와 양분의 공급이 약해서 생긴 질병이다. 즉, 허파나 편도 등 호흡기관 세포들의 재생기능이 떨어져 세포분열이 제대로 되지 않아서 생긴 혈류장애인 것이다. 이런 사람의 경우에는 혈류 딸점 '나'열의 장애로 나타나는데 자녀를 갖기 전에 치료를 하는 것이 좋다.

(2) 선친의 순환기관의 문제

선친이 중풍이나 고지혈, 관절염, 임파선염, 비만, 수족마비, 소아마비, 백혈병 등의 순환기 관련 병으로 돌아가신 가계에서는 그 자식 또한 그러한 양상이 나타날 수 있다. 걸음걸이가 무겁거나 걸을 때 신발이 질질 끌리거나 소리가 유난히 크게 들린다.

따라서 이런 경우에는 피가 탁하여 체내 120일이 지난 수명을 다한 혈액이 모세혈관에 응축되어 나타나는 현상의 질병인 것이다. 즉, 피가 혼탁하거나 백혈구 농이 모세혈관에 고여 있는 경우이므로 피를 맑게 하는 치료를 받은 후 아이를 갖는다.

(3) 선친의 소화기관의 문제

선친이 위장병이나 위암, 대장암, 췌장암, 치질, 변비등의 소화기 관련 병으로 돌아가신 가계에서는 그 자식들에게 같은 증상이 나타난다. 물이나 음식이 바뀌어도 장애를 호소하든가 먹었다하면 체한다거나 항상 속이 편치 못하는 일이 자주 발생한다.

따라서 이런 경우에는 수십 년 동안 위장에 자리 잡고 있는 체기로 위장의 상부에 걸려 있는 음식을 내리거나 올려야 하고 음식의 섭생 습관을 고친 후 자녀를 갖는다.

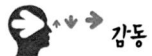 감동

2. 자녀의 성별은 기가 센 쪽으로 결정된다

　신의 구역이라 하여 아들인지 딸인지 모르다가 근자에 이르러서는 이제 성별을 손쉽게 알아내곤 한다. 아이를 갖은 후 여자아이가 남자로 바뀌기를 기대해서는 안 된다. 태아의 성별은 부모의 기운에 의해 성별이 결정되는 것이다. 부부 중 심오하게 감추어진 오장육부의 속 기운이 센 쪽의 성별로 태어나는데 속 기운이란 다른 사람은 볼 수 없는 부부만의 문제이며 그것은 부부간의 상대적인 기운의 결과에 의해 좌우되는 것이다.

　저 집 남자는 밖에서 큰소리를 치고 사니까 집에 있는 여자는 얼마나 피곤할 것인가라는 생각을 하는데 이것은 정반대이다. 이런 사람은 집에 가면 숨도 제대로 쉬지 못하는 경우가 대부분이다. 속 기운이란 아주 긴 기간 동안 끈기 있는 정서로 유지된 신념의 기운 같은 것으로 얼핏 보는 외형의 기운이 아닌 속에 도사린 끈끈한 기운을 말한다. 따라서 여자가 기가 센 집에서는 아들이 태어나지 않는다. 딸만 칠공주 팔공주 태어나게 되는 것이다. 반대로 남자가 기가 센 집에선 여아를 기대할 수 없다.

1) 남아를 출산하는 법

　3개월 정도의 길고 긴 여성의 몸가짐이 중요하다. 여자의 기운이 약화되어야 하고 남편의 기운이 기세등등하여만 건강한 남아를 가질 수 있기 때문이다. 따라서 아침저녁으로 남편을 황제 대접을 해 주는 것이 중요하다. 그리고 무엇보다 중요한 것은 마음이 움직여야 한다. 겉으로 하는 척 하는 행동은 아무 소용이 없는 것이 되고 만다.

　아침저녁 끼니때마다 정갈한 음식을 남편에게 바쳐야 하고, 퇴근 후 또는 저녁 무렵엔 발을 씻어 줄 정도의 깊은 정감이 있어야 한다. 서방님의 말에 토를 달아서도 아니 되고, 무조건 2~3개월 정도는 서방님의 생각대로 움직여야 한다. 잠자리에서도 남편의 요구에 따라야 하고 먼저 리드해서는 아니 된다. 수저를 먼저 들어서도 안 되고, 말투조차도 여성적이고 부드럽고 애교 넘치며 감칠맛을 더해야 한다.

이제 몸과 마음이 초연해지고 남편의 기세가 하늘을 찌를 즈음 아이를 가진다. 이때는 반드시 건강하고 튼튼한 남자 아이를 생산하게 된다.

2) 여아를 출산하는 법

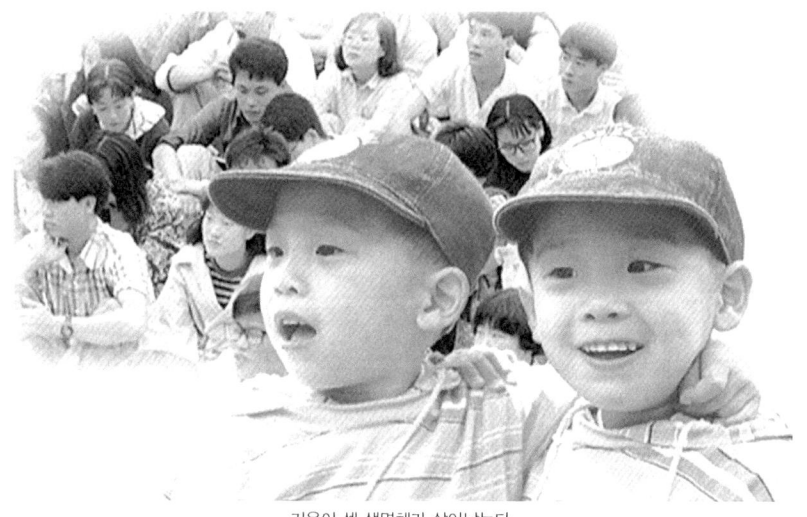

기운이 센 생명체가 살아남는다.

여아를 잉태하는 것은 전자의 반대가 되어야 한다. 삼 개월 정도의 길고 긴 남성의 몸가짐이 중요하다.

남자는 양의 기운이 약화되어야 한다. 유교적인 발상에서 벗어나 남자로서 제구실을 못할 정도로 기진맥진하게 만들어야 한다. 따라서 남편은 아침저녁으로 부인을 여왕처럼 받들어야한다. 그리고 무엇보다 중요한 것은 마음까지 감동되도록 움직여야 되지 몸으로 아니 겉으로 행하는 행동은 아무 소용이 없다.

여성의 음기를 강화하기 위해 아침저녁 끼니때마다 정갈한 음식을 함께 만들고, 굿은 설거지는 남편이 도맡아 해야 하고, 퇴근 후 또는 저녁 무렵엔 부인의 발을 씻어 주고 뽀뽀를 할 정도의 깊은 마음이 움직이며 정감을 함께해야 한다. 여왕의 말에 토를 달아서도 안 되며, 무조건 이삼 개월 정도는 여왕님의 분부대로 움직인다. 잠자리에서도 부인의 요구에 따라야 하고 먼저 리드해서는 안 된다. 여왕님이 수저를 먼저 들게 해야 하고, 말투조차도 과격한 언어를 버리고 부드러운 언행으로 바꾸어야 한다.

따라서 부인이 정말 여왕인 줄 착각할 정도로 여성의 기세가 하늘을 찌를 즈음이면 음기가 남편의 양기를 짓눌러 버린 상태가 된다. 음기가 강해진 정도를 느끼면 아이를 갖는다. 반드시 건강하고 어여쁜 공주님이 태어난다.

쾌락과 탐욕, 물질만능, 무지한 가치관, 서구의술의 도취 등으로 얼룩진 오늘날에는 이렇게 힘 있게 이야기하는 것조차 민망스러울 뿐이다. 그러나 자연은 자연을 아는 자에게 자연을 베푼다. 자연스레 살아가는 삶을 포기한 자에게는 자연스런 창조는 찾아오지 않는다.

우주의 삼라만상의 섭리에 순응하였던 초자연적인 경지에 이른 선인들의 지혜를 본받아 육아과학을 몸소 실천하는 자세를 가지면 좋겠다. 오늘날 우리에게 가장 부족한 것은 자연을 받아들이는 관념의 문제가 그것이다. 자연은 자연스레 나를 반기고 우리를 반겨주기에 자연스런 마음을 가지며 삶을 영위하는 슬기를 발휘하고 살아보자.

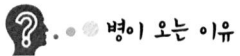 병이 오는 이유

3. 산모의 언행과 생활

이제 그동안 새 생명을 잉태하기 위한 좋은 종자씨도 준비하였고 밭을 일구고 거름을 더하여 씨를 뿌릴 시기만을 기다리고 있다가 따스한 봄날에 단비가 대지를 적시는 기분 좋은 때를 가려 씨를 뿌렸을 것이다.

"콩을 심었다면 이제 밭이 역할을 해야 하는 시기이다." 제아무리 좋은 씨앗을 뿌렸더라도 밭이 척박하면 제대로 된 결실을 거둘 수가 없는 것과 같은 이치이다. 따라서 밭은 냉해를 입지 않아야 하고 가뭄에는 물을 대야하고 너무 질면 배수로를 내야하고 너무 진한 거름을 주면 말라 죽으니 적절한 영양의 공급이 이루어지도록 해야 한다. 또한 태아는 엄마가 본 것을 그대로 느낀다. 좋은 것을 보면 좋아 하고 나쁜 것을 보면 두려워하거나 긴장을 한다. 좋은 소리를 들려주면 흥겨워하고 엄마가 아프면 태아도 아프게 됨을 명심해야 한다.

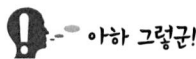 아하 그렇군!

세포 분열이 왕성한 시기에는 모든 것을 가려야 한다.

하나의 건강한 정자가 난자를 만나 이제 세포분열을 하게 되는 시기이다. 세포 분열이 정상적으로 이루어지기 위해서는 순도 높은 산소와 적정량의 양분이 공급되어야 정상적인 세포분열을 한다.

따라서 체내 산소량을 늘리기 위한 환경과 자세, 산소 많은 음식 섭생을 위한 방법을 실천하고 그에 따른 영양 공급이 이루어져야 한다. 이 때 영양의 섭취는 움직이는 동물의 섭취는 자제해야 한다. 왜냐하면 유전자 구조가 비슷하여 자칫 먹은 동물성 영양의 유전자가 태아에게 전달될 경우 동물의 유전자로 대치되는 변이가 생겨날 확률이 있을 수도 있기 때문이다.

유전자 구조로 볼 때 동물과 인간의 차이가 별로 없기 때문에 육류 음식은

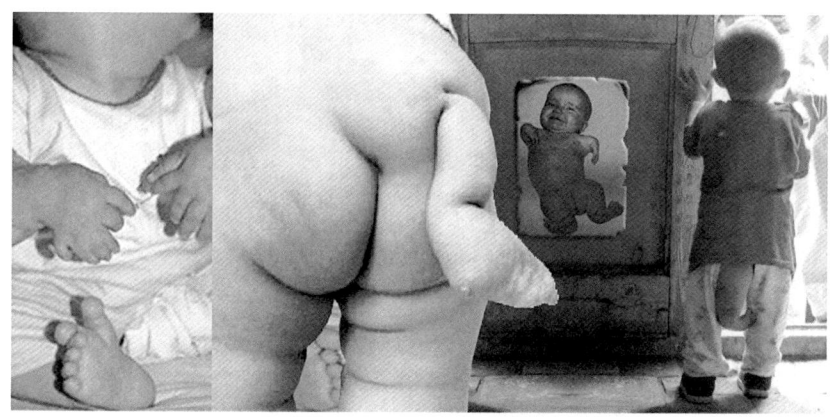

자연을 벗어난 생활환경은 태어난 자녀도 기형으로 만들 수 있다.

가급적 피해야 하는 시기이다.

원숭이 고기를 먹었다면 원숭이의 유전자가 태아로 전이될 확률이 있을 수도 있기 때문이다.

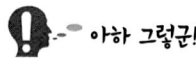 아하 그렇군!
세포 분열에 유익한 산소를 공급해 준다.

엄마가 허파에서 섭취한 산소와 소화기관에서 섭취된 양분을 혈장에 실어 태아에게 보내준 산소와 양분을 먹고 아이는 무럭무럭 자란다. 따라서 태아는 스스로 산소와 양분을 선별할 수 없다. 오직 엄마가 보내준 것을 섭취할 수밖에 없다. 이러한 자연스런 시스템이 잘못된 경우에는 태아 스스로 생존의 길을 모색하기 위해 엉뚱한 혈관의 통로를 만들기도 한다. 바로 이러한 불균형에서 기형아가 생기기도 하고 선천성 장애로 이어지는 경우가 있으므로 각별한 주의가 필요하다.

1) 공기 중의 유익한 산소를 섭취하는 방법은?

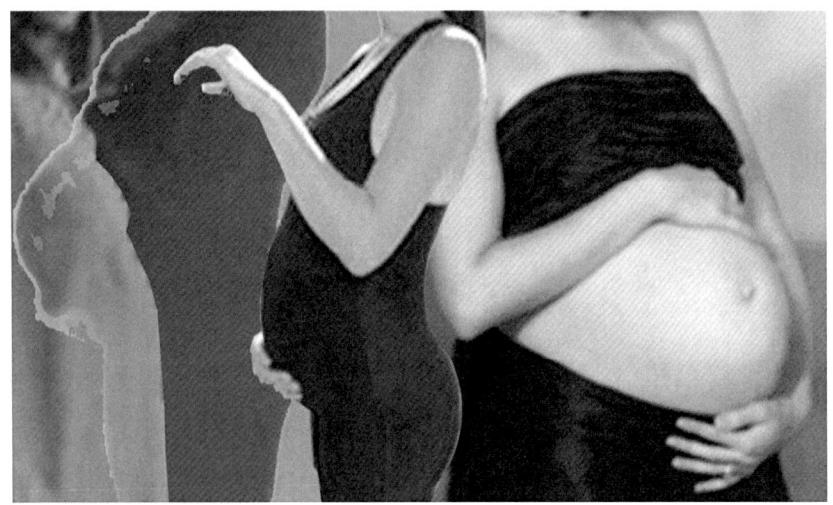

태아가 성장할수록 가슴이 뒤로 처진다.

　임산부 사진을 보라! 수만 년의 지구환경에서 완벽하게 진화해 온 임산부의 사진이다. 복부가 팽만해 질수록 상체의 가슴이 뒤로 젖혀지게 되는데 이것은 태아가 성장할수록 산소 공급을 늘여야 하는 인체의 섭리로 폐의 용적을 높이기 위해 산모의 가슴이 뒤로 젖혀지는 것이다.
　문제는 산모가 인간에서 진화되어 온 과정대로 폐활량이 조정되게 되어 있다고 하지만 현대인은 허파의 기능이 날이 갈수록 둔화 또는 퇴화되어 간다는 사실이다. 채취나 수렵생활에서 최대화된 허파의 기능이 이제는 생존을 위한 격한 투쟁적 운동이 배제되어 날이 갈수록 심폐기능이 저하되어 진다는 사실이다.
　더구나 최근에는 각종 유독한 가스나 실내오염, 물놀이 등으로 인한 허파경기 환자를 방치한 결과로 인하여 심폐기능이 저하된 사람의 수가 늘고 있다는 것이 문제의 심각성이 있다. 따라서 산모는 허파의 폐활량을 증대하고 맑은 공기를 들이쉬는 방법을 찾아야 한다.

2) 산소가 풍부한 녹색 공간생활은 건강한 태아 발육의 지름길!

산이나 논, 들과 같은 녹색 공간에 가면 상쾌함과 시원함을 느낄 수 있다. 그곳에는 산소가 풍부하여 사람의 신진대사를 원활하게 해 주기 때문이다. 그러나 우리는 엄청난 공해 속에서 후각마저 마비된 채 생활하고 있으므로 늘 각종 질병을 안고 살아가는 실정이다.

사람의 후각은 아무리 지독한 냄새라도 수초 안에 마비되어 취약한 공기의 오염에도 불구하고 잊고 살아가기 마련이다. 따라서 약간의 냄새를 느낄 정도이면 그러한 공간에서 탈출하여 맑고 신선한 공기가 풍성하고 흙 향기가 물씬 풍기는 수목이 우거진 공간을 찾아가는 것이 좋다.

녹색 공간의 풍부한 산소는 인체의 폐 기관에서 다량의 산소를 실어 신진대사를 촉진시켜 음식의 산화를 도와 기운 넘치는 에너지를 만들어 낸다. 그러한 에너지원은 태아의 혈액을 타고 신체 각 부위의 세포에 제대로 전달될 때 세포분열이 촉진되어 태아가 무럭무럭 건강하게 자랄 수 있다.

3) 숨 쉬는 방법을 개선하면 태아가 건강해진다.

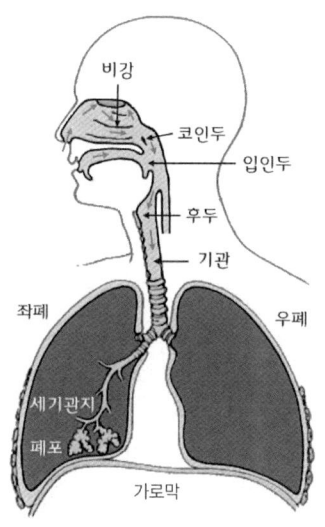

잠시라도 멈출 수 없고 생명이 붙어 있는 한 계속되어야 하는 숨쉬기는 건강을 찾아가는 가장 중요한 노력이어야 한다. 살면서 공부를 제일 많이 해야 하는 분야가 숨 쉬는 공부이다. 그 중 가장 좋은 호흡법이 바로 "비흡구배(鼻吸口排)호흡"이다.

우리가 걷거나 달리고 혹은 헬스를 한다는 등의 모든 움직임은 좀 더 많은 산소를 섭취

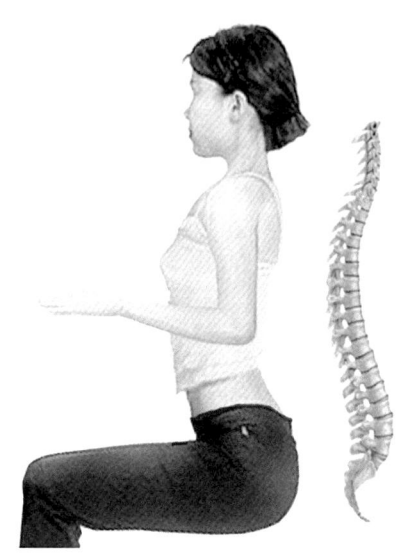

하기 위한 노력들이다. 즉, 폐활량을 증대하기 위한 갖가지 운동을 비싼 돈을 지불하고 있으면서도 정작 하루의 일과 중에는 어찌하던 폐활량을 줄 일려고 하는 그릇된 자세가 생활 속에서 나타난다.

가슴과 배를 내미는 자세만 생활화 하여도 체내 산소 유입량이 증가될 수 있다. 체육시간에 숨쉬기 운동을 생각해보라! 팔이 뒤로 가면서 배와 가슴을 내밀 때가 숨을 들이쉬는 자세이고, 팔이 앞으로 오고 배와 가슴을 움츠릴 때가 내쉬는 숨이다. 그런데 대부분의 사람들이 평소 자세는 숨을 내쉬는 자세로 생활하고 있다. 따라서 평소 내쉬는 숨 자세로 허파를 닫고 살아가기 때문에 10~15% 정도만 폐로 공기가 유입되고 허파의 나머지 폐포 부분에는 항상 잔기(殘氣)되어 이산화탄소와 노폐물로 채워진다는 사실이다.

그러므로 공기 중의 먼지나 바이러스가 유입되면 곧장 감기나 호흡기계 질병으로 이어진다. 따라서 가급적 심호흡을 통해 30% 숨을 들이쉬고 31% 이상 내뱉는 숨쉬기에 대한 현명한 자세를 가져야 건강한 생활을 할 수 있다.

숨쉬기는 생명체를 유지하는 근본이므로 장기간 지속화되는 건강한 호흡법을 익혀야 한다. 그러한 노력들은 공기 중의 산소를 최대한 흡입하면서도 신체에 부담을 주지 않는 방법으로 유지되어야 한다.

또한 공기의 신선도를 높이기 위해 코로 숨을 들이쉬고 입으로 내뱉는 '비흡구배 호흡' 방법은 장수의 비결이 되는 호흡이다. 그러나 이미 길들여진 호흡 방법을 개선하기란 여간 힘이 드는 것이 아니므로 평소의 생활 습관을 조금만이라도 개선하면 건강을 증진시킬 수 있다. 그것은 폐활량이 증가시키는 방법

배를 내밀고 가슴을 젖히는 자세는 폐활량을 증대시킨다.

으로 허파를 크게 하여 산소 섭취량을 확장시켜 주면 무너진 건강을 되찾을 수 있다.

방법은 앞쪽 그림의 자세처럼 배를 내밀며 생활하는 습관이다. 배를 내밀면 가슴은 확장되고 어깨를 뒤로 젖히면 폐활량이 극대화된다. 가슴의 가로막이 올라가고 그에 따라 위장과 소화기관의 공간이 확장되어 오장육부의 기능까지 개선된다.

폐활량이 극대화되면 몸속의 산소 공급이 원활하여 체내의 혈관 주위로 기운이 넘쳐나고 체내 잔재하는 노폐물을 신속히 처리하여 신진대사가 원활해진다. 또 혈류가 개선되어 대뇌 작용이 활발하여 정신이 맑아지는 등 건강하고 활기찬 생활을 할 수 있는 원동력이 된다.

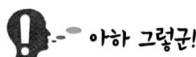 아하 그렇군!
세포 분열에 유익한 영양을 공급해 준다.

산소가 풍부한 식품을 섭취하면 태아가 총명해진다.

현대인들이 폐기능이 점점 제 기능을 잃어가고 있다. 각종 유해성 공기나 무분별한 항생제의 오남용으로 폐경기를 하여 정상적인 공기로 가득차야 할 폐포에 농과 같은 액상으로 막혀 있어 허파로 산소를 공급하는 기능이 현저하게 떨어져 있다. 그리하여 조금만 계단을 오르내려도 숨이 차거나 약간의 각종 유해 공기만 들이켜도 천식이나 비염 등 호흡기 질환자가 많다는 사실이다. 따라서 이러한 폐활량이 적은 현대인들에게는 무엇보다 중요한 것이 음식을 통해 산소를 공급해 주는 생활의 지혜를 살려야 한다.

허파로부터 부족해진 산소를 음식을 통해 소화기관에 보내줌으로써 세포분열을 촉진하여 건강한 생활을 할 수 있게 하는 것이다. 음식물은 인체를 움직이며 삶을 영위하는 에너지원이므로 어떤 종류의 음식을 어떻게 섭취하느냐에 따라 건강이 좌우될 수 있다. 식품은 가급적 소화기계통에 부담을 주지 않으면서 산소가 다량 함유된 채소나 야채를 섭취하는 것이 위장에 부담을 줄이고 에너지원을 손쉽게 만들 수 있다.

그러나 동물성 식품은 산소가 식물성에 비해 부족하고 지방질을 분해하는데 간이나 위장장애를 초래하거나 산화되는 시간이 길어져 소화기관에 부담을 주므로 건강의 저해 요인이 된다. 대부분의 식물성 식품은 동물성 식품에 비하여 산소와 수분이 풍부하고 섬유질이 많으므로 소화 기관을 개선하는데 유익한 건강식품에 해당된다.

한편 식품의 신선도도 중요하지만 어떻게 요리를 하느냐에 따라 인체에 유익할 수도 있고 악영향을 끼칠 수도 있다. 흔히 우리민족을 국물을 많이 섭취하는 "탕족"이라 한다. 이것은 유해한 동물성 식품을 끓는 물에 고아서 인체에 유익한 성분으로 전이하는 과정이라 할 수 있다.

선인들은 지혜를 빌리자면 식생활뿐만 아니라 생활 전반에 슬기로운 생활과학이 숨겨져 있는 것들은 차츰 예를 들어 보기로 하고 요리 방법에 따른 건강에 유익한 식품의 순서는 다음과 같다.

1) 날것 먹기 : 날 것이나 생식은 산소 함유량이 가장 높으며 영양소가 체내 바로 흡수된다.
2) 데쳐 먹기 : 생식의 맛을 일부 음미하면서도 위장의 부담을 줄여주고 영양소의 흡수율이 높다.
3) 익혀먹기 : 생식의 맛이 사라지긴 하나 먹기는 편하고 소화 작용을 돕는다.
4) 끓여 먹기 : 위장의 부담을 줄여 주면서 국물에 녹아난 유익한 영양을 섭취한다.
5) 고아 먹기 : 위장의 부담이 가장 적으면서 탕 속의 유용한 영양소를 듬뿍 흡수시킨다.

날것으로 먹을 수 있는 식품들은 건강을 찾는 가장 좋은 식품으로 식물성의 채소류나 과일, 어패류의 횟감, 동물성의 육회 등은 완벽한 건강식품이다. 그러나 산모는 주의해야 한다. 여기에 첨가될 좋은 식단은 발효식품을 첨가하면 금상첨화일 것이다. 또 물속에서 요리되는 음식은 보약이다. 물은 아무리 끓여도 100℃를 넘지 않으며 그에 따라 물속에 용존 산소가 풍부하기 녹아 있기 때문이다. 생것의 성분이 일부 파괴되거나 변이되어도 끓는 물속에서는 인체에 유익한 성분으로 잔류되어 있기 때문이다. 한약을 달일 때를 생각 해 보면 이해가 빠를 것이다. 보통 탕재는 두세 시간 달이는데 제대로 유익한 성분을 뽑아내기 위해서는 적어도 5시간 이상을 달여야 약효의 효험을 제대로 볼 수 있는 이치와 같다.

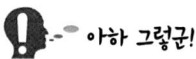
아하 그렇군!
태아가 경기를 하지 않도록 배려한다.

앞에서 경기의 종류와 증세를 살펴보았으므로 본 장에서는 산모에게 닥칠 수 있는 경기의 종류만 가볍게 이야기하기로 한다. 이러한 환경적인 충격은 태아에게 그대로 전이되므로 산모는 늘 좋은 생각으로 심신을 겸허하게 다스리는 자세는 총명하고 건강한 자녀를 출산하는 지름길이다.

1) 산모의 소화 장애는 태아에겐 성장장애와 소화경기를 하게 한다.

엄마가 소화 장애를 만들면 오장육부의 장애를 가져오게 되어 태반의 율동 장애로 이어지고 심하면 태아에게도 소화 경기를 하게 한다.

따라서 산모는 자신이 섭취 또는 소화할 수 있는 능력의 범위를 초과하여 과식해서는 안 되며 소식에 자주 먹는 습관을 길들여야 한다. 또 가급적 산소가 풍부한 음식을 섭취하려는 노력을 게을리 해서는 안 된다. 그리고 움직이

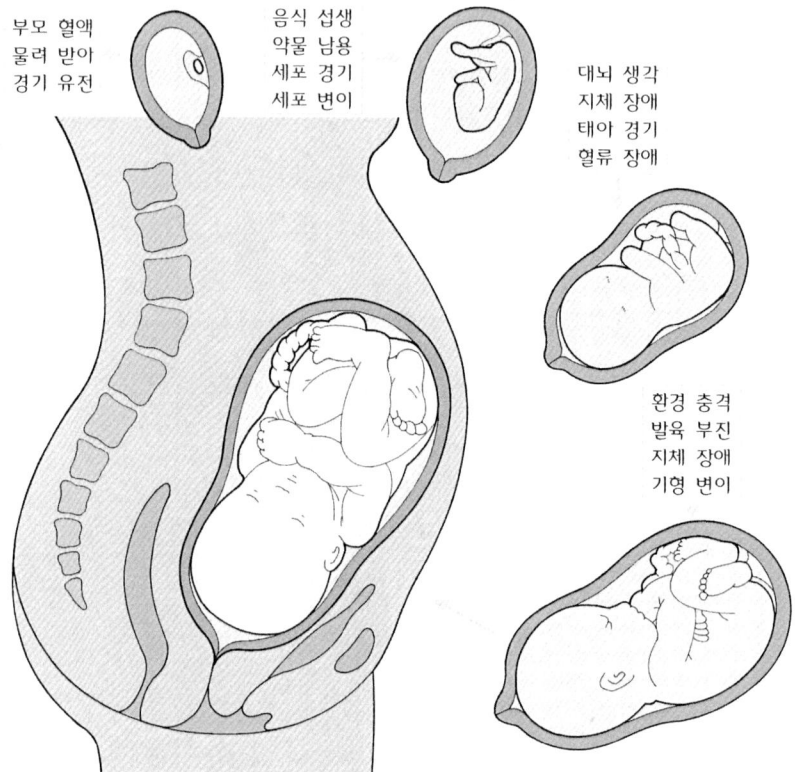

수정에서 출생까지 여러 가지 환경적인 충격으로 태아의 질병이 발생한다.

는 동물을 섭취하면 동물의 유전자가 자칫 전이되는 희귀한 경우도 생길 수 있으므로 가급적 삼가는 것이 좋다. 임신 중 속이 울렁거리고 메스꺼운 것은 대부분 위장장애에서 시작하여 두통까지 함께 오는 경우가 많다.

• 산모의 소화경기 유형

황급히 먹은 급체경기, 잘 씹지 않고 먹은 체기, 상한 음식 식중독 경기, 처음 먹어보는 체기, 너무 많이 먹은 포식경기, 기름진 음식으로 인한 위경련, 움직이는 동물 섭취에 따른 유전자 전이 등이다.

2) 산모의 생각이 태아에게 그대로 전달된 대뇌경기

산모가 혐오스러운 광경이나 지나친 영상물, 무서운 것을 본다든지 그러한 생각에 접어들면 정신이 쇠약해져 밤에 무서운 꿈을 꾸거나 가위에 눌렸다면 태아에게도 그대로 그러한 환경이 전해지게 되는 것이다. 그러므로 산모는 좋은 생각과 좋은 소리, 좋은 광경, 좋은 촉감, 좋은 미각에 젖어들수록 감성이 풍부한 자녀를 출산할 수 있다.

자칫 산모가 감당할 수 없는 졸도나 비보 등 대뇌의 사고와 관련된 환경적인 충격이 가해지면 대뇌경기를 하여 잦은 두통과 불면증에 시달릴 수 있으며 이것 역시 태아에게도 같은 증상을 초래 시키거나 그와 유사한 증세를 전이시킬 수도 있다.

- 산모의 대뇌경기의 유형

  무서운 꿈에 의한 꿈 경기, 가위에 눌린 가위경기, 수맥에 의한 수맥경기, 너무 많은 두뇌 사용에 의한 학습경기 등이다.

3) 산모의 소리 충격이나 나쁜 소리가 청각장애나 청각경기를 만든다.

비어나 속어 또는 음담패설 등 건강치 못한 소리를 들으면 태아에게 그대로 학습되어진다. 태아의 잠재의식 속에 깊숙하게 자리 잡아 성장기에 그러한 표현이 자연스레 터져 나오므로 산모의 언행은 태아에게 골 깊은 상처가 될 수 있으므로 삼가야한다.

- 산모의 청각경기의 유형

  전쟁 등의 포성경기, 고함에 의한 고함경기, 갑작스런 놀램 소리에 의한 소리경기, 기계나 소음으로 인한 소음경기 또는 비어나 속어는 반복학습에 의한 태아의 잠재의식으로 인식되어 청소년기에 나타나는 등이다.

4) 산모가 보고 느낀 것을 태아도 똑같이 느끼고 이것이 경기로 이어진다.

경이로운 색을 본다든지, 난생처음 접하는 동물을 보거나 죽거나 다친 흉물스런 모습을 접하면 태아도 같은 감성을 가지거나 시각경기를 한다. 이런 경우에는 흔히 눈앞이 캄캄해지고 어지러운 증세가 나타나거나 손발이 싸늘해지기도 한다. 따라서 산모는 좋은 것만을 가려서 보고 그리고 본 것에 대한 좋은 생각을 가져야 한다. 아름다운 전원의 광경 속에 도취되어 풍성한 감동의 시간을 연출할수록 태아는 흥겹게 성장한다.

- 산모의 시각경기의 유형

  무서운 물체를 본 두려움경기, 시체나 흉물 또는 징그러운 장면을 본 흉물경기, 새로운 색상에 의한 색경기, 귀신을 본 귀신경기, 집에 불이 나서 생긴 화재경기 등이다.

5) 산모의 체온(열)경기도 태아에게 전이된다.

산모는 심각한 상태가 아니라면 좀처럼 감기, 몸살, 편도선염, 후두염 등과 같이 체온이 상승하는 질병이 발생되지 않는 특유의 진화적인 시스템이 있지만 산모가 부득이한 환경에 노출되는 경우가 발생하면 열 경기를 할 수도 있다. 자신이 경험한 체온이 39℃ 정도였는데 갑자기 40℃ 정도의 높은 체온이 오르면 순식간에 백혈구 양이 증가되어 혈류가 막혀 손발이 싸늘해지거나 경기 또는 정신을 잃기도 한다.

갑자기 날씨가 추워질 때 몸이 경직되어 오한과 몸살을 함께 하는 경우도 있는데 낮은 온도로 인한 근육의 수축으로 인해 혈류가 막혀 손발이 싸늘해지는데 방치하면 더 큰 감기와 몸살로 이어질 수 있다. 이것도 태아에게 그대로 같은 경기로 전이될 수 있다. 따라서 산모는 면역기능을 높이는 식생활 습관을 유지하거나 피를 맑게 하고 담백한 음식 섭생을 실천 한다.

- **산모가 면역기능이 약화되어 생겨나는 체온경기의 유형**
  감기로 인한 감기경기, 편도선염에 의한 편도경기, 후두염에 의한 후두경기, 폐렴으로 인한 폐렴경기, 몸살로 인한 몸살경기, 추워서 생기는 오한경기 등이다.

6) 산모의 교통사고나 충돌이 태아의 장애나 충돌경기로 나타난다.

산모가 구타, 추락, 뇌진탕, 교통사고 등과 같은 물리적 충격을 당했을 때는 손을 빨리 쓸수록 좋다. 이는 갑작스런 엄청난 무게를 가진 물체와의 충돌과 같은 교통사로 외부 충격이 몸에 닿았을 때 생기기 쉽다. 의식을 잃을 경우도 있으며 손과 발이 싸늘해져 있을 때는 하루 빨리 혈류를 개선하는 것이 의식을 찾는 지름길이다. 사람이 의식을 잃으면 무조건 경기를 하므로 의식을 찾는 첫 번째 응급조치가 손과 발로 혈류를 개선해 주는 조치를 하여야 한다. 이러한 충격경기는 태아에겐 엄청난 태아경기로 이어질 수 있으므로 빠른 시간 내에 경기치료를 받는 게 좋다.

- 충돌경기의 유형

  교통사고로 인한 교통사고경기, 추락으로 인한 추락경기, 넘어짐에 의한 뇌진탕 경기, 구타나 충돌에 의한 타박경기 등이 있다.

7) 산모의 오염된 공기 흡입으로 미숙아 또는 태아가 호흡경기를 한다.

연탄가스, 유독가스, 물놀이, 산소결핍, 등과 같은 이상 공기를 접하거나 폐에 물이 들어간 경우, 결핵과 같은 호흡기의 충격을 받은 산모는 저산소증으로 인하여 산모 자신은 물론 태아까지 미숙아를 만드는 경우가 있다.

허파의 폐포에 누런 코와 같은 농액이 가득 차 있어도 건강치 못한 사람은 그냥 그렇게 살아간다. 계단을 오르내려도 숨이 차고 가슴이 답답한 경우에는 이미 허파의 기능장애가 있는 경우이다. 몸이 건강해지면 이런 누런 코나 가래를 두 주전자정도를 보름이상 내 뱉는 경우를 자주 보았다. 가래나 누런 콧물이 폐포나 기관지, 비강에 잔여 해 있으면 호흡기 장애가 오기 때문에 기침을 통해서 밖으로 배출하게 되는 것이다.

따라서 기침은 이러한 몸속의 해로운 노폐물을 몸 밖으로 빼내는 자기치유 기능인 것이다. 천식 또한 기관지에서 문제된 수천의 바이러스나 진균류를 체내에서 백혈구가 죽이지 못하여 기침을 통해서 자꾸만 체외로 모아 보내는 인체의 자기 치료 시스템의 기능이다.

- 호흡경기의 유형

  유독가스나 휘발성 가스로 인한 가스경기, 물놀이로 인하여 폐에 물이 들어가서 생긴 물놀이경기, 저산소에서 장시간 버틴 저산소경기, 감기 및 오염된 공기로 인한 오염경기, 바이러스 흡입에 대한 바이러스 경기 등으로 나타난다.

8) 산모가 심한 놀이나 과로를 하면 놀이경기를 한다.

　산모가 평소의 생활 리듬을 벗어나 무리한 일이나 시각, 청각, 특정 부위의 몸놀림 등이 지나쳤을 때 어깨가 무겁거나 몸살을 하게 된다. 심할 경우에는 과로사로 이어지게 되는데 손발이나 팔, 허벅지까지 차가워질 때 혈류를 개선치 않으면 혈액이 뇌에만 전달되어 머리에 높은 열을 내어 뇌손상 또는 중풍, 심한 경우에는 과로사로 이어질 수 있다.

　청룡열차 등의 속도 놀이, 바이킹 또는 번지 점프와 같은 고공 놀이, 회전 놀이 등과 같이 자신이 견뎌낼 수 있는 범위를 벗어난 놀이 환경에서 오는 충격도 포함된다. 또 달리기, 던지기, 매달리기 등 운동에서 오는 충격이 있다. 산모는 평소 생활리듬의 범주 내에서 좋은 생각과 여유 있는 마음가짐을 가질수록 태아에게 유용한 정서를 가꾸어 줄 수 있는 것이다.

> • 과로나 놀이 경기의 유형
> 　하루생활의 한계를 초월하여 움직인 생활경기, 수면을 부족에 의한 수면경기, 컴퓨터나 오락 등 게임에 깊이 빠져 혼미해지는 게임경기, 빠른 속도에 의한 속도경기, 고공 공포에 의한 고공경기, 밤을 새서 너무 많이 놀면서 생긴 놀이경기, 빨리 돌아가서 생긴 회전경기 등이 나타날 수 있다.

9) 신경경기나 혼절경기, 혈액경기

　평소의 생각의 범주를 벗어난 무리한 생각과 발상에 의해 생기는 경기를 말한다. 머리가 무겁거나 뒷골이 당기거나 어깨가 무거운 증상으로 나타난다.

　전신마취를 한다든지 다양한 충격에 의하여 정신을 잃은 경우를 말한다. 사람이 의식을 잃게 되면 정상적 활동을 위해 엄청난 백혈구가 양산되어 사지가 차갑거나 의식이 혼미해지거나 의식이 돌아온 후 일주일 사이에 심한 두통이 따르기도 한다. 또 예방주사나 너무 찬 곳 또는 뜨거운 곳이 문제가 되는 것을 말한다. 손발이 차가운 산모가 예방주사를 주입하면 산소부족으로 경기를 하거나 심한 경우 원인불명으로 목숨을 잃는 경우도 있다. 너무 찬 곳에 오래 있으면 동사하거나 혈관의 혈류가 막혀 생기는 것들로 입이 돌아가거나 사지가 뒤틀리기도 한다. 한편 뜨거운 곳이나 화상의 경우에도 혈관에 의한 경기를 하기도 한다.

- **신경경기나 혼절경기, 혈액경기의 유형**

  골몰한 생각이 지나쳐 생기는 고민경기, 애절한 사랑에 의한 상사경기, 무리한 두뇌사용에 의한 학습경기, 항상 1등을 위해 몸부림치다 생긴 우열경기, 전신마취와 같은 마취혼절경기, 기절에 의한 기절경기, 예방주사를 맞은 후 생기는 주사제경기, 차가운 온도에 의한 뒤틀림경기, 뜨거운 열에 의한 화상경기 등이다.

위에서 열거한 것들은 일반적인 환경적 충격의 범위이고 이 외에도 산모의 경기가 태아에게 그대로 전달되어 태아경기를 할 수 있으므로 산모의 각별한 주의가 요구된다.

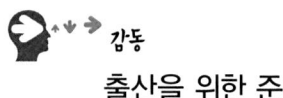 감동
출산을 위한 준비

마음을 다스리는 것이 중요하다. 마음은 내 안의 100조 개의 세포를 깨우는 기운이기 때문이다. 부모가 책을 읽는 것과 같은 대뇌의 활동을 강화하면 자녀에게 유전되므로 가벼운 독서로 안정된 정서를 순화하는 것도 빠트려서는 안 될 일이다. 산모가 책 읽기에 빠져 있으면 자녀는 태어나 책을 늘 안고 생활하게 된다. 따라서 사치와 탐욕을 버리고 긍정적이고 적극적인 활동을 하는 것도 잊지 말아야 한다.

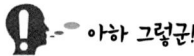 아하 그렇군!
움직인 만큼 출산은 순조로워진다.

옛날에는 밭을 매다가 아이를 낳는 일은 허다한 일이었다. 그러나 현대의 여성들은 신체의 움직임이 적어 근육의 연성을 잃거나 과다한 영양 섭취 또는 무분별한 다이어트 등으로 체내지방이 증가되어 골격근이나 체내근육들이 제 구실을 못하여 산고의 아픔이 가중되거나 제왕절개 수술로 해결하려는 양상을 보이고 있다.

현대 문명이 추구하는 궁극적인 것들은 대부분 여성들의 편의와 편리성에 집중되어 제품을 개발하거나 상품화하다보니 갈수록 여성들의 신체구조는 종족보존의 신체지수에 미달되는 체형으로 바뀌어 가고 있다. 그 옛날 세탁기가 없던 시절에는 빨래를 빠는 일로도 충분한 운동의 효과를 보았으나 세탁기가 생산된 숫자만큼이나 산부인과 병원이 많이 생긴 비례 현상을 보이고 있는 것이다.

손을 많이 사용하면 신진대사가 원활해진다. 더구나 빨래를 빠는 것과 같은 일은 옷감이나 물이 손의 구석구석을 지압하게 되므로 전신의 운동효과를 가져온다. 그러나 과거와는 생활패턴이 현저하게 달라져 있으므로 언제까지 빨래판을 주무를 수는 없는 노릇이다.

산모의 운동은 무리해서는 안 된다. 운동을 하는 목적은 206개의 골격과 650여개의 체내근육을 연성 있게 만들어 혈류를 개선하고 그에 따른 신진대사를 원활하게 하기 위한 것이다. 따라서 맨손체조나 산책 등 가벼운 운동을 하여 근육의 연성만 유지해 주면 되는 것이다. 그렇다고 운동을 한답시고 팔을 높이 드는 무리한 일은 삼가야 한다. 왜냐하면 팔을 높이 드는 자세에서는 내장근육이 당겨져 갑작스런 근육의 경련이 태아에게 영향을 끼칠 수 있기 때문이다. 그러나 아기를 갖기 전부터 취해진 자세였다면 문제는 생기지 않는다. 아무튼 평소 규칙적인 생활리듬을 가지면서 가볍게 움직이는 활동들은 출산 시 산고를 줄일 수 있다.

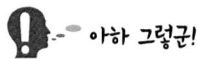 아하 그렇군!
자연 분만은 엄마와 아기를 건강하게 만든다.

흔히 주위에서 첫 애를 낳고서 몸이 건강해 졌다는 등 출산 후 건강을 되찾은 이야기를 종종 들을 수 있다. 이런 사람들은 대부분 아이를 갖기 전에 손발이 차가워져 있었거나 소화 장애 등 신진대사가 원활하지 못한 가운데 아이를 갖은 여성들이 대부분이다. 그런데 아이를 출산할 때 손을 위로 뻗쳐 들고 오장육부에 힘을 주면서 많은 모세혈관의 혈류를 개선한 것이 신진대사를 원활하게 만든 것이다.

또한 처녀시절 환경적인 충격으로 체내에 축척되어 있던 갖가지 죽은 농백혈이나 혈액 중의 어적혈과 같은 농들이 출산 시 하혈할 때 몸 밖으로 배출되어 피가 맑아져 건강이 개선된 것이다. 즉, 출산 시 하혈하면서 수십 년 잠복된 나쁜 갖가지 노폐물이 배출되고 배출된 농백혈이나 어적혈 또는 노폐물이 배출된 양만큼 새롭고 건강한 적혈구가 생성되었던 것이다. 따라서 몸 전체에 산소와 양분의 공급이 원활해지고 신진대사가 개선되어 건강을 되찾게 되는 것이다.

즉, 산모는 출산 전에 몸 안에 있던 죽은 농백혈이나 어적혈이 출산 시 몸 밖으로 배출됨에 따라 몸 조리 기간 동안 건강한 적혈구가 증가되어 그간 막혀 있던 혈류가 출산 때 뚫리게 되었던 것이다. 나쁜 물질이 빠져나간 만큼 증가된 적혈구가 산소나 노폐물 처리를 원활하게 함으로서 건강을 되찾게 되는 것이다. 따라서 여성들이 건강을 찾으려면 자연분만을 해야 하는 것이 좋고, 자연분만을 하려면 평소 운동을 생활화해야 한다.

한편 서양의 산모들은 출산 후 찬물에 샤워를 하거나 출산의 더위를 식히기 위해 시원한 아이스크림을 먹기도 한다. 그러나 우리나라 사람은 그렇게 했다간 치아가 빠지고 몸 가누기가 힘겨워 한국인은 행할 수가 없다. 이것은 동양과 서양은 환경 자체가 음과 양의 관계이기 때문이다.

따라서 우리네 산모들은 몸을 따스하게 하여 삼칠일 동안 신생아와 함께 몸조리를 한다. 또 미역이나 들깨 같은 음식으로 피를 맑게 하거나 단백질 음식을 섭취하여 몸을 따듯하게 한다. 따스하게 몸을 데워 골수에서 새로운 피를 생산하는 능력을 길러주는 환경을 마련하는 것이다. 이러한 생활은 우리네 선조들이 자연의 섭리에 최적으로 적응하며 자연의 이치에 따른 생활과학을 완벽하게 활용한 사례와 지혜이다.

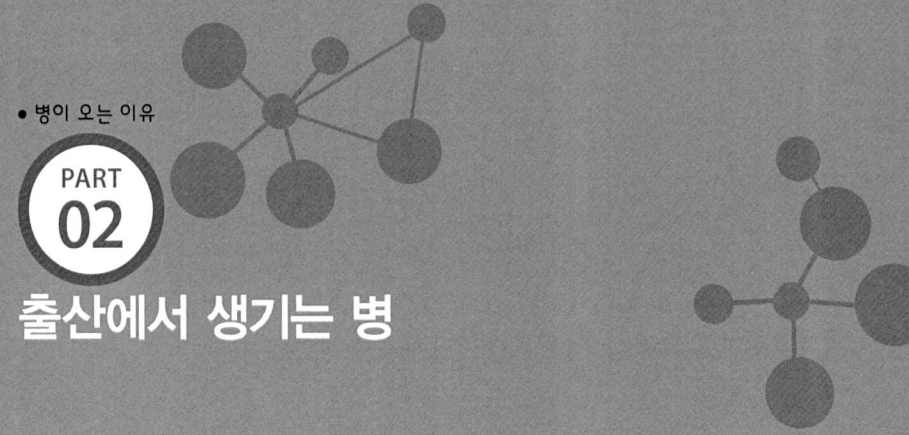

• 병이 오는 이유

PART 02

출산에서 생기는 병

이제 꿈틀거리며 발길질하던 태아의 아름다운 요동도 산모의 힘겨운 여정을 뒤로하고 세상 빛을 보기위한 준비를 한다. 그간 수많은 세포분열을 통해 엄마와 아빠를 빼닮은 모습을 하고서는 이제까지의 그 어떤 고통보다도 더 힘겹고 어려운 산고의 아픔이 도래되는 시기이다. 아픔만큼 성숙해지는 우주의 신비에 젖어야만 할 시간! 생각에 생각의 꼬리를 무는 시간만 남았다. 암울하고 좁은 공간에서 더 넓은 세상의 환희를 맛보기란 결코 쉬운 일이 아니며 생명의 경이로운 탄생에는 그만큼의 고통이 따르는 것 같다. 다된 밥에 재를 뿌리는 행동을 하지 않기 위해서는 산고의 고통을 줄이는 방법과 그에 따른 아기가 새 세상에 나오면서 겪어야 하는 엄청난 충격에서 오는 변화를 가볍고 점진적으로 적응하게 하는 출산의 방법과 육아의 지혜가 어느 때보다 절실한 때이다.

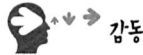 감동
순조로운 출산을 위한 산모의 역할

난자 하나에 건강한 정자가 몰입되어 기하급수적인 세포분열을 통해 달덩이 마냥 듬직한 모습으로 성장하였다. 산모의 배는 남산만 하게 부풀어 올라 있으

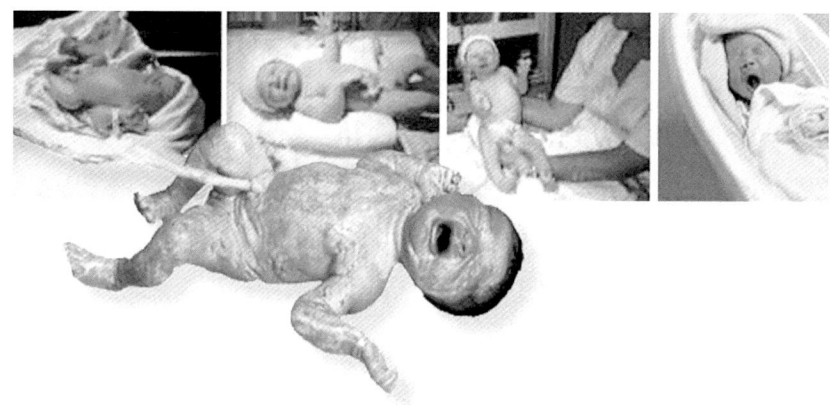

며 태아는 생명의 노래를 부르느라 발길질에서부터 꾸럭꾸럭 소리를 내기도하고 나올 채비를 위해 스스로 위치를 수정하는 등 경이로운 때를 맞는다.

순조로운 출산을 위한 산모의 중요한 역할은 아기를 낳겠다는 생각보다 태아와 한마음이 되는 것이 중요하다. 발길질하면 맞장구 쳐 주고, 응석을 부리면 화답해주기도 해야 한다. 달덩이가 무거워 두 손으로 반듯하게 받칠 때에도 살포시 마음을 실어야한다. 그리고 순산을 위한 갖가지 근육의 연성을 키워가며 신생아를 위한 먹을 것이며 입을 옷, 잠자리까지 세심한 노력과 마음이 태아와 함께 소통하는 아름다운 생각이 중요한 때이다.

 감동
출산 준비를 위한 산모의 생활습관

태아는 그 동안 산모를 통해 오감을 느껴왔다. 바닷물과 유사한 양수 속에서 지극히 보해미한 낮과 밤을 인식하게 되고 소리 또한 은은하게 감지하는 능력이 길러져 있다. 하지만 물속의 생활에서 이제 공기 속으로 나오면서 환경적인 큰 변화에 직면하게 되고 양수 속에서 생활과는 엄청난 차이가 생기므로 이러한 차이에서 태아가 편안한 정서로 적응할 수 있는 사려 깊은 배려가 필요하다.

또한 산모는 출산의 고통에서 스스로 벗어나고 태아에게 출생의 고통을 덜기 위해서는 순조로운 출산을 위한 산모의 역할이 함께 따라야 한다. 산모가 고통을 받는 이상의 고통을 태아도 받게 된다. 산모가 순조로운 출산을 하게 되면 태아 또한 건강한 탄생의 밑거름이 되는 것이다.

태아에게 고통을 주지 않는 순조로운 출산을 위해

1. 산소가 많은 음식으로 꼭꼭 씹고 소식한다.

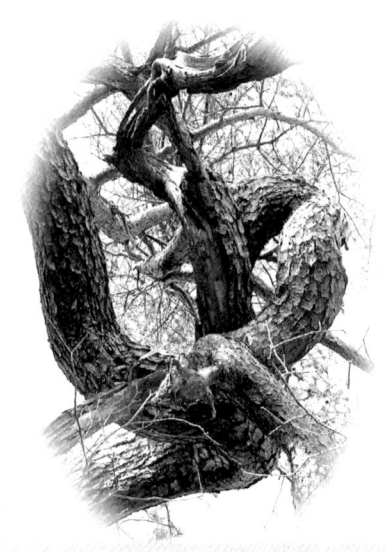

소나무처럼 태아도 태어나면서 탄생의 기쁨보다는 여러 가지 환경적인 충격을 받는다.

천천히 꼭꼭 씹으면 침샘을 자극하여 산모의 효소 작용을 도와 오장육부의 신진대사가 잘된다. 또 갑상선에서 티록신 분비를 촉진하여 세포 기능을 활성화시켜 준다. 소식은 태아에게 팽만한 위장의 압력에 의한 짓눌림이 낮아져 태반에서 순조로운 운동을 가능하게 하고 산모의 위장 움직임이 원활하여 태아에게 질 높은 산소와 영양을 공급해 줄 수 있다.

2. 가슴을 뒤로 젖히면서 심호흡을 한다.

팔을 등 뒤로하고 가슴을 펴주면 가로막이 올라가 태반의 여유 공간이 넓어짐과 동시에 허파의 폐활량이 증가되고 그에 따른 체내 산소의 유입량이 증가되기 때문에 산모와 태아의 체내 활성산소가 줄어들고 세포 분열능력이 향상된다.

3. 좋은 생각과 아름다운 감동의 시간을 늘여준다.

좋은 생각은 혈류흐름을 좋게 만들어 신진대사를 원활하게 하여 심신이 평온한 상태를 유지시켜 주는 가장 좋은 방법이다. 그리고 감동은 다 이돌핀이 양산되어 아늑한 정서가 지속되어 생기발랄한 생활을 지속시키게 된다.

4. 근육의 연성을 최대한 키워야 한다.

우리 몸에 있는 650여 개의 근육이 단단하게 뭉쳐지면 그러한 부위는 혈액순환 장애가 생겨난다. 평소 쓰지 않는 근육은 경직되어 출산 시 근육이 늘어나지 않게 되어 힘겨움이 계속된다. 따라서 평소 잘 사용하지 않았던 근육을 늘여주거나 앉고서기 건강법을 생활화하여 자신의 근육을 쭉쭉 잘 늘어나게 해주는 것이 순조로운 출산의 지름길이다.

5. 햇볕과 친숙하고 양말 한 켤레라도 손으로 직접 빤 후 잠을 청해보자.

양말 한 켤레를 빨게 되면 열 손가락이 제각각 완벽하게 움직여야 한다. 그러한 동작 속에 임산부는 몸 전체를 운동하는 것과 같은 효과를 내기 때문이다. 이때 물이 따뜻할수록 그 효과는 배가 된다.

수억만 년의 지구환경에서 완벽하게 진화해 온 인간의 모습에서 이제는 날이 갈수록 퇴화되는 근육이 많아지고 있다. 따라서 산모는 뱃속의 태아가 성장을 거듭할수록 상체와 가슴을 뒤로 젖혀 산소 공급을 늘이고 손놀림을 자주하여 뇌와 교감하는 다양한 움직임을 계속할수록 출산이 순조로워진다.

그리고 햇볕은 골밀도가 높게 만들고 혈류를 개선하며 면역기능을 강화시켜준다. 또 췌장의 기능이 향상되어 소장에서 양분 흡수율을 높게 만들어서 태아에게 영양 공급을 원활하게 만들어 주는 등 좋은 점이 많으므로 하루 30분 정도는 반드시 햇볕과 친해지도록 노력해야 한다.

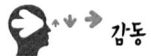 감동
태아의 환경충격을 줄이는 출산방법

태아의 자궁 속 환경과 출산 후 환경의 차이를 줄여 주어야 한다. 태아가 태어나면서 출산병을 갖게 되는 원인이 있다. 그에 따른 대처 방법을 함께 고민해 보아야 한다. 자궁 속의 환경은 깊은 산속 자연환경의 밤과 같다. 숲속의 흐르는 물소리는 엄마의 소화기관 소리와 흡사하고 낙수소리는 심장소리, 산새 소리는 음악소리, 맹수 소리는 화를 내는 아빠소리와 흡사하다. 어두운 수중생활 속에서 수개월을 성장한 태아는 출산 후 환경의 변화에 익숙해져 있지 않으므로 점진적인 변화를 주면서 자연 또는 인위적인 환경에 적응력을 갖도록 모두가 도와야 한다.

세상의 빛을 처음 보는 태아에겐 모든 것이 낯설고 두려운 것들이 주위에 산재해 있다. 어른도 설익은 낯선 곳에 가면 기분이 묘해지는데 하물며 바다 속처럼 평온한 양수 속에 있다가 공기라는 새로운 환경을 접하는 것은 그 자체가 엄청난 충격이다. 난생 처음 경험하는 두뇌의 압박, 공기, 빛, 소리, 물과 음식 등을 갑작스레 접하게 하는 것은 부모나 사회의 몰지각한 행동이다. 이러한 환경을 순조롭고 완벽하게 접하며 출산하는 방법과 육아법은 우리네 할머니가 최첨단 자연과학을 실천하며 생활화했다.

 갈수록 태산
1. 출산 시 두뇌의 압박에서 오는 경기를 예방하자

산모의 근육 연성이 뛰어나 있으면 좁은 공간을 박차고 나오는데 태아가 힘겨워하지 않는다. 그러나 산모가 건강약화로 골반과 그에 따른 근육이 경직되어 있으면 태아에게도 똑같은 아픔으로 전이된다.

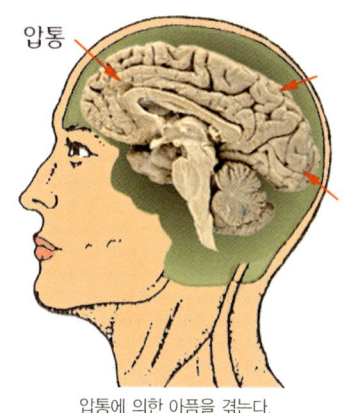

압통

압통에 의한 아픔을 겪는다.

제 아무리 부드러운 연골로 이루어진 태아의 대뇌이지만 좁은 통로를 박차고 나오는데 따른 태아의 뇌 충격과 압박은 그 자체가 태어나면서 갖는 엄청난 충격 1호인 셈이다.

뇌가 강한 압력을 받으면 외형상 변형은 고사하고라도 태아의 연골이 유연하게 변형되면서 생긴 대뇌 혈액이 대동맥을 따라 심장과 오장육부에 압력이 높아지게 된다.

따라서 유연하게 빠져나온 태아에 비해 산고의 고통을 많이 겪은 아이는 대뇌경기로 인하여 출산 후 길고 긴 잠을 청하며 새로운 환경을 적응하는 삼칠일 이전에 보채거나 찡찡대고 우는 장면이 자주 발생하게 된다.

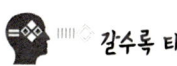
갈수록 태산

2. 출산 시 공기에서 오는 경기를 예방하자

태어나 첫 공기를 경험한다. 그간 양수 속에서 헤엄치듯 잘 놀면서 엄마로부터 아무 부담 없이 산소와 양분을 먹다가 이제 스스로 산소를 섭취해야 하는 엄청난 체험을 하게 된다.

이러한 난생 처음 접하는 숨 트임에 대한 충격이 첫울음으로 나타난다. 태어나 새 세상을 맞보면 빙그레 웃으면서 태어날 일이지 왜 응애응애 울며 태어난다는 말인가? 이것은 바로 처음 접하는 공기에서 오는 출산 후 두 번째로 맞는 충격 2호인 셈이다.

이것은 누구나 갖는 경험이지만 가급적 스스로 우는 것이 가장 좋다. 태어나 울지 못하는 태아는 허파 기능의 문제를 이미 갖고 태어날 수도 있음을 부

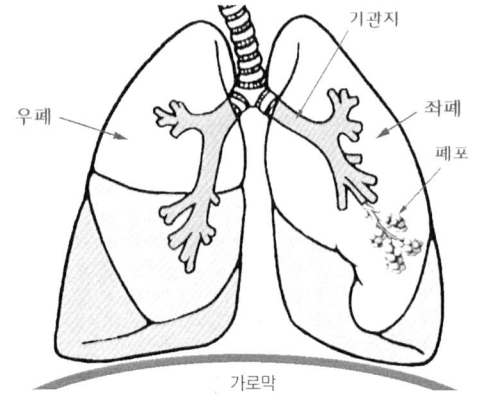

모는 감지해야 한다.

　공기에서 오는 경기는 출산 후 공기 환경이 중요하다. 공기 중에는 수억의 세균과 바이러스 진균류가 득실대고 있다. 한술 더 나아가면 유전가 구조가 다른 사람들의 죽은 세포와 각질들이 공기 중에 떠다니고 있으며, 여기에 유전자 구조가 완전히 다른 강아지와 같은 짐승 그리고 조류 등 갖가지 몹쓸 유해성분들이 태아의 호흡기로 잠입하게 된다.

　우리네 조상들은 유전자가 다른 외부사람들을 집안채로 들이지 않았다. 별채인 사랑채에 외부손님을 받아들이며 자연과학을 몸소 생활화 하였다. 이것은 유전자 구조가 다른 사람들이 흘려놓은 죽은 세포나 피부 각질 등으로부터 전염을 차단하는 지혜이다. 이러한 생활과학은 태아에게는 더욱 철저하였다. 아무 면역기능도 제대로 갖추지 못한 태아를 위해 삼칠일 안에는 엄마외의 사람들의 접근을 차단하는 지혜이다. 여기서 "삼칠일" 이란 수치의 개념에서 내가 유추해보기로는 이것은 태아가 새 세상에서 태어나 새로운 환경에 적응하면서 자신의 신체 반 즉, 세포의 절반이 새롭게 분열되거나 바뀌는 최소한의 기간이었던 것이다. 이 얼마나 위대한 자연과학을 기저로 한 육아법인가 새삼 우리네 조상들의 삶 속에 녹아든 생활과학에 경이로운 찬사를 보낸다.

　그런데 근자에는 무방비 상태인 태아에게 자랑 삼아 유전인자가 다른 친구 또는 간호사, 조리원 등 수많은 서로 다른 유전자를 접하게 하고 심지어는 인간의 유전자와 전혀 다른 동물들까지 신생아 주위를 맴돌게 하는 등 어처구니 없는 일들이 벌어지고 있는 실정이다.

　이렇게 될 경우에 태아의 호흡기로 잠입된 먼지와 바이러스, 자신과 다른 유전자 각질 등을 물리치기 위해 호흡기에 수많은 백혈구가 양산되어 급기야 감기나 편도선염, 폐염 등을 유발하여 열이 치솟고 사지가 뒤틀리는 경기 현상이 유발되기도 한다.

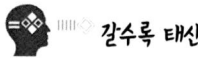 갈수록 태산
3. 빛으로부터 오는 경기를 예방하자

　우리네 선조들은 딸이나 며느리가 아이를 출산할 즈음에는 반드시 집안의 봉창에는 담요를 덮고 미닫이문에는 이불을 덮어 막았다. 즉 햇빛이 들어오는 방안의 모든 문에는 이불이나 담요 등으로 방안을 어둡게 차광하여 장차 태어날 신생아의 시각 충격을 줄이기 위한 노력을 하였다. 초롱불이나 촛불 하나를 켜둔 암흑과도 같은 어두컴컴한 방에서 신생아를 출산하고 받은 후 일주일 동안 지낸 후 차광을 위해 막아둔 봉창의 담요를 걷어내고 또 다시 일주일을 미약한 빛에 적응시킨 후 미닫이에 붙여둔 이불을 걷어낸다. 그런 연후에도 방은 여전히 어두운 상태에서 또 다시 일주일을 빛을 체험시킨 삼칠일이 지난 후에야 자연의 빛을 서서히 경험시켰다. 이 얼마나 완벽한 과학적인 육아법인가? 물질과 과학, 정보의 총아로 여기는 21세기에 사는 우리들은 이러한 선인들의 육아과학에서 새로운 인식의 전환과 정립이 필요할 때이다.

　선조들은 태아가 어두컴컴한 엄마의 뱃속에서 자라나 빛이라는 경험이 전혀 없는 무방비 상태로 태어나기 때문에 갑자기 강력한 불빛을 눈에 쬐이게 되면 시신경의 충격을 받게 되고 급기야 시신경 경기로 이어져 신생아의 건강이 치명적일 수 있기 때문에 서서히 신생아에게 빛을 경험하게 해 주려는 육아법인 것이다.

　그러나 현실은 그렇지 못하다. 산부인과병원에서 갓 태어난 신생아는 병원의 형광등 불빛조차 두려워 처절하게 몸부림치게 된다. 출산의 고통으로 찡그린 얼굴로 태어난 신생아를 편하게 쉴 수 있는 시간에 의사들은 신생아의 눈을

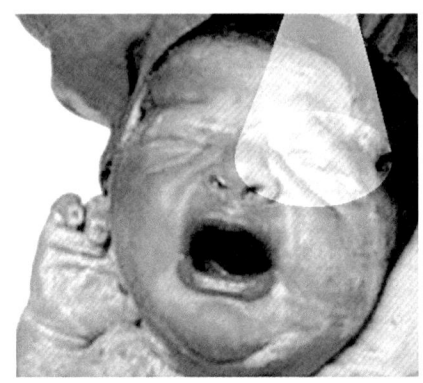
신생아는 빛으로부터 시각을 보호해야 한다.

억지로 까서 벌린 것도 모자라서 연거푸 엄청나게 밝고 강력한 플래시조명으로 빛을 쬐이고 있다. 이런 광경을 선조들이 봤으면 어떤 표정을 지었을까? 생각만 해도 아찔한 장면이 지금도 연출되고 있음은 서글픈 현실이다.

따라서 현재 세계 도처에서 행해지고 있는 자연을 역행하는 출산 도우미들의 행태에 대하여 의구심을 가지고 문제 제기를 해야 할 것으로 믿는다. 산부인과 의사들이 플래시 빛을 쬐여 눈의 상태를 본들 신생아에게는 특별한 대처 방법이 있는 게 아니기 때문이다. 물론 신생아의 눈을 보면서 이물질이나 황달 증세 등 약간의 증세는 볼 수 있다고 해서 엄청난 빛을 쬐여 가면 치명적인 손상을 가하는 것은 하지 말아야 한다는 것이다.

왜냐하면 신생아는 엄마로부터 강력한 면역기능과 자기치류의 기능을 갖고 태어나기 때문에 모유를 먹으면 그러한 이상증세는 삼칠일이 되면서 사라지기 때문이다. 따라서 신생아는 빛이라는 공포 속에서 눈을 뜨지 않으려고 안간힘을 쓰다 보니 인상이 일그러지고 해맑은 모습보다는 자칫 흉측한 몰골을 하고 있는 경우가 바로 빛에 의한 환경적인 충격 3호인 셈이다. 시각충격으로 시각경기를 하게 되면 시신경의 안압이 높아지고 뇌압이 높아져 성장발육에 장애요소가 되기도 하고 성장기에 안압이 높거나 시력이 현저하게 떨어지게 된다.

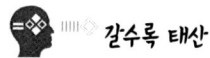 갈수록 태산

4. 출산 시 소리에서 오는 경기를 예방하자

　이제 출산의 압박 충격과 빛과 공기라는 새로운 경험을 계속하면서 또 다른 빛에 대한 공포의 경험을 쌓는 동안 신생아는 너무 지쳐있게 된다. 출생의 기쁨보다는 또 다른 공포에 질려있는 환경이 계속되는 가운데 맞는 것이 충격 4호인 소리이다.

　태아시절 외부의 소리나 움직임은 엄마의 복부와 양수를 거치는 동안 중화되어 미미하고도 은은한 파장으로만 경험한 소리는 점진적으로 그리고 서서히 세속의 소리에 적응하게 해 주어야 한다. 신생아는 미세한 소리에 반응을 보이므로 신생아가 청각으로 느껴 감당할 수 있는 범위 이상의 소리를 갑자기 듣게 하여서는 안 된다.

　소리에 대한 경험이 미진한 상태에서 갑자기 큰 소리를 듣게 되면 기가 상하게 되거나 성인으로 성장하는 과정에서 청각 장애나 이명 현상이 생겨날 수 있으므로 주의를 게을리 해서는 안 된다.

　탄생의 기쁨도 좋지만 태아가 산모의 몸속에 있는 듯 착각을 일으킬 정도의 평온함을 줄 수 있는 배려가 필요하다. 즉, 서서히 삼칠일간 여유를 두고서 음량을 증폭시켜 신생아의 고막에 전달될 수 있는 배려가 있어야 한다. 지나친 TV의 소리나 함성, 갑자기 울려대는 경적이나 폭음 등의 소리로부터 신생아를 보호하는 자세가 필요하다. 옛 어른들은 삼칠일이 되는 날까지는 신생아의 귀에 약솜을 가볍게 넣어 외부의 소리를 줄여주는 배려를 하였다. 그러나 근자의 산모들은 아이의 외형보기에 넋이 빠져 버리고 정작 중요한 신생아의 환경적응력에 대하여서는 무지하기 그지없다.

　성인들도 포탄이 터지는 것과 같은 폭음을 들으면 혼절하는 경우가 생겨나는데 신생아의 경우는 더욱더 그러하다. 신생아의 소리 충격은 성장 후 청각의 혈류장애로 난청 등이 유발될 수 있다. 또 신생아의 소리경기가 심하면 손발이 차가워지거나 몸살을 앓는 경기로 이어지기도 한다. 자그마한 소리에도 깜짝 깜짝 몸을 움직이거나 잠을 보채는 등의 현상들은 신생아의 청각경기 후유증세로 보면 된다.

 갈수록 태산
5. 물과 음식에서 오는 소화경기를 예방하자

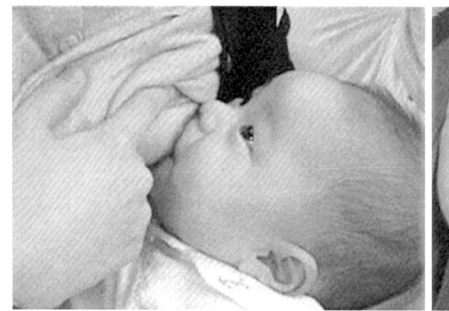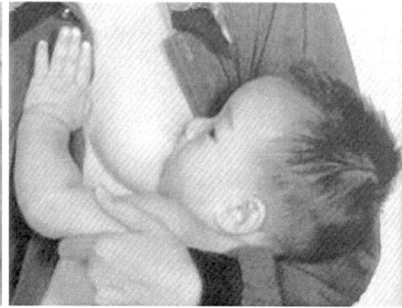

모유 수유는 면역력을 키울 뿐만 아니라 아기의 체중 관리에도 도움을 준다.

산모의 자양분 공급에 익숙해져 있는 신생아에게 가장 좋은 음식은 모유이다. 모유 이외의 모든 음식은 처음 접하는 것이므로 소화 장애가 생길 수 있다. 모유로 소화기 계통의 기능을 개선한 후 점진적인 음식의 변화를 꾀하는 것이 음식으로 인한 소화기 충격을 줄일 수 있다.

갓 태어난 아이는 온갖 병원균에 노출되어 있으나 어머니의 젖 속에는 이미 만들어진 다양한 종류의 항체가 들어 있기 때문에 모유를 먹으면 어머니의 항체가 아이에게 그대로 전해지게 되어 아이가 잔병치레를 하지 않게 된다.

어른들도 물을 갈아 먹으면 배탈이 나거나 설사를 하는 경우가 있는데 하물며 이제 갓 태어난 아기에게 인공적인 분유를 먹인다는 것은 소아에게 음식에 대한 충격으로 소화경기로 이어질 수 있기 때문이다.

분유는 송아지에게 알맞은 자양분으로 이루어져 있는 것이므로 유전자 구조가 현저히 다른 사람에게 그것도 신생아에게 먹인 다는 것은 분명 인간이 알지 못하는 문제가 내포되어 있다. 소는 사람의 체온보다 2~3℃ 높기 때문에 분유 성분이 신생아의 위장장애를 일으키는 주요인이 되기도 하고 신생아의 체온에 들어가면 굳어져서 혈류를 막기 때문에 분유를 먹이면 여기저기 살이 부어오르는 것이다.

과학의 추종자들은 자신이 아는 것밖에 해결하지 못한다. 그러나 대자연의 섭리에 대하여 인간이 아는 것은 지극히 미미한 부분이므로 과학적 유행에 신생아를 실험적인 대상으로 삼아서는 안 된다. 수천 년 전부터 자연의 섭리에 합당한 육아섭리를 실천하며 생활화 했던 옛 선인들의 지혜를 계승하고 실천하는 것이 과학이라는 미명의 실험으로부터 신생아를 보호해 낼 수 있다.

옛 선인들은 산모가 젖이 부족하여도 소의 젖이나 돼지의 젖은 먹이지 않았다. 소젖이 없어서 쌀가루나 콩 가루를 갈아먹였겠는가? 굳이 아기에게 분유를 먹이고 싶다면 최소한 출산 한 달 전에 엄마 자신이 아기에게 먹일 분유를 계속 먹어두어 소젖에 대한 저항력을 기른 후 엄마가 장복한 분유를 신생아에게 먹여야 한다. 아무튼 신생아는 음식에 대한 충격으로부터 소화기 장애를 줄여줄 수 있는 노력을 해야 한다. 엄마의 모유는 신생아에게 완벽한 음식이다.

한편 신생아에게 가장 문제가 되는 것이 음식의 섭생법이다. 신생아의 질병의 반 이상은 음식에서 온다. 물을 잘 못 바꾸어도 설사경기를 하고 색다른 음식을 먹어도 유사한 증세를 보이게 되는 것이다.

이것은 신생아가 새 환경에 대한 공포감이 심화된 가운데 또 처음 접하는 색다른 음식에서 오는 거부반응인 것이다. 모유를 제외한 모든 음식에는 경계적인 정서를 가지고 있으므로 새로운 음식이나 음료를 먹게 할 경우에는 가급적 후각으로 음식의 냄새를 중독되게 한 후 가볍게 입맛을 느끼게 하고 먹여야 한다. 즉 코의 후각은 그 음식의 향내에 마비되는 10~20초의 시간이 지난 후 조금씩 늘여주는 방법으로 섭생을 시켜야 한다. 또 음식은 섭생하는 일정한 시간을 지키도록 해야 한다. 이미 태아 때 길들여진 음식의 섭생 시간에 맞추어 주는 것이 가장 좋은 방법이나 여의치 못하면 해가 뜨고 지는 시간 정도는 섭리에는 따라 주는 것이 좋다.

신생아는 소화경기로 시작되는 질병을 가장 많이 하면서 갖가지 질병을 부모가 만들어 주게 된다. 위장이 움직이지 않으면 오장육부 장애가 생기고 세포분열이 급진적으로 왕성한 시기의 혈류장애는 장기의 비정상적인 발육부진의 원인이 된다. 어느 조직의 장기는 정상성장을 하는데 어떤 장기는 성장이 둔화되면 치명적인 유아기의 발육 장애를 가져 올 수 있기 때문이다.

예를 들면 신생아가 잘 먹는다고 해서 무작정 모유나 음식을 많이 주면 위장의 움직임이 느슨해지면서 췌장의 발육이 정상화되지 못하거나 간의 기능이 둔화되어 살이 급격하게 찌게 되는 등 악순환이 반복되는 것이다. 신생아에게 부담되는 과식이나 폭식은 장차 유아기나 아동기에 엄청난 질병의 근원이 되므로 가급적 소식으로 자주 음식을 먹게 하는 지혜를 발휘해야 한다.

신생아에게 가장 좋은 음식은 잘 나오지 않지만 힘들 게 빨아내는 모유가 최고의 음식이다. 과식의 염려도 없으며 빨아내면서 생겨나는 흡입력에 의해 폐활량과 혈류량이 증대되어 균형적인 발육을 가져 오게 된다. 그리고 신생아가 허겁지겁 음식을 먹으면 부모는 식성이 좋다고 좋아들 하는데 이것은 이미 심각한 소화경기증세임을 알아야 한다. 장애가 심할수록 목의 혈류가 문제가 되고 후두의 장애가 생겨 음식이 그냥 목구멍으로 넘어가기 때문인데 자칫 기관으로 넘어가면 치명적일수도 있다. 황급하게 젖을 빨거나 분유를 먹으면 이미 후두나 편도 등 오감의 장애가 생겨 그냥 음식이 밀려들어가고 삼키게 되는 것임을 명심해야 한다. 또 신생아가 갑자기 살이 찌기 시작하면 혈류장애로 죽은 세포가 많이 달라붙어 있다고 생각해야 하는데 현실은 그렇지 못하여 가슴 아프다. 모유의 수유는 살이 비대해지지 않으나 분유 수유는 여기저기 군살이 달라붙어서 후일 질병의 원인이 되기도 한다. 날씬한 신생아일수록 지능이 발달되어 있음을 모르는지, 자식을 돼지를 키우듯 무분별한 과잉영양의 공급으로 병을 키우지 않았으면 하는 바람이다.

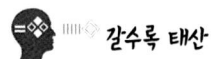 갈수록 태산

6. 여러 가지 환경에서 오는 충격을 줄여주자

　신생아는 빛이나 공기, 소리, 음식 이외의 자연환경에 대한 면역성이 매우 낮다. 괴이한 음식이나 맛, 습도나 건조, 무더위나 혹한의 추위, 석유화학 계통의 합섬섬유 등에서 오는 피부접촉, 뜨겁거나 찬물의 목욕, 충돌이나 부딪힘에 의한 타박상, 불어오는 바람, 자동차를 이용한 장거리 이동 등 이루 헤아리기 힘들 정도의 다양한 충격 등이 있다. 발육과 정상적인 성장의 방해요소가 곳곳에 산재해 있으므로 환경의 공격이나 충격의 여러 요인에 대하여 세심한 배려가 필요하다.

　처음 접하는 모든 것은 신생아에게 환경적인 충격과 공격의 대상이므로 모든 새로운 환경을 접하는 것들은 점진적으로 적응하게 하고 그 단계를 하루 이틀 그리고 차츰차츰 강도를 높여주는 마음으로 서서히 환경에 적응하게 해주어야 한다.

• 병이 오는 이유

PART 03
신생아에게 생기는 병

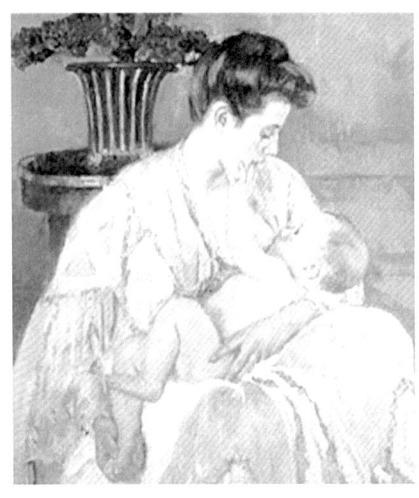

신생아는 제대로 볼 수 없으므로 손이나 입술의 감각으로 물체를 익힌다.

엄마의 양수 속에서의 생활을 청산하고 새롭고 변화무상한 공기 속의 생활에 적응하는 시기이다. 빛, 온도, 습도, 소리, 촉감, 미각, 냄새, 마찰, 사랑 등의 오감을 경험하고 그에 따른 성장도 계속해야하므로 일생에서 가장 바쁜 생활을 하는 시기이다. 여기서 바쁘다 함은 세포분열이 가장 가속화되는 시기라는 것이다.

신생아에게 젖을 먹이는 그림이다. 아기는 엄마의 모습을 제대로 볼 수 없기 때문에 손으로 엄마를 느껴 간다. 엄마의 손은 발을 어루만지며 지압을 하고 있는 아름다운 모습이다. 이 시기에는 먹고 자는 게 일상이다. 기하급수적으로 세포가 분열하여 성장하는 데 모든 산소와 양분을 사용해야 하기 때문인 것이다. 이때 충분한 수면으로 세포분열이 골고루 일어나는 시기이므로 수면에 대한 배려가 깊어야 한다. 공기 속의 적응력을 갖춤과 동시에 모든 장기나 뼈대, 신경조직까지 균형 잡힌 성장을 위해서는 음식에 의한 위장장애로 생겨나는 혈류장애가 없어야 한다. 옛 어른들은 신생아를 시도 때도 없이 지압하고 주무르는 광경을 볼 수 있는 것도 이 때문이다.

행복한 생활 이야기
삼칠일이 신생아의 건강을 좌우한다.

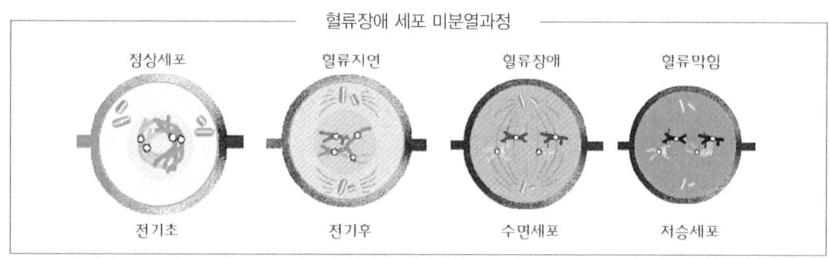

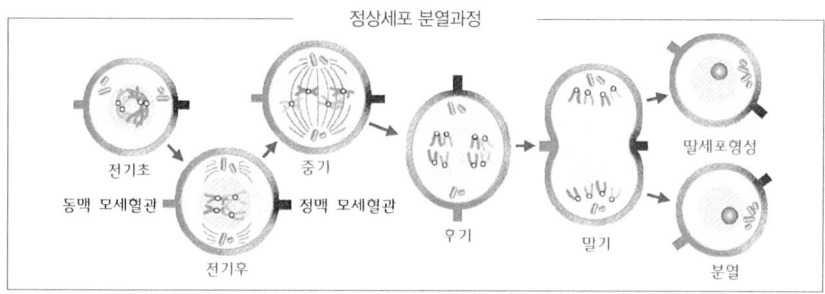

　공기 속에서 살아가는 초기 환경이 신생아의 건강을 좌우하는 중요한 열쇠이다. 신생아는 흔히 '삼신 할매가 지켜준다'는 옛 어른들의 이야기가 생각난다.
　이것은 신생아의 자기치유적인 면역기능을 갖고 태어난다는 육아과학이 숨겨진 속담이다. 아니 속담이 아닌 진리다. 출생 전 환경적인 충격을 적게 받고 출생한 신생아라면 강력한 면역기능을 갖고 태어난다는 것이다.
　기형아를 출산하는 산모는 가슴 아픈 일이다. 그러나 기형아를 낳는 것 또한 그것이 약물이든 소리 충격이든 임신 중에 물성의 환경적인 충격을 받아서 생긴 것임을 알아야 한다.
　따라서 삼칠일 즉, 일주일의 세 번, 21일 간의 공기 속에서 생활을 잘 하게끔 도와주는 것이 부모의 제일 큰 역할인 것이다. 이것은 우리네 조상들은 생활 속에 잘 나타나 있다. 집의 구조와 배치 자체를 달리하는 사랑채를 만들어 가정을 건강하게 지키는 법으로 발전하게 된 것이다. 즉, 유전자구조가 다른 외부사람들을 집안채로 들이지 않았다. 별채인 사랑채에 외부손님을 받아들이는 생활 속에서 자연과학을 몸으로 익혀 온 것이다.

유전자 구조가 다른 사람들에게서 떨어져 나오는 각질에서부터 갖가지 공기로부터의 전염을 차단하는 지혜인 것이다. 이러한 생활과학은 태아에게는 더욱 철저하였다. 새로운 환경에 대한 면역기능을 키울 수 있는 삼칠일 동안에는 엄마외의 사람들의 접근을 차단하는 지혜를 발휘하였던 것이다.

 행복한 생활 이야기

목욕과 지압으로 발육을 촉진한다.

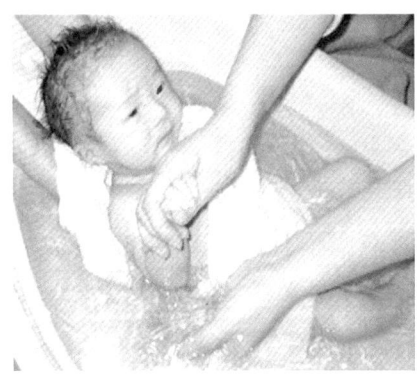

목욕은 피부호흡을 도와주고 지압은 혈류를 개선하여 성장발육을 돕는다.

신생아는 세포 분열하기도 바빠서 먹고 자고를 반복하는 생장기이므로 스스로 운동할 에너지원의 여력이 없다. 따라서 둔화된 움직임에서의 혈류를 원활하게 하기 위해 가급적 자주 피부를 주물러주거나 지압을 하면 성장 발육에 좋다.

그리고 따스한 물로 목욕을 자주 시켜서 피부 호흡을 도와주도록 해야 한다. 허파에서 공급된 산소가 피부의 표피까지 도달하기란 여간 어려운 것이 아니므로 목욕을 자주 시켜 땀구멍을 열어주고 피부 호흡을 촉진시켜 주는 것이 성장발육에 매우 이로운 것이 된다.

지압의 방법은 손과 발을 중심으로 지압하되 가끔은 심장 쪽을 향하여 쓰다듬어 주면서 정맥의 혈류가 원활하도록 도와주는 것이 좋다.

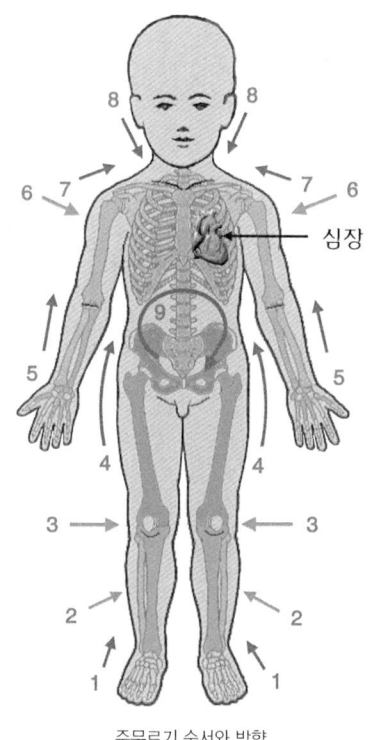

주무르기 순서와 방향

심장에서 먼 쪽의 손발에 인체의 모든 정보를 가지고 있으므로 손발이 건강한 모양을 유지하면 성장발육이 정상적으로 이루어 질 수 있다. 따라서 부모의 질병이 발생하는 부위의 손가락을 찾아 자주 지압해두면 신생아는 부모로부터 받은 잘못된 세포나 장기나 조직까지 개선시켜 갈 수 있게 되는 것이다. 예를 들면 부모가 위장장애가 자주 발생하면 신생아도 위장장애의 유발빈도가 높아지므로 손바닥 중앙 부분을 자주 지압해주면 신생아의 소화 장애를 개선시켜 갈 수 있는 것이다.

다음은 신생아의 쭉쭉법(전신지압법)이다. 심장에서 가장 먼 발이 편해야 신생아의 성장이 정상적으로 이루어 질 수 있다. 발에서 심장 쪽으로 쓰고 난 체내 노폐물이 정맥으로 빠르게 회수될 수 있도록 주무르고 지압해 주어야 한다. 그리고 소화혈류를 개선하기 위해 9번과 같이 시계방향을 가볍게 쓰다듬어 주는 것도 잊지 말아야 한다. 특히 2번 부위의 종아리가 굳어지면 성장장애를 가져오게 되므로 반드시 근육이 뭉쳐지지 않게 풀어주어야 한다.

우리 조상들이 아랫목을 뜨겁게 한 온돌 구조도 발만 따뜻하면 잠을 청할 수 있고 발을 따뜻한 곳에 두면 만병을 물리칠 수 있다는 생활과학이었던 것처럼 신생아는 발은 따뜻하게 머리는 차게 키워야 한다. 발바닥을 중심으로 지압을 하되 신생아가 인상을 찌푸리거나 아파하는 부위가 있는 부분에는 더 많은 자극을 해 줄 필요가 있는 것이다. 이것은 이미 아픈 부위의 혈류 장애가 발생된 부분이거나 아직 정상적인 발육이 되지 않은 취약한 장기가 될 수 있기 때문이다.

    그리고 시간이 허락하면 살이 과대하게 오른 부위나 피부가 단단한 부위를 지압하여 근육을 유연하게 만들어 주어야만 혈액순환이 원활해진다. 또한 발목이나 3번의 무릎, 고관절 등 삐뚤어진 체형을 바로 잡아주는 지압도 함께 겸해야 한다. 초기에 신생아의 체형을 제대로 잡아주지 않으면 날이 갈수록 변형된 상태로 성장하여 유아기의 장애로 이어질 수 있기 때문이다.

 행복한 생활 이야기

폐활량을 키워 산소를 섭취하게 도와야 한다.

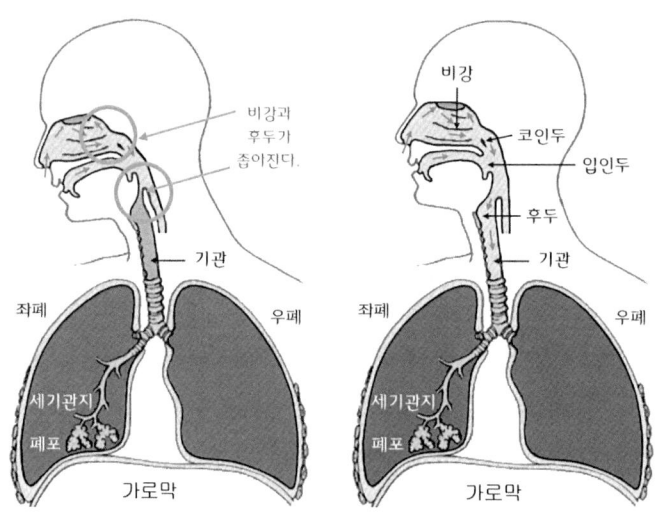

고개를 숙이면 기도가 좁아져서 산소공급이 원활하지 못하고 허파 내의 공기가 나빠진다.

    신생아는 발육을 위해 필요한 산소를 공급받기 위해 허파 세포를 끊임없이 세포분열을 촉진한다. 산소를 많이 섭취할수록 건강하게 성장하고 대뇌세포의 빠른 성장으로 두뇌까지 좋아지게 된다.

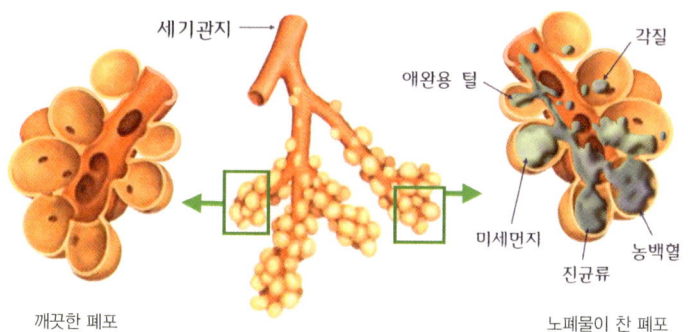

깨끗한 폐포   노폐물이 찬 폐포

　제아무리 영양가 있는 음식을 섭취하여도 산소가 결합하지 않으면 무용지물이 되기 때문에 영양 공급에 부모들이 심혈을 기울이기 보다는 폐활량을 키워주는 것이 더 현명한 시기이다.
　그러기 위해서는 신생아의 기도를 올바르게 유지시켜 주고 가슴을 내밀 수 있는 자세를 취하게 도와주고 산소가 풍부한 음식을 먹어야 정상적인 발육을 할 수 있는 것이다. 또한 공기 중의 수억의 세균과 바이러스, 진균류를 매일 먹으면서 살아가는 환경이므로 면역기능을 정상화 해 주는 부모의 역할이 필요하다. 따라서 유전가 구조가 다른 사람들의 죽은 세포와 각질들로부터 멀리하는 환경을 만들고 유전자 구조가 완전히 다른 강아지와 같은 짐승 그리고 조류 등에서 나오는 수천억 개의 각질 등 갖가지 몹쓸 유해성분들로부터 차단하는 환경을 만들어야 한다.
　신생아의 호흡기로 잠입한 먼지와 바이러스 등 자신과 다른 유전자 각질 등을 물리치기 위해 호흡기에 수많은 백혈구가 양산되어 급기야 감기나 편도선염, 폐렴 등을 유발하여 열이 치솟고 사지가 뒤틀리는 경기 현상을 유발할 수 있다.
　그리고 연탄가스 등과 같은 유독가스나 휘발성 물질, 집안의 목재 방부제인 포름알데히드나 유화 제품, 각종 접착제, 방향제, 톨루엔 등과 함께 유전자 구조가 다른 사람의 접촉금지, 짐승에게 가까이 가지 말며, 식물이 움트는 장소 출입금지, 꽃가루 등으로부터 태아를 보호해야 한다. 그렇지 못할 경우에 태아는 허파의 폐경기로 이어져 성장하면서 숨을 헐떡이거나 천식 비염 등 갖가지 호흡기 장애에 시달릴 수 있기 때문에 각별한 주의를 해야 한다.

 행복한 생활 이야기
빛으로부터 시신경 경기를 예방하자.

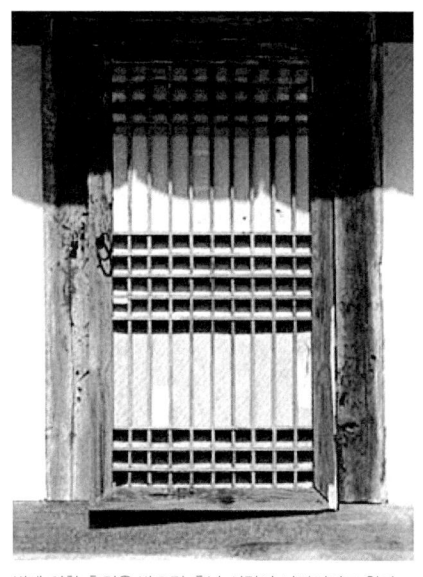

빛에 의한 충격을 받으면 훗날 시력이 나빠지기도 한다.

성인이 된 사람들도 어두운 실내에 있다가 갑자기 실외로 나가면 인상이 찌푸리고 제대로 눈을 뜰 수 없는 지경에 이르는데 빛의 경험이 없는 신생아에게 갑자기 빛을 쬐이게 되면 시신경 경기는 물론 시신경과 연결된 후각과 청각의 문제까지 야기될 수 있다.

신생아는 아직 빛에 대한 경험이 부족하므로 강한 직사광선이나 햇빛은 가급적 삼가고 간접조명으로 서서히 빛에 대한 적응력을 길러주는 것이 좋다.

햇살이 약한 아침이나 저녁 무렵에 간간히 밝음이란 감각을 길러줄 수 있도록 배려해 준다. 아직 물체를 인식하거나 제대로 볼 수 없는 시기이므로 손으로 모든 것을 느끼려 하는 시기이므로 신생아 곁에는 작은 물체를 두어서도 안 된다. 손에 잡히면 무조건 입에 넣으려고 하는 감각적 특성이 가장 앞서 있는 시기이기 때문이다. 한지는 태양 빛의 강한 조명을 은은한 간접조명으로 바꾸어 주는 것이므로 신생아에게 기분 좋은 빛을 접할 수 있는 이상적 환경이고 좋은 창호 재질이다.

행복한 생활 이야기
소리 경기를 줄여 난청을 예방한다.

신생아는 빛에 대한 경험을 쌓는 동안 너무 지쳐있는 가운데 새로운 소리환경의 적응력을 키워가고 있다. 성장의 기쁨보다는 또 다른 환경적 공포에 질려있는 환경이 계속되는 가운데 또 부딪히는 것이 소리 충격이다. 바닷물과 유사한 양수 속에서 들을 수 있는 소리는 은은하게 들려오는 심장의 박동 정도의 소리에 길들려져 있는데 갑자기 큰소리나 괴이한 음악 등은 신생아의 청각경기를 유발시킬 수 있다. 따라서 사람이 운집하여 큰소리가 날 장소나 자동차의 경적소리 등으로부터 청각을 보호하기 위해서는 삼칠일 동안 솜으로 가볍게 귀를 막아주는 배려도 필요한 시기이다.

신생아의 소리경기는 심하면 손발이 차가워지거나 몸살을 앓는 경기로 이어지기도 한다. 생활 중 깜짝깜짝 몸을 움츠리거나 놀래는 등 잠을 보채는 현상들은 신생아의 경기후유증세로 보면 된다.

행복한 생활 이야기
소식에 천천히 먹여 소화경기를 예방하자.

건강한 신생아는 먹고 자고 또 먹고 자는 일이 주된 생활이다. 이것은 세포가 기하급수적으로 분열함에 따른 산소와 양분의 섭취가 가중되어 운동과 같은 다른 어떤 행동을 하는 조직에는 영양공급을 차단하는 자연의 섭리인 것이다.

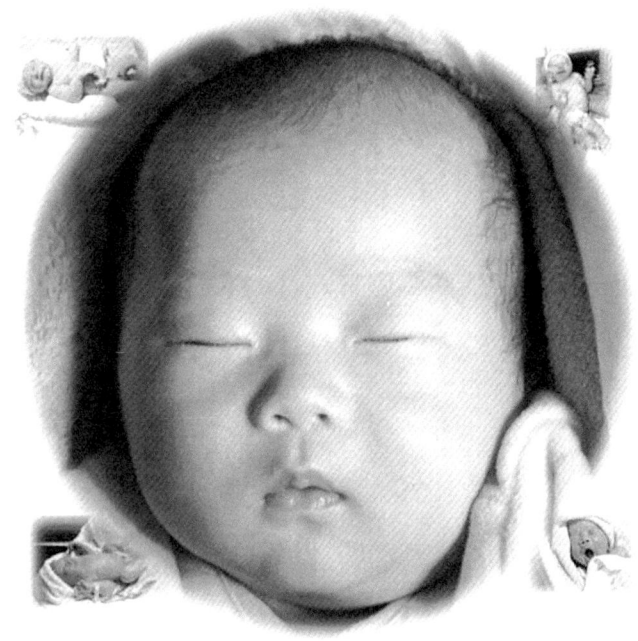

잠을 자는 동안 세포재생력이 왕성해진다. 신생아는 먹고 자고 또 먹고 자는 것이 하루 일과이다.

　신생아에게 가장 문제가 되는 것이 음식의 섭생법이다. 가장 좋은 신생아의 음식은 모유이다. 모유는 과식이나 폭식에 의한 위장장애가 전혀 생기지 않는다.
　그러나 이것도 미리 젖병에 짜두어 넣어주면 빠르게 삼켜 문제가 생길 수 있다. 분유는 소젖이 주성분으로 살만 찌우면서 혈류를 막아 질병을 유발하는 가장 문제되는 음식이다. 모유는 살이 오르지 않으나 분유는 살이 찌는 등 비만증세가 나타난다. 소젖은 사람의 체온에 맞지 않은 음식이다. 사람이 소젖을 먹다니 그것도 요즘에는 살찌는 돼지를 키우는 것처럼 쓸데없는 영양의 과잉 섭취 쪽으로만 연구되어 더 큰 문제를 낳고 있는 실정이다.

　신생아의 질병의 절반 이상은 음식에서 온다. 물을 잘 못 바꾸어도 설사 경기를 하고 색다른 음식을 먹어도 유사한 증세를 보이게 되는 것이다. 이것은 신생아의 새 환경에 대한 공포감이 심화된 가운데 또 처음 접하는 색다른 음식에서 오는 거부반응인 것이다. 또한 음식의 섭생하는 일정한 시간을 지키도록 해야 한다.

　신생아는 소화 장애로 시작되는 질병을 가장 많이 하게 되는데 위장이 움직이지 않으면 오장육부 장애가 생기고 세포분열이 왕성한 시기의 혈류장애는 오장육부의 비정상적인 발육부진의 원인이 된다. 어느 장기는 성장이 정상인데 어떤 장기는 성장이 둔화되어 치명적인 유아기 장애를 가져 올 수 있기 때문이다. 예를 들면 신생아가 잘 먹는다고 해서 무작정 모유나 음식을 많이 주어 위장의 움직임을 느슨하게 하면 췌장의 발육이 정상화되지 못하거나 간의 기능이 둔화되어 살이 급격하게 찌게 되는 등 악순환이 반복되는 것이다.

　따라서 신생아에게 치명적으로 위장에 부담이 되는 일들은 부모가 만드는데 황급하게 먹이거나 과식이나 폭식은 장차 유아기나 아동기에 엄청난 질병의 근원이 되므로 가급적 소식으로 천천히 놀기 삼아 먹게 하고 한꺼번에 먹이기보다는 자주 음식을 천천히 먹게 하는 지혜를 발휘해야 한다.

● 혈류세상 공부방

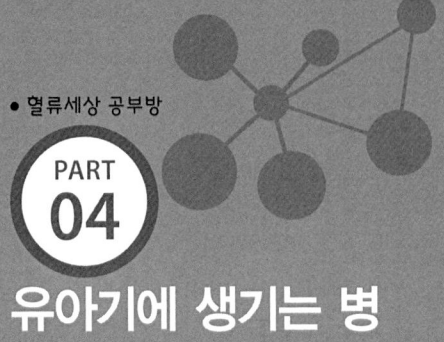
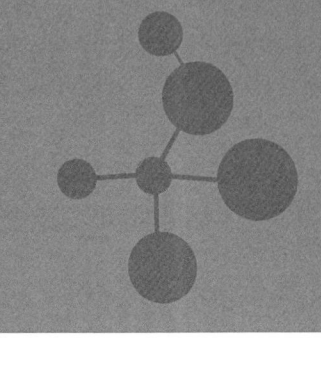

PART 04
유아기에 생기는 병

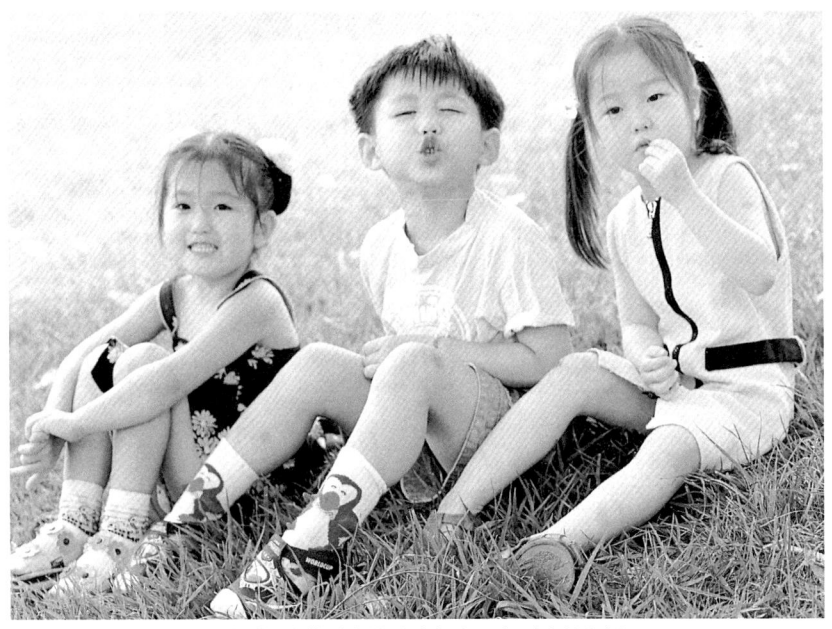

유아들은 급속한 성장발육에 따라 먹고 노는 것이 일과이다.

일생에서 가장 귀엽고 사랑스러운 시기이다. 그러나 세 살 버릇 여든까지 가는 시기이므로 부모의 각별한 배려와 관심이 무엇보다 중요하다.

먹고 자고 먹고 자는 시기가 지나고 이제 사람으로서의 역할에 대한 경험을 축적하는 시기가 유아기다.

움직이고 소리 나는 것에 민감한 반응을 보이면서 아이도 그러한 역할을 하려고 노력을 보이는 시기이므로 아이의 행동하나부터 모든 반응에는 손짓이나 화답을 해줌으로써 시각과 소리언어를 배우며 작용에 대한 반응 논리를 터득하게 된다.

손끝의 동작에 의해 손재주가 키워지며 지능발달에 도움이 되므로 가급적 새로운 도구를 제공하여 손의 놀림을 자유자재로 사용할 수 있게 하는 다양한 장면을 제공해 주는 것이 좋다.

또한 이 시기는 생활환경의 장면을 다양하게 연출하고 변화를 꾀할수록 두뇌의 성장발육에 많은 기여를 하게 된다. 집안의 문장식이나 색상을 바꾸어 주거나 자그마한 변화지만 베개나 장난감 위치를 바꾼다든지, 장난감을 찾아 오게 만드는 것은 기억력을 향상시키고, 목적한 바에 도달하여 성취감을 맛보게 하는 등 변화 있는 환경이 중요하다. 유아의 시지각 환경은 유아의 주위에 가급적 매우 다양하고 변화 많은 환경을 만들어 주는 것이 좋다.

건강한 생활
도구를 이용한 지능계발과 도구경기

짐승과 인간의 차별성은 바로 도구나 용구 사용에 있다. 유아기는 모든 시지각이 아직 미분화 되어 있으므로 익숙해진 입을 통해 분별하려는 동물적인 습성이 아직 많이 남아 있게 되는데 빠른 시간 내에 동물적 습성에서 벗어나도록 도와주는 것이 좋다. 가급적 다양한 도구와 용구 속에서 즐겁게 놀 수 있는 놀이 환경을 조성해 주면서 차츰 여러 가지 경험을 쌓아가도록 도와준다.

젓가락 사용은 도구를 사용하는 완벽한 예술이다. 가급적 일찍부터 문제가 많은 도구를 가까이 접하게 함으로써 그러한 문제를 해결하는 과정에서 손재주가 키워지고 손을 지배하는 두뇌성장에 좋은 역할을 하기 때문이다. 자기의 변을 만지거나 뜨거운 국물에 손을 넣는다고 꾸짖어서는 안 된다. 만져도 손

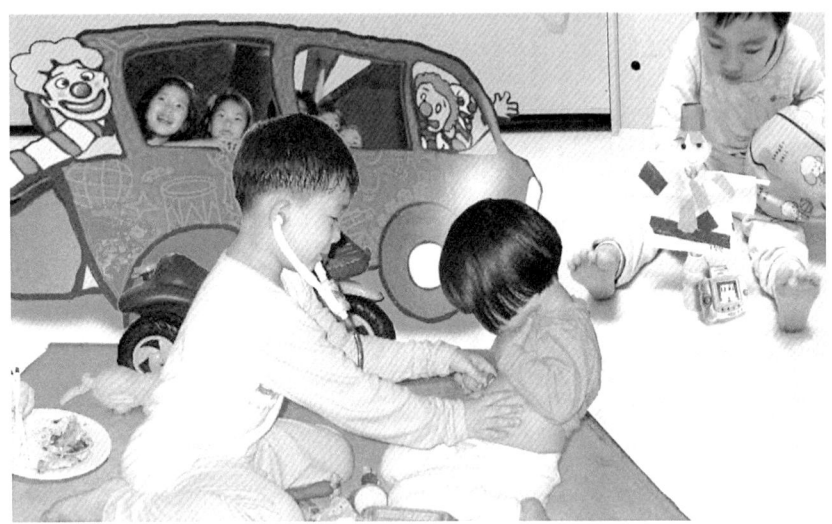
유아들은 놀이도구와 용구를 통해 오감을 키워간다.

이 데이지 않을 정도의 그릇을 닿게 하거나 자주 접하게 하여 뜨거움을 느끼도록 도와주는 것이 좋다.

　호기심에 가득 차 있는 시기이므로 꾸짖거나 질책하는 것은 새로운 것에 대한 거부감으로 이어질 수도 있으므로 주의해야 한다. 다양한 장난감을 가까이 두거나 만들기나 꾸미기, 찰흙 만지기 등을 통한 촉감과 시각에 대한 변화 있는 체험은 아이의 지능계발에 가장 좋은 것이다. 또 이 시기는 "혼자서도 잘해요"를 갈구하고 있다. 부모나 형제들로부터 보고 듣고 느낀 것들을 그대로 옮기려는 행동을 보인다. 신발을 신으려고 애를 쓰는 등 갖가지 행동을 보일 때 스스로 하게끔 놓아두는 것이 좋다. 이것은 자신의 역할을 보이려는 강한 의지의 소산이므로 부모가 대신 그러한 행위를 하거나 성취케 하면 자칫 마마보이가 될 수도 있음에 유의해야 한다.

　한편 도구를 사용하는 생활을 하다보면 그러한 도구로부터 충격을 받는 경우도 생긴다. 젓가락에 찔린다던지, 뜨거운 국물에 혼이 나기도 하고 물건을 들다가 놓쳐 다리에 충격을 주는 등의 도구나 용구 사용에 따른 도구경기를 하는 경우도 있음에 유의하여야 한다. 예를 들어 평소 잘 가지고 놀던 도구인데 갑자기 울거나 던지거나 뿌리치는 등 강한 거부감을 나타내면 이미 미미한 도구경기를 했다고 단정 지워도 무방하다.

따라서 유아에게 제공되는 도구나 용구, 놀이 기구는 부모가 사전에 유아가 지켜보는 가운데 안전하게 경험할 수 있는 시범을 수차례 반복하여 간접경험을 통하여 시지각으로 인식케 한 후 도구를 제공해 주는 것이 바람직하다.

건강한 생활
시각의 연상 교육과 시각경기

유아기는 보는 것에 매우 흥미가 높다. 창밖을 보려고 기웃거리거나 집 밖을 나가려고 몸부림을 치는 시기이다. 이것은 집안에서 자신이 보고 느낄 수 있는 대상이 부족한 탓이다. 집 밖을 나가면 변화 많은 대상이 유아를 반겨주기 때문이다. 태양의 길이가 달라지고 나뭇잎이 변화되고 바람이 불거나 비가 온다는 등 갖가지 변화무쌍함은 유아를 현혹시키기에 충분한 것들이다.

그러나 부모들은 자신이 익혀 알기 때문에 별스럽지 않는 것으로 치부해 버리는 수가 많다. 집안에 아무리 많은 인공적인 장난감이 가득하다 해도 자연만 못함을 헤아려 주고 유아를 새롭고 아름다운 자연을 많이 보이게 할수록 뇌의 연상 작용이 활발해져 아이의 지능을 수재로 만들 수 있다. 그러나 유아는 자연을 조금만 보게 하여도 쉽게 지치거나 잠에 취해버린다. 이것은 인간의 감각 중 가장 에너지를 많이 허비하는 것이 첫째가 보는 것이요, 둘째가 느끼고 생각하는 것, 셋째가 듣고 말하는 것, 넷째가 움직이는 것이므로 유아는 새롭고 변화 많은 자연을 보고픈 욕망에 비하여 유아의 시각에 의한 지각의 피로현상이 심해진 탓인 것이다.

또한 이 시기는 시지각을 통한 교육이 이루어지는 중요한 때다. 유아가 보

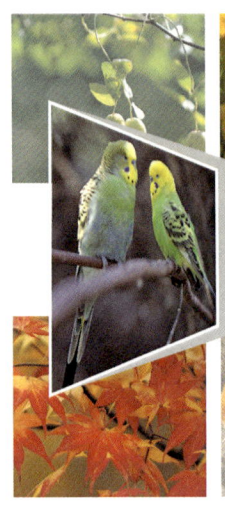
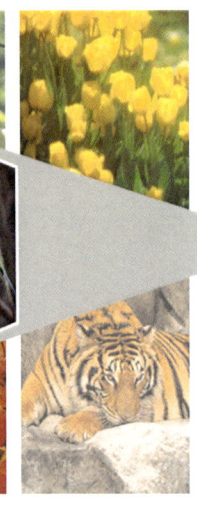
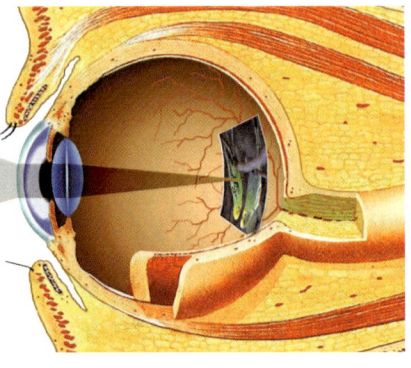

눈은 마음의 거울이다.

다양한 장면을 많이 볼수록 좋다.
유아들은 집밖으로 나가는 것을 좋아한다.

고, 듣고, 느낀 것들을 시각전달매체를 통해 표현하고 그 표현되는 양과 시간이 더욱 왕성해지면서 강한 표현 욕구를 가진다. 장롱이든 벽이든 상관없이 자신의 표현 욕구를 거침없이 그어대는 시기인데 부모의 간섭으로 그 열의가 식는 경우가 많다. 유아는 표현 욕구는 성인처럼 기다리지 않는다. 그때그때 표현 욕구를 거침없이 표현하므로 화지나 종이를 찾을 겨를이 없다.

아무 곳에서나 낙서를 한다면 그러한 공간에 종이를 맘껏 붙여 펼쳐 주거나 그렇지 못한 경우에는 바른 표현 공간으로 유도 또는 이해를 시켜야 한다. 이러한 왕성한 표현은 유아의 창의적인 사고를 계발하고 키워가는 계기이므로 유아를 도와주는 자세가 더욱 필요하다.

따라서 주위에 그러한 표현을 할 수 있는 도구와 재료를 마음껏 펼쳐 놓도록 하는 것이 좋다. 덧붙여 그러한 표현에 대하여 찬사를 보내거나 유아의 그림을 보고 그림읽기를 부모와 같이 대화를 통해 엮어 볼 때 유아는 흥미가 고조되어 상상력이 증대되고 창의성이 길러진다.

상상력과 창의성은 시각교육에서 고도로 증폭시킬 수 있다. 예를 들어 유아에게 억지로 한글 "가는 이렇게 써야 한다." 또는 "1+1= 2"요, 피아노 건반의 "도레미는 이 자리"를 쳐야만 한다는 식의 반복과 주입식 가르침은 자유로운 상

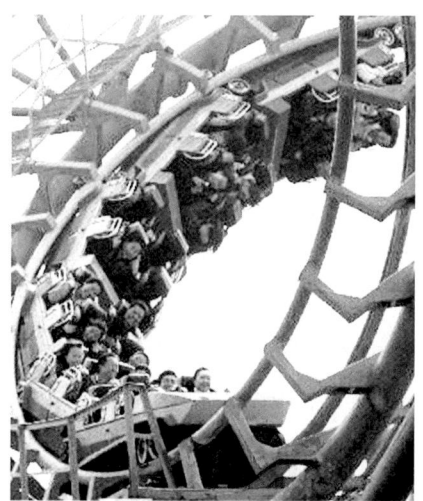
빠른 속도나 격렬한 놀이기구에도 경기를 할 수 있다.

상력과 창의성이 말살되어 버릴 수 있음을 명심해야 한다. 그러나 그림이나 꾸미기는 유아가 생각하는 상상의 나래를 맘껏 펼칠 수 있고 또 꼭 그렇게 표현되어야 하는 방식이나 약속이 없으므로 유아의 천진난만한 상상력은 시각교육 아래서만 그 절대적 가치를 키워갈 수 있다.

그러나 난생 처음 경험하는 물체를 접하다 보면 자칫 시각경기를 하게 되기도 한다. 작게는 집안의 강아지가 덤벼들면서 놀란 경기를 하게 되기도 하고 크게는 호랑이나 덩치 큰 황소를 보고도 경기를 하게 되는 것이다. 이러한 현상은 시신경에서 대뇌에 인식되는 과정에서도 크기에 대한 충격경기를 하고, 그에 따른 짐승들의 소리나 갑작스런 동작 등에서도 경기를 하는 경우가 많다. 따라서 변화무쌍한 자연을 보여주되 갑작스런 접근보다는 멀리서 광경을 지켜보다가 서서히 근접시켜 주는 지혜가 필요하다.

시각경기를 하게 되면 자칫 유아가 새로운 자연을 보는 것을 포기하거나 밖에 나가는 것을 싫어하고 심하면 사람까지 거부하는 양상으로 나타나기도 한다. 그리고 모든 것에 대한 흥미를 상실하여 짜증을 내거나 울거나 보채는 경우가 빈번해지는 것이다.

유아는 먹고 놀고 웃는 것이 일상이다. 그렇지 못한 유아의 행동은 이미 유아에게 질병이 도래되어 있다는 사실을 인정해야 한다. 아이가 성질이 고약하네, 성격이 아빠를 닮았다느니 하는 식으로 넘겨서는 안 된다. 더 큰 장애아를 만들기 전에 미리 경기후유증을 치료해 주어야 한다,

건강한 생활
놀이 동작의 경험에서 놀이경기를 예방하자.

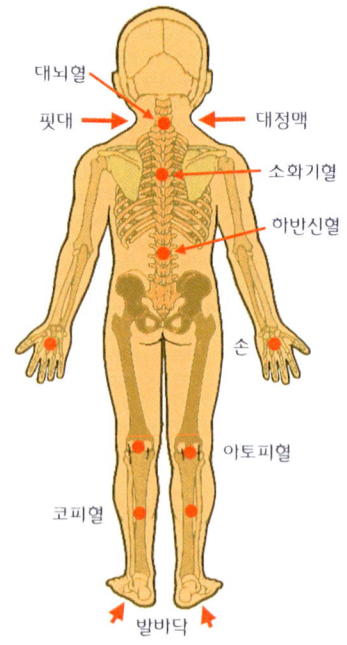
성장발육을 돕는 지압점

유아기는 혈액순환이 원활하여 근육이 없어야 건강하다. 건강한 세포가 많으므로 유연성이 뛰어나고 모든 동작이나 자세가 손쉽게 취해진다. 그러나 어떤 부위에 근육이 생기거나 경직되어 있으면 혈류가 막혀서 성장장애를 가져 올 수 있으므로 그러한 부위는 지압이나 따스한 물로 혈류를 개선하여 근육은 부드럽고 유연성이 뛰어 나도록 풀어주어야 한다.

유아의 근육도 사용하지 않으면 점점 뻣뻣해지고 굳어서 자신의 신체를 자유자재로 쓸 수 없게 될 수도 있다.

따라서 650여 개의 근육과 200여 개의 뼈가 골고루 쓰일 수 있도록 부모가 도와주어야 한다. 그러나 지나친 놀이경험은 놀이경기로 이어질 수 있음으로 놀이시간과 놀이의 양을 서서히 늘여주는 지혜가 있어야 한다.

근육의 연성을 위해 바른 자세를 유지하도록 끊임없는 지도가 필요하다. 유아는 스스로 올바른 자세를 취하려고 하지 않으므로 부모의 계속적인 바른 자세와 습관을 유지할 수 있도록 도와주어야 한다.

한편으로 지압을 통한 혈류 개선도 잊어서는 안 된다. 놀이의 양과 시간이 증대되면 그만큼에 따르는 체내 요산과 노폐물이 생겨나기 때문에 하루의 일과가 끝날 즈음 손과 발을 중심으로 지압을 하여 혈류를 개선시켜 주면 정상적인 발육에 큰 도움이 된다.

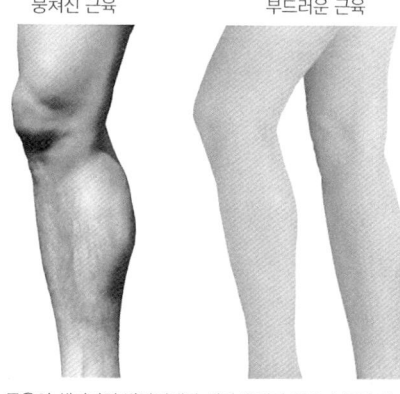

뭉쳐진 근육　　　부드러운 근육

근육이 생겨나면 발달장애가 생길 우려가 있으며 특히 어린이의 경우에 종아리 근육이 뭉치면 성장장애를 가져온다.

지압은 심장 쪽으로 쓰다듬어 주면서 정맥의 혈류가 원활하도록 도와주는 것이 좋다. 심장에서 가장 먼 쪽의 손과 발은 일상생활 중 가장 빈번하게 사용되는 부위이고 인체의 모든 정보를 가지고 있다. 즉, 손과 발이 건강한 모양을 유지하면 성장발육이 정상적으로 이루어질 수 있다. 유아기에 도리도리 놀이나 잼잼 놀이도 지능계발에 매우 유익한 동작이다.

　그리고 유아기의 발달장애는 장단지의 모양에 의해 결정되는 경우가 많다. 그림처럼 장단지에 알이 배기고 단단해지면 키가 크지 않거나 발달 장애를 가져오게 되므로 꾸준하게 근육을 풀어주는 노력을 아끼지 말아야 한다. 또 선친이나 부모의 질병이 발생하는 부위를 찾아 자주 지압해두면 신생아는 부모로부터 받은 잘못된 세포나 장기 등 유전구조까지 개선시켜 갈 수 있게 되는 것이다.

　부모의 피를 물려받아 이미 아픈 부위의 혈류 장애가 부모와 유사한 조직에 정상적인 발육이 되지 않은 취약한 장기가 될 수 있기 때문이다.

　그리고 시간이 허락하면 살이 과대하게 부어 오른 부위나 단단한 부위를 지압하여 근육을 유연하게 만들어 주어야만 혈액순환이 원활해진다. 또한 발목이나 무릎, 고관절 등 삐뚤어진 체형을 바로 잡아주는 지압도 함께 겸해야 한다. 유아기는 성장의 속도가 매우 빠르므로 이 시기에 체형을 제대로 잡아주지 않으면 날이 갈수록 변형된 상태로 성장하여 아동기의 장애로 이어질 수 있다.

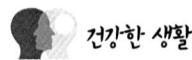 건강한 생활
바른 자세로 폐활량을 키워 신진대사가 잘되게 한다.

유아기는 성장이 급속도로 이루어지는 시기이므로 그에 따른 산소의 섭취 능력을 키워주어야 한다. 폐포에서 산소를 많이 섭취할수록 건강하게 성장하고 대뇌세포까지 발육이 좋아진다. 제아무리 영양가 있는 음식을 섭취하여도 산소가 결합하지 않으면 무용지물이 되기 때문이다.

그러기 위해서는 신생아의 기도를 올바르게 유지시켜 주고 가슴을 내밀 수 있도록 앉은 자세나 걸음걸이 등의 자세를 보정해주고 산소가 풍부한 음식을 제공하는 지혜를 발휘해야 한다.

또한 유아는 시각이 완전하게 발달된 것이 아니므로 모든 것을 입으로 가져가는 행동 특성을 보인다. 그러므로 다양한 도구나 용구들을 경험하는 가운데 그것들을 빨고 넣고 하는 가운데 유해요소나 수억의 세균과 바이러스, 진균류에 노출되는 경우가 많다. 면역기능이 뛰어난 유아는 적당히 섭취하면 오히려 면역 기능을 강화할 수 있으나 폐활량이 문제가 되는 유아의 경우에는 가급적 신선하고 맑은 산소를 섭취하게 도와주어야 한다. 그리고 인위적인 공기환경을 유익하게 조성해 주어야 한다. 유전가 구조가 다른 사람들의 죽은 세포와 각질들로부터 멀리하거나 유전자 구조가 완전히 다른 강아지와 같은 짐승 그리고 조류 등에서 나오는 수천억 개의 각질 등 갖가지 몹쓸 유해성분들로부터 차단되어져야 한다.

유아기는 호흡량이 급속하게 증가되는 시기이므로 호흡기를 통해 더 많은 먼지와 바이러스, 자신과 다른 유전자 각질 등을 마시게 된다. 따라서 호흡기관에 수많은 백혈구가 양산되어 혈류가 느린 유아의 경우에는 급기야 감기나 편도선염, 폐염 등이 유발되어 열이 치솟고 사지가 뒤틀리는 경기 현상으로 나타날 수도 있다.

건강한 생활
자연의 섭리에 순응하는 습관 길들이기

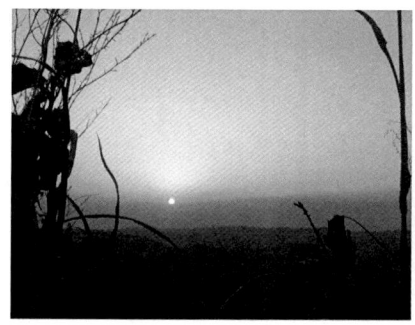
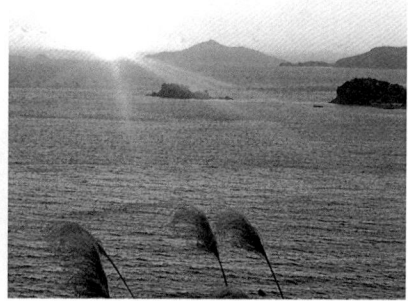

해가 뜨고 지는 것처럼 자연의 섭리에 따른 생활습관을 지킬 수 있도록 도와주어야 한다.

자연에 순응하는 습관이 유아기에 길들여져야 한다. 해가 뜨면 잠에서 깨어나고 해가지면 잠을 청하는 습관을 갖도록 한다. 지구환경에 길들여지는 습관을 익히도록 유아의 방에는 가급적 최소한의 조명 장치만 사용하는 것이 좋다.

이런 것은 생활 전반으로 이어져야 한다. 음식의 섭생도 예외는 아니다. 해가 있을 때 음식을 먹고 해가 지고 난 후에는 가급적 음식을 먹지 않는 지혜가 필요하다. 세포가 기하급수적으로 분열해 가면서 빠른 성장을 보이는 시기가 유아기이기 때문에 자연의 섭리에 몸이 적응하도록 한다. 낮에는 일상의 활동으로 세포분열의 여력이 떨어지고 밤이 되면 잉여 양분의 원활한 공급으로 세포분열이 활성화되고 촉진되는 것이다. 특히 자정부터 새벽 4시에는 깊은 숙면을 취하게 하는 지혜도 뒤따라야 한다. 그리고 수면 중에는 밤이 깊을수록 세포 분열이 잘 일어나므로 가급적 실내를 어둡게 해 주는 배려도 뒤따라야 한다.

낮과 밤이 뒤바뀐 유아는 경기의 후유증인 것이다. 그 원인은 음식에 의한 소화경기가 가장 많고 시각경기가 그 뒤를 따르고 다음으로 운전에 시달린 운전경기, 즉 장거리 이동에 따른 이동경기인데 보통 3시간 이상의 차를 탄 유아는 장거리 차량 이동에 따른 경기를 하는 경우가 많다.

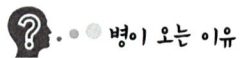 병이 오는 이유

유아기의 질병의 원인은 소화경기에서 시작된다.

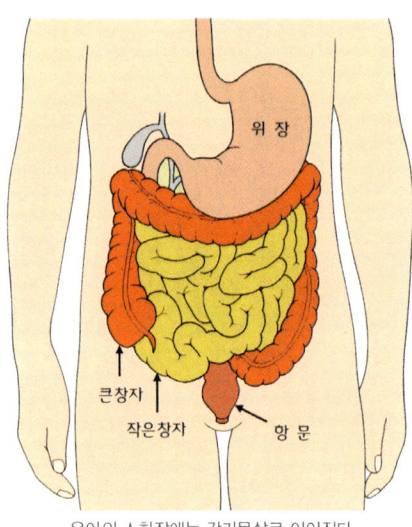

유아의 소화장애는 감기몸살로 이어진다.

유아기에 찾아오는 질병은 크게 두 가지다. 그 주된 원인은 음식섭생이 잘못되어 생긴 소화문제로 인한 소화 경기이고 또 다른 하나는 시각의 환경적인 충격에 따른 시각경기현상이다.

따라서 유아기에는 음식물 섭생에 부모의 역할이 매우 중요하다. 물에서부터 간식하나까지 신경을 써야 하는 것인데 요즘 부모들을 살아있는 영양을 공급하기 보다는 자녀에게 죽은 음식을 그것도 과다하게 공급함으로써 더 큰 질병이나 비정상적인 발육을 조성하고 있는 실정이다.

많이 먹일수록 돼지처럼 둔한 둔재를 만들게 된다. 체내 잉여 양분이 많으면 이것이 체내 축척되어 혈관을 막고 혈류장애를 일으켜 장애지수가 점점 가중되게 되는 것이다. 따라서 그날그날 필요한 최소한의 영양을 공급해 주되 최대한 산소가 많은 살아있는 음식을 먹게 하는 지혜가 필요하다.

다음은 자녀를 어둔한 돼지와 유사한 장애인을 만드는 비법이다.

첫째가 산소가 없는 음식을 골라서 먹게 하여 머리에 산소 결핍현상을 가져오게 하여 저능아로 만든다. 둘째는 햄버그나 과자, 라면 등의 기름으로 가공한 음식을 자주 먹게 하거나 닭고기와 같은 튀김을 매일 먹여서 돼지처럼 살이 푹푹 찌게 만든다. 셋째는 먹고 죽은 귀신은 때깔도 좋으니까 하고 무조건 배 터지도록 먹여 오장육부를 꼼짝 못하게 만든다. 넷째는 야채는 영양가가 없으니 아에 안 먹이고 음식은 산소가 없는 것을 골라서 먹인다. 다섯째는 빨

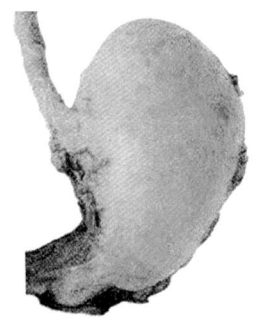
소식할수록 위장은 편해진다.

리 먹게 재촉하여 오감이 사라지게하고 위장 장애와 장애인이 되게 한다. 여섯째는 무균음식이다. 유아기에 적당한 음식섭생에서 적당한 세균을 섭취해야 면역 기능이 향상된다. 좋은 먹을거리는 먹은 만큼 적당한 균도 함께 섭취해야 인체가 균형을 찾게 되는 것이다. 낮이 있으면 밤이 반 있듯이 음식섭생도 같은 이치이다. 따라서 건강하고 총명한 아이로 키워내기 위해서는 위의 내용을 벗어난 반대 사고로 음식섭생을 시켜야 한다.

뱃속은 인체를 움직이기 위한 에너지 공장이다. 뱃속의 모든 장기들은 숨쉬기와 위장의 움직임에 따라 활발하게 움직이면 건강하고 그 반대일 경우에는 감기에서부터 여러 질병이 생기게 된다.

유아의 소화 장애를 알아보는 방법은 정상적인 혈류를 가진 사람이 유아의 귓불을 만졌을 경우 귀가 차가우면 소화 장애이고 귓불에 열이 나면 경기 또는 대뇌혈류에 이상이 있는 것이다. 또 한편으로는 눈을 보면 눈의 흰자위 색깔이 각각 다르게 나타난다. 눈의 흰자위가 푸른빛을 띠면 소화 장애를 위시한 위장장애를 가지고 있기 때문에 잘 놀지 않거나 보채게 된다. 붉은 기운이 있거나 충혈 된 눈은 시각경기의 후유증으로 눈뿐만 아니라 귀, 코 즉, 이비인후의 문제가 생겨날 수 있다.

어른들은 유아가 음식을 섭취한 후에는 반드시 트림을 시키라고 하였다. 이것은 유아가 먹은 음식은 처음 접하거나 빨리 또는 폭식에 의한 체기로 위에 들어간 음식이 산화되어 소화되는 것이 아니라 음식물이 위산에 닿아 부패하여 가스가 만들어진 것을 빼내어 위장의 움직임을 정상화하는 생활의 과학이다.

유아의 소화기관은 대부분 소화근육들의 연성이 뛰어나고 연동작용이 활발하다. 왕성하게 움직여야할 위장에 장애가 생기면 그로 인해 갖가지 유아의 질병이 발생된다. 위장의 움직임이 둔화되면 췌장의 기능이 떨어지고 그에 따른 간이나 신장, 소장의 기능까지 떨어지게 된다. 그리하여 세포로 양분을 공

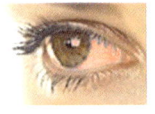 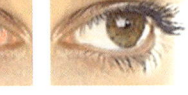 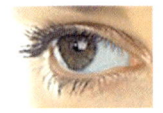 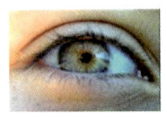 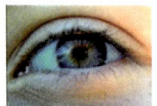

| 시각혈류장애 | 정상 흰자위 | 소화장애 흰자위 | 위장 체기자 | 중증 급체자 |

눈의 흰자위가 푸른빛이 돌수록 위장장애가 심해진 것이다.

급하는 혈류가 느려져 결국 감기를 위시한 갖가지 질병을 만들게 되는 것이다. 잘못된 음식섭생 후 1~3일 후면 허파와 기관지의 혈류에도 이상이 오게 되고 급기야 감기와 몸살 등의 열병에 시달리는 것도 모두 다 음식섭생이 문제되어 생겨난다.

유아기에 잘 먹는다고 해서 무작정 편향된 음식을 많이 주어 위장의 움직임이 느슨해지면 췌장의 발육이 정상화되지 못하거나 간의 기능이 둔화되어 살이 급격하게 찌개 되는 등 악순환이 반복되는 것이다. 따라서 유아에게 부담되는 과식이나 폭식은 장차 아동기에 당뇨병과 같은 엄청난 질병의 근원이 되므로 가급적 소식으로 자주 음식을 먹게 하는 지혜를 발휘해야 한다.

또 이 시기에는 음식 섭생에 대한 분별력이 없으므로 그냥 내버려두면 빨리 먹어 급체가 발생하기 쉽다. 한번 황급히 먹어 체하게 되면 평생 그러한 음식이 위장에 들어가면 알레르기 반응이나 대뇌가 유사한 음식의 거부반응으로 나타나 위장이 굳어지는 횟수가 빈번해진다. 꼭꼭 씹어서 천천히 먹을 수 있는 지혜가 필요한데 요즘 부모들이 바쁘다는 핑계로 유아에게 음식을 연거푸 입에다 퍼 넣듯이 밀어 넣는 꼴로 음식을 먹이는 경우가 많다. 배고프면 먹게 되는 것이 정상이다. 그러나 잘 먹지 않는다거나 빨리 음식을 먹는다면 이미 유아의 위장장애가 있는 것이므로 우선 급체 위경련 비방을 보고 소화 장애부터 치료를 먼저 하는 것이 면역기능이 강하고 건강 넘치는 총명한 자녀로 키워내는 지름길이다.

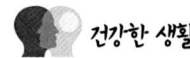 **건강한 생활**
유아와 함께 하는 건강한 생활 수칙

1. 늘 함께 가까이 하는 놀이생활을 한다. 손을 펴고 쥐는 '쥠쥠'놀이, '도리도리'놀이로 놀아준다.

   무분별한 매스컴의 장사 속에 좋다는 별의별 유해성 장난감만 던져주는 것 보다 함께 가까이 놀아 주는 것이 이롭다.

2. '옹알이' 할 때는 끝없이 화답해 주고, 은은한 자연의 묘미를 서서히 느끼도록 배려한다.

   좋다는 음악으로 난청을 만들거나 텔레비전의 노예로 전락시켜서는 안 된다. 아직 시각과 청각이 제대로 발육이 되지 않았으므로 자연을 느끼도록 배려해 주는 것이 좋다.

3. 적게 먹을수록 건강해진다. 소식으로 자주 먹게 하여 장운동을 활발하게 해 준다.

   닥치는 대로 좋다는 음식만 강제로 밀어 넣어 복부가 팽만하게 되면 소화장애가 시작될 우려가 많으므로 가급적 음식을 소식으로 자주 먹게 한다.

4. 사지를 주물러주고 지압하여 혈액순환을 도와준다.

   자칫 부모 극성으로 총명한 아이만 생각하는 탐욕으로 과잉영양을 공급하는 것 보다 틈틈이 손과 발에서 사지로 어루만져주는 것이 좋다.

5. 음식을 먹이면 트림을 시킨 후 재우거나 놀게 한다.

   트림은커녕 자꾸 먹이면 영양과잉으로 체내 노폐물만 축적되어 살이 찌고 질병이 생길 수 있다. 먹은 음식이 위장에서 산화되지 않고 부패되면 가스가 발생하여 헛배가 불러 음식을 거부한다.

6. 스스로의 균형감각을 키워주기 위해 보조역할을 하거나 손을 잡고 함께 걸어준다.

   보행기와 같은 보조기구는 자칫 하반신 성장장애의 우려가 있으므로 가급적 자력으로 기거나 걸을 수 있게 도와준다.
7. 감기와 몸살 정도는 방을 따뜻하게 해 주고 누런 콧물이 나오기를 즐겨야 한다.

   병원으로 달려가 면역기능을 죽이는 약을 강제로 먹이기보다는 폐포의 노폐물이 몸 밖으로 빠져 나오도록 따뜻한 환경을 만들어 준다.
8. 머리에 열이 나면 이불을 덮어 몸의 체온은 높여주고 손발을 주물러 준다.

   옷을 벗기거나 선풍기를 틀어주고 머리엔 얼음을 올려두면 피가 머리로 솟구쳐 뇌손상의 주범이 될 수 있으므로 현명하게 대처한다.
9. 사시는 경기 후유증이므로 가급적 멀리서 물체를 보고 만지도록 도와준다.

   가까이 가서 눈을 마주치면 사시현상이 심해지므로 가급적 멀리 두는 것이 좋다.
10. 유전자 구조가 다른 사람의 접근을 차단해 준다.

    일가친척 이외의 사람들은 유전자 구조가 다르므로 집안으로 들어서는 안 된다. 강아지와 같은 동물은 유아의 폐포를 손상시키므로 접근을 차단하고 자랑삼아 이사람 저 사람에게 아기를 돌려서는 안 된다.
11. 가급적 정상적인 행보를 갖도록 등에 업고 다닌다.

    부모는 앞으로 걸으면서면 아이는 거꾸로 걷는 리듬을 배우는 경우가 많은데 가급적 포근한 등에 업고 다니면서 부모의 체취를 느끼게 해 준다.

어릴수록 자연의 섭리에 따르는 육아법을 실천해야 한다. 작금의 현실은 매스컴의 노예가 되어 얄팍한 상술에 넘어가 그게 정상적인 육아법인지 착각하고 오류를 범하는 부모들이 점점 많아지고 있는 것이 현실이다.

병이 오는 이유
일상에서 나타나는 유아의 질병 전조증세

다음은 유아나 어린이에게 나타나는 질병의 예비 징후이다. 다음의 증세를 보일 때에는 신속하게 혈류따기를 하여 더 큰 병이 생기지 않도록 대처해 준다. 유아기의 질병은 태아나 출생 또는 신생아기 때 음식섭생에서 오는 환경적인 충격에 의한 후유증이 대부분이다. 먹어서 병을 키우는 일을 삼가야한다. 따라서 다음의 증세를 보이면 안 된다.

1. 손발이 차가우면 성장장애의 시작이다 - 경기후유증
   심장의 피가 머리로 솟구쳐 코피를 흘리거나 머리에 미열이 항상 있고 뇌혈관장애가 발생되기 시작한다. 그리하여 두뇌성장의 장애를 가져오게 된다.

2. 머리에 열이 있으면 안 된다 - 두뇌성장 장애, 학습장애
   머리가 열이 있다는 건 이미 손발과 아랫배 또는 위장 대동맥 등 오장육부의 혈류가 막혀 머리로 피가 솟구치는 것이다. 머리는 차게 손발은 항상 따뜻하게 키워야 한다.

3. 눈의 흰자위가 푸른빛을 띠면 안 된다 - 소화장애, 질병유발원인
   눈동자의 흰자위가 푸른빛이 조금이라도 보이면 속이 불편한 것이다. 아이가 짜증을 내거나 화를 내면 모든 의욕이 상실되고 기운이 없다. 모든 병의 시작이다. 소화장애 후 1~3일이 지나면 감기로 이어지고 더 큰 호흡기 장애로 이어진다.

4. 귀 볼이 차가우면 안 된다 - 소화장애
   귀 볼이 뜨거운 경우에는 감기나 몸살, 식중독 등 경기나 대뇌질병이 발생해 있는 경우이고 반대로 차가우면 위장장애 즉, 체중이 있는 것이다.

5. 어깨나 고개를 자꾸 끄떡이면 큰일 난다 - 사지마비, 간질
   심각한 대뇌 이상 징후자이다. 엄지발가락을 제대로 사용하지 못하여 보

행 장애가 시작되고 고개를 흔든다는 건 대뇌의 혈류장애가 생겨 스스로 고개를 흔들어 혈액순환을 시키려는 자가치유기능이다.

6. 고개를 떨어뜨리거나 경추가 부어 있으면 큰일 난다.

고개를 힘없이 떨어뜨리면 사지마비 증세이다. 병원에서는 뇌가 이상 있다는 진단이 나오게 된다. 난치의 병이 될 수도 있다. 경추 쪽의 목덜미 사이가 골이 패어 움푹 들어가는 것이 정상인데, 오히려 불룩하게 돋아나 있거나 부어 있는 경우이다

7. 코피를 흘리면 더욱 안 된다 – 뇌 충격이 가속화되어 뇌세포 손상

잦은 코피는 수족혈류나 오장육부 혈류장애로 피가 머리로 솟구쳐 약한 콧속의 모세혈관이 터지는 것이다. 코피가 나지 않으면 뇌혈관이 터지게 되는데 빠른 시간 내에 혈류를 손발로 내려줘야 한다.

8. 자꾸 발목이 엎질러지거나 넘어져서는 안 된다 – 사지장애 초기증세

손이나 발목 혈류장애의 초기 증세로 발목이나 발바닥의 세포분열이 미진하여 생기는 현상이다. 혈액순환 장애로 손과 다리에 있는 세포가 분열을 하지 못하여 근육이 제 기능을 못하는 것이다.

9. 자주 토하거나 설사를 계속하면 안 된다 – 두통 및 대동맥 장애

대뇌의 압력이 가중되면서 위장대동맥이 막혀서 생기는 현상이다. 핏대를 만져주면 몹시 아파한다. 유아기엔 식후엔 반드시 트림을 시켜 위장을 제대로 움직이게 한 후 재우거나 놀게 한다.

10. 아랫배가 부어 있거나 단단하고 차가우면 안 된다.

유난히 아랫배가 볼록하거나 차가우면 대소변부터 생식기 장애가 시작되는 조짐이 있다. 여아인 경우에는 부위가 따갑거나 붉게 상기되기도 하고 이물질이 나올 수도 있다.

11. 턱뼈 쪽, 목, 어깨, 가슴 등 특정 부위에 살이 찌면 안 된다.

특정부위에 살이 찌거나 비대해지는 것은 그 부위가 혈액순환 장애가 있는 부위이다.

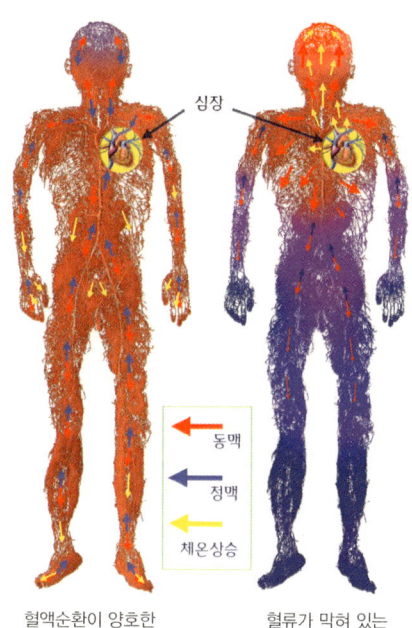

혈액순환이 양호한 인체의 혈관 / 혈류가 막혀 있는 인체의 혈관

머리는 차야 하고 손발은 따스해야 한다.

12. 잘 걷지를 못하면 안 된다 – 하반신 혈류 장애

잘 걷지 못하는 경우는 이미 하체 쪽의 혈액순환장애가 많이 진전된 것이다.

13. 꿈을 자주 꾸면 안 된다 – 경기후유증

뇌가 밤에 쉬지 못하여 생겨나는 현상이다. 경기후유증으로 신경쇠약에서 성장장애 등 이미 상당한 혈류장애를 보이는 것이다.

14. 울지 못하면 정말 큰일이다 – 불치병 원인

울지 못한다는 것은 이미 대뇌의 오감이 제 기능을 상실하여 오감의 감각 자체가 무디어져 표현장애를 보이는 것이다.

15. 너무 얌전하고 조용하면 더 큰 병이 생긴다 – 소아당뇨

유난히 얌전하여 착하다고 하다가는 큰일 난다. 소아당뇨 증세나 오장육부의 기능장애가 올 경우에 나타난다. 다른 유아와 어울리지 못하고 늘 혼자 있기를 좋아한다. 대인기피증과 같은 증세를 보인다.

16. 얼굴이 창백하면 핏기가 없으면 더 큰 병이다.

얼굴이 창백하여 귀공자처럼 보이는 경우는 이미 면역기능이 많이 떨어져 있으며, 그대로 방치할 경우엔 감기 끝에 백혈병과 같은 엄청난 선고를 받는 경우가 많다. 그러나 병원에서는 대부분 대뇌이상 판정을 받는 경우가 많다.

17. 항상 웃기만 하면 안 된다.

우는 걸 볼 수가 없으면 오감이 마비되어 바보가 되는 조짐이다. 감동 표현이 없으면 대뇌 이상 징후를 보이는 것이다.

18. 아이의 변색을 보고 건강을 체크한다.

    녹색 변은 경기 중이고, 검은 갈색 변은 소화경기나 위장장애이며, 잦은 설사나 구토는 대뇌 이상 또는 대동맥 혈류장애에 따른 소화경기이다. 아이의 변은 항상 황색 변이 물 위에 둥둥 떠다녀야 한다. 가라앉으면 소식시켜야 한다.

이상은 소아나 유아기에 나타나서는 안 되는 행동과 질병 징후이다.

● 병이 오는 이유

PART 05
어린이에게 생기는 병

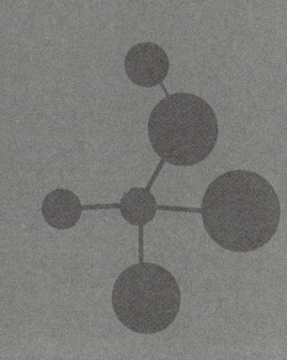

원인
어린이 경기 이야기

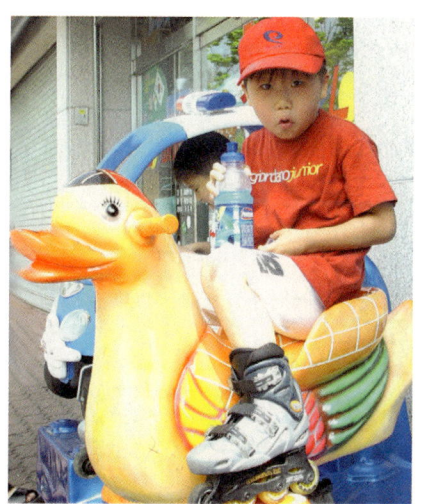

해가 있는 동안은 적극적인 활동을 하는 것이 좋다.

어린이들에게 흔하게 생기는 증상으로 깜짝 깜짝 놀라거나 움찔하는 것이다. 조그마한 소리에 깜짝 놀라거나 잠을 깊이 못자고 조그만 소리에도 깨어난다. 이런 현상은 경기 후유증으로 심장의 피가 머리로 솟구치는 현상으로 깨어 있을 때에도 마찬가지이다.

정상적인 어린이는 깨어있는 동안에는 열심히 뛰어놀기에 바빠야 한다. 배가 고프면 밥을 찾다가 해결되면 또 뛰쳐나가게 되는 특성을 지니고 있다.

그러나 신경질적이거나 예민한 성격, 잘 먹지 못하거나 심하면 소화도 잘 되지 않아 구토를 하고, 대변색도 녹색을 띠고 때로는 냄새가 심하게 나거나 변이 가라앉는 경우도 경기를 다스리지 못한 후유증세이다.

그리고 밤에 꿈을 자주 꾼다든지 헛소리를 하는 것 또한 경기의 후유증세이다. 이런 현상은 경기를 하고 난 후유증으로 대부분 경기 후 수개월이 지난 현상으로 머리에 항상 미열이 있으나 대부분 대수롭지 않게 생각하고 지나쳐버리는 경우가 많다. 어린이 경기는 부모가 어린 시절 경기를 한 경우가 있으면 그 자녀에게 가족력으로 나타나 부모가 경기를 겪은 나이 또래가 되면 어김없이 찾아오게 되는 경우가 있다.

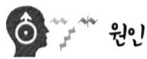 원인
1. 어린이 경기는 급성과 만성으로 나누어진다

고열을 동반한 급성경기의 원인은 감기나 몸살로 인하여 급성편도선염, 급성감염, 각종 중독, 음식으로 급체 했을 때, 크게 놀랬거나, 놀이 충격 등의 환경적인 충격이 원인으로 체온이 39~40℃ 달하면 급성 경풍이 나타난다. 정신을 잃고 눈은 옆으로 혹은 위로 사시가 되고 팔다리가 틀어지거나 거품을 내무는 등 강직성 경련이 일어 날 수 있다. 고열을 동반한 급성 경기 발작에는 혈류따기로 응급조치를 해야 되며 이러한 증상이 자주 있는 소아에게는 평소에 손따기를 통해 급성 경풍을 일으킬 수 있는 원인들을 사전에 제거 시켜주면 예방이 가능하다.

머리에 미열이 지속되는 만성경기 원인은 고열급성경기를 다스리지 못한 가운데 수개월이 지나면 만성경풍 즉, 만성경기가 된다. 식은 땀, 허약체질, 놀램, 저칼슘증, 저혈당증, 간질, 식체, 냉열다한증, 온열다한증 등이 올 수 있다.

선천적 경기는 가족력에 의해 유전으로부터 발생되기도 하고, 후천적 경기는 산모가 잉태로부터 여러 가지 환경적인 충격을 받으면서 시작된다. 이런 경우에는 미숙아, 조산아, 저체온, 체중미달, 임신 중 소화장애나 아랫배 냉기에서 오는 심한 입덧, 정신적 스트레스, 놀램 등으로 나타날 수도 있다. 고열 급성경기보다 증상이 가벼우며 조그마한 일에도 잘 놀래거나 깊은 잠을 못 이루거나 헛소리를 하기도 하고, 음식도 잘 못 먹거나 밥을 먹는데 수 시간을 허비하기도 하고, 대변이 묽거나 설사 또는 변이 가라앉고, 어떠한 일이나 행동에도 겁이 많고 얼굴색도 창백하게 희거나 노랗고 눈의 흰자위가 파랗거나 정신이 오락가락 또는 또릿또릿하지 못하는 등 활달한 행동을 하지 못한다.

이러한 증상이 있는 어린이들이 또 다시 음식을 섭생하는 것이 잘 못되거나 또 체하거나 놀라면서 정신을 잃고 팔다리 경련과 청색증 즉, 손과 발이 싸늘하고 차갑게 나타난다. 이런 경우가 심하여 팔뚝이나 종아리까지 차가운 상태에서 예방주사를 맞으면 치명적일 수 있으므로 부모들의 세심한 주의가 요구된다.

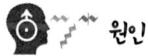

2. 예방사고 주의보

소아나 어린이를 둔 집안에서는 각종 예방 주사를 맞을 때에는 반드시 손발이 따뜻할 때 예방 접종을 해야 한다. 이를 무시하고 예방접종을 받게 되면 아이가 혼수상태에 빠지거나 쇼크(산소결핍)로 불운을 맞게 됨을 명심해야 한다. 특히 팔뚝과 허벅지까지 차가운 냉기가 있을 경우에는 더 치명적이다.

이러한 현상의 어린이들은 환경적 충격을 이미 받은 상태이므로 혈액 속의 백혈구 수치가 높아진 상태이다. 따라서 상대적으로 낮은 적혈구로 인하여 체내의 산소 공급이 부족하여 혈류가 막혀 있는 상태이므로 손발이나 팔뚝, 허벅지까지 차가운 냉기가 흐르고 있는 것이다.

신체가 이런 상황인데 또 다시 예방접종을 하면 미약한 세균이 혈류에 공급되어도 이를 퇴치하기 위해 더 많은 백혈구가 양산되게 되는 것이다. 결국 상대적으로 적혈구 수치가 지극히 낮아져서 생명을 겨우 유지하기 위한 산소 공급마저 차단되어 시름시름 앓다 부모 곁을 떠나게 된다. 최근 병원에서 예방 주사를 맞은 후 사망사고가 잦은데 이런 상황은 성형 수술과정에서도 생겨난다.

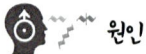 원인

3. 지압으로 정상적인 발육을 도와주자

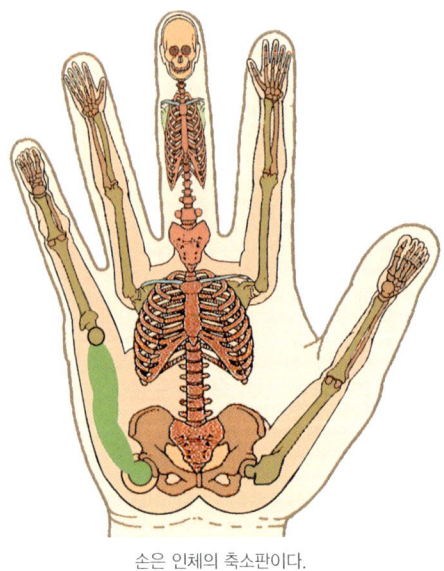

손은 인체의 축소판이다.
자주 주무르고 지압할수록 혈행이 개선된다.

자고 나면 하루가 다르게 성장발육을 왕성하게 하는 시기이다. 먹고 놀기를 좋아하고 수면하는 시간이 길어지게 되는데 수면시간이 길수록 성장속도가 그만큼 빨라진다. 눈을 뜨는 순간부터 에너지가 급격하게 소모되므로 잠자는 동안 성장하며 살이 오르는 것이다.

어린이는 오장육부가 골고루 성장 발육하기 위해서는 혈류의 유통이 원만해야 한다. 어느 한쪽의 혈류가 막히면 그 부분의 성장이 둔화되거나 정지되어 신체 발달의 이상 현상이 초래될 수 있다. 어린이는 골격근육과 체내근육이 빠른 성장을 하는 시기이므로 어느 한쪽의 혈류가 막히면 신체 조직의 부분적인 장애가 유발될 수도 있음을 명심해야 한다.

산소와 먹은 양분이 만나 발생한 에너지가 성장발육에 제대로 소모되기 위해서는 혈류를 개선시키는 것이 가장 좋다. 따라서 저체온 부위나 사지와 손발은 시도 때도 없이 주물러 줄수록 혈류가 개선되므로 자주 전신을 마사지 하거나 따뜻한 물에 목욕을 하여 피부 호흡을 많이 하도록 도와준다.

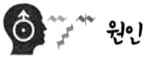 원인

4. 생활 습관이 몸에 배이도록 한다

해가 뜨면 일어나고 해가 지면 잠을 청하는 지극히 자연스러운 섭리에 알맞은 규칙적인 생활을 할 수 있도록 도와준다. 늦은 밤이 되도록 잠을 못 이루는 것 그 자체가 질병징후가 있는 것이 된다.

1) 아침은 떠오르는 태양을 보면서 심호흡을 하고 소식으로 위장을 연다.

해가 떠오르면 잠에서 깨어나는 사람이 건강한 어린이다. 신진대사가 원활하면 새벽녘 위장의 움직임이 느려지면서 서서히 해가 뜨면 세포를 일깨워 피가 대뇌로 집중되면서 머리를 깨우게 된다. 따라서 해가 뜰 때 일어나는 습관이 몸에 배이도록 지도한다.

아침이 되면 집안의 탁한 공기에서 벗어나 흙을 밟으면서 만세삼창과 같은 자세로 기지개를 펴거나 심호흡을 하여 밤사이 허파의 폐포에 응축된 나쁜 공기를 내뱉도록 한다.

아침의 마당 공기는 밤사이 천기를 받으며 촉촉이 젖은 대지가 마르면서 흙의 기운이 마당 가득히 배어 있기 때문에 이슬이 마르기 전에 들이쉬는 공기는 보약이나 다름없다.

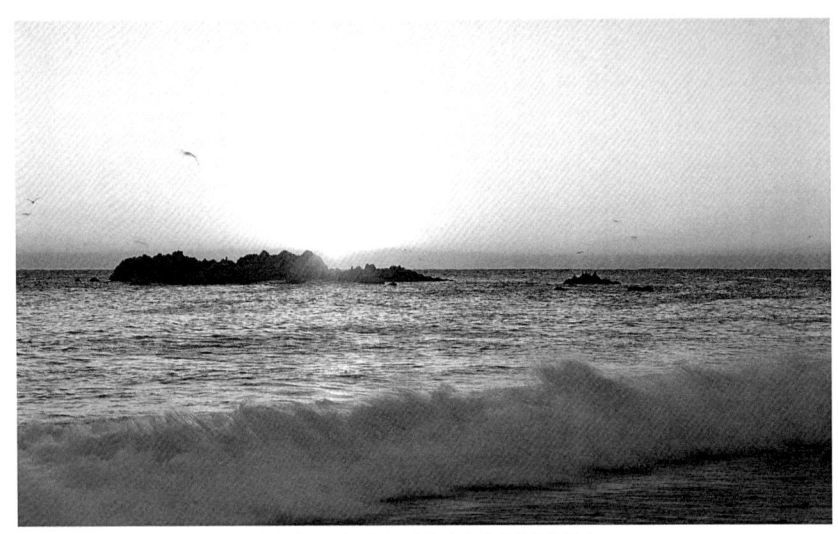
해가 떠오르면 자연스럽게 잠에서 깨어나야 한다.

그리고 아침은 가급적 소식으로 가볍게 드는 것이 좋다. 이것은 위장이 밤사이 움직임이 둔해져 있다가 서서히 움직이기 시작하므로 음식을 너무 많이 먹게 되면 위장의 움직임이 둔해져서 하루의 시작이 불편해지거나 짜증스러워질 수 있으며 황급히 먹게 되면 자칫 급체 또는 위장장애가 생길 수 있으므로 가급적 가볍게 천천히 꼭꼭 씹는 습관을 지도하며 소식케 한다.

2) 점심은 떠오르는 태양처럼 더 높이 날고 적극적인 활동을 한다.

어린이는 24시간 하루 생활을 3등분하는 리듬이나 생활습관이 되도록 도와주어야 한다. 즉, 8시간은 잠을 청하고 8시간은 활동을 하게 하며 나머지 8시간은 휴식과 신변정리와 같은 습관을 유지토록 하는 시간이다.

아침을 먹고 나면 기운이 솟구쳐서 그저 놀이감을 찾거나 무작정 밖에 나가서 놀려고 몸부림치는 경우가 많은데 가급적 오전에는 집중력 있는 학습이나 인내심과 끈기를 요구하는 지속적인 활동을 하게 하는 것이 좋다.

점심은 소화기관이 가장 왕성하게 움직이는 시기이므로 천천히 여유를 가지고 아침보다 음식의 양이 풍족하여도 무방하다. 그러나 폭식이나 과식을 하게 되면 위장의 움직임이 둔하여 대정맥이 막히고 피가 대뇌에 많이 모여 잠이 쏟아지는 경우가 있거나 속이 불편질 수 있음에 유의해야 한다.

어린이의 오후 시간은 아침의 정적인 활동에 비하여 동적인 활동을 시켜주는 것이 좋다. 마음껏 뛰어 놀 수 있는 시간의 배려하여 성장발육을 돕도록 하는 것이 좋다.

3) 저녁은 아름다운 낙조를 즐기며 모든 일과를 접어두고 휴식과 안정을 취한다.

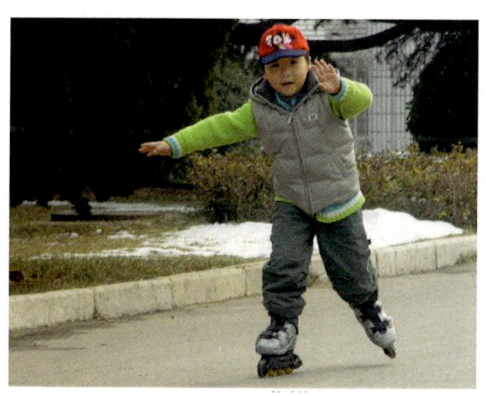

한낮은 깨어 있는 시간이므로 왕성한 활동을 하는 것이 좋다.

어린이는 성장발육이 왕성하여 저녁이 되어도 지칠 줄 모르고 놀기를 좋아 한다.

그러나 해가 지기 시작하면 인체는 낮 동안 활동에 사용한 노폐물이나 지친 세포를 복원해야하는 시간이므로 가급적 정서적으로 안정된 활동을 하게 하는 것이 좋다.

어린이의 저녁 양은 점심보다 조금 부족할 정도로 먹는 게 좋다. 해가지고 나면 위장은 서서히 휴식을 준비하므로 과식은 시간이 지날수록 속이 불편해 질 수 있다.

저녁시간에는 가족이 여유를 가지고 함께 할 수 있는 좋은 시간 때이다. 어린이에게 부담되지 않은 가벼운 가족놀이나 가벼운 산책 또는 적당한 휴식꺼리를 찾아 가족이 함께 하는 시간을 가지다가 포근한 별밤을 맞이하도록 도와준다.

4) 밤은 체내 노폐물을 깨끗이 청소하면서 세포가 분열하는 시간이다.

잘 밤에 배가 고프다고 음식을 먹게 되면 위장의 복부팽만감으로 혈액순환에 문제가 되는 부위를 중심으로 밤사이에 살이 오르게 된다. 따라서 잠자기 세 시간 전에는 모든 음식을 삼가는 것이 좋다.

낮 시간에 학습하고 뛰어 놀면서 사용된 세포의 노폐물이 정맥에 질퍽하게 채워져 있으므로 잠을 자는 동안 세포를 재생하고 분열을 가속화하기 위해 충분한 수면을 취하게 해야 한다.

최근에 어린이 불면증 환자가 날이 갈수록 늘고 있는데 이것은 무리한 학습시간의 연장이나 컴퓨터로 인한 시각혹사 또는 경기후유증을 방치한 결과로 인하여 잠을 충분하게 잘 수 없는 어린이가 늘고 있는 것이다. 이러한 소아불면은 머리에 미열이 있거나 뇌압이 높아 밤이 되어도 뇌가 쉴 수 없기 때문이다.

정상적인 어린이는 해가 있는 시간에 마음껏 활동을 하고나면 초저녁에 잠이 몰려와 코를 골듯이 골아 떨어져야 한다. 건강한 어린이는 신진대사가 잘 되어 잠자리가 안정되어 있다. 잠을 잘 때 여기저기 옮겨 다니거나 잠버릇이 고약한 경우는 질병이 있기 때문이다. 위장장애로 속이 불편하면 몸을 움츠린 자세가 나오고 다리를 여기 저기 올리고 잘 경우에는 발목의 혈류가 문제되어 나타나는 잠버릇이다.

어린이는 새벽녘이 되면 몸을 많이 뒤척인다. 이것은 새벽녘이 되면 위장의 움직임이 최대한 정지되어 아침을 알리는 인체의 섭리이다. 따라서 이때가 되면 어린이가 배가 아파하는 경우가 많은데 이것은 위장의 체증이 남아 있는 경우이다. 이런 경우에는 대정맥 지압법을 익혀 위장에 체기로 남아있는 것을 처내야 정상적인 성장을 할 수 있다. 위장의 위쪽에 달라붙어 있는 수개월 전의 부패된 음식을 내리거나 올려야 한다. 그렇지 못한 경우에는 잦은 감기나 몸살로 이어져 배 아픈 감기를 자주하는 경우가 생긴다.

한편 잘 밤에 음식물 섭취하는 것을 가급적 자제 시켜야 한다. 밤은 음기가 강하여 위산 분비량이 낮에 비하여 현격하게 줄어든다. 따라서 신진대사의 불균형으로 소화불량을 초래하거나 급체의 원인이 되므로 해가지기 전에 음식을 먹도록 배려하여야 한다.

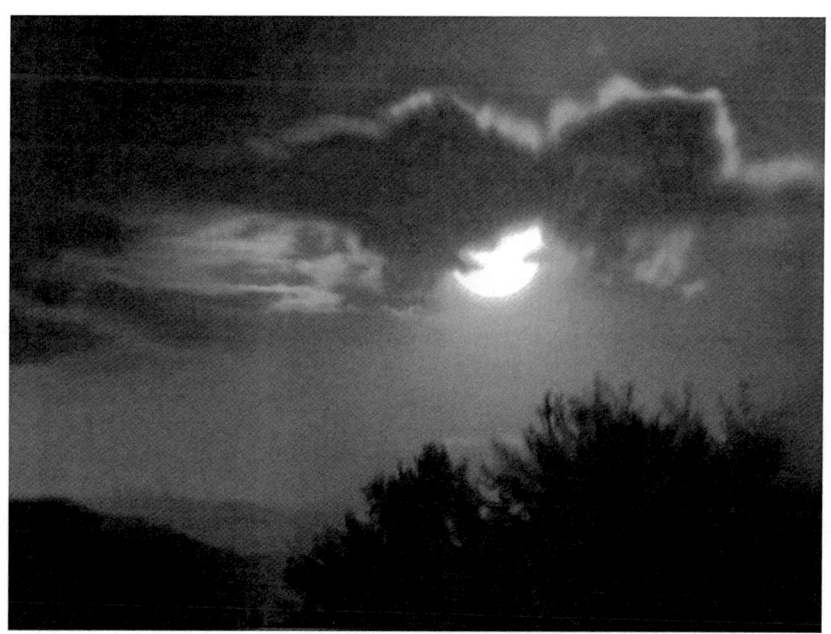

날이 어두워지면 인체의 구석구석에 쌓인 노폐물을 청소하기 시작한다.

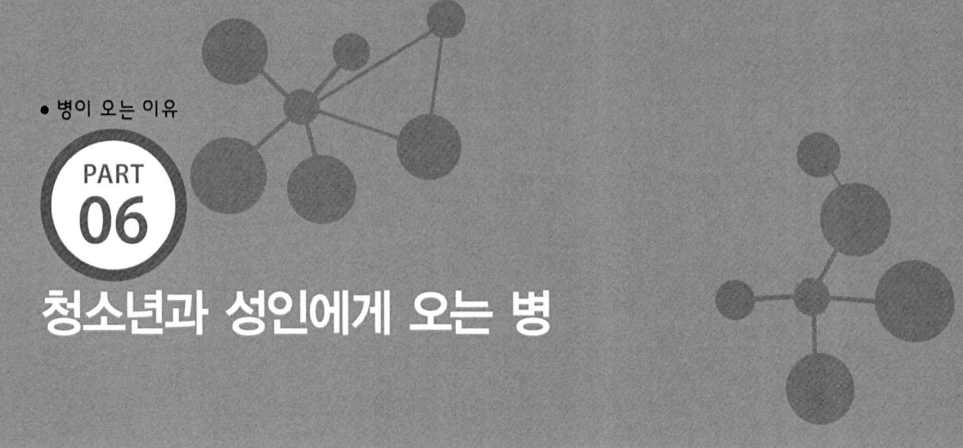

• 병이 오는 이유

PART 06
청소년과 성인에게 오는 병

잘못된 음식의 섭생과 생각에서 병이 온다

　먹지 않고 살아가는 일이 불가능할 수도 있다. 그렇다고 무작정 먹어치워서도 안 된다는 것쯤은 잘 알고 있다. 그러나 대부분의 사람들은 음식 앞에서는 생각 없는 행동을 스스럼없이 행하는 경우를 많이 본다. 많이 먹은 만큼 빨리 죽는다는 사실을 알면서도 나만은 예외라는 생각으로 한치 앞을 보지 못하는 누를 계속하며 살아가는 광경을 주위에서 곧잘 볼 수 있다.
　청소년기의 식탐은 신진대사의 불균형을 초래하여 예비 질병을 만드는 시기이며 성인의 식탐은 질병에 바로 노출된다.
　청소년에서 성인에 이르는 또 하나의 병의 원인은 생각에서 온다. 학습이나 승부욕 또는 욕심에 의한 그릇된 생각으로 생각의 한계에 부딪혀 대뇌 경기를 하는 경우가 많다. 또 지나친 운동이나 무리한 학습 또는 과로한 일로 과로 경기를 하기도 한다.

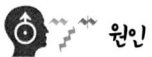 원인
1. 입에서 배출까지 8.5m 통로가 잘못되면 병이 온다

 일생 동안 사람은 50톤 정도의 음식물을 먹고 생명을 유지해 간다. 이렇게 엄청난 양이 24시간 동안 매일 같이 8.5m의 긴 소화기관을 거친다. 소화기관이 건강하면 신진대사가 잘 이루어져 건강한 생활을 할 수 있다. 소화기관이 건강한 사람은 먹은 음식의 영양을 완전하게 흡수해 버리므로 배출되는 변은 솜보다 가벼워서 변이 물에 둥둥 떠다닌다. 변이 물에 뜨지 않는 사람은 이미 소화기관의 장애가 생겨나 있다. 보통의 사람들은 대부분 소화보다는 식사량에 의해 밀어내기를 한다. 위장이 정상적으로 움직이는 사람은 배고픔보다는 때가 되어 먹을 정도로 언제나 장운동이 활발하다.

 그러나 위장의 움직임이 둔하거나 정체된 사람들은 조금만 위속을 비워도 배가 고파서 참을 수 없다. 그것은 위장을 비워 움직임이 왕성하다는 신호일 때 배고픔을 느끼기 때문이다.

 식탐자나 과식, 속식자들이 배고픔을 참지 못한다. 이미 오장육부가 문제되어 악순환을 되풀이 하고 있는 것이다. 뱃속에 있는 모든 장기들은 첫째 숨을 쉬면서 가로막이 오르내리면서 움직이고 두 번째로 위장의 연동작용이 제대로 될 때 오장육부가 함께 움직이면서 제 기능을 다 한다. 과식, 폭식자들이 가장 잘 걸리는 질병이 위장암에서 당뇨병, 췌장암, 대장암이다. 평소 과식에 의한 위장의 움직임을 원활히 해 주지 않았기에 췌장의 움직임이 둔해지고 간이나 소장, 대장, 신장, 방광 등 생리나 정력까지 문제를 낳게 되는 것이다.

 우리의 빨리 문화에서 음식이 위에 가득차서 배부름을 뇌가 느끼는 시간은 식사가 끝난 10-20분 후의 일이다. 식물성 섭생민족은 30~40분, 동물성 섭생민족은 한 시간 가량이 지나야 대뇌가 배부름을 느낀다. 우리는 고작 일이십 분만에 음식을 톡 털어 넣는 섭생에서는 배부름을 느낄 때는 이미 위장에 음식물이 가득 차 꼼짝 달싹도 못하는 지경임을 명심해야 한다. 그래서 우리나라 사람이 위장암이 제일 많은 이유도 여기에 있다. 그러나 근자에 와서는 췌장암이나 당뇨병으로 죽는 사람이 더 많아 진다고 한다. 이것은 과식이나 폭식은 췌장을 상하게 만들기 때문이다. 따라서 소식으로 위장이 제대로 움직일 수 있게 하면 췌장에서 간 등의 오장육부가 제 기능을 하므로 건강을 찾는 지름길이다.

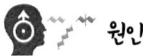 원인
2. 폭식과 과식·속식에서 병이 온다

앞서 과식이나 폭식에 의해 소화기관이 막히고 움직임이 둔해져서 병이 온다고 했다. 음식의 섭생법을 잘 지켜 나날이 젊어가는 삶이 되어야 한다.

생명체는 탄생과 더불어 성장을 계속하다가 정점에 이르러서는 다시 쇠약해지는 "생성과 소멸"의 섭리를 따르게 된다. 사람은 성장기 즉, 0~25세까지는 성장을 가속화할 수 있는 나이로 영양식 위주의 음식섭생을 할 수 있으나 40세부터는 소멸기 즉, 노쇠화가 되어 가는 과정이므로 쇠퇴함을 지연시킬 수 있는 식사습관을 유지하면 건강한 삶을 사는데 부족함이 없다.

가볍게 여기는 한 포기의 풀조차도 낮에는 열심히 일하고 밤이면 휴식을 취하는 것처럼 인간도 자연 법칙에 순응하는 삶을 살아가는 생활 습관을 유지하면 건강은 저절로 되찾게 되는 것이다. 과하거나 지나치면 부족함만 못하다는 옛 속담처럼 의·식·주 생활에서 쉽게 찾을 수 있는 답이 "소박한 식탁"에서 그 해답을 찾을 수 있다.

과식이나 폭식은 활성산소량을 증가시켜 세포재생을 차단하고 혈류를 막게 하는 주범이다. 활성산소를 방어할 수 있는 가장 좋은 방법은 절식과 소식이다. 절식이란 저칼로리 음식을 섭생하는 것으로 쥐를 대상으로 실험한 결과 절

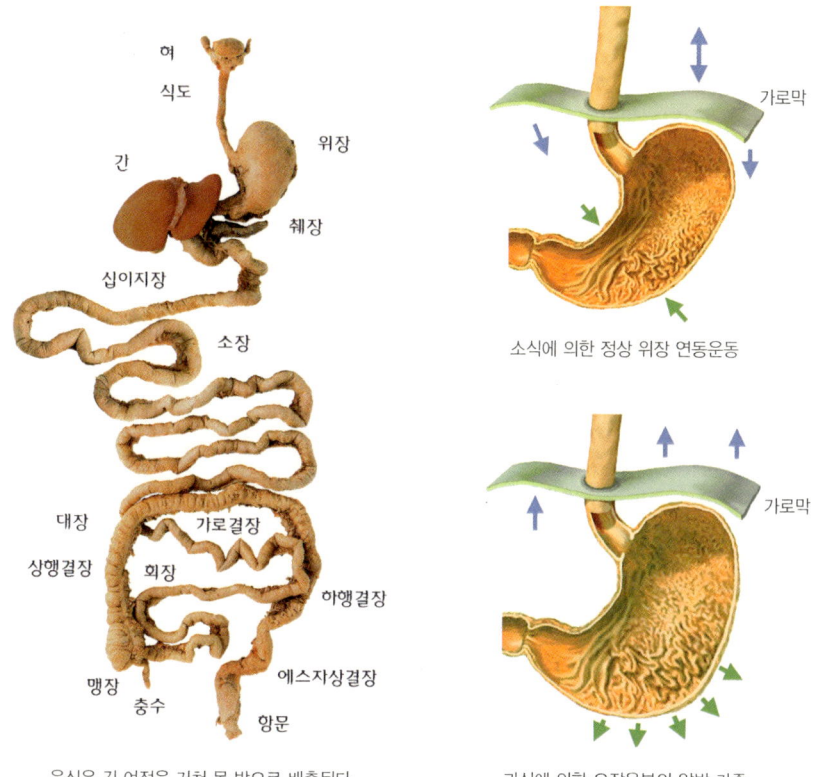

음식은 긴 여정을 거쳐 몸 밖으로 배출된다.

소식에 의한 정상 위장 연동운동

과식에 의한 오장육부의 압박 가중

과식은 위장의 연동운동이 정지되어 신진대사장애를 가져온다.

식한 쥐는 최고 44개월까지 살았는데 이는 인간으로 치면 132세에 해당하는 나이다. 또 절식이 자유식에 비해 유방암은 20배, 폐암은 2배, 백혈병은 6.5배, 간암은 6배 정도의 억제효과가 있다는 연구결과가 나왔다.

  무조건 양을 줄이는 것보다는 칼로리가 적은 소박한 음식을 먹는 것이 절식의 올바른 방법으로 세계 장수인들은 모두 주위에서 쉽게 구할 수 있는 음식을 찾아 소식하는 습관을 유지한 것이 장수의 비결이었다.

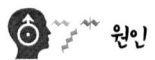 원인
3. 빠르게 황급히 먹으면 급체로 인한 병이 온다

사람의 소화기관은 에너지를 생성하는 공장으로 방앗간의 롤러 달린 분쇄기와 같다. 분쇄기에 갑자기 큰 알곡을 넣거나 너무 빠르게 압착하여 주입하면 기계가 정지하거나 굉음 또는 마모, 고장 등으로 제 수명을 다하지 못하는 것처럼 사람의 위장도 예외일 수 없다. 기계이든 위장이든 움직이는 물체는 내구연한이 있으므로 어떻게 사용하느냐에 따라 수명이 연장되기도 하고 단축되기도 한다.

소화의 첫 번째 공장이 입이다. 입에서 천천히 꼭꼭 씹는 습관을 가져야 다음 공장인 위장과 소장, 대장의 부담을 주지 않게 된다. 꼭꼭 씹는 습관을 가지면 침샘의 분비가 촉진되어 음식 속의 중금속이나 인체 유해한 성분까지 중화된다. 또 오래 씹으면 갑상선이 좋아지고 척추까지 바르게 되면서 신진대사를 촉진하게 된다. 그리고 씹는 습관이 오래 유지되면 대정맥의 핏대가 유연해지고 위장의 혈류를 빠르게 하여 소화력을 증대시키게 된다. 즉 속편한 일상을 만드는 제일 중요한 요소가 천천히 꼭꼭 씹어서 먹는 것이다.

따라서 에너지 생산의 근원이 되는 위장에 문제가 생기는 첫 번째 요인이 바로 빠르게 급하게 삼키는데서 출발되어진다. 그리하여 신체의 모든 리듬이 깨어지고 만병의 근원이 된다. 장애인들의 음식을 매우 빨리 먹어 치운다. 어쩜 빨리 먹었기에 장애가 생긴 것일지도 모른다. 빨리 음식을 먹는 사람과는 친구도 하지 말라는 속담이 바로 그것이다.

위장 장애를 일으키는 두 번째 원인으로는 과식이다. 위는 음식물을 주무를 수 있는 여유 공간이 있어야 한다. 위장의 용량이 자신의 두 주먹크기이므로 많이 먹은 음식은 복부가 팽만해지고 소화를 위해 분비된 위산에 의해 위벽이 손상을 입게 되고 위장의 연속적인 운동이 부분적으로 정지해 버리는 장애가

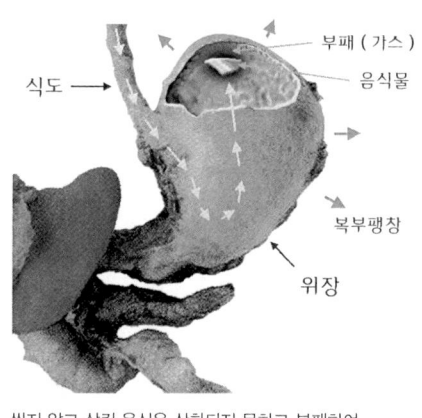

씹지 않고 삼킨 음식은 산화되지 못하고 부패하여 가스가 발생한다.

생기는 것이다.

또 급히 먹어 체한 음식은 위산에 의해 음식물이 부패하면서 가스가 발생하여 급체 현상이 가중된다. 한번 체한 음식은 좀처럼 내려가지 않으며 수십 년 동안 위장의 위쪽에 달라붙어 있으므로 만병의 근원이 되기도 하는데 이것은 내시경 검사를 하여도 좀처럼 찾아낼 수 없다.

세 번째 원인은 다급히 먹거나 무의식적인 식사 습관이다. 급히 먹거나 무의식적으로 섭취하는 음식은 연속적인 위장 운동에 방해를 주게 되고 채 십이지장으로 내리지 못한 음식물과 섞여 위압을 높이므로 지속적인 위장의 정체 현상 즉, 속이 거북하고 답답한 체기를 느끼게 된다.

넷째 원인은 큰 음식물을 삼키는 일이다. 위장은 분쇄하는 기능은 없다. 위장에서 소화를 해 낼 수 있는 음식물의 크기는 좁쌀 정도의 작은 크기이다. 음식물을 잘게 입에서 씹어 부수어 내릴수록 에너지 생산의 근원이 되는 위장의 부담을 줄여 줌으로써 건강을 찾고 장수할 수 있다. 음식이 강산성의 위산에 녹여져서 유문에서 조금씩 십이지장으로 내려가기 때문에 씹지 않는 큰 음식은 위산과 만나 산화되지 못하고 부패하여 위장 상단으로 떠오르게 되고 그것이 결국 위장을 부풀려 복부팽만감을 주거나 트림 등 소화장애의 근원이 된다. 그러므로 많이 씹을수록 위장의 부담을 줄여주어 속편한 생활을 할 수 있으며 침샘의 작용으로 노화가 예방되고 위장 기능이 강화된다.

따라서 위장의 부담을 덜어주는 식사습관이 몸에 배이도록 해야 한다. 우선 서너 번 씹어 삼키는 습관을 30~50회 정도로 많이 씹는 것이 좋다. 오래도록 씹으면 미세하게 분쇄되고 씹을수록 침샘의 분비물이 많아져 위장의 일거리가 급격하게 줄어들게 된다. 물도 씹어서 먹으라는 우리 조상들의 속담처럼 입에서 완전하게 분쇄하여 위장으로 보내주어야 병이 생기지 않는다.

원인
4. 산소가 적은 음식을 먹으면 병이 온다

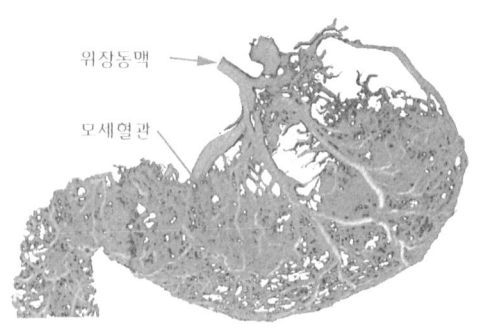

위장동맥
모세혈관

위장의 혈류가 왕성해야 속이 편하다.

음식물에 산소가 많으면 산화가 빠르게 진행되어 소화를 돕기도 하고 체내 영양의 흡수율을 높이게 된다. 산소 많은 음식은 날 것이 산소함유량이 가장 높다.

그러나 기름에 튀긴 햄버그나 라면, 치킨, 핫도그 등과 같은 음식은 산소가 전혀 없는 음식이다. 따라서 이런 음식은 자칫 산소를 싣지 못한 채 적혈구에 실려 세포로 보내지게 되면 몸속의 세포는 산소 없는 영양은 받아들이질 못하므로 그대로 체내의 노폐물로 남아있게 된다. 그래서 살이 찌고 붓거나 병이 생기는데 암은 산소 없는 영양을 제일 좋아한다. 그러므로 산소가 없는 영양은 요산과 결합하여 암적 인자를 만들어 내게 되는 것이다.

따라서 100℃ 이내의 물속에서 요리한 음식을 먹는 게 병을 고치는 방법 중의 하나이다. 기름이 끓는 온도, 예를 들어 면실유가 240℃인데 기름에 음식이 익어서 누렇게 변할 정도가 되면 300℃를 능가하게 되므로 이러한 음식에서는 산소는커녕 영양소 자체가 파괴되어 독을 먹는 것과 같은 이치이다. 산소가 부족한 음식을 먹을수록 병이 서서히 진행되어 수년 내 돌이킬 수 없는 질병이 도래됨을 명심해야 한다.

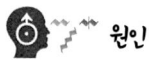 원인
5. 감기와 몸살은 과식에서 온다

 과식 또는 폭식은 신진대사 장애로 1시간에서 10시간 사이에 위장 장애가 시작되고 새벽녘이면 더 심해진다. 그리고 1일에서 3일 사이에 호흡기 장애나 감기 몸살 또는 자신의 가장 취약한 부위에 질병 징후가 나타난다.

 사람들은 감기나 몸살 등의 일상적인 질병의 원인을 보통 바이러스의 감염과 같은 세균에 의하여 질병이 온다고 믿는 경우가 많다. 그러나 실상은 외부에서 오는 것이 아니라 내 몸에서 내가 병을 만드는 것이다. 무리한 일과나 피로의 누적에서 신진대사가 문제되어 질병이 생기기도 하지만 그 주요인은 음식섭생의 문제에서 질병이 발병한다는 사실을 아는 이가 적다. 사람은 누구나 다 똑같이 공기를 통해 바이러스나 진균류, 세균을 들이 마시는데 유독 자신만이 감기나 몸살에 걸리는 이유가 과식으로 인한 신진대사 장애 때문인 것을 아는 사람은 흔치 않다.

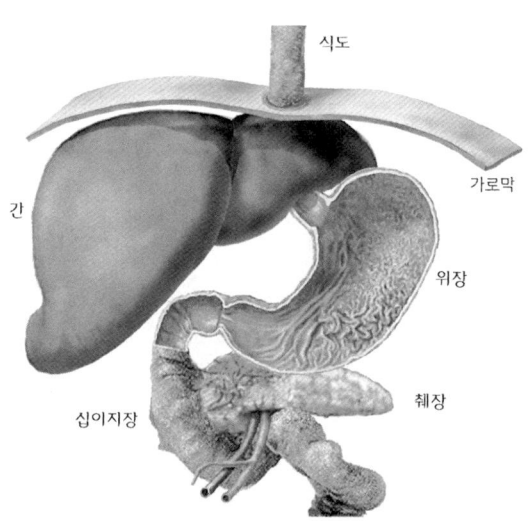

소식할수록 위장의 연동운동이 잘 되어 숨쉬기가 편하고 피로하지 않다.

 위장은 10~15초 사이를 오가면 연동작용을 하는데 움직임이 둔해지면 위장 속의 부패된 가스가 발생하여 위장이 부풀어 오르게 된다. 그 부푼 위장은 간과 췌장을 짓누르고 가로막을 압박하여 숨 쉬기가 불편하고 피로가 가중되어 가슴이 답답해진다. 그리고 시간이 지날수록 간과 췌장, 허파의 기능이 저하되고 그에 따른 장의 연동작용까지 문제가 생긴다. 이런 상태가 되면 심장의 피가 머리로 솟구쳐 하품을 하거나 피곤하여 잠을 청하게 만든다. 이러한 상태에서 하루를 넘기게 되면 급기야 가로막의 움직임이 느려지게 되고 폐활량이 감소하면서 피가 상체나 머리로만 솟구쳐 어깨가 무거워지거나 목이 뻐근하고 골이 찌근거리고 얼굴이 창백해지는 것이다.

점점 입맛도 없어지고 무기력해지다가 위장장애가 하루 이틀 지나면 서서히 감기와 몸살 같은 호흡기성 질환으로 바뀌게 된다. 따라서 어린이의 경우는 음식물 섭취 후 반드시 트림을 시켜 위장의 움직임을 개선하지 않으면 질병을 달고 다니거나 연일 짜증을 내거나 성질 자체가 괴팍하게 바뀌어 질 수 있으므로 부모들의 관심이 무엇보다 중요하다. 아이들이 감기에 걸리면 배부터 아프다고 하는 이유가 바로 이것인 것이다.

성인의 경우에도 속이 불편하면 짜증을 낸다. 속이 불편하면 하루 이틀 뒤 신체의 이상 징후가 나타나고 급기야 감기나 몸살 또는 예전에 생겼던 병이 재발하게 되는 것이다. 따라서 속편한 일상을 만드는 게 건강을 찾는 지름길인 것이다.

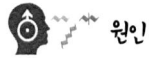 원인
6. 화가 머리로 치밀면 생각의 병이 온다

속이 불편하거나 질병이 오면 화가 치밀고 화가 나면 질병이 생긴다. 닭이 먼저냐 달걀이 먼저냐 하는 이야기와 같다. 여기서는 질병이 있는가를 따지기 전에 현재의 건강상태에서 화가 치밀면 병이 더 가중된다는 애기를 하고자 하는 것이다. 건강한 사람은 긍정적이고 좋은 생각으로 건강한 생활을 하게 되지만 질병이 있는 사람은 저절로 짜증이 생겨나고 성격까지 난폭해 질 수 있다. 건

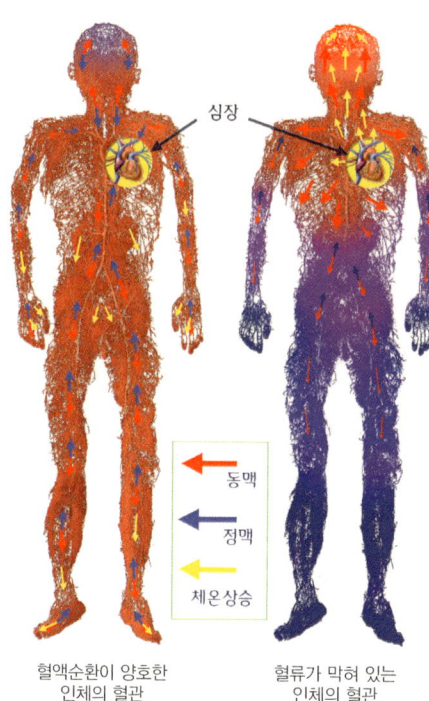

혈액순환이 양호한 인체의 혈관 / 혈류가 막혀 있는 인체의 혈관

머리는 차야 하고 손발은 따스해야 한다.

강해 보지 않은 사람은 현재의 자신처럼 모든 사람이 나처럼 정도일 것이라고 단정해 버리는 경우가 많다.

그림에서처럼 화가 치밀면 심장의 피가 머리로만 솟구쳐 뇌를 손상시키게 되고 급기야 신진대사 장애까지 가중된다.

고서에서도 인체의 생명활동은 물(陰)과 불(陽)의 상생조화로 이루어진다고 하였다. 수기(水氣)가 위에 있어 머리가 차고 배가 따뜻하면 건강하다. 그러나 화기(火氣)가 위에 있어 머리가 뜨겁고 배가 차다면 건강에 적신호가 들어 온 것이다.

그래서 선인들은 두한족열(頭寒足熱)을 강조했다. 삼라만상의 생명체는 물의 기운과 불의 기운이 합쳐져야 생명활동이 일어난다. 물 기운은 위로 흐르고, 불기운은 아래로 내려가며 서로 도와서 생명력이 왕성해지고 건강을 이루게 되는데 이를 수승화강(水昇火降)이라고 하는데 이것을 역행하게 만드는 것이 바로 잘못된 음식섭생이 원인이다.

인체에서 수기는 등 쪽의 신장에서 발생하여 위로 올리게 되고 화기는 가슴의 심장에서 발생하여 내려주어야 한다. 즉 심장의 불기운은 임맥(몸의 앞쪽 중앙으로 흐르는 경락)을 타고 내려가서 손끝 발끝까지 잘 내려가야 한다. 반대로 신장의 물 기운은 독맥(몸의 뒤쪽 중앙으로 흐르는 경락)을 타고 오르는 상태인데, 이는 호흡기관과 연관된다.

즉, 숨을 들이 쉴 때는 물 기운이 등 쪽의 독맥을 따라 머리 쪽으로 올리고, 숨을 내 쉴 때 심장이나 머리의 불기운이 임맥을 타고 가슴, 단전으로 내려가게 되는 것이다. 인체는 수승화강의 상태에서 오장육부의 기능이 조화를 이룬다. 즉, 아랫배가 따뜻해지고 머리는 시원해야 마음이 편안해진다.

화가 머리까지 치밀어 오르면 생각의 병이 생긴다. 모든 것이 부정적으로 보이고 되는 일이 없는 듯하고, 나만 불행해 보이는 것 같고, 하는 일 마다 스트레스를 받게 된다. 화가 치밀면 제일 좋아하는 것은 암세포이다. 또 정신장애나 공황장애, 경풍, 코피, 우울증 등의 질병이 생기게 된다.

수족이 차고 아랫배가 찬 사람은 여기저기 건강에 적신호가 생겨나므로 평소 대정맥 지압법을 실천하고 비흡구배 호흡을 하거나 쉽고 간편한 손 따기로 두한족열을 유지시켜 자신의 건강을 지킬 수 있어야겠다.

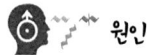 원인
7. 무리하면 체내 노폐물이 축적되어 과로경기를 한다

사람은 자신이 감당할 수 있는 한계가 있다. 나이가 젊다고 건강에 자신하다가 갑자기 그 한계점을 넘게 되면 하늘이 노랗게 되다가 급기야 쓰러지게 되는 경기를 한다. 평소 안하든 생각이나 행동, 심한 운동을 하면 일시적으로 혈류가 대뇌로 집중되어 생기는 현상이다. 기절한 후 수분 후 깨어나면 다행이지만 그렇지 않은 경우에는 뇌 손상으로 돌이킬 수 없는 지경에 이르기도 하므로 무리한 일은 가급적 삼가야 한다.

심한 경우 과로는 돌연사로 이어지기도 하는데 돌연사란 예기치 못한 갑작스런 사망을 일컫는 말이며 때로는 심장마비와 혼용하기도 한다. 보통 속이 불편한 상태에서 과로를 하거나 스트레스 또는 갑자기 격심한 운동으로 오장육부의 혈류가 차단되면서 심장의 압력이 가중되어 심장박동의 한계점을 넘어 생기는 현상이다. 이런 경우 얼굴 안색이 하얗게 변하고 손발이 차가워지고 입술이 청색으로 바뀌면서 몸을 떨게 되는 전조 증세를 보인다. 한편 피가 갑자기 머리로 솟구치면서 교감신경이 갑작스런 극도의 흥분이나 차단 등의 원인에 의하여 심장마비가 오기도 한다.

  과로경기는 갑자기 찾아오는 불청객이다. 따라서 자신이 혈액순환이 잘 안된다고 생각하거나 얼굴 안색이 좋지 않을 때에는 무리하지 말고 충분한 휴식을 취하면서 일을 해야 한다. 그리고 평소 막힌 핏 길을 열고 골수에서 건강한 피를 많이 생산할 수 있게 손 따기를 생활화하여 언제 찾아올지 모르는 과로경기에 대한 대비를 하는 것이 좋다. 또 이미 한번 기절하거나 쓰러진 경험이 있는 사람은 그냥두면 그 주기가 점점 빨라지므로 반드시 수족냉증 3차 따기로 다스려야 한다.

● 병이 오는 이유

PART 07
계절 따라 오는 병

 다양한 종류

봄 - 따스함과 소생하는 인체 변화

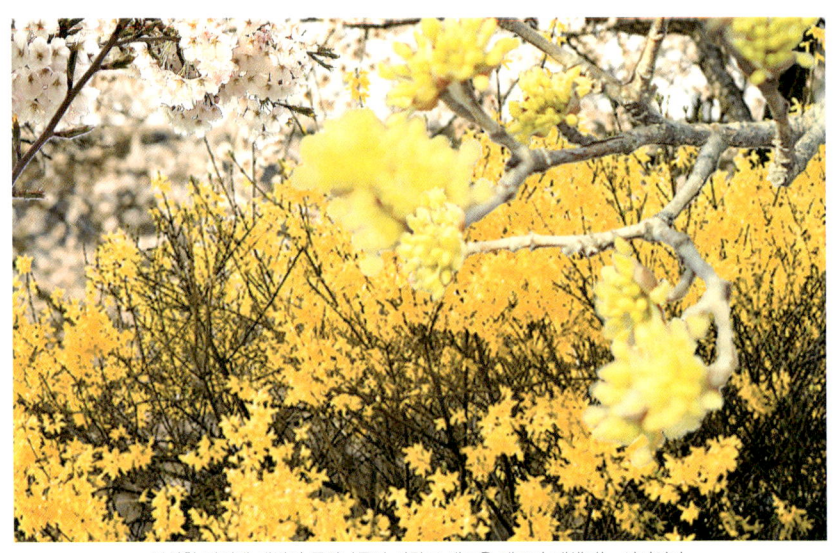
앙상한 가지에 새싹이 돋아나듯이 사람도 새로운 세포가 재생되는 시기이다.

추운 겨울이 지나고 봄이 오면 만물이 소생하고 꿈틀댄다. 땅도 하늘도 꿈틀대는가 하며, 사람도 이러한 대지의 변화에 순응하기 위해 몸이 기지개를 펴는 시기이다.

사람의 핏줄을 다 이으면 지구를 세 바퀴를 돌고도 남을 12만 km라는 엄청난 모세혈관이 자리 잡고 있다. 추운 겨울철에는 상대적으로 낮은 온도로 모세혈관이 수축되어 많이 막힌다. 겨울철 모세혈관이 많이 막혀 있어도 신경세포가 살아있어 일상생활에는 큰 영향을 못 느끼며 살아간다.

그러나 이미 그러한 막힌 부위는 살이 쪄 있거나 땀이 많이 나기도 하고 피부가 검거나 털이 나기도 하고 붉게 상기되기도 한다. 또 질병이 있는 부위는 더 많은 모세혈관이 막히기 때문에 겨울철 사망자가 더 많은 이유가 여기에 있다.

그러나 봄이 되면 마치 나무에 새싹이 돋아나듯이 겨우내 막혀있던 모세혈관이 열리고 세포분열이 촉진되는 시기다. 즉, 새살이 돋아나는 시기인 것이다. 따스한 온기로 핏길이 열리고 살아나면서 손이나 발에 허물을 벗는 경우도 생겨난다. 또 팔이나 다리, 위장과 같은 모세혈관이 추운 겨울에 막혀 있다가 서서히 열리면서 갖가지 명현현상이 나타나기도 한다.

봄이 되면 세포가 산소와 양분을 받아 서서히 세포가 재생되고 분열이 촉진되어 갖가지 봄철 통증과 질병이 발생한다. 무릎이나 발목이 아프기도 하고 위장장애가 생겨 가슴이 답답해 지기도하고 두통이 오기도 하고, 갖가지 눈병이 오기도 한다. 또 여드름과 같은 피부염증도 이때 극성을 부리는 이유가 모세혈관이 새롭게 열려 세포분열이 왕성해 짐에 따라 생겨나는 현상들이다. 즉, 그동안 체내 축적되어진 각양각색의 체내 노폐물이 혈류가 개선되면서 대소변으로 빼내기에는 너무나 힘든 여정이므로 가장 가까운 피부로 노폐물을 발산시켜 내뱉는 것이며 이것이 인체의 자기치유력인 것이다.

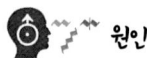 **원인**
봄바람에 의한 환경적인 충격 – 바람병

봄은 온도 변화가 심하면서 겨울 내 움츠리거나 동면상태인 미세한 미생물에서 세균들까지 기지개를 펴게 한다. 이런 것들은 대부분 봄바람을 타고 사방으로 흩어져 우리의 폐부까지 파고들게 되는 경우가 늘어나게 된다. 차디찬 겨울의 낮은 온도와 봄의 온화함이 거듭되면서 기류가 급변하고 바람이 잘 일어나므로 바람에 의해 유발되는 호흡기성 질환이 많다. 바람의 특징은 바람과 같이 활동적이고 한곳에 머물러 있지 않기 때문에 머리 위와 밖으로 향해 발산하는 기침이나 피부질환이 유발된다. 따스한 피부에 지나치는 봄바람은 마치 비행기가 이륙하는 원리인 양력과 같이 피부 속에 있는 갖가지 나쁜 노폐물을 피부 밖으로 빼내는 기운을 가지는 시기이다.

따라서 피부와 안면에 장애를 주는 두통, 발한, 가래 같은 증상이 나오기 쉬워 바람병이라 한다. 바람병은 항시 일 년 중에서 다른 계절과 결합하여 찬바람, 열바람, 습한 바람, 건조바람 등으로 연결되어 풍병이 오기도 한다. 증상으로는 열이 나며 바람을 쐬면 머리에 열이 올라 기분이 나쁘고, 머리가 무겁고 콧물이 나온다. 가벼운 기침, 결막 장애나 눈물, 재채기, 목안이 가려운 느낌 등 외부로 발산하고 몸 밖으로 빠지면서 갖가지 명현현상이 생겨난다.

 자연 치유 도우미
바람병을 이겨내는 방법

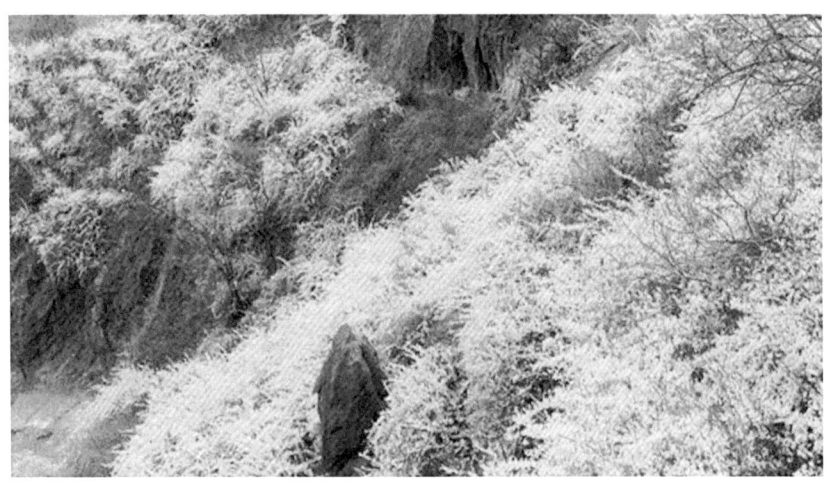

만물이 소생하는 봄 공기는 천지의 각양각색 인자로 득실댄다.

1. 기지개를 펴듯 가슴을 활짝 펴고 체내 산소 공급을 늘려야 한다.

   따스해진 기운으로 세포가 재생되기 위해 많은 산소가 필요한 시기이므로 가슴을 펴고 배를 내밀어 체내 산소유입을 극대화 해 주어야 한다. "비흡구배 호흡"은 봄철의 철갈이 병을 이기는데 제격이다. 하품이 나고 졸음이 쏟아지거나 어지럼증 등은 자기치유를 위한 자연스런 현상인 것이다.

   위장장애를 주의하고 음식은 봄철에 많이 나는 산소 많은 나물과 같은 음식을 즐기고 과잉영양으로 피로가 더해지는 육류의 섭취는 가급적 줄이는 것이 좋다.

2. 무리한 일을 삼가고 충분한 수면을 취하라.

   미인은 잠꾸러기이다. 잠자는 동안 세포가 재생되기 때문에 모세혈관이 열리면서 세포가 사용해야 할 산소와 양분의 부족을 채우기 위해 잠이 쏟아지게 된다. 잠을 많이 청할수록 피부 재생시간이 길어져 고운 피부를 가질 수 있기에 결국 아름다운 미인이 되는 것이다. 따라서 겨울철에 42일 동안 자기 수명을 다한 수면세포가 달라붙어 있다가 그 부위가 서서히 혈류가 개선되면서 새로운 세포로 재생이 되어가는 동안 허물을 벗기도 하고 여기저기 간지럽거나 성장통과 같은 통증이 여기저기 생겨나는 등 좌충우돌 현상이 생겨나기도 한다.

3. **봄바람을 등지고 생활하라.**

   봄은 겨울철 잠복된 수많은 세균이나 박테리아, 미생물, 진균류 등이 기지개를 펴는 시기이다. 따라서 봄바람에 실려 폐포를 급습하는 바이러스나 진균류 등이 그 어느 때 보다 공기 중에 많이 포함되어 있는 시기이다. 각종진균의 포자가 날리거나 나무껍질을 박차고 나오기 위한 새싹의 유해물질, 꽃을 피워 종자를 번식하기 위한 다양한 유해성분들이 바람을 타고 천지로 번져가게 된다. 따라서 직접 봄바람을 마주치기보다는 바람을 등지는 생활의 지혜를 발휘해야 한다.

4. 옷을 헐렁하게 입고 피부를 촉촉하게 하라.

　　봄철은 모세혈관이 열려 피를 보낼 부위가 많아지는 계절이므로 상대적으로 심장의 박동수가 빨라지는 경우가 많다. 따라서 쬐이고 꽉 끼는 옷은 혈액순환을 막는 것이 되므로 가급적 헐렁한 옷을 입는 것이 좋다.

　　또한 건조한 봄바람에 체내 수분이 많이 빠져 나가는 시기이므로 가급적 습윤제와 같은 것으로 피부를 촉촉하게 유지시켜 주는 것이 좋다. 그리고 손가락이나 발가락 등 겨울철에 세포가 재생되지 못한 곳에서는 갑자기 각질이 일어나거나 피부가 허물을 벗기도 한다. 허물이 벗겨지는 것을 사람들은 질병이라 생각하는데 잘못된 생각이다. 수면세포가 피부에서 떨어져 나가며 새살이 돋아나는 현상이므로 젊음을 찾는 것이라고 생각하는 것이 좋다.

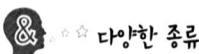 **다양한 종류**
여름 – 더위를 이기기 위한 인체 현상들

　　봄은 세포가 산소와 양분을 받아서 서서히 세포가 재생되고 분열이 촉진되면서 갖가지 봄철 통증과 질병이 발생되기를 반복하다가 초여름이 시작되면 뜨거워진 온도로 인하여 팔이나 다리, 위장과 같은 모세혈관이 더욱 열려 봄철의 증세가 초여름까지 지속되기도 한다.

　　무릎이나 발목이 아프기도 하고 위장장애가 생겨 가슴이 답답해 지기도하고 두통이 오기도 하고 여드름과 같은 피부염증도 이때 더욱 극성을 부린다. 그 이유는 모세혈관이 더 많이 열리고 세포분열이 왕성해져 조직의 노폐물이 피부로 빠지는 현상들이다.

　　무더운 여름이 오면 외부의 온도와 충격을 이겨내기 위해 혈중 수분의 함량이 많아진다. 땀을 배출하여 피부의 온도를 낮추어야 하기 때문이다. 땀을 흘린 후 피부에 손을 대어보면 얼음처럼 차갑게 느껴지는데 이것이 바로 땀이 기화하면서 피부의 열을 빼앗아가는 현상이다.

이러한 체온의 균형을 찾기 위한 생리적인 현상이 도를 넘게 되면 더위를 먹게 된다. 또 신장 기능이 문제되는 사람은 손발이 붓거나 얼굴이 부어오르는 현상을 보이는 사람들이 늘어난다. 이것은 체내 모세혈관에 찌들어 있던 노폐물이 정맥으로 제대로 회수되지 못한 상태에서 심장의 뜨거운 피가 뿜어져서 생기는 현상으로 주로 자고 나면 더 부어오른다. 여름은 세포가 재생되고 분열이 촉진되면서 생기는 통증이 많아지는데 날씨가 더 무더워지면 모세혈관이 더 살아나 통증은 서서히 줄어들게 된다.

따라서 모든 질병은 여름철에 치료하는 것이 가장 좋다. 막혀있던 모세혈관의 대부분이 무더운 여름이 되면 다 열리기 때문이다. 그러므로 잠이 많아지고 졸음이 자주 찾아오고 피곤한 이유가 바로 여기에 있다. 심호흡이나 폐포를 건강하게 만드는 비흡구배 호흡을 익히고 소식의 음식섭생, 그리고 생활 리듬을 조화롭게 하기 위한 지혜를 발휘하고 그에 따른 질병 또는 건강에 문제가 되는 부분은 혈류따기로 적절히 다스려 줌으로써 체내 있는 모든 모세혈관을 완전하게 열어줄 수 있는 절호의 계절이 여름이다. 여름을 잘 나야 다시 가을과 겨울철에 더욱 건강한 생활을 할 수 있다.

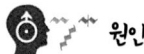 원인
열에 의한 환경적인 충격 – 피가 묽어진다.

여름에는 열을 받는다. 여름은 매우 뜨겁고 쉽게 더위를 먹는다. 날씨가 무더우면 혈류가 개선되어 근육이 늘어나는 등의 엄청난 산소와 에너지가 소모된다. 그리하여 부족한 산소와 에너지는 결국 입맛까지 잃을 정도로 원기가 소진되어 기운과 맥이 빠지는 현상들이 나타난다.

뜨거운 열로 피가 묽어져 혈류를 상하게 하며 인체의 진액 즉, 호르몬을 소모시킨다. 이때 진액 부족으로 갈증에 냉수를 원하게 되고 땀으로 소진한 진액으로 점점 더 무기력하여 힘이 없을 경우가 생기거나 허탈한 상태가 되어 갑자기 쓰러져 생명에도 위험을 받기도 한다.

특히 혈관 내 혈장과 수분의 비율이 높아 상대적으로 적혈구 수치가 낮아지므로 염증지수가 높은 사람은 각별히 신경 쓰지 않으면 더위를 먹는다.

이 때문에 여름에는 반드시 더위를 타는 것을 방지하기 위해 장시간 직사광선을 받지 않도록 하고 장마 시에는 공기 중에 습도가 많기 때문에 더위와 습기가 인체에 침입하지 않도록 한다.

높은 습도는 허파의 산소 섭취능력을 약화시켜 빈혈이나 호흡곤란과 같은 문제에 부딪힐 수 있다. 일반적 증상은 고열과 갈증을 동반한 어지러움이 나타나거나 사지가 무기력하고 가슴이 답답하며 대변이 무르다. 이런 경우에는 산소 섭취를 원활하게 해 주기 위해 에어컨을 켜 낮은 온도에서 생활하는 지혜가 필요하다.

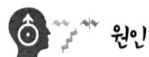 원인
물기로 인한 환경적인 충격 – 호흡곤란

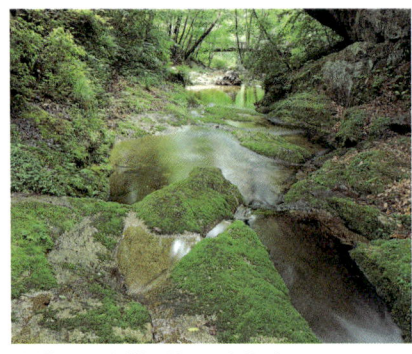
여름은 모든 세상을 초록으로 뒤덮는다.

여름의 계절은 일 년 중 습도가 매우 높은 계절이라 축축한 공기가 인체에 들어와 질병을 일으킨다. 주로 피부와 폐로 침입하는데 높은 습도는 피부호흡 장애를 유발한다. 사람들이 물속에 들어가 오랫동안 있거나 비나 물에 젖은 상태로 장시간 생활하고 있는 가운데 질병이 엄습한다. 우리가 목욕탕 안에서 목만 내밀고 몸을 물 안에 두고 있으면 가슴이 답답해지는 것과 같은 유사한 증세가 나타난다.

한편 여름철 해수욕을 하거나 차가운 물에 오랫동안 있어도 저체온증이 발생한다. 물속의 열전도율은 공기보다 20배나 더 높다. 따라서 물속에서는 공기에서보다 11배나 더 빠르게 몸에서 온기를 빼앗는다. 8℃ 이하의 차가운 물속에서는 심장과 호흡이 멈추는 쇼크사로 이어지기도 한다.

이러한 증상으로는 현기증, 머리가 무겁고, 전신이 천근만근 무거운 느낌과 가슴이 답답하여 식욕도 나지 않는다. 관절이 아프고, 대변은 무르며 점액상이 되기 쉽고 여자의 경우 대하가 증가하고 피부에 습진이나 부종, 설사 등을 동반한다. 또 폐로 침입할 경우는 허파장애로 인하여 비위장의 소화기능에 이상이 생기거나 신장 기능의 이상으로 체내 여분의 수액배출이 어려워지거나 멈추게 되어 여기저기 붓는 현상으로 나타난다.

증세로는 무기력하고 힘도 없으며 아무것도 먹지 않는데도 배가 더부룩하며 다리가 붓고, 배뇨량이 적다. 이런 현상에서는 소화가 잘되는 음식으로 소화기능을 향상시키고 비흡구배 호흡으로 폐활량을 키우며, 찬 것을 많이 섭취하지 않도록 한다.

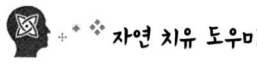
습기로 인한 호흡곤란의 이겨내기

장마가 끝나고 햇빛이 내리 쬐이면 무더운 온도, 습도와의 전투가 시작된다. 무더위와 같은 외부 온도가 체온보다 높을 때 우리 인체는 외부환경에 적응을 위한 갖가지 노력과 함께 자신을 버텨내기 위한 온도와 습도의 전쟁이 시작되는데 이러한 환경에서 승리하기 위한 자세는 무엇인가?

1. 생각의 늪에서 빠져 나오라.

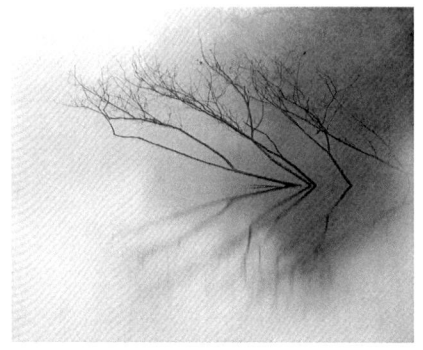

높은 습도는 피부호흡을 차단한다.

기분 좋고 속 편한 마음으로 생각을 낮게 하라! '덥다'라는 생각보다 따스하구나, 견딜만한데 뭘? 사우나 한 셈 치지 뭐, 공짜 찜질을 즐기네, 찜질방 갔다 온 기분이다. 등등 더위를 이겨내는 생각이 중요하다.

왜 우리네 조상들은 무더운 여름에도 산들산들 불어오는 바람처럼 부채로 더위를 식혔을까? 자동으로 연속적으로 불어오는 바람을 못 만들어서 부채를 사용한 게 아니다. 그것은 연속적인 바람이 생겨나는 선풍기 바람은 바람에 의한 기류 변화로 거대한 비행기가 떠오르는 것과 같은 양력현상을 방지하기 위해서다.

사람의 인체에 강한 바람으로 양력이 발생되면 체액의 소모가 증가되고 그에 따른 산소결핍으로 사망에 이르게 된다. 특히 술을 마신 후 켜 놓은 선풍기는 치명적임을 명심해야한다. 또한 에어컨의 찬 공기는 혈관을 수축시켜 혈류 및 혈액순환장애로 이어져서 여름철 잔병치레의 주범이 된다. 또 너무 차가운 실내 공기를 만들면 인체의 세포는 겨울철로 착각하고 인체의 모든 조직을 겨울철의 조직으로 돌변시키게 된다. 그러다가 실내를 벗어나면 또 다시 여름을 맞으면서 신진대사의 교란이 생겨나게 되어 무기력해지거나 질병이 생겨난다. 따라서 너무 온도차가 큰 냉방은 한 해 겨울철을 보낸 현상과 같으므로 나이를 한 살 더 먹은 것과 같은 피부 노쇠화를 촉진하게 된다.

2. 무리한 일을 삼가라.

노약자나 어린이는 면역기능이 약화되어 있으므로 무리한 운동이나 작업의 수위를 낮추어야 한다. 외부의 온도에 의하여 체온을 조절하는 그 자체에 많은 수분과 양분이 소모되는데 무리한 놀이나 작업에서 자신이 감당하기 힘든 상황이 도래되면 더위를 먹는다. 즉, 온도 경기를 하게 되는 것이다.

여름철 온도 경기를 하게 되면 사람이 갑자기 무기력해지고 호흡곤란과 가슴 답답한 일상이 계속되고 시름시름 앓아눕게 될 수 있으므로 각별한 주위가 요구된다. 더위 경기는 병원에서 제 아무리 검사를 하여도 결과가 나오지 않는다. 고작해야 적혈구 수치가 조금 낮다는 정도에 그치기 때문이다. 또 겨드랑이나 사타구니 등 림프구나 관절 부위에 습진과 아토피와 같은 진액이 피부로 발산되기도 한다. 더위를 먹었으면 반드시 혈류따기를 해야 한다.

3. 이열치열의 일상을 즐겨라.

이열치열의 자연과학적인 식음료 습관을 길들이고 과식이나 폭식은 삼가고 소식하되 가급적 조금씩 자주 먹는 것이 오장육부의 움직임이 원활하여 속이 편하고 신진대가가 잘 되어 건강한 여름을 날 수 있다. 옛날 사람들은 날씨가 더울수록 따스한 음료나 음식을 즐겼다. 이러한 이열치열 식·음료법은 우리도 본받아야 한다. 날씨가 무더우면 마당에 물을 뿌리는 것과 같은 이치이다. 물이 수증기로 기화되면서 주위의 열을 빼앗아가고 상승기류를 만들어 주위의 바람을 몰고 오는 원리와 같다.

따라서 더울 때 더운 음식을 먹으면 땀이 나게 되고 땀이 증발하면서 피부온도를 낮추어 시원함을 느끼게 되는 것이다. 운동 후 시원함이 커지는 것과 같은 맥락으로 실천하면 더위는 맛이 있다.

4. 뜨거운 태양을 이용하라.

피부에 화상을 입지 않을 정도의 일광욕은 면역기능을 높여주게 되어 가을이나 겨울철의 감기나 몸살과 같은 잔병치례를 하지 않게 된다. 요즘 사람들은 피부가 탄다고 야단법석으로 자외선 차단 크림을 바르고 양산을 쓰고 별이 별 방법을 동원하는데 이것 또한 잘 못 이해하고 있는 상식이다.

　적당한 자외선은 피부에서 비타민 D의 생성을 돕고 세포가 활성화되어 새로운 재생세포를 만드는데 가장 좋은 비법이 자외선을 쬐이는 것이다. 물론 과도한 화상은 주의를 해야 하지만 피부가 검게 그을릴 정도의 자외선은 햇빛이 주는 천혜의 혜택임을 알아야 한다. 검게 그을린 후 삼칠일이 지나면 수명을 다한 표피의 세포가 떨어져 나가게 된다. 심한 경우에는 허물이 일어나지만 표피의 죽은 세포가 떨어져 나가야 더 좋은 피부를 가질 수가 있는 것이다. 대부분의 사람들은 죽은 표피세포를 몇 년째 달고 다니는 사람이 많다. 또 골다공증의 특효약은 바로 뜨거운 태양을 즐겨야 고쳐지는 병이며 동맥경화를 막고 산성화된 몸을 중성으로 만드는 역할도 햇볕이 한다.

5. 폐포의 산소 섭취 능력을 키워라.

　날씨가 더우면 상대 습도가 높아진다. 겨울철에 목욕탕에 들어가면 숨이 막히는 경험을 대부분 하였을 것이다. 이처럼 여름철에는 공기 중의 상대 습도가 높기 때문에 허파의 기능장애가 생긴다. 즉 폐포가 수분에 막혀 산소의 섭취능력을 떨어트리기 때문에 여름이 되면 허파의 기능이 문제되는 간질, 결핵, 아토피, 당뇨 등 갖가지 질병을 가진 사람들이 숨을 할딱이다가 급기야 에어컨 신세를 지게 된다.

　또한 높은 온도와 습도는 사람의 체온유지를 위한 땀의 범벅으로 인하여 땀구멍이 수분이나 노폐물로 자주 막혀 피부호흡이 정지 또는 기능 저하로 숨이 찬 경우에는 샤워를 자주 하여 땀구멍을 열어준다. 그리고 배를 내밀고 가슴을 젖혀 허파의 산소 섭취량을 늘려주어야 한다. 비흡구배 심호흡을 해 보라! 막혀있는 폐포가 되살아난다.

6. 더위를 먹으면 혈류따기를 하라.

　온도와 습도와의 전쟁에서 패배하여 더위를 먹었을 때는 면역기능이 현저히 약화되어 있는 상태이므로 적절한 치료를 하는 것이 좋다. 머리에

식은땀이 자주 나고 심지어 목덜미나 어깨까지 땀에 흠뻑 젖는 사람들이 더위를 쉽게 먹는다.

　더위를 먹게 되면 온 몸이 나른하고 기력이 쇠하여 어지럽거나 하늘이 노랗게 보이는 현상이 생기는데 이것을 그냥 방치하다가 또 다시 더위에 부닥치면 심각한 지경에 이를 수도 있다. 더위를 이기기 위해 체내에 무제한으로 증식된 백혈구로 인하여 적혈구 수치가 부족하여 호흡이 가쁘거나 견디기 힘들 정도로 숨이 차 결국 체내 산소부족현상으로 세포의 기능이 마비되고 급기야 근육조차도 움직일 수 없는 상황으로 바쁜 숨을 몰아쉬다 사망하는 경우가 많다.

　겨울철에는 감기나 몸살 등 질병 원인은 바이러스성이지만 여름철은 일사병이나 열병과 같은 것이 질병의 원인이 된다. 따라서 온도와 습도문제의 심각성이 겨울철보다 심해질 수 있음을 명심해야한다. 겨울철에는 항생제로 그나마 치유가 가능하지만 여름철에는 약도 없다. 시원하고 낮은 온도에서 좋은 공기 들이쉬는 방법 밖에 없다. 그러나 이것은 근본적인 해결책이 되지 못함을 명심해야 한다. 오직 체내에 다량으로 차 있는 농백혈을 빼내야 한다. 수족냉증 3차 따기나 백혈병 딸점으로 다스려주면 빠르게 쾌유될 수 있다.

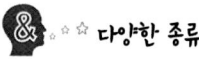 **다양한 종류**
가을 - 건조에 대처하는 인체의 지혜

　무더운 여름철 온도로 인하여 그간 엄청나게 열려진 모세혈관들이 온도가 낮아지면서 모세혈관이 좁혀지고 점점 적혈구가 이동하기가 어려운 조직이 생겨나는 시기이다. 심장에서 가장 먼 부분부터 막히게 되는 것이 일반적인 현

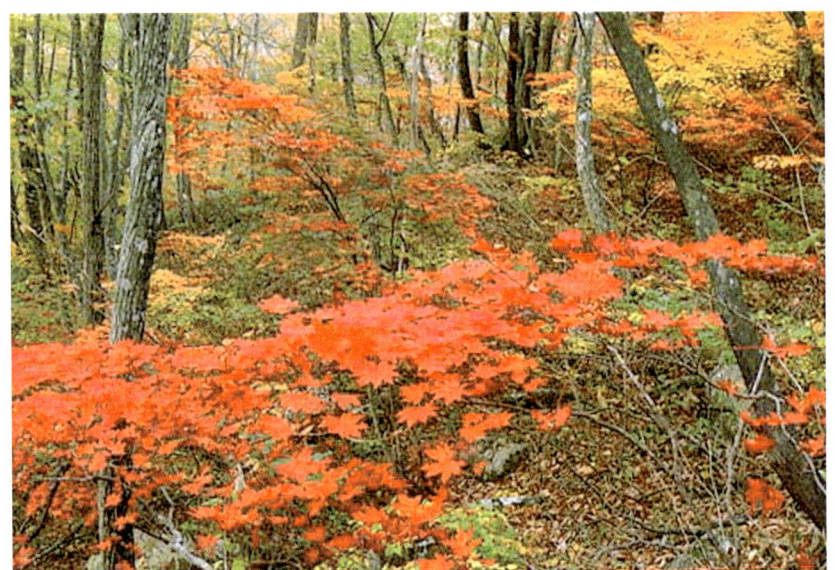
무성한 초록의 빛깔을 뒤로 하고 하나둘씩 잎을 떨군다.

상이나 사람마다 혈액순환 장애가 있는 부위가 다르므로 자신에게 가장 취약한 오장육부의 관말지역도 함께 서서히 막혀 질병징후가 나타난다.

  가을철에 많이 생겨나는 질병은 허리 병이 많다. 허리혈류가 느려져서 결국 고관절, 무릎, 허벅지, 종아리, 발목 등 하체 혈류에 이상이 생겨 아픈 통증을 느끼는 사람들이 많아진다. 가을철이 되면 나무에 수분이 올라가지 못하여 단풍이 물들게 되는 것처럼 사람도 등 쪽의 물 기운이 머리로 가지 못함에 따라 상대적으로 머리의 열이 하체로 내려오지 못하여 하반신의 저체온 현상으로 허리 이하의 질병이 생기게 되는 것이다.

  가을은 나무에 물이 오르지 못하여 단풍이 지듯이 사람도 모세혈관이 막혀 질병이 생기기 쉬운데 가을철 철갈이 병은 대부분 건조하여 생기는 질병이 많다. 여름의 높은 습도로 비강이나 호흡기계의 혈류가 왕성하여 진액으로 촉촉이 젖어 있다가 서서히 건조해지면서 공기 중의 바이러스나 진균류가 비강에서 제대로 걸러지지 못하고 바로 허파의 폐포로 유입되어 심폐의 기능에 이상 징후를 보이게 된다. 따라서 가을철 호흡법은 비강의 혈류를 개선하기 위해 반드시 비흡구배 호흡을 자주 실천하는 호흡법이 중요하다.

초록이 무성하던 여름의 나무들이 오색으로 물드는 나뭇잎처럼 인체의 세포에도 단풍이 들게 된다. 즉 여름철 왕성하게 열린 모세혈관이 온도가 낮아지면서 한 가닥 두 가닥씩 차츰 막히게 되는 것이다. 따라서 가을철에 접어들면 더위에 치진 여름철 날 에어컨을 켜면 잠이 쏟아지듯이 잠이 깊어지는 계절이 된다.

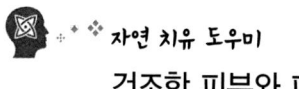
건조한 피부와 폐 다스리기

가을은 기후가 건조하고 쌀쌀하여 근육이 수축되거나 차가운 기운으로 서서히 혈류가 막히는 부위가 늘어나는 시기로 호흡기와 피부가 서서히 긴장을 하면서 건조해지는 계절이다.

초가을에는 여전히 여름철의 열기가 남아 있어 건조함과 습기가 결속되어 인체의 호흡기관계의 진액이 손상받기 쉽거나 건조한 기후 탓에 입안과 코 안이 건조하여 목이 마르며 피부도 건조하여 갈라진다. 체모나 모발은 바삭 바삭하게 마르는 기분이 들며 소변 량도 적어지고 대변은 건조해져 변비로 나타나기도 한다. 또 건조함으로 인한 폐장의 기능 저하로 호흡기계 질환이 우려되므로 호흡기관의 혈류를 개선하는 손 따기를 하거나 수분과 산소 많은 음식을 즐겨 먹어야 한다.

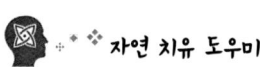
서늘함과 건조함을 이기기 위한 생활의 지혜

낙엽은 서늘해진 날씨로 삼투압에 문제가 생겨 수분과 양분이 가지의 입새까지 올라갈 수 없기 때문에 뿌리에서 먼 쪽부터 물이 들고 급기야 낙엽이 되

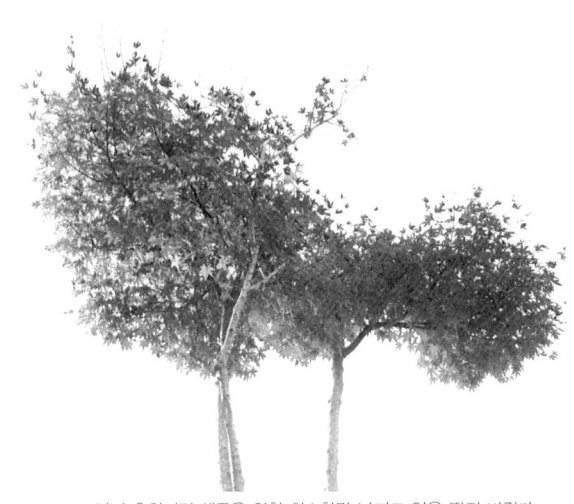

어 떨어진다. 그러나 온실과 같은 따스한 온기를 제공하면 낙엽은 지지 않게 된다. 사람도 나무와 똑같은 현상이 생겨난다.

우선 한낮은 제외하고는 아침저녁 또는 밤에는 기온이 낮으므로 옷을 따스하게 입거나 밤에는 방을 뜨겁게 하면 신진대사 장애가 생기지 않는다. 혈액순환이 잘 되는 건강한 사람은 새벽녘에 추위도 아무 문제가 되지 않으나 혈액순환에 문제가 되는 사람은 자신의 가장 취약한 부위의 장기가 막히거나 낮은 온도로 모세혈관이 막히게 된다.

날이 추워지면 생존을 위한 최소한만 남기고 잎을 떨궈 버린다.

따라서 심장의 피가 여름과 같이 인체의 구석까지 골고루 전달되게 하기 위해서는 주거환경을 여름과 같이 따뜻하게 해 주거나 이불 또는 옷으로 피부를 따스하게 유지시켜 주는 것이 좋다.

 다양한 종류
겨울 - 추위를 이기는 생활의 지혜

체온에서 따스한 온기의 45% 정도는 주위의 차가운 물질에게 빼앗긴다. 따스한 방에 있어도 차가운 벽이 있는 방이 춥게 느껴지는 것도 이 때문이다. 그러나 체온은 신체기관의 활동을 보장해주는 효소작용이 바로 37~37.5℃에서 일어나기 때문에 일정하게 유지된다. 만약 우리 몸의 온기를 만들어내는 오장육부의 온도가 3~4℃ 이상 벗어난다면 인간은 육체적, 정신적인 능력이 현저하게 떨어지게 되는 것이다. 낮은 온도는 인체의 모든 조직들을 수축시키게 되어 신진대사의 심각한 문제가 생긴다.

방한에 대처하지 않으면 곧바로 추위를 느끼게 되어 혈류가 막히는 부위가 점점 넓어진다. 또한 차가운 물속으로 빠진 경우와 비에 젖었을 때도 충격을 받을 수 있다. 땀을 많이 흘린 뒤에 찬바람을 쐬면 인체를 상하게 한다.

추위에 따른 병은 자연계의 추의에 따른 환경적인 충격의 병과 인체의 양기 부족으로 인하여 오한이 생기는 병으로 나눈다. 차가운 온도로 혈류가 막혀 세포재생이 문제되고 그에 따른 체내의 체력이 저하되어 양분의 공급이 문제된다. 또 내장의 조직기관이 제 기능을 발휘하지 못함에 따라 혈류가 막히는 차가운 조직들이 많이 생겨나게 되고 양기가 전달되지 못하여 그에 따른 여러 증상이 발생한다.

추위는 인체 내의 장기나 조직들을 상하게 만들어 적절한 체온 유지가 곤란해지고 기혈의 흐름이 부드럽지 못하거나 막힘으로서 질병이 만들어 진다. 일반적인 증상은 한기나 오한이 있고 열이 나고 뒷목 근육과 뒷머리가 아프고 등 쪽의 근육이 강직되는 소화 장애가 생긴다. 또 머리가 무겁고 아픈 감기 몸살 쪽의 질병이 유발되면서 열을 발산해야 하는 오장육부가 점차 차가워지며 단전 위치에 자리 잡은 소장까지 차가워져 소화기관 전반의 장애까지 함께 동반된다. 손발이 차가워지거나 아랫배가 차고 몸이나 팔다리가 무겁고 으스스 춥기 시작하면서 골이 빠개질 듯 아파오면서 생기는 질병이 많다.

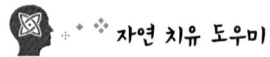 자연 치유 도우미

추위와 혹한을 이기기 위한 생활의 지혜

1. '춥다'라는 표현을 하지 않는다.

    시원하구나, 쌀쌀해 등으로 추위를 맛있게 먹는다는 생각 즉, 즐긴다는 생각을 하면 정신이 상쾌해지고 건강에 좋다.

2. 산소가 부족하면 우리 몸은 더 추워진다.

    종이에 불을 붙여도 산소가 없으면 활활 타오르지 않듯이, 우리 몸도 똑같다. 제 아무리 영양가 있는 음식을 먹어도 산소와 결합하지 않으면 영양소는 무용지물이 되어 몸속에 독소로 남는다. 그래서 가슴을 펴고 어깨를 뒤로 젖히고, 열중쉬어 자세를 취해 본다. 3~4분이 지나면 어깨부터 따뜻해진다.

3. 그래도 추위가 가시지 않으면, 심장에서 제일 먼 손끝이나 발끝을 비벼 준다.

    손가락 끝을 뒤로 젖히면서 2~3분 주무르면 이내 체온이 올라간다.

4. 더 추운 곳에 가서 추위의 면역력을 높여 본다.

    해발 천고지 이상 올라가면 보통 영하 수십 도까지 내려가고 거기에 바람까지 맞으면 체감온도는 엄청나게 내려간다. 그리하면 보통의 겨울 날씨는 봄 날씨처럼 느껴지며 추위의 면역기능이 생긴다.

5. 춥거나 차게 느껴지는 부위는 질병이 나타나는 초기 징후다. 몸을 따스하게 한다.

    따뜻한 물에 자주 찜질을 하여 42일 동안 사력을 다하고 임무를 마친 세포가 혈장에 녹거나 피부에서 떨어져 나가도록 도와준다. 그리하면 새로운 세포가 재생되어 내년의 봄이 건강해 진다.

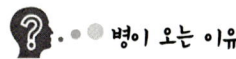 **병이 오는 이유**
겨울철 불청객, 동상

겨울철 추운 곳에서는 괜찮은데 따스한 곳에만 들어서면 손발이 가려운 경우가 많다. 특히 밤에 잘 무렵에 간질거려서 잠 못 이루는 경우는 대부분 동상 후유증이다.

대부분의 사람들은 영하 수십 도의 설산과 같이 극한 상황에서 생기는 것으로 착각하는 경우가 많다. 그러나 동상은 체감온도가 영하로 느껴지는 곳이라면 어디에서나 생겨날 수 있으며 특히 어린이의 경우 잦은 야외놀이가 많으므로 겨울철에는 각별한 예방교육이 중요하다.

영하의 추운 날씨가 되면 심장에서 먼 손끝 발끝부분부터 서서히 모세혈관이 막히게 된다. 특히 어린이의 경우 추운데도 불구하고 놀이 재미로 수족이 싸늘해지는 것조차 잊다보면 서서히 손가락에서 손목 팔까지 싸늘해지게 된다. 이때쯤 모세혈관의 피가 엉겨 붙다가 얼게 되는 것이다. 그러나 이렇게 얼었다고 해서 동상에 걸리는 게 아니다.

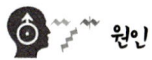 **원인**
동상에 걸리는 이유는 무엇인가?

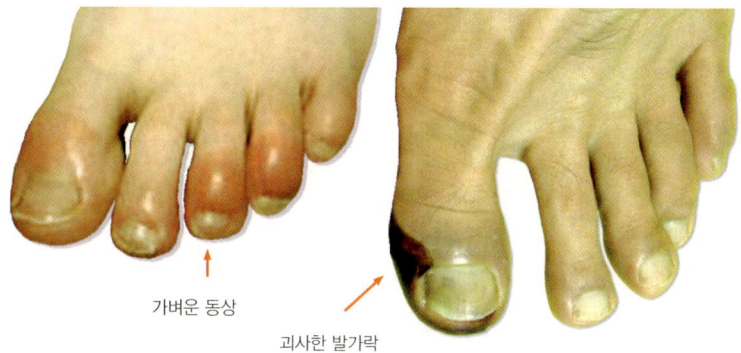

가벼운 동상
괴사한 발가락

동상은 갑작스러운 온도변화에서 모세혈관이 터지는 현상이다.

① 모세혈관이 차가운 날씨에 얼게 되면 혈액의 부피가 늘어나게 된다. 냉동실에 넣어둔 물병을 떠올리면 쉬울 것이다. 냉동실에 넣어둔 물병이 얼면서 부피가 팽창하여 터질듯 팽팽한 모양을 보고 다음에 똑같은 방법으로 넣지 말아야 하겠다.
② 이렇게 추운 곳에서 얼려진 모세혈관이라도 서서히 그리고 천천히 온도를 높이면 동상에 걸리지 않는다.
③ 문제는 얼려진 모세혈관을 갑자기 뜨거운 온도를 접하게 되면 모세혈관이 터져 동상에 걸린다. 추운 겨울철 얼어 버린 수도 파이프를 녹게 하려고 뜨거운 물을 붓거나 불을 지피게 되면 파이프가 파열되는 것과 똑같다.

동상에 걸리면 다음으로 서서히 진행된다.
1. 피부 부위가 부어오르면서 붉게 상기되어 있다.
2. 피부가 검붉게 변하면서 밤에 잘 때 가렵다.
3. 피부 살이 터지거나 헤어지거나 갈라진다.
4. 갈라진 피부 틈으로 물 같은 진물이 나오거나 심하면 고름이 나오는 경우도 있다.
5. 고름이 심화되면 살이 허물고 심하면 피부가 썩어 절단하는 경우까지 생길 수 있다.

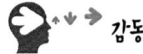 감동
동상 치료의 방법

앞서 언급된 동상의 증세가 있으면 이미 그 해당되는 부위의 피부에는 죽은 농백혈이 모세혈관을 가득 채우고 있는 것이다. 그러므로 이미 세포도 제 기능을 잃고 있으므로 빠른 혈류개선으로 모세혈관을 열어 산소와 양분의 공급을 해 주어야 한다.

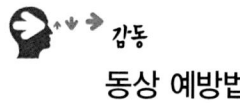

동상 예방법

동상은 차가운 곳에 있다가 갑자기 뜨거운 곳에 피부가 노출되어 모세혈관이 터지면서 생긴 현상이므로 절대 뜨거운 곳에 손발을 넣어서는 안 된다.

1. 야외에서의 찬 손은 반드시 낮은 온도 상태에서 양손으로 비벼 혈류를 개선시킨다.
2. 조금씩 피가 손가락까지 짜릿하게 전해올 때 실내의 따스한 온도에 적응하도록 지압을 계속하고 손을 손등 뒤로 젖히면서 계속 지압한다.
3. 계속 손발을 지압하며 비벼서 손끝 발끝까지의 온도가 미지근한 정도인 20℃이상의 온기가 느껴지도록 한다.
4. 온기가 느껴지면 실내의 평상 온도에 7-8분 적응 시킨 후 32℃ 이상의 온도가 되도록 따스하게 만들어 준다.

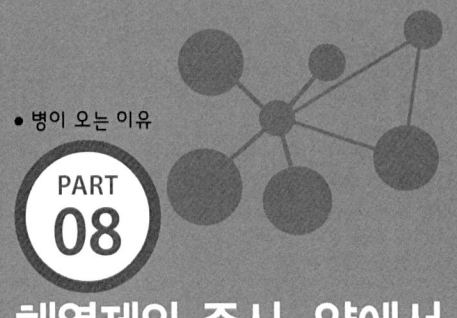
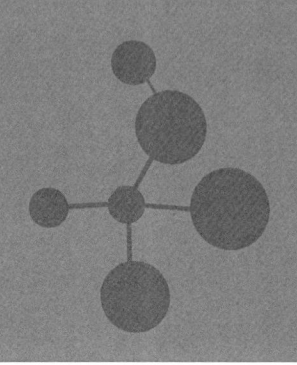

- 병이 오는 이유

PART 08

해열제와 주사, 약에서 오는 병

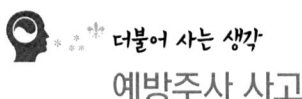

예방주사 사고

  소아나 어린이를 둔 집안에서는 각종 예방 주사를 맞을 때에는 반드시 손발이 따뜻할 때 예방 접종을 해야 한다. 이를 무시하고 예방접종을 받게 되면 아이가 혼수상태에 빠지거나 산소 결핍으로 쇼크사 할 수 있음에 유의해야 한다. 특히 팔뚝과 허벅지까지 차가운 냉기가 있을 경우에는 치명적이다.

  이러한 원인은 치료약들이 대부분 체내 유입되면 백혈구를 양산하게 하여 혈액 내 죽은 백혈구의 염증지수를 높이거나 염증을 녹여 전신을 돌게 할 수 있기 때문이다.

> **예방주사 사고의 원인은?**
> 면역기능이 극도로 약화된 상태에서 균이 주입되어 발생한다.

1. 면역기능 약화의 판별방법

  병원에 가지 않고도 면역기능이 떨어진 상태를 알 수 있다. 심장의 피가 발끝, 손끝까지 가야하는데 그렇지 못한 범위가 넓을수록 면역기능이 떨어진 사람이다. 손발이 차가운 정도의 도를 지나 허벅지나 팔뚝까지 차가운 냉기가 흐르면 면역기능이 현저히 약화되어 있는 것이다. 면역 기능이 뛰어난 사람은 손발이 따스하다. 그러나 손에 땀이 많이 나는 사람이나 배가 차가운 온열다한증도 혈중 염증 지수가 높은 허열이므로 예방주사를 주의해야 한다.

2. 사망사고에 이르는 원인

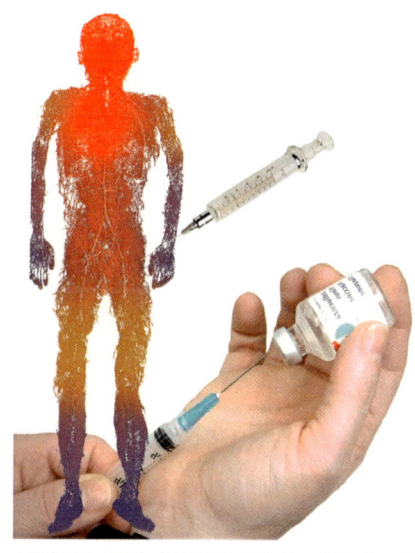

수족이 차서 머리에 미열이 있는 경우에는 예방주사로 인한 사고에 각별히 주의해야 한다.

손발에서 무릎이나 팔뚝까지 차가운 사람은 골수에서 피를 생산하는 기능이 떨어지고 이미 면역기능도 현저하게 떨어져 있는 사람이다. 따라서 피 속에 적혈구 수치가 낮아 상대적으로 백혈구 수치 즉, 염증지수가 높은 상태이다. 또 평소 산소와 양분의 공급이 정상적이지 못하여 신진대사의 장애가 생겨 세포나 조직이 저체온 현상이 여기저기 생겨 세포의 분열 자체도 미진해져 기력이 극도로 쇠한 상황인 것이다.

이러한 현상의 아기들은 자연의 여러 다양한 환경적 충격이나 공격 즉, 소리경기, 온도경기, 열경기, 소화경기, 대뇌경기 등을 이미 받은 상태이므로 몸속에는 백혈구 수치가 높아진 상태이다. 따라서 상대적으로 적혈구 수치가 낮아 체내의 산소 공급이 부족해져 있는 상태로 생활하고 있는 것이다. 따라서 손발이나 팔뚝, 허벅지까지 혈액의 공급자체가 미진하여 머리에는 미열이 늘 있고 상대적으로 오장육부나 손발의 체온이 떨어져 저체온 조직이 많은 것이다.

　이러한 이유로 눈에 보이지 않는 장애가 여기저기 있는 가운데 또 다시 예방 접종 시 주사제 속에 있는 미약한 세균이 혈류에 공급되는 형국이다. 그러므로 인체는 새롭게 들어 온 세균을 물리치기 위해 다량의 백혈구가 증식, 양산되게 된다. 그러므로 4~5일의 수명을 다한 죽은 백혈구 고름이나 수액이 피 속에 가득 차 있는 가운데 또 다시 주사제 주입에 따른 세균을 물리치기 위한 백혈구가 무제한 양산되는 게 원인인 것이다

　사람의 피의 양은 일정하게 유지되는데 문제는 죽은 백혈구나 새로운 백혈구 수치가 증가할수록 적혈구 수치가 상대적으로 지극히 낮아진다는 사실이다. 따라서 적혈구의 산소 공급이 급속하게 낮아짐에 따라 세포의 기능 상실 범위가 확장되고 급기야 몸을 가누기 힘겨워 지다가 결국 산소 공급 부족으로 호흡장애를 동반하다가 아까운 생명을 다하게 되는 것이다. 즉, 생명을 겨우 유지하기 위한 최소한의 산소 공급마저 차단되어 시름시름 앓다 부모 곁을 떠나게 되는 것이다. 최근 병원에서 예방 주사를 맞은 뒤 유명을 달리하는 어린이가 늘고 있는 실정이다.

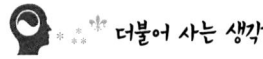
수면내시경 검사와 마취 시 유의 사항

　평소 생활을 잘하던 사람이 수면내시경 검사를 받다가 영원히 잠드는 경우가 많다. 수술시 통증을 줄이기 위해 잠시 잠들게 하기 위한 주사제나 먹은 마취제가 영원한 안식 음식이 되는 아픔을 주위에서 흔히 보게 되는데 참으로 안타까운 일이다.

1. 수면내시경을 검사를 해서는 안 되는 사람들

위장의 이상 유무를 판단하기 위해 위내시경 검사를 해서 알 수 있는 것은 그저 위점막 상태를 볼 수 있는 정도이다. 조직을 떼어내면 위장은 화를 내게 되고 그것을 치료하기 위해 몰려든 피로 인하여 암과 같은 종양이 다른 곳으로 전이되거나 확대 생산될 수도 있다.

조기 발견이라는 미명아래 검사를 하고 있는데, 여기에서 신중한 자신의 대처 능력이 아쉽기만 하다. 더구나 사람을 가장 힘들게 하는 급체나 위경련과 같은 체기는 내시경으로 볼 수 없다는 사실이다.

> 다음은 내시경을 해서는 안 되는 사람들이다.
> 1. 아랫배가 몹시 찬사람
> 2. 손발이 차다 못해 무릎까지 찬사람
> 3. 등줄기가 아프거나 허리가 차가운 사람
> 4. 두통이 심한 사람 또는 생리 이상자
> 5. 머리로 열이 솟구쳐 화를 잘 내는 사람
> 6. 평소 위장장애가 심한 사람

이상의 징후를 보이는 사람들은 수면 내시경 시 각별한 주의가 요구된다. 내가 아는 사람 중에 평소 멀쩡하게 생활하던 사람이 의료보험 공단에서 무료검진의 권유로 병원을 찾았다가 과거에 내시경 검사를 해 보았으니 이번엔 편한 수면 내시경 검사를 하라는 권유를 받고 수면내시경 마취액을 마신 후 그 길로 영원히 잠을 이루고 말았다.

2. 수면내시경으로 영원히 잠드는 이유

위에서 열거한 사람들은 대부분 혈액순환 장애를 가지고 있는 사람들이다. 즉, 자신의 모세혈관이 상당히 많이 막혔거나 손발이 차서 골수에서 건강한 피를 생산해 내지 못하는 사람들이다. 심장에서 뛰는 피가 머리로 솟구치는 현상이 잦아지게 되는 사람들로 또 다시 수면내시경 마취제로 위장의 움직임을 차단하다보니 위장의 대동맥 혈류가 막히게 되는 것이다. 그러므로 막혀 버려서 내 보낼 수 없는 피의 양만큼 머리로 솟구쳐 뇌경색 또는 뇌혈관의 손상이 가중되어 혼수상태에서 깨어나지 못하거나 오장육부의 기능장애까지 더해지면서 서서히 심장에서 먼 부분들이 싸늘하게 식어가게 되는 것이다.

따라서 수면내시경을 받고자 하는 매우 건강한 사람도 그 마취에 따른 위장경련이 풀리려면 많은 백혈구가 마취제와 싸워서 죽은 농이 체내에 누적되는 판인데 몸이 평소 기력이 쇠한 사람은 절대 수면내시경 검사를 받아서는 안 된다.

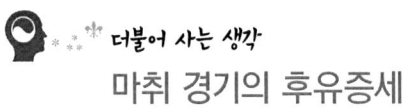
마취 경기의 후유증세

마취는 부분 또는 전신을 혼수상태로 기절시키는 것과 유사하다. 아픈 고통을 줄이기 위해 신경조직의 일부 또는 전신의 신경기능을 죽게 만드는 일이다. 따라서 마취제를 주입하는 순간부터 백혈구는 마취제와 전면전을 선포하고 대량의 백혈구가 순식간에 만들어져 마취제를 물리치게 된다. 다행이 면역기능이 뛰어나 건강한 사람은 빠르게 마취제를 괴멸시켜 일찍 마취에서 깨어나지만 그렇지 못한 사람은 물리치는데 많은 시간이 걸리는 경우가 많다.

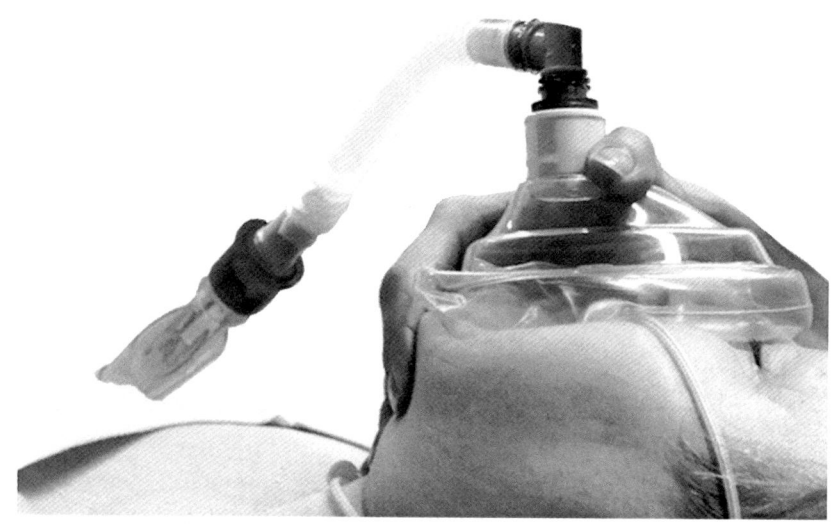
수면내시경과 같은 마취제로 인해 마취에서 깨어나지 못하는 경우도 있다.

문제는 마취제와 격렬하게 싸우고 죽은 백혈구의 농이 혈관에 머물고 있는 것이 문제가 된다. 그 죽은 백혈구 시체가 혈관에 많이 쌓여 있을수록 심장에서 먼 쪽부터 많이 막혀 심장의 피가 머리로 솟구치면서 얼굴이 창백해지면서 점점 손끝에서 심장 쪽으로 싸늘하게 체온이 내려가게 된다.

마취제 주입을 한 후 깨어난다고 해도 마취경기의 후유증이 다음과 같이 나타난다.

① 제왕절개 수술 시 전신마취를 한 경우에는 삼일에서 일주일 사이에 심한 두통이 따른다. 방치하면 수년 동안 두통이 오는 경우가 많다. 손발이 차가워지고 머리가 항상 무겁고 전신에 기력이 낮아져 공황증세를 보이기도 한다.

② 수면내시경을 한 경우는 속이 거북하고 헛배가 부른 양상으로 나타나거나 서서히 위장장애를 동반되면서 손발이 싸늘하게 되기도 하고 심하면 아랫배가 차가워져 여러 합병증이 나타나기도 한다.

③ 부분 국소마취를 한 경우에는 그 마취한 부위의 피부 두께가 두꺼워지고 세포가 제 기능을 잃어 훗날 감각이 무디어지기도 한다.

마취를 가급적 하지 않고 치료를 받는 것이 가장 현명한 방법이나 부득이한 경우에는 최소한의 마취를 하여야 한다. 잠깐의 통증에서 벗어나려다 영원히 잠들지 않아야 한다.

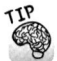 **자살약인 스테로이드부터 대부분의 약은 더 큰 질병을 만든다.**

면역기능 억제제인 스테로이드는 자연치유력을 죽이는 약이다. 몸 안에 이상 염증을 과대 양산하는 약이므로 절대 사용해서는 안 된다. 자연치유력을 역행하는 자살약이다. 또한 모든 약은 부작용이 있다. 현대의 약은 양의든 한의든 통증을 줄이는 약이다. 통증을 줄이기 위해서는 통증 부위의 염증을 온몸으로 돌려 오장육부와 대뇌의 기능을 죽여야 통증이 사라지는 것이므로 대부분의 약은 통증을 줄여 안 아프게만 하는 쪽으로 발전하여 약이 더 큰 질병을 만드는 방법으로 연구되어 왔던 것이다. 그래야만 돈벌이가 되기 때문이다. 대머리 치료제인 여성호르몬제가 남성의 성기능 장애를 가져오듯이 좋다는 약은 눈에 보이지 않은 깊숙한 부위의 질병을 더 심화시키게 된다.

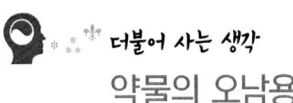
약물의 오남용

암이나 대부분의 질병들은 산소 많은 음식이나 몸을 뜨겁게 하면 나을 수 있는 병이다. 그러나 항암제를 사용한다면 건강한 세포와 뇌세포까지 죽이는 약이 된다. 시스플라틴, 카르무스틴, 시스토신 아라비노시드를 시험관에서 암세포와 뇌세포에 각각 노출시킨 결과 암환자의 암세포를 40~80% 죽일 수 있는 분량에서 뇌세포는 70~100% 파괴되는 결과를 낳았다. 따라서 항암제는 사람을 죽이는 약이다.

해열제나 항경련제, 간질약 등은 손끝이나 발끝, 오장육부에 모여 있던 죽은 백혈구 시체나 노폐물을 녹여 전신으로 퍼지게 하는 약이다. 우선 머리의 열은 내릴지 몰라도 몸 전체에 퍼진 농백혈이 전신의 세포 조직을 무력화시켜 무기력한 심신을 만들게 되는데 더 무서운 것은 그 후유증이 5~10년 후에 대뇌 이상으로 나타나 멀쩡하던 아이가 갑자기 이상한 행동과 언행을 하는 등으로 나타난다.

무수 카페인 함유제제가 들어 있는 드링크제제, 액체 감기약 등 의약품에 함유되어 있는 무수 카페인은 일반 커피 등에 함유된 카페인보다 5배 정도 강력한 효과를 나타낸다. 따라서 위 십이지장궤양을 악화시킬 수 있으므로 해당 질환이 있는 환자는 절대 복용하면 안 된다. 또 속이 쓰리게 할 수 있어 빈속에 먹지 않는 것이 좋으며 소변 량이 많아지므로 저녁시간에는 복용에 신경써야하고 특히 불면증이 있는 사람은 밤에 먹지 않아야 한다. 감초 성분 함유제제를 1일 40mg이상 장기 복용할 경우 저칼륨혈증, 혈압상승, 부종, 체중증가 등과 같은 현상이 나타날 수 있어 주의가 필요하다. 따라서 고혈압 환자는 더욱 조심해야 한다. 몸이 붓는 부종 이외에도 노곤함과 두통이 동반되기도 하고 소변이 잘 안 나올 수도 있다.

비타민 A 함유제제는 임신 전 3개월부터 임신초기 3개월까지 비타민 A를 1일 1만 IU 이상 섭취한 여성에게서 기형아 발생 빈도가 증가한다는 보고가 있다. 따라서 임신 3개월 이내 또는 임신을 희망하는 여성은 용법, 용량에 주의하며, 비타민A를 1일 5,000 IU 미만으로 복용해야 한다. 만약 용량 이상을 복용했을 경우 피부건조증, 탈모, 체중감소가 나타날 수 있다. 비타민 C 함유제제는 오줌에 있는 당을 검사하는 요당 검사에서 요당의 검출을 방해할 수 있다. 따라서 요당 검사를 할 때는 검사 전 24시간 이상 복용하지 않는 게 좋다. 혈중 콜레스테롤 수치를 낮추는데 사용되고 있는 약품들이 동물실험에서 여러 가지 암을 일으킬 수도 있다고 경고한다. 비타민 B6, 염산 피리독신 함유제제가 들어 있는 각종 비타민제제, 자양강장제, 드링크제제들은 피리독신 성분이 도파민이란 교감신경홍분제의 파괴를 유도하므로 파킨슨씨병 환자는 절대 복용하면 안 된다.

경구용 피임제나 여성호르몬인 에스트로겐 함유제제를 복용하는 환자는 혈관에 혈전이 생기는 혈전증의 위험이 증가될 수 있다. 특히 많은 양을 복용했을 경우 체내에 저장된 비타민A를 고갈시키고, 비타민K의 흡수 및 작용을 떨어뜨릴 수 있다.

로얄제리 함유제제나 의약품은 천식과 심각한 알레르기 증상 등이 야기될 수 있으므로 가족 중에 천식 또는 심각한 알레르기 환자가 있는 경우 복용할 때 주의를 요한다.

이처럼 우리가 먹는 약은 대부분 병명에 따른 처방전이므로 사람을 고치는 것과는 무관하다. 즉 감기란 질병이 걸렸으면 오장육부가 망가지든, 면역세포가 죽든 상관하지 않고 감기 바이러스만 죽이면 된다는 식이다. 질병은 복합적으로 내가 만든 후유 증세이다. 따라서 병명에 따른 처방약에 의존하는 것은 또 다른 속 깊은 곳의 질병을 약으로 만드는 요인이 된다. 따라서 질병은 인체와 소통하는 융합의학으로 다스려 가야 한다.

● 병이 오는 이유

PART 09
스트레스와 수면, 꿈

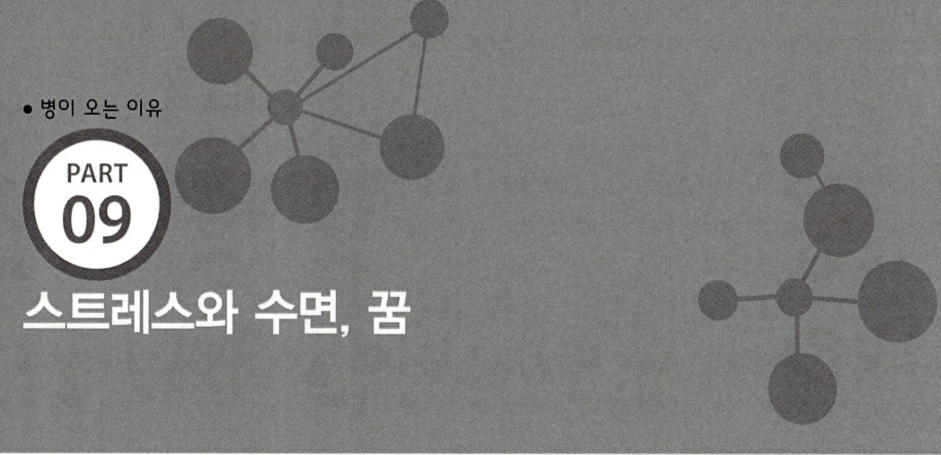

꽃이 아름다운 것이 아니라 보는 사람의 생각이 아름답기 때문이다.

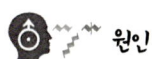 원인
스트레스를 받으면 병이 온다

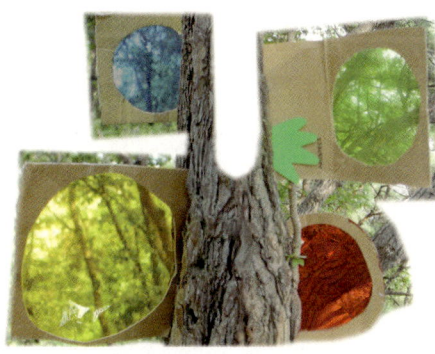
안경의 색에 따라 자연이 달라보인다.

화가 치민다. 열 받는다. 열은 내가 만들어 내고 내가 만든 스트레스로 인하여 스스로 질병을 만들어 간다. 스트레스는 바로 생각에서 오는 병이다. 속이 편하고 건강한 사람은 스트레스를 받지 않는다. 아무리 험악한 이야기라도 유머로 넘길 수 있는 아량을 가진 사람이 있는 반면에 자신의 일도 아닌데 괜스레 관여하고 세상 사람들이 모두 자신에 대하여 애기하고 논하는 것 같은 착각 속에서 세상을 자신의 생각 속에 넣으려고 안간힘을 다하는 사람도 있다.

후자의 경우 스트레스를 스스로 만들며 산다. 산도 나무도 가족도 제 위치에 그대로 있는데 제 눈에 안경이란 말처럼 세상을 자신의 생각에 맞는 안경 색으로 보는 것이다. 빨강색 안경으로 세상을 보면 초록이나 노랑 같은 또 다른 색을 볼 수 없는 것과 같은 이치이다. 그러므로 세상 모든 탐욕과 근심 걱정으로 스스로의 틀 속에서 자신만의 생각 속에 살아간다.

스트레스를 스스로 만들며 질병이 내 안에서 생겨나는 과정은 다음과 같이 나타난다.

1. 이게 아닌데 하면서 자신의 생각 속에서 갈등이 반복된다.
2. 이야기를 할까 말까 망설여지다가 얼굴이 상기되고 심장의 박동수가 빨라진다.
3. 스스로 화가 치밀기 시작하고 주먹이 오고갈만한 갈등으로 증폭된다.
4. 저체온 부위에서 땀이 나거나 얼굴이 붉어지거나 창백해지고 화가 치민다.
5. 억제할 수 없는 행동으로 자그마한 일에도 짜증과 신경질을 여기저기 부린다.
6. 속이 불편해지고 가슴이 답답하고 가슴을 스스로 치고 싶다.
7. 정신이 좌충우돌하다가 화를 표현하기도 하고 어찌할 수 없는 방향으로 뛰쳐나간다.
8. 괜스레 후회되기도 하고 상대 때문에 스트레스를 받았다고 생각하며 증오심이 끓어오른다.
9. 생각이 꼬리에 고리를 물고 잠 못 이루거나 고민에 쌓여 자신도 감당할 수 없는 행위를 한다.

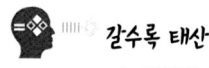 갈수록 태산
스트레스와 질병과의 관계

화가 치밀면 심장의 피가 머리로 솟구쳐 대뇌의 혈류장애가 생기게 되고 머리가 아파온다. 서서히 증폭되는 스트레스는 온몸의 혈액순환 장애가 생겨 사지가 떨리거나 수족이 차가워진다. 즉, 우선 손발의 혈류장애가 생기면서 오장육부의 핏 길이 막혀 속이 거북해지다가 급기야 심장의 박동수가 점점 빨라지게 되고 피가 머리로 솟구쳐 화가 치미는 초기에는 얼굴이 붉게 상기되다가 도가 지나치면 급기야 새하얗게 창백해지거나 쓰러지게 되는 과정으로 진행된다.

화가 치밀면 이미 머리에 엄청난 피가 몰려 대뇌의 혈압이 높아져 있기 때문에 이때부터는 본인의 의지와 상관없는 언행이나 행동으로 발전한다. 얼굴이 상기되면서 화가 치밀어 올라 음성이 커지고 행동 자체가 불안해 진다. 이를 즈음에는 대뇌에서 내려오는 대정맥이 문제가 생겨 목의 핏대가 서게 된다. 흔히 핏대가 오른다 하는데 그 핏대가 서는 부분이 바로 대정맥이다. 목의 좌우에서 쇠골로 내려오는 핏대 즉, 대정맥의 혈류장애가 생기면 위장의 움직임이 둔화되고 그에 따라 속이 불편해지기 시작하는 것이다. 속이 불편하여 위장이 움직이지 않으면 그 주위의 췌장과 간 소화기관과 같은 오장육부의 기혈이 막혀 버리게 되면서 신진대사 장애로 내 안에서 질병이 만들어 지는 것이다.

위장 장애가 심해지면 급기야 폐까지 압력이 가중되고 허파의 가로막 움직임도 둔화되어 숨이 차고 숨쉬기가 곤란해 질 수도 있다. 심장이 약한 사람은 쓰러지기도 하고 더 나아가면 어린이의 경우에는 코피를 쏟기도 하고 성인의 경우에는 뇌혈관이 터져 뇌경색에 이를 수도 있다. 그 보다 더 큰 문제는 머리를 제외하고는 체내 저산소증으로 암세포가 수백 배로 증식하게 된다는 사실이다.

평소 음식을 천천히 꼭꼭 씹어서 소식을 하는 사람은 스트레스를 받지 않는다. 속이 편해지고 또 갑상선에서 티록신이 분비되어 세포를 활성화하게 되고 더 나아가서 배꼽이 아플 정도로 웃으면 오장육부가 활발하게 움직여 신진대사가 살아나게 되는 것이다. 웃으면 암의 증식이 낮아지고 감동을 받으면 수십 배로 암이 억제된다. 즉, 엔도르핀의 4,000배 위력을 가진 다이돌핀이 생성되어 80조 개 정도의 세포가 활성화 된다. 웃는 시간이 많을수록 좋은 생각의 범위가 넓어지게 되어 세상이 아름답게 보이고 감동을 받는 일들이 점점 많아져 질병이 사라지거나 젊음을 되찾을 수 있다.

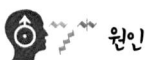
불면과 피로 누적은 병이 온다

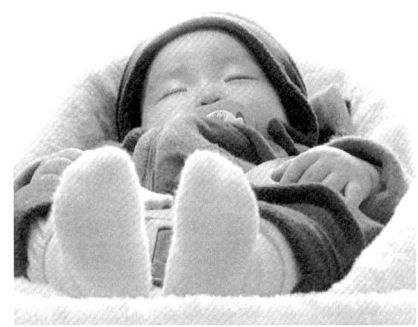

잠을 자는 동안 세포분열이 촉진된다. 잠이 보약이다.

건강한 사람은 해가 있는 낮 동안에는 피곤함이 없어야 하고 해가 진 밤이면 잠을 자는 것이다. 그리고 밤에 잠을 청할 때에도 머리만 닿으면 이내 잠자리에 들 수 있는 사람이 건강한 사람이다.

인체에 치명적인 요산, 이산화탄소, 수명을 다한 적혈구, 수명을 다한 혈장에 녹은 세포, 싸우다 죽은 백혈구 진물 등의 노폐물은 대소변으로 잘 빠져 나와야 건강한 사람이다. 그러나 피로를 많이 느끼는 사람은 이러한 노폐물이 혈관에 찌들어 있기 때문에 피로함이 잦아지게 되는 것이다.

즉, 밤에 잠을 충분하게 잤는데도 불구하고 혈액순환 장애로 잠자는 동안 제대로 노폐물이 청소되지 않아 자고 나도 개운치 않게 된다. 따라서 일어나고 싶어도 세포에게 산소와 양분의 공급이 바로 이루어지지 않으므로 세포가 제 기능을 다하지 못하여 일어날 수가 없는 것이다. 그 주된 원인은 우리 몸의 하수종말처리장인 신장과 화학공장인 간의 혈액순환 장애에서 발생된다.

신장은 등뼈 양쪽 허리 바로 위에 두개가 있는데, 신장은 사구체와 세뇨관으로 구성된다. 사구체는 세포가 쓰고 남은 각종 노폐물을 걸러내고 우리 몸에 필요한 재생 물질을 다시 흡수하는 역할을 하고 세뇨관을 통해 소변으로 운반하는 역할을 한다. 신장은 잠시도 쉬지 않고 하루에 약 200l의 수분을 걸러내고, 다시 흡수하는 일을 계속하며 하루 평균 2l 정도를 소변으로 내보낸다. 이렇게 모아진 소변은 방광에 1~8 시간가량 머물다가 몸 밖으로 나오게 되는 것이다. 신장의 가장 기본적인 일은 소변을 만드는 과정에서 몸속의 수분과 염분의 양을 조절하여 인체를 최적의 상태로 만들어주는 것이다. 이 과정에서 신장은 우리 몸에 필요한 물질인 나트륨, 칼륨 등의 균형도 유지시켜 준다. 또 산성과 알칼리성의 농도를 조절해 우리 몸 안의 모든 세포가 잘 살 수 있도록 해 주는 기능을 하는 것이다.

그뿐 아니라 우리 몸의 각 세포가 제 기능을 다할 수 있도록 해준다. 먼저 여러 호르몬과 비타민을 만들어 다른 장기의 기능을 조절하며, 혈압을 조절하는 호르몬과 적혈구를 만드는 데 영향을 미치는 호르몬도 바로 신장에서 분비된다. 우리가 약을 먹거나 어떤 독성 물질을 먹었을 때 나쁜 성분이 우리 몸에 퍼지지 않도록 독을 분해해 내보내는 역할 또한 신장이 맡고 있는 것이다.

이렇게 우리 몸에 없어서는 안 될 중요한 기능을 하는 신장에 이상이 생기면 몸 전체에 영향을 미친다. 신장이 제 기능을 하지 못하면 신장에서 흡수되어야 할 단백질이나 혈액이 흡수되지 못한 채 빠져 나오고 소변 량도 현저하게 감소한다. 또 노폐물도 소변으로 완전히 빠져 나오지 못해 혈액 안에 쌓이게 된다. 그리고 우리 몸 안의 수분과 전해질의 균형도 깨어져 자고 나면 몸이 붓거나 고혈압 증상이 나타나기도 한다. 신장과 소변을 배출하는 방광의 기능장애로 질병이 발생하는 전립선 비후증, 당뇨성 신장질환, 고혈압, 신장암, 사구체 신염 등의 비뇨기과적 질병들은 모두 만성적인 신장의 혈액순환장애에서 시작되는 질병이다.

 갈수록 태산
아침에 못 일어나는 수면장애 원인

　수면 장애의 원인은 불규칙한 생활습관과 오장육부의 신진대사에 문제가 생긴 질병으로 잠을 많이 자도 피곤하거나 얕은 잠으로 잠자는 시간 동안 체내 노폐물 처리가 제대로 되지 않아서 생기는 현상이다.

　불면증은 잠을 자는데 30분 이상 걸리고, 잠자는 사이에 2번 이상 잠에서 깨어나며, 이 같은 일이 일주일에 4번 이상 반복되고 피로가 잦아 낮 생활에 지장을 줄 때를 말한다. 불면증은 병이 아니라 증세로 보는 경향이 있는데 오히려 저자는 가벼운 질병보다 더 큰 중병이 올 전조증세로 본다.

　그래서 불면증은 무엇보다 원인을 찾는 것이 중요하다. 불면증의 주요 원인은 수면의 환경적인 요인으로 소음, 기온, 채광 등도 있지만 속이 불편하거나 밤에만 다리가 저리는 하지불안증후군과 우울증, 뇌의 장애, 고혈압 등 질병과도 밀접한 관계가 있다. 또 당뇨로 췌장의 기능이 문제되거나 염증이 생긴 경우에는 며칠간 뜬 눈으로 밤을 새기도 한다. 한편으로는 허파의 기능장애에서 피로가 누적되고 아침에 잘 못 일어나는 증세가 생겨나기도 한다.

　환경적인 요인 중에 비가 오거나 여름철 습도가 높으면 우선 피부호흡의 량이 습도로 줄어들거나 땀구멍이 습도로 막혀 체내 저산소증으로 잠을 못 이루기도 한다. 습도가 높거나 비가 오면 땀구멍이 막혀 피부호흡을 할 수 없기 때문이다. 그리고 비가 오거나 여름철 습도가 높으면 허파의 폐포가 수분으로 막혀 체내 산소 공급이 현저하게 낮아지면 불면으로 이어지기도 한다.

　그래서 낮에 사용한 노폐물이나 요산 등을 잠자는 동안 청소를 말끔히 해야 아침이 개운해 지는데 잠을 자는 동안 산소 공급이 체내 부족하고 잠자는 사이에 혈액 속에 노폐물을 제대로 처리를 하지 못함에 따라 아침에 세포가 제 기능을 못하게 되어 결국 조직이나 근육도 같은 꼴이 되는 것이다.

습한 날은 맑은 날보다 더 피곤하고 잠이 늘어나서 일어나기가 힘들게 된다. 신진대사 장애로 아침이 되어도 인체의 조직으로 산소와 양분을 보낼 수 없기 때문이다. 즉 세포가 산소와 양분의 공급을 받지 못하여 몸이 천근같이 무거워져 아침에 못 일어나는 것이다.

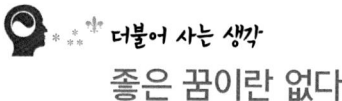
좋은 꿈이란 없다

수면시간에는 대부분의 조직들과 함께 뇌도 쉬고 잠을 자야 한다.

수면시간에는 뇌도 쉬어야 한다. 밤이 되면 우리 인체는 서서히 모든 기능들이 휴식상태로 돌아가게 된다. 100조 개의 세포 중 절반 정도의 세포들이 이젠 밤이다! 쉬는 시간이야! 하게 된다. 허파나 위장 등 세포들에게 영양을 공급하는 기능들은 휴식 상태로 들어가고, 반대로 낮에 세포가 사용한 갖가지 요산이나 노폐물을 말끔하게 청소하는 기관들은 바삐 움직이게 되는 것이다. 따라서 밤에 일을 하는 것은 낮의 몇 배의 체력이 소모되고 피로도가 높아지게 된다.

밤 시간 동안에는 낮 시간 동안 세포가 엄청나게 사용해 온 갖가지 노폐물과 수명을 다한 죽은 적혈구나 백혈구 시체들을 몸 밖으로 빼내는 과정을 밟는다. 바로 이러한 몸속의 노폐물을 청소해 내지 못하는 경우에 뇌압이 높아 유독 뇌만 일을 분주하게 하고 있는 과정에서 꿈을 꾸는 것이다.

밤에는 뇌를 쉬게 하자.

　수면 중인데도 불구하고 피가 머리로 과다하게 공급되어 뇌가 일을 할 수밖에 없는 상태가 되면 꿈을 꾼다. 원인은 심장의 피가 머리로만 솟구치는 현상 때문으로 하루 동안 사용한 손발이나 머리, 그리고 위장과 간, 신장 등 오장육부가 가동되며 쓰여 진 갖가지 노폐물을 밤에 청소를 한다. 그런데 질병이 있거나 혈액순환이 느린 사람들은 뇌가 쉬어야 하는데도 여기저기 모세혈관이 막혀 청소를 제대로 하지 못함에 따라 심장에서 꾸준하게 내뿜는 피는 결국 머리로 끊임없이 솟구치게 되는 것이다.

　따라서 머리로 솟구친 피의 양만큼 무섭고 진한 꿈을 꾸게 되는 것이다. 손발이 차거나 아랫배가 차도 밤에 꿈을 많이 꾸게 된다. 꿈을 자주 꾸는 것도 병이다. 코피를 흘리거나 속이 불편하여 얼굴이 창백한 사람, 허열로 얼굴이 너무 붉게 상기된 사람들에게 잘 나타난다. 그리고 새우잠을 청하는 사람은 속이 불편하여 체온을 보존하기 위해 사지를 웅크리고 있는 것인데 이 또한 혈류장애로 인하여 꿈을 꾸게 된다.

　또 질병이 있는 사람은 매일 밤 꿈을 꾸게 된다. 간질환자나 백혈병, 수족냉증자, 생리불순, 불임, 마취주사를 맞은 후 등 질병지수가 높을수록 더 무서운 꿈을 꾸게 된다. 이 모든 것이 경기후유증으로 치료방법은 머리로만 솟구치는 심장의 피를 오장육부로, 손발로, 아랫배로 피를 내려가게 하면 꿈을 꾸지 않게 된다. 악몽에 시달려 무서운 꿈을 꿀수록 건강이 나쁜 것이며 질병이 치료되어 몸이 점점 좋아지면 무서운 꿈에서 일상의 꿈으로, 그리고 기억이 날듯 말듯 한 희미한 꿈, 점차 부드러워지는 꿈으로 바뀐다. 아름다운 꿈도 피로 과중에 의하여 꾸는 것이며 건강한 사람은 꿈을 꾸지 않는다. 따라서 질병이 내 안에서 만들어져 꿈을 꾸는 것이므로 좋은 꿈이란 없다.

🧠 TIP 베개가 높을수록 꿈의 강도가 커지거나 많아진다.

　잠 못 이루는 사람들은 밤에 TV를 켜두고 높은 쿠션이나 베개 등으로 척추를 D라인으로 만들며 경추가 휘어져 턱이 가슴에 닿아 있을 정도의 자세를 취하는 경우가 많다. 이런 경우에는 뇌압이 높아지면서 머리가 어지러워 쉽게 잠이 들기는 하나 이내 대정맥의 혈류가 막힌 자세이므로 계속 뇌압이 증가되어 뇌가 쉬지 못하고 꿈을 꾸는 일이 잦아지게 된다.

　그러므로 잠을 청할 때 낮은 베개를 베고 잘수록 꿈꾸는 횟수가 줄어든다. 수면하는 동안 하체에 몰려있던 노폐물 가득한 정맥혈류를 빠르게 회수되게 하려면 머리가 낮을수록 좋아 숙면을 취할 수 있다.

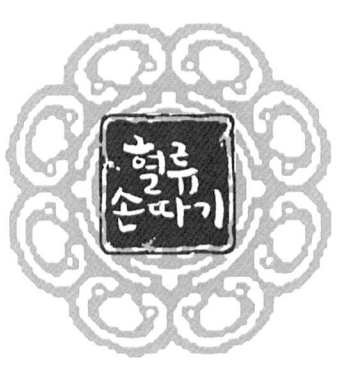

CHAPTER 4

• 혈류세상 공부방

들어가며
혈액과 질병 이야기

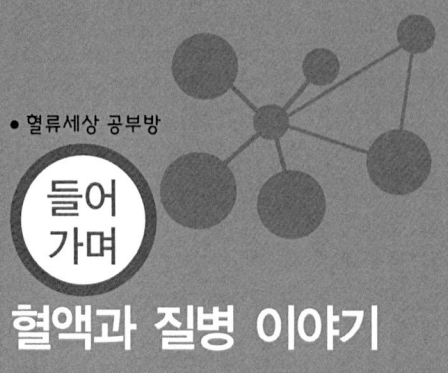
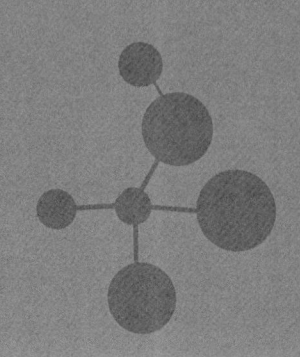

 행복한 생활 이야기
피를 통해 부모의 유전자를 물려받는다

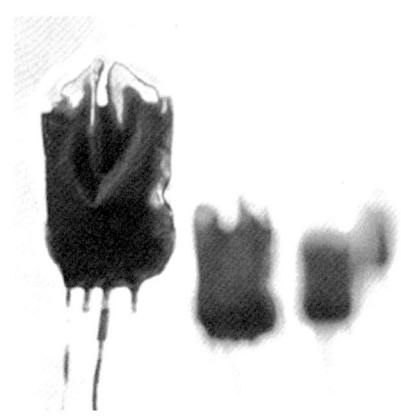

피가 맑으면 건강하게 장수할 수 있다.

'콩 심은 데 콩 나고 팥을 심은 데 팥 난다'는 자연의 이치처럼 부모의 피가 탁한 유전자 구조이면 자녀 또한 반드시 그렇게 된다. 그래서 우리 속담에 부부는 피를 섞은 사이라고 하는 것이다.

그러므로 부모는 피를 맑고 건강하게 만든 후 자녀를 가져야 한다. 피가 청결하고 맑아지면 세포의 유전자 구조가 바뀌고 건강해진다.

사람의 혈액세포는 임신 3주말에 난황주머니와 요막에서 혈관이 생김과 동시에 만들어져 태아의 배 속으로 들어차게 된다. 배속에서 혈액세포가 만들어지는 시기는 5주 정도 지나 만들어지고 그 후 간에서 만들고 그 다음엔 췌장에서 뼈가 생성되면 골수에서 만들어지게 된다. 따라서 부모의 유전적인 요인은 수정부터 이미 결정되지만 본격적으로 혈액이 만들어 지는 것은 삼칠일 즉 임신 3주 정도부터 만들어져 부모의 유전자 구조로 닮아 가게 된다.

행복한 생활 이야기
혈류가 기(氣)를 주도한다

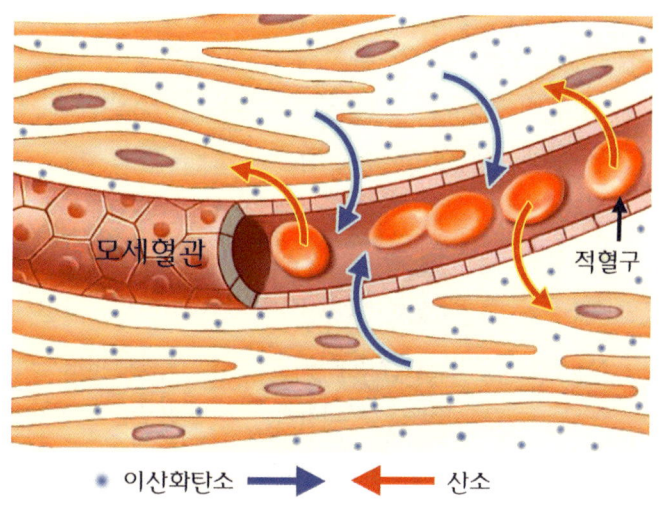

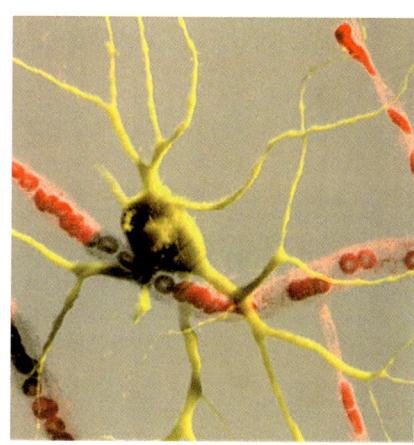

적혈구와 신경세포

생명이 유지되는 가장 중요한 것은 숨 쉬는 것과 먹는 것이다. 즉, 허파에서 얻은 산소와 위, 소장, 대장에서 섭취한 양분은 간에서 제대로 된 양분을 합성하여 심장으로 이송하여 세포에게 전달하며 살아간다. 세포에서는 혈액의 산소가 세포의 수소가 결합하여 물을 만들며 혈장에 녹아든 양분과 결합하는 과정에서 생긴 에너지로 움직이며 살아간다.

　따라서 혈액이 흐르는 곳에서는 산소와 수소가 결합하면서 전기가 통하듯이 자극이 생겨나 에너지의 기가 왕성하게 만들어진다. 우리 몸은 63%를 차지하고 있는 것이 수소원자이다. 음이온인 수소는 적혈구의 양이온 산소와 만나 에너지를 만드는 근원이 되는 것이다.

　그러나 환경적인 충격으로 모세혈관이 백혈구의 염증으로 막히면 적혈구에 실린 산소는 정체되어 조직 부위의 기가 낮아져 저체온 현상을 보이게 되고 미처 사용하지 못하고 적체된 산소가 활성산소로 바뀐다. 이 활성산소가 세포의 기능을 저하시키게 하고 시간이 지남에 따라 피가 연전되어 굳어지게 되고 모세혈관이 막힌 주위의 세포는 수면 또는 휴면, 노후세포로 변하여 결국 조직이나 부위에 병이 생긴다.

　피는 혈관을 따라 흐르고 혈관에는 기가 흐르게 되는 것이다. 따라서 기가 흐르는 곳은 혈관 즉, 경락이 있다. 혈관의 모세혈관에는 산소와 양분, 백혈구가 넘나드는 문이 있고 그 문의 기공을 따라 경락이 다르게 나타난다. 모세혈관 주위에 분포된 호르몬과 신경은 혈기의 강약을 조절한다. 혈액은 액체이고 신경은 고체인데 기는 보이지 않으므로 형태가 없는 온기 그 자체이다. 따라서 기는 혈액을 따라 움직이는 따스한 온기가 느껴지는 전파와 유사한 파장이다.

　에너지가 충만한 사람은 기운이 넘치고 기가 강한 사람은 건강한 사람이다. 기를 강하게 하기 위해서는 심폐 기능이 좋아야 한다. 심폐기능이 강하면 허파의 산소 교환력이 강해 혈액 속의 적혈구가 산소를 많이 운반하게 되고 세포로 이송된 산소는 신진대사를 원활하게 한다. 눈에 보이지 않는 적혈구 하나에 12억 개의 산소를 싣고 다니므로 혈중 건강한 적혈구의 양이 기를 좌우하는 원천인 것이다. 따라서 기가 약한 사람은 농백혈의 염증 지수가 높아 심폐기능이 저하되고 적혈구 수치가 낮아져 신진대사 장애로 허약한 모습을 보인다.

　피가 허파에서 산소를 받든 것은 천기를 받는 것이다. 혈류의 흐름이 좋으면 혈기도 같이 흐른다. 즉, 혈류가 흐르는 곳은 따스하며 기가 통한다는 것이며

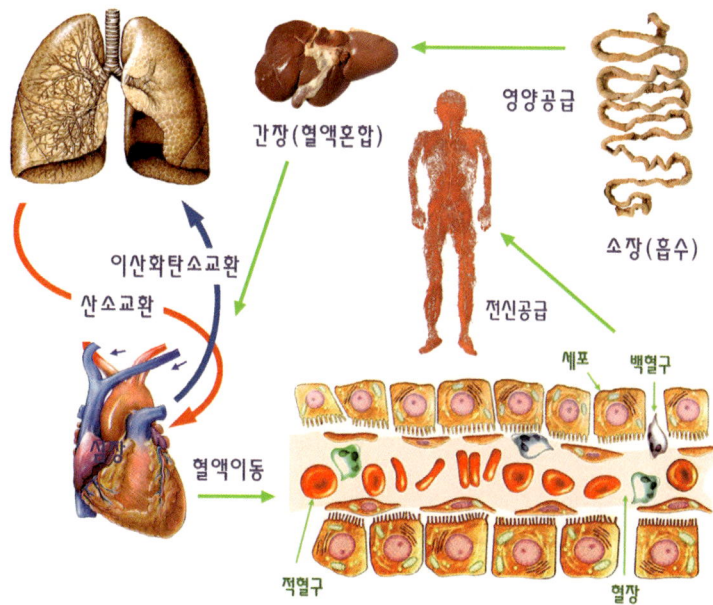

혈기가 흐르면 호르몬 분비도 왕성해지는 것이다.

허파에서 얻은 산소와 소화기관에서 얻은 양분은 100조 개나 되는 각종 세포로 이송한 후 신체 곳곳에서 사용한 후 폐기물을 운반하는 것이 혈액이다. 모세혈관은 100조 개나 되는 세포에 산소와 양분을 골고루 보내주어야 한다. 기가 약한 사람은 세포로 이어지는 혈류가 막혀 있어 조직이 저체온이 되는데 기운생동 함을 찾기 위해 심폐기능을 강화하는 운동을 하거나 단전호흡, 복식호흡 또는 보약이니 정력제 등으로 기운을 찾고자 애를 쓰고 있는 것이다.

예를 들면 날씨가 흐리거나 비가 올 때면 팔다리가 저려오거나 아픔을 호소하는 경우가 있다. 이것은 습한 공기로 인하여 허파에서 산소 섭취능력이 저하되어 혈액 속의 산소가 부족하여 생기는 증후군으로 기가 쇠하여 생기는 현상이다. 혈액의 흐름 즉, 혈류가 좋으면 기운이 생동한다. 따라서 혈류의 흐름이 원활하면 기가 살고 따스해진다. 즉, 피가 건강하면 사람도 건강하다는 말로 귀결되며, 또한 그 피가 통하는 길은 막힘이 없어야 한다.

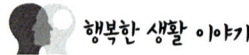 행복한 생활 이야기
혈류의 흐름이 좋으면 기운이 왕성해진다

앞서 원기 왕성한 기운은 혈류의 흐름에 의해 좌우된다고 하였다. 혈류의 흐름이 문제가 되면 문제된 부위는 피부 온도가 낮아지는 저체온의 조직이 되고 산소와 양분을 공급받지 못한 세포는 제구실을 할 수 없다. 이러한 조직의 부위는 붓거나 손으로 만지면 통증을 느끼게 되고 이것이 심하면 비만으로 시작하여 조직에 질병이 생기게 된다.

질병은 피가 통하는 길 즉, 혈도가 막혀 생긴다. 혈도 즉, 핏길은 정제된 혈액에 산소와 양분을 실어 보내는 동맥과 세포가 쓰고 남은 이산화탄소나 요산 등의 폐기물을 실어 나르는 정맥으로 구분할 수 있다. 대부분의 질병은 바로 세포가 쓰고 남은 폐기물의 운반 통로인 정맥이 막힘으로서 질병이 발생한다. 정맥의 혈도 중에서 가장 문제가 되어 막히는 부분이 정맥모세혈관이다. 체내 노폐물을 회수하는 정맥의 모세 혈관이 막히면 동맥에서 내뿜는 산소와 양분의 추가 공급이 되지 않거나 미진하여 신진대사가 이루어지지 않게 되고 그 해당 부위의 기능이 저하되면서 통증을 느끼거나 피부가 부어오르는 등의 질병이 생기게 되는 것이다.

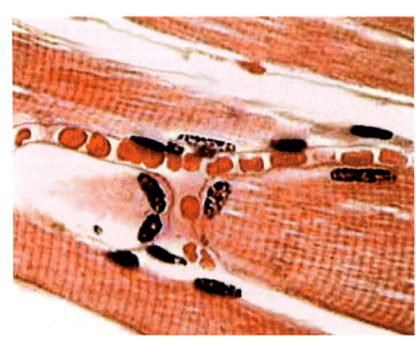

혈류는 막힘이 없어야 한다.

세포는 42일 전후로 살면서 100조 개의 생명들이 일사분란하게 서로의 정보를 교신하며 살아간다. 지구에서 사람들이 살아가는 생활과 비교하면 세포는 3만 년 더 진보한 체계를 갖추고 살아간다. 세포 안에는 또 하나의 소우주가 자리하고 있으며 그 소우주 안에 또 하나의 우주가 있는 것이다. 마치 양파 껍질을 벗기듯이 끝없는 세계가 펼쳐져 있는 것이다. 따라서 끝없는 소우주 전체를 인간이 헤아린다는 것은 불가능할지 모르므로 우리가 상식적으로 알고 있는 100조 개 세포들만이라도 제 기능을 원활하게 해 주어 건강한 세포분열을 할 수 있도록 해야 하겠다.

 산소와 양분의 통로에서 제일 중요한 역할을 하는 것이 혈액이다. 따라서 혈액의 통로인 51억 개나 되는 모세혈관의 핏길이 정상적으로 확보되어야만 혈기가 왕성하여 건강을 유지할 수 있다. 모세혈관 1개가 막히면 10개의 암세포가 붙어살 수 있는 환경을 만들게 되는 것이므로 질병을 고치거나 건강을 찾는 기본은 막힌 모세혈관을 열어주는 것으로부터 시작되어야 한다.

 아랫배의 하단전은 우리 몸의 기를 순환하는 본부이다. 그래서 뱃심으로 산다는 말이 나온 것이다. 즉 아랫배가 따스해야 건강할 수 있다. 인체는 전자제품의 안테나처럼 머리의 백회에서 천기를 받고 발의 용천혈에서 지기를 받는다. 우리 몸에서 목숨의 문이라는 배꼽의 명문혈은 천기와 지기가 만나는 곳이다. 천기와 지기가 서로 잘 융합되면 전신의 피가 잘 돌며 깨끗하고 건강한 사람이다.

 문제는 사람의 건강한 세포의 수명은 45일 이내가 되어야 한다. 45일을 초과한 세포는 흔히 수면세포 또는 휴면세포이며 더 오래되면 굳은 살, 노후세포, 저승 꽃 등으로 표현한다. 이러한 세포들은 산소와 양분을 공급받지 못한데서 그 원인이 있다. 즉, 핏길의 모세혈관이 막혀 혈류가 문제되어 생기는 현상이다.

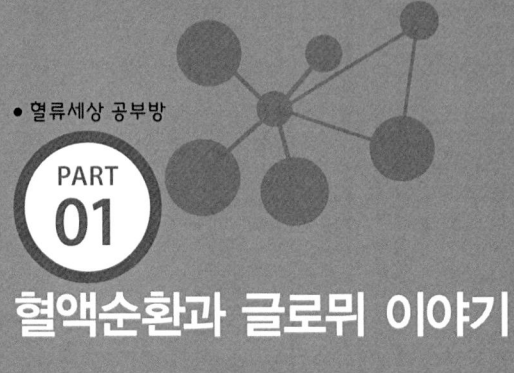
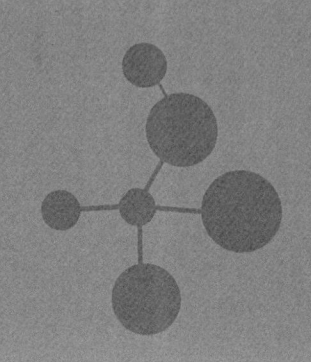

● 혈류세상 공부방

PART 01
혈액순환과 글로뮈 이야기

행복한 생활 이야기
1. 혈류를 개선하면 만병의 근원이 치료된다

혈액은 일방통행만 허용된다. 동맥은 심장에서 먼 쪽으로 보내고 정맥은 그 반대인 심장을 향한다. 그리고 제한 속도가 정해져 있다. 심장을 지나는 대동맥에서는 속도제한이 초당 50cm이며 모세혈관에서는 초당 0.5mm 정도의 속도로 달려야 한다.

질병은 바로 이 미세한 모세혈관의 혈류가 막혀 생기게 된다. 대부분의 질병은 동맥혈관보다 정맥의 모세혈관이 막혀 생기는 질병이 더 많다. 따라서 정맥의 모세혈관의 막힌 핏길을 열어주게 되면 질병이 사라지고 세포도 재생되는 것이다.

이러한 모세혈관이 막히는 주된 요인은 크게 두 가지로 요약된다. 그것은 농백혈과 어적혈로 구분할 수 있는데 애석하게도 서양의학이나 한의학에서 조차 이러한 단어가 없다. 단지 한의에서 어혈이란 단어가 있고 양의에서는 그저 혈액응고 또는 혈전이란 단어를 쓸 뿐이다. 질병이 발생하는 주된 첫 번째 요인은 바로 농백혈이며, 두 번째 요인은 어적혈이다. 어적혈은 한의에서 사혈침이나 부항으로 치료를 하는 경우가 많으나 가장 중요한 질병의 근원이 되는 농백혈은 현재로선 질병의 원인으로 언급하거나 학문으로 다스리는 경우를 본적이 없다.

저자가 반평생 연구의 초점을 두고 질병의 원인을 추적한 것이 바로 환경적인 공격과 충격으로 생긴 농백혈이며 이 농백혈을 빼내는 방법을 연구한 결과를 본서에서 완결하게 된 것이다.

몸 안에 돌고 있는 염증, 즉 고름에 의해 질병이 내 안에서 생긴다는 것이다. 따라서 생로병사에서 가장 중요하게 연구되어야 할 분야가 백혈구가 죽어서 염증이 되는 문제와 그 염증을 몸 밖으로 빼내는 방법과 빼낸 후 생겨나는 명현현상을 이겨 내는 방법을 양의든 한의든 함께 연구하였으면 한다.

 행복한 생활 이야기

2. 모세혈관 이야기

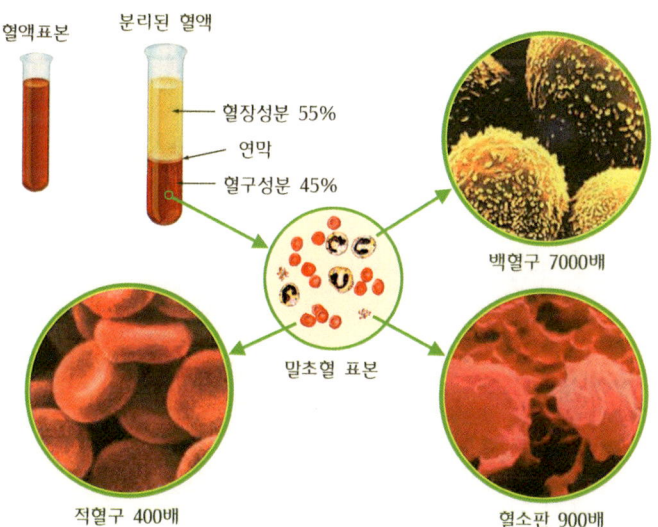

인체의 생명원인 혈액은 보통 몸무게 1kg당 평균 80ml 정도로 자신의 몸무게와 비례한다. 즉 혈액의 양은 자신의 허파의 폐활량과 비슷한 양의 피를 가

지고 있는 것이다. 폐활량은 성인 남자의 경우 5~6ℓ 정도 되는데 사람마다 폐활량이 다르듯이 혈액의 양도 사람마다 다르다. 따라서 몸속에 죽은 백혈구의 염증 지수가 높아 상대적으로 적혈구 수치가 낮은 사람은 폐도 점점 작아지고 폐활량도 낮아지게 된다. 따라서 폐활량이 좋은 사람은 더 건강한 피를 많이 가지고 있는 것이다.

피는 산소와 양분을 나르는 일에서 노폐물과 글로불린(항체)을 운반하는 기능이 있다 또 지혈과 염증치료, 식균 등에 대한 신체의 방어에서, 체온유지, 수분조절, 전해질의 정량유지 등 항상성유지를 도맡아하면서 생명을 유지하는 핵심이다.

피를 분석해 보면 55~58%의 혈장과 42~45%의 혈구로 나눈다.

혈장은 액체 성분으로 pH 7.3~7.4 정도로 중성에 가깝고 담황색으로 90%의 물과 7~8% 단백질과 무기염류, 0.1%의 혈당, 아미노산, 효소, 호르몬, 요소, 요산 등 온갖 것들이 다 들어 있다. 단백질의 종류만 해도 알부민, 항체글로불린 등 70여종이나 되고 무기염류에도 칼슘, 마그네슘, 철, 구리, 나트륨, 염소, 칼륨 등 어떤 물질이 얼마만큼 어떻게 들어 있는지 다 헤아리는 것은 영원한 수수께끼이다. 과학이란 제 눈에 안경처럼 현재 파악된 것이 전부인 냥 떠들지만 인간이 아는 것이라곤 겨우 강가의 모래 한 줌 정도를 손에 움켜잡은 것에도 못 미치고 있다.

혈구는 적혈구와 백혈구, 혈소판으로 구성되어 있으며 모든 뼈에서 만들어진다. 그러나 나이가 들면서 환경적인 충격으로 서서히 심장에서 먼 부위의 조직의 핏길이 막혀 저체온 현상이 되면 척추, 늑골, 골반, 대퇴부, 팔다리와 같은 큰 뼈의 골수 속에서 만들어진다. 처음 만들어 질 때는 핵이 존재하지만 점차 핵이 사라지고 그 자리에 헤모글로빈이 들어차게 되어 더 많은 산소를 운반하는 작용을 돕게 된다.

지름 1㎜의 작은 핏방울 하나에 백혈구 7천 개, 혈소판 50만 개, 적혈구 500만 개 정도인데 이들을 모두 합치면 백혈구가 350억 개, 혈소판 25,000억 개,

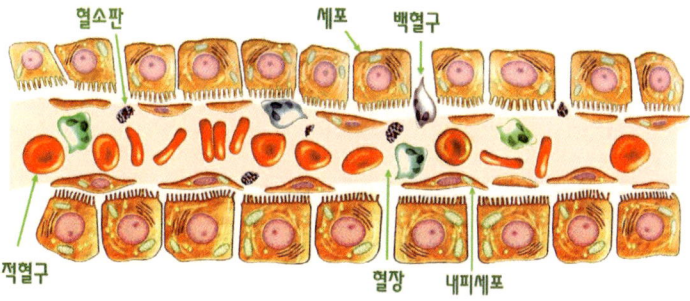

적혈구가 25조 개 정도나 된다.

우리의 심장은 1분 만에 온몸을 한 바퀴 돌고 돌아오게 할 만큼 펌프질이 강하다. 심장의 박동은 생각과 감정에 따라 펌프질이 달라진다. 하루 동안 1만 l 이상을 퍼 보내며 평생 동안 40억 회 정도를 뛴다. 평생 동안 3억 l가 넘는 양의 피를 펌프질 하는데 이 정도의 양이면 5,500개 정도의 수영장에 물을 가득히 채우고도 남을 양에 해당된다. 그리고 이 양의 절반 정도가 산소를 실어 나르기 위해 폐로 가게 된다.

그러나 저체온 현상인 수족냉증 또는 팔다리의 혈류가 막힌 사람은 적골수에서 황골수로 바뀌면서 상대적으로 골수에서 피를 생산해 내는 양이 현저하게 줄어들게 된다. 피 생산량이 낮아지면 적혈구 수치가 점점 낮아지고 피가 탁해지면서 동맥과 정맥의 모세혈관을 막아 질병의 근원이 되기도 한다. 혈액의 혈장에는 수많은 영양과 정보를 함유하고 있는데 혈장은 반드시 모세혈관의 문을 통해야만 그것을 전달할 수 있다. 따라서 모세혈관의 문이 막히면 세포의 영양차단은 물론 100조 개의 세포들과 교신하는 정보까지 차단되는 것이다.

우리 인체는 100조 개의 정도의 세포들이 조직을 이루고 있는데 이 조직세포를 양육하는 모세혈관은 조직사이에 400억 개 정도나 된다. 혈관의 총 길이가 10~13만km 중 모세혈관의 길이가 6~9만5천km나 된다. 섬세한 모세혈관은 조직 $1mm^3$ 당 600개의 모세혈관이 있다. 조직 100g 속에는 모세혈관이 $1.5m^2$의 표면적을 가지고 있다.

이러한 모세혈관이 막히는 현상의 시작은 손끝과 발끝부터 시작되는 것이 수족냉증이다. 수족냉증이 되면 우리 인체는 차가워진 부위를 포기하고 나머지의 순환기를 살려내기 위해 새로운 핏길을 만들거나 비상통로로 핏길을 선회하게 된다. 이러한 현상은 수족이 없어도 살아가는 이유가 혈액의 글로뮈라는 비상통로를 이용하기 때문이다. 또 머리나 오장육부는 핏길이 막히면 스스로 새로운 정맥 핏길을 만들게 된다. 흔히 머리에 새로운 정맥혈관이 생기는 모야모야병이 생기거나 피부에도 수많은 정맥혈관이 다시 생기기도 한다. 최근의 아이들은 조금만 부딪쳐도 피부에 멍이 잘 드는 것도 핏길이 막혀 우회하는 무수한 정맥 핏길이 많이 만들어졌기 때문에 생기는 현상이다.

행복한 생활 이야기
3. 정맥의 비상 우회통로 '글로뮈'

심장에서 뿜어져 나온 피는 대동맥, 모세동맥, 모세정맥, 대정맥 순으로 순환하며 살아간다. 이 혈액순환의 순환체계에 문제가 생기면 혈액은 갈 곳을 잃어 피가 머리로 솟구치어 질병이나 장애가 생기거나 심하면 죽음에 이르게 된다. 추위와 공포에 내몰렸을 때 안색이 창백해지는 것은 피부의 모세혈관이 급격히 수축하면서 혈류를 일시적으로 차단하였기에 심장의 피가 결국 머리로 솟구쳐 생기는 현상이다. 혈관은 모세동맥과 모세정맥을 잇는 중요한 기능을 하는데 이렇게 갑자기 조직이 저체온 현상으로 모세혈관이 수축되어 제 기능을 못하게 되면 혈액이 정상적으로 순환되지 못하여 머리로 솟구치거나 높은 혈압으로 코피를 흘리거나 뇌졸중이나 심장병과 같은 순환기계 질병을 유발하게 된다.

그러나 건강한 사람은 자연치유력이 있어 모세혈관이 갑자기 막혀도 혈액은 모세동맥에서 모세정맥으로 무난히 이동해 목숨이 연명되도록 하는 최소한의

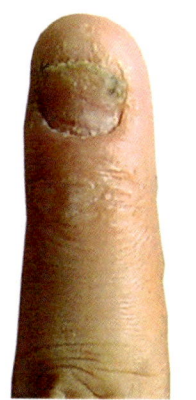 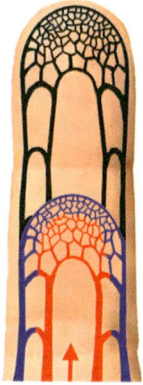 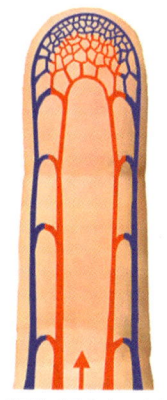 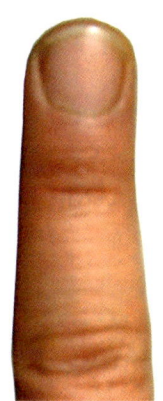

손끝의 혈류가 막히면 비상통로를 이용한다.　　　건강한 사람은 손끝까지 핏길이 잘 열려 있어야 한다.

순환기능을 수행해 내게 되는 것이 있다.

　인체 대부분에 널리 분포되어 있으나 주로 손발에 이러한 비상통로가 많이 분포되어 있다. 이것은 생명유지에서 절대적으로 중요한 머리와 오장육부를 살려내기 위해 손발의 기능이나 피부의 일부 기능을 포기하는 과정에서 일어나는 현상이다.

　이런 현상을 혈액의 '바이패스(By-pass) 현상'이라 하며, 이 비상통로를 '글로뮈'라고 한다. 글로뮈는 모세혈관이 수축할 때 모세동맥의 피가 모세혈관을 거치지 않고 바로 모세정맥으로 흘러갈 수 있도록 하는 미세한 우회혈관으로 모세혈관마다 1개씩 붙어 있는 일종의 우회순환로인 것이다.

　글로뮈는 1707년 프랑스의 해부학자 레알리 레알리스에 의해 동물생식기의 동정맥문합부에서 처음 발견됐는데 현대의학에서는 '혈액 순환의 원동력은 심장의 펌프작용에 있다'고 보는 반면, 자연의학에서는 '모세혈관과 글로뮈, 심장의 협동 작업에 의해 혈액순환이 이뤄진다'고 보기 때문에 글로뮈를 중요시한다. 모세혈관의 일시적인 기능정지를 대비해 글로뮈가 인체를 무탈하게 하는 것은 아주 좋은 현상이나 문제는 이 글로뮈가 말썽을 일으켰을 경우다. 글로뮈가 제 기능을 하지 못하면 혈액은 미세한 모세혈관 벽에 부딪혀 모세혈관을 파괴하거나 피하출혈을 일으키게 되는데 머리에 생기면 뇌출혈, 장기에 생기면

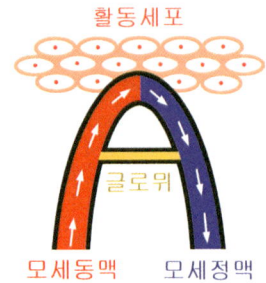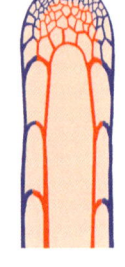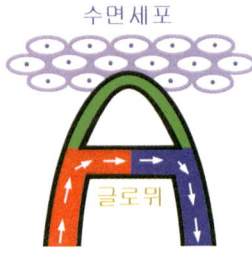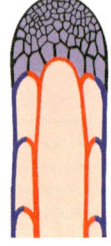

내출혈이 되는 것이다.

혈액순환장애가 만병의 근원임은 익히 아는 바이다. 역설적으로 말하면 혈액순환만 잘 되면 만병이 사라지는 것이다. 모세혈관과 글로뮈를 잘 활용한 모관운동은 간편한 혈액순환의 촉진방법이다. 누워서 손발을 심장보다 높게 하여 팔과 다리를 하늘위로 쭉 편다. 이 자세에서 손발을 사정없이 떨어주는 방법이다. 정맥의 피가 쉽게 내려오므로 혈액순환까지 왕성해진다.

자연의학계에선 이러한 모관운동이 손발이 찬 것과 마비되는 것을 예방하는 효과는 물론, 혈압조절과 나아가 정신작용까지도 활발하게 해 준다고 한다. 그러나 이것은 일시적인 개선방법에 지나지 않으므로 핏길을 열어주는 혈류따기를 하는 것이 좋다. 혈류따기를 하면 글로뮈는 심장에서 먼 부분, 즉 손끝이나 발끝 쪽으로 많이 생겨나게 되어 신진대사가 정상화 된다.

글로뮈는 혈액순환 조절기관의 하나이므로 사람마다 신체의 상태에 따라 그 수는 반드시 일정한 것은 아니다. 수양을 많이 쌓은 사람이나 아주 건강한 사람은 글로뮈가 많고, 갓난아기들은 혈액순환이 잘 되기 때문에 그 수가 적다. 글로뮈는 연령에 따라서 달라진다. 대체로 노인은 성인보다 적어지는데 생식이나 산소 많은 채식을 하면 글로뮈가 많아지는 동시에 혈류의 융통성도 되살아난다.

정신의 발달, 사상의 변화, 감정 등의 변화는 글로뮈 수에 영향을 미친다. 글로뮈가 적어지면 흥미를 느끼는 일이 적어지고 인생의 종말에 접근하게 되는 것이다. 음식으로는 설탕과 알콜이 글로뮈에 크게 악영향을 준다. 글로뮈가 없는 사람은 속히 만들도록 하지 않으면 안 된다. 글로뮈를 소실된 대로 그대로 두면 그것이 바로 노쇠현상으로 이어진다.

글로뮈가 정상이면 용기가 있고 활동력이 솟아난다. 모든 일에 수동적으로 추종하는 사람은 글로뮈 수가 적다. 항상 절도와 분별이 있는 사람은 글로뮈가 정상적으로 움직이고 있다. 글로뮈가 정상적이면 임기응변의 행동도 가능하다. 글로뮈에는 행동의 조절 기능도 있기 때문이다. 동맥경화중인 사람의 혈관 안쪽 막은 두껍고 유리 모양의 질로 굳어 막혀 변질되어져 있다. 이 때문에 글로뮈는 위축되고 굳어져서 그 기능을 잃는다. 따라서 질병이 생기거나 노인이 되면 글로뮈 수는 줄어든다. 글로뮈 수가 작아지는 것 또한 피가 탁하여 생긴 혈액순환의 문제이므로 혈류따기로 다스리면 혈액의 예비 정맥모세혈관 즉, 비상통로인 글로뮈 수가 점점 늘어나는데 심장에서 먼 쪽으로 늘어날수록 좋다.

● 혈류세상 공부방

PART 02
적혈구 연전현상과 질병

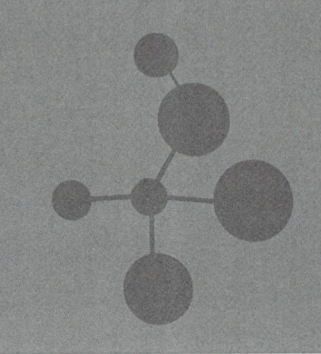

 행복한 생활 이야기
적혈구

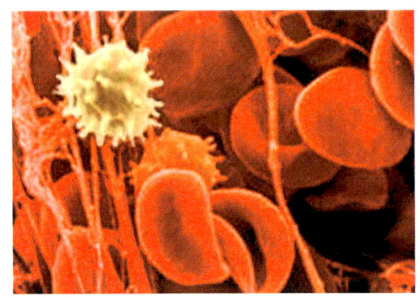

적혈구와 백혈구

　적혈구는 혈액 ㎣당 남자는 500만 개 정도 여자는 450만 개 정도인데, 적혈구의 95%는 혈색소로 주된 작용은 산소와 이산화탄소의 운반이다. 건강한 사람은 골수에서 초당 300만 개씩 만들어져서 120일 가량의 임무 수행을 마치면 비장에서 무려 1초에 300만 개씩 파괴되어 버린다. 그러나 환경적인 충격으로 수족냉증의 저체온이 되면 골수에서 피를 제대로 만들지 못하여 질병의 원인이 되기도 한다. 적혈구

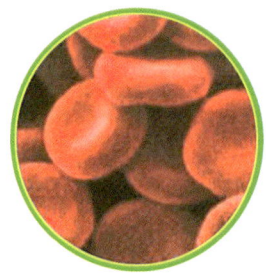
적혈구 400배

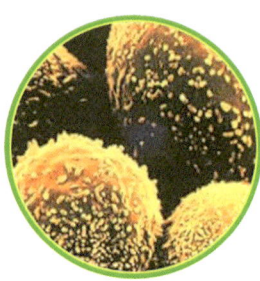
백혈구 7000배

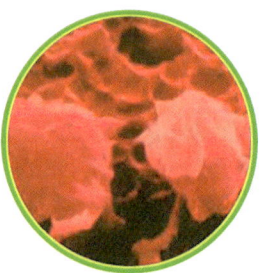
혈소판 900배

는 중앙부가 오목한 얇은 원반상을 하고 있으며, 조혈조직 중에서는 핵을 가지나 혈액이 순환되는 중에서 핵이 퇴화되어가고 그 자리에 헤모글로빈이 들어차게 된다.

건강한 사람의 적혈구는 지름이 6~9μm이며, 가운데가 움푹 파인 도넛모양의 원반이다. 피 한 방울엔 약 3억 개의 적혈구가 들어 있으니 얼마나 많은 적혈구가 핏속에 들어 있는지 상상할 수 있다. 적혈구는 우리 몸 안에서 산소(O_2)를 필요로 하는 모든 세포들에게 산소를 운반해 주는 중요한 일을 한다.

적혈구는 헤모글로빈으로 채워져 있으며, 이것의 중요한 기능은 산소 운반이다. 혈액이 붉게 보이는 이유도 바로 이 헤모글로빈 때문이다. 정상 적혈구의 크기보다 큰 것을 대적혈구, 작은 것을 소적혈구라 하고, 또 적혈구가 구형인 것을 구상적혈구, 타원형인 것을 타원적혈구라고 한다.

적혈구는 골수의 조혈모세포에서 분화되어 만들어지며 혈구 중에서 가장 많은 수를 차지하고 간·췌장·골수에서도 파괴된다. 파괴된 적혈구는 대소변의 색을 결정하는 누르스름한 담즙색소인 빌리루빈과 철로 분해되는데 철은 거의 대부분 재흡수 되어 헤모글로빈의 재생에 사용된다. 이러한 재활용성의 재흡수는 간에서 젖산을 이용하여 글리코겐을 재합성하기도 하고 담즙색소도 재흡수하고 신장에서도 많은 재흡수가 일어나는데 이것은 인체가 완벽한 재활용의 경제성을 이루어내는 자연의 섭리인 것이다.

산소와 결합된 헤모글로빈은 옥시헤모글로빈 (oxyhemoglobin)이라고 하는데 이들은 붉은 색을 띤다. 옥시헤모글로빈을 가지고 있는 적혈구가 동맥을 통해 각 조직의 세포에게 가서 산소를 전해 주고 대신 세포의 노폐물 중 하나인 이산화탄소(CO_2)를 받아 온다. 이산화탄소를 받으면 적혈구 안의 헤모글로빈은 카르복시헤모글로빈(Carboxyhemoglobin)으로 변하고 색깔도 검푸르게 된다. 정맥을 도는 피의 색깔이 검푸른 이유는 바로 이 때문이다.

적혈구 수치가 감소되면 산소 공급이 부족하여 공급된 양분이 산화되지 않아 심장에서 멀리 떨어진 부분의 체온이 낮아진다. 또 쓰고 남은 이산화탄소나 노폐물이 모세정맥으로 회수되지 못한 채 남아 쌓이면 조직은 기능을 잃고 질병이 생긴다.

 행복한 생활 이야기

적혈구 연전현상과 어적혈 과다현상

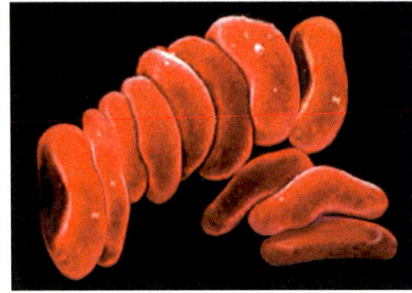

적혈구가 연전된 모양

적혈구 연전현상

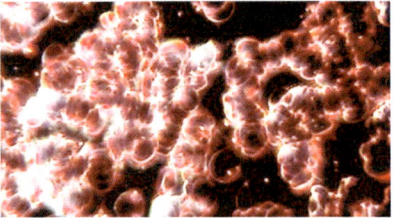

연전현상이 심각한 어적혈

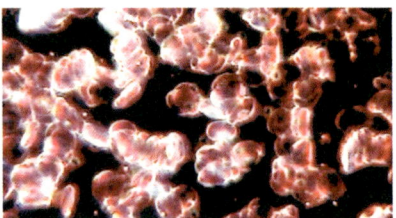

연전현상이 과다한 어적혈

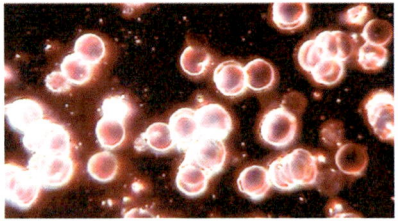

연전현상이 진행되는 어적혈

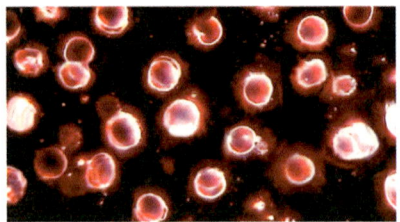

연전현상이 진행되는 어적혈

적혈구는 양이온의 속성에서 세포의 수소 음이온을 만나 에너지원을 만들어 내지만 적혈구는 상호간에는 스스로 밀어내는 음이온을 띠므로 서로 떨어져 있어야 건강하다.

혈관 속의 혈장이 알칼리가 되거나 세포의 음이온이 많이 발생될수록 적혈구 주위에 기가 발생하여 서로 붙지 않게 된다. 그러나 컴퓨터나 유해 전자파, 경기 등으로 혈장이나 적혈구가

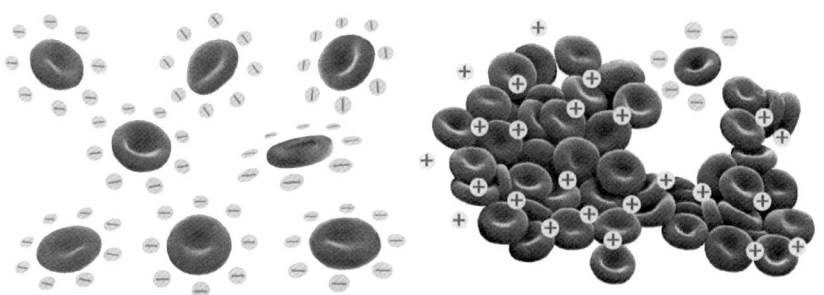

적혈구는 음이온일 때 혈류흐름이 원활해진다.　　적혈구가 양이온이면 서로 달라붙는다.

양이온을 과다하게 띠면 서로 달라붙거나 적혈구가 동전을 쌓듯이 서로 뭉쳐지거나 떡처럼 붙어 버린다. 또 적혈구 크기의 10배 정도에 해당하는 혈장의 영양부유물질인 플라크까지 생겨 결국 혈액이 흐르지 못하게 되면서 피부가 딱딱하게 되거나 근육이 굳어 버리는 현상이 나타나는 것이다.

120여 일 동안 활동한 적혈구는 정맥으로 회수되어 파괴되거나 재활용 되어야 한다. 그러나 농백혈 지수가 높거나 영양부유물질인 플라크가 쌓여 모세혈관이 막힌 경우에는 정맥혈관의 벽에 적혈구가 달라붙어 혈액의 흐름을 느리게 하거나 차단하게 된다.

이렇게 정맥혈류가 막히게 되면 심장에서 뿜어져 나오는 동맥의 압력이 높아지게 되어 해당하는 조직은 통증을 느끼거나 심장의 박동까지 문제가 생긴다. 이러한 부위는 체온이 낮아지거나 피부가 붉게 상기되고 그 부위가 붓기도 하고 쓸데없는 살이 찌거나 털이 돋아나기도 한다. 그러나 머리나 얼굴은 반대로 피가 너무 솟구치게 되면 빈혈현상이 나타나거나 얼굴 피부가 희고 창백해져서 귀공자처럼 새하얀 피부로 보이게 된다.

저체온으로 생긴 어혈, 혈전 즉, 어적혈은 질병을 일으키는 요인이다. 어적혈은 죽은 적혈구의 덩어리다. 동맥의 모세혈관으로 산소와 양분을 세포로 공급한 후 쓰고 남은 요산이나 이산화탄소 등의 폐기물을 정맥에 실려 회수되지 못한 채 모세혈관 속에 쌓여 있다가 120일 정도 지나 적혈구 덩어리가 죽어 버린 상태인 것이다.

이렇게 수명을 다하고 응축되어 모인 적혈구는 정맥의 가느다란 핏길을 흐르며 통과하는 동안 혈관 벽에 붙어 응축되어 서서히 쌓이게 된다. 혈관 벽에 이러한 적혈구의 기력이 소진되어 양이온이 증가되면서 어적혈이 더 많이 달라붙는다. 이렇게 되면 혈류가 느려지거나 막히게 되고 그에 따른 부위는 곧 병이 생기게 되는 것이다.

막힌 모세혈관에는 적혈구가 미처 공급하지 못한 오래된 활성산소가 점점 쌓여 양이온의 위력이 점점 강력해져서 갑자기 질병이 생기는 것처럼 느끼게 되는 것인데, 사실을 질병은 내 몸 안에서 서서히 모세혈관이 막혀 세포가 제 기능을 잃으면서 생겨나는 것으로 보통 사람들은 그 한계에 다다랐을 때 통증을 느끼게 된다.

병이 나면 아픈 것은 막힌 부위를 치유하려는 혈류의 활동이다. 따라서 통증이나 저림은 자연치유현상으로 이때 통증 부위의 온도를 상승시켜주면 연전 상태인 어적혈이 더운 열기를 받아 유연하고 묽어져 혈류 흐름이 호전되는 것이다. 따라서 대부분의 질병은 치유과정에서 통증을 수반하게 되고 삼칠일이 지나면 그 통증은 서서히 가라앉으며 병세가 호전된다.

행복한 생활 이야기
적혈구 연전현상의 증세

갈수록 태산
1. 검붉은 피부, 얼굴 안색은 창백하거나 검다

피부색이 검붉거나 검청색을 띠는 것은 혈류가 막혀 생기는 현상으로 손이나 발 또는 질병이 있는 특정한 부위에 검붉게 나타난다. 저체온으로 수명을 다한 어적혈이 피부에 모여 있기 때문에 정상적인 피부색과는 다르게 나타난다. 그림의 병적인 적혈구 색상처럼 피부색이 어둡게 보이면 어적혈이 많이 쌓인 부위이다. 그러나 심장의 위쪽 상체나 얼굴 안색은 오히려 희거나 창백해지기도 하여 오히려 백색피부의 귀공자처럼 보이기도하고 더 심하면 누렇거나 검붉게 보이기도 한다.

 갈수록 태산
2. 피부나 관절이 살이 찐 것처럼 부어오른다

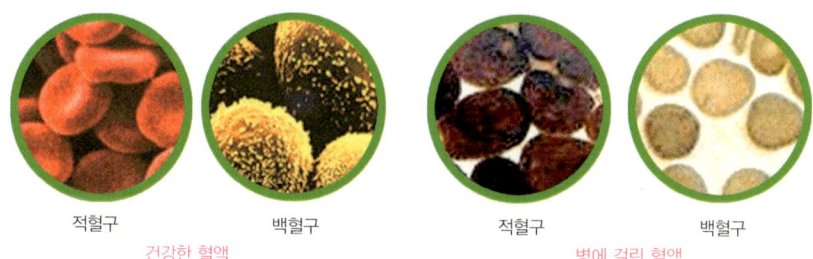

적혈구 　　　백혈구　　　　　　　적혈구　　　백혈구
　　건강한 혈액　　　　　　　　　병에 걸린 혈액

살이 찌는 부위는 혈류가 막혀 어적혈이 모세혈관에 계속적으로 쌓여가는 부위가 넓어지고 확장되는 현상으로 복부나 어깨, 목, 등모세근육, 관절이나 무릎, 발바닥 등이 부어오르게 된다. 대부분의 사람들은 근육이 만들어 졌거나 그저 살이 찐 것으로 착각을 하는 경우가 많다.

발목이 굵은 사람에게 '발목이 부어 어적혈이 쌓여 있는 것 같다.'라고 말하면 대부분의 사람들은 살이 찐 것 또는 근육이라고 우겨대는 경우를 많이 본다. 이것은 혈액순환 장애로 수명을 다한 세포가 혈장에 녹지 못하거나 떨어져 나가지 못하고 붙어 있는 상태에서 또 새로운 세포가 동맥모세혈관 가까이에서 분열하여 새살이 생겨나기 때문이다. 이렇게 수명을 다한 세포가 피부에 붙은 상태에서는 정맥 모세혈관은 스스로 막힌 핏길을 뚫기 위해 여기저기 새로운 정맥 모세혈관을 무수하게 많이 만들기도 한다. 혈액순환 장애로 정맥 모세혈관이 여기저기 많이 생겨난 사람들은 피부 멍이 잘 생긴다. 따라서 자신의 신체의 조직에서 살이 붓거나 살이 찌는 부위가 혈액순환 장애부위인 것이다.

 갈수록 태산
3. 부종이 많이 생긴다

특정한 부위에 종기나 트러블, 염증, 습진 같은 피부염이 자주 생기는 것은 그 부위는 어적혈이 혈관을 막고 있기 때문에 쓰고 남은 요산이나 이산화탄소 등의 노폐물을 정맥으로 회수하여 몸 밖으로 빼내기에는 갈 길이 너무 멀기 때문에 가장 가까운 피부로 노폐물을 내뱉는 현상이다.

림프구가 많이 분포되어 있는 사타구니나 겨드랑이, 피가 머리로 솟구쳐 얼굴에 원인 모를 종기나 부종이 생기거나 심하면 멍게 얼굴로, 어린이의 경우에는 아토피성 피부염증 등과 같은 다양한 피부질환 증세로 나타난다.

그러나 더 큰 문제는 노폐물이 빠져나오지 못하고 체내 깊숙하게 자리 잡고 있으면 그것이 종양이 되고 급기야 암이 된다. 그러므로 가래나 기침 그리고 아토피, 여드름 등 염증이 피부로 빠져 나오는 모든 것은 비교적 낮은 질병으로 몸 안에 나쁜 암적 요소가 피부로 발산되는 것이다. 피부로 빠져나오는 현상의 대부분은 정맥혈류가 움직이면서 빠져 나오는 것이므로 질병이라는 생각보다 내 몸에서 자기복구시스템이 제대로 작동되고 있는 것이다. 즉, 몸 밖으로 빠져 나오는 모든 것들은 그 해당되는 조직 부위의 혈류가 좋아져서 생기는 명현현상으로 이해하는 것이 자기치유력을 이해하는 길이다.

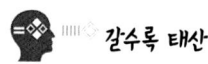 갈수록 태산
4. 빈혈이나 두통 등 머리에 열이 많다

저색소성의 사진이다. 이러한 경우에는 빈혈 증세가 생긴다. 대부분의 빈혈은 손발이 차갑다. 손발이 차가운 여성은 남성보다 3배 정도 숫자가 많은데 이것은 여성은 음기에 해당되어 여성이 남성에 비해 적혈구 수치가 상대적으로 낮은 탓이다. 그러므로 외부의 조그마한 환경적 충격에 의해 백혈구가 증식되어 상대적으로 적혈구 수치가 낮아져서 생기는 현상이다.

그러므로 적혈구 수치가 낮은 만큼 백혈구 염증이 피 속에 많아지게 된다. 백혈구 염증지수가 높아지면 관절이나 심장에서 먼 쪽으로 염증이 쌓여 류머티즘과 같은 질병이 생기거나 피가 상체로 솟구치면서 어지럽거나 현기증 또는 빈혈, 두통이 생기게 되는 것이다.

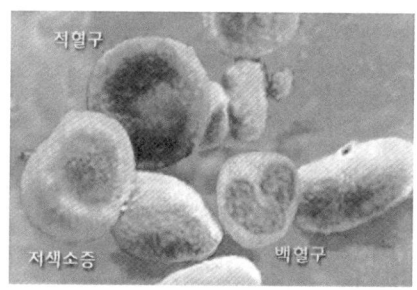

적혈구 저색소증과 백혈구

농백혈은 죽은 병원체나 사력을 다하여 싸우고 죽은 백혈구의 농 즉, 고름인데 이것이 질병을 일으키는 가장 중요한 요인이다. 따라서 체내에 농백혈이 많으면 상대적으로 적혈구의 수치가 감소하게 되어 100조 개나 되는 세포에 양분과 산소의 공급이 부족해지고 대뇌는 저산소증 현상이 생긴다. 또 12~14시간마다 세포분열 주기를 상실한 사멸세포가 증가하면서 조직이 제 기능을 상실하여 기가 쇠하거나 아픔과 통증이 수반되어 질병이 심화되는 것이다.

이러한 경우에는 특히 환경적인 충격에 약한 어린이들에게서 가장 흔하게 나타난다. 백혈병이나 저능아 또는 지체장애, 박약아 등 소아 질병의 대부분이 여기에 해당되는 사례가 많음을 부모들은 명심해야 하고 0~10세까지는 부모들의 각별한 주의가 필요하다.

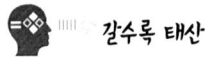 갈수록 태산

5. 저체온 부위가 오래되면 종양이나 암이 내 안에서 생겨난다

신체의 어떤 부위나 조직이든 저체온으로 차갑다는 것은 심장에서 끓는 뜨거운 피가 해당 조직의 부위까지 도달하지 못하기 때문이다. 손발이 차거나 특히 발가락이 차가운 사람들이 많다. 이런 현상은 심장에서 먼 쪽으로 나쁜 것을 밀어 보내어 오장육부를 살리려는 자연치유현상이다. 그러나 현대인은 각종 해열제나 항경련제, 간질약 등을 과용하여 이러한 자연치유력이 깨어져 오히려 손발에 열이 나는 허열 환자가 급증하고 있는 실정이다. 허열 증세가 되면 오장육부의 혈류가 차고 느린 반면에 심장의 피가 손발로 내 뿜어져 손발에 열이 나고 긴장하면 땀이 많이 나는 증세로 기가 약해진 사람에 해당된다. 그리하여 열이 상체로 늘 솟구쳐 추운 겨울에도 상체가 더워서 웃옷을 벗어 버릴 정도로 열이 상체에 많이 나는 사람도 수족냉증 후유증세 이후의 오는 증세이다.

아랫배가 차가우면 생리에 이상이 있고, 허리가 차가우면 허리 병이 생길 수 있고, 엉치뼈가 차가우면 치질이 생길 수 있다. 신체의 어느 부위든 그 부위가 차가우면 반드시 그에 해당되는 질병이 생기게 된다. 또 차가운 부위가 오래되면 돌이킬 수 없을 정도의 암과 같은 큰 질병이 생기는 부위가 된다.

죽은 적혈구와 백혈구 고름, 요산 등의 노폐물, 활성산소 등이 쌓여 오랫동안 피부 깊숙하게 굳어 있는 것이 암이다. 암이 터지면 혈관이나 림프구를 따라 온몸에 퍼져 오염되면 사람이 죽으므로 인체를 살리기 위해 견고하고 딱딱한 캡슐로 밀봉하는 것이 암이다. 따라서 암은 인체 내에서 제대로 작동하는 최고의 자연치유력인 것이다.

● 혈류세상 공부방

PART 03
병의 원인, 백혈구와 염증현상

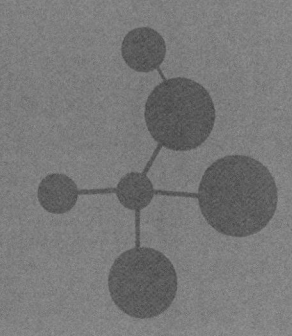

백혈구는 우리 몸 안에 쳐들어 온 병균을 물리쳐 주는 고마운 일을 한다. 그러나 침입자를 향해 절대 무력을 쓰지 않는다. 대포도 쏘지 않고 화학약품을 쓰지도 않는다. 백혈구는 그저 그 침입자를 품에 푹 껴 안아버린다. 그리고 아주 깊은 사랑으로 그를 감싸준다. 그리하여 침입자는 백혈구의 사랑에 감동하여 그냥 녹아버리게 되는 것이다. 참으로 백혈구의 사랑은 놀랍다. 보기 싫든 지저분하든 가리지 않고 모두 다 껴안아준다. 이런 사랑이 넘치는 백혈구가 우리 몸을 지켜내지만 지나치면 질병이 생긴다.

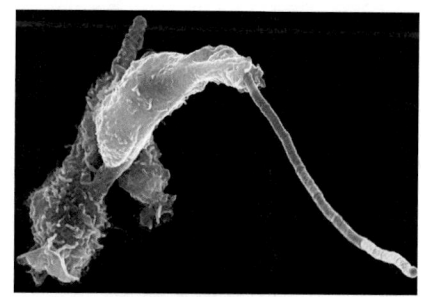

박테리아를 잡아 삼키는 백혈구

내 몸이 아프면 언제나 달려와 병균을 포옹하여 자신을 녹인다. 더 큰 질병이 생기면 무수히 많은 대군을 이끌고 와서 또 자신을 녹여버린다. 이렇게 희생만 하는 백혈구는 그 다음 일을 모르는 것 같다. 사력을 다해 세균을 끌어 않고는 자신까지 함께 녹아 죽어서는 염증이 되어 버리는 것이다. 그 염증이 아무리 많이 쌓여도 또 달려와서 사랑으로 포옹하는 일을 반복한다. 미련하기 짝이 없다. 그러나 백혈구가 자신의 한 몸을 살신성인하여 포옹하지만 자신을 녹여 죽어서 염증을 만들기 때문에 질병이 생기기도 한다. 그 염증이 고름이 되기도 하고 그 고름이 피부 깊숙하게 있으면 종양이나 암으로 변하게 만든다. 이렇게 사력을 다하다 녹아버린 고마운 백혈구는 건강한 사람은 몸 밖으로 쉽게 배출되지만 병약한 사람은 혈관 속을 염증으로 자꾸만 채워져 더 많이 아프게 만드는 난치병의 근원이 되기도 한다.

더 큰 병을 만들지 않기 위해서는 자신의 중요한 머리나 오장육부에 있는 염증을 심장에서 먼 쪽으로 꾸준하게 보내는 자기치유시스템을 계속적으로 가동할 수 있게 해야 한다. 그러나 현대의학은 몸 안에서 만들어진 염증을 주사제나 약으로 녹여 전신으로 돌게 하여 통증을 줄이고 있는 실정이다.

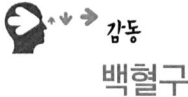

백혈구

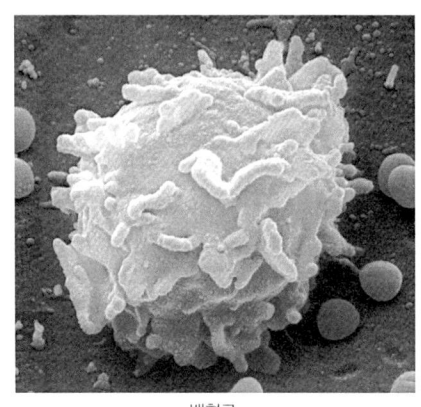

백혈구

백혈구는 적혈구수에 비해 천 배 정도로 적어 1㎣당 5천 개에서 만 개 정도이다. 세포질 속에 비교적 큰 과립이 있는지 없는지, 또는 그 과립이 어떤 색소에 염색되는가에 따라 분류한다. 세포질 내에 과립이 있는 과립백혈구와 핵이 말굽모양이고 풍부한 세포질을 가진 단핵백혈구, 소형의 원형 핵을 가진 림프구로 분류되고 적혈구에 있는 헤모글로빈은 없다.

그러나 백혈구는 핵을 가지고 있다. 즉, 핵을 가졌다는 것은 1개의 세포로서의 자격을 충분히 갖추었다는 뜻이 된다. 백혈구는 세포의 크기나 핵의 모양, 원형질 내의 작은 입자의 유무나 성질로 보아서 몇몇 종류로 구분된다.

세포체 내에 특수한 성질의 과립을 함유하는 과립백혈구는 골수에서 생산된다. 특수한 과립이 없이 세포체가 작고 핵이 비교적 큰 림프구는 림프절이나 비장 등에서 생기기도 하고 혈관 밖 조혈기 내의 어린세포에서 만들어져 작은 모양으로 혈관 내에 들어가 전신에 퍼지기도 한다. 백혈구 중 어떤 것은 혈관 밖을 빠르게 여행하는 성질을 가지고 있기도 하고 또한 식세포작용, 즉 체내에 침입한 병원체나 이물질의 주위에 모여들어 각기 자기 체내로 끌어들여 효소작용에 의해 소화를 시키는 작용을 한다.

백혈구의 수는 사람의 경우 혈액 1㎣ 중에 평균 7,000개 정도인데, 소아에게 많고 신생아 때는 1만 개 이상이나 된다. 식사·운동·정신적 감동에 의해서도 증가되며, 특히 충수염 등 급성염증이나 백혈병 등의 경우에 갑자기 증식하며, 방사선 장애·풍진·장티푸스·홍역 등에서는 감소하기도 한다. 백혈구에는 여러 가지 형태가 있어 적당한 염색을 하면 현미경으로 쉽게 구별할 수 있다. 핵의 모양과 세포의 크기, 과립의 염색성 등으로 호중구·호산구·호염기구·림프구로 나눈다. 호중구는 전백혈구의 약 60%, 림프구는 30%, 나머지는 극히 적은 숫자가 된다. 백혈구는 헛발로 아메바 모양으로 이동하여 혈관 밖으로 빠르게 여행한다. 백혈구 가운데 호중구가 가장 활발히 운동하고 단구나 림프구는 거의 운동을 하지 않는다.

 ☆ **다양한 종류**
과립백혈구(granulocyte)

지름 9~15㎛이고 골수에서 생성되어 체내에 침입한 병원미생물이나 이물질을 잡아 세포내 소화를 하며, 호중성백혈구·호산성백혈구·호염기성백혈구의 3종류가 있다.

1. **호중성백혈구**는 과립이 엷은 복숭아 색에서 엷은 적자색, 즉 중성의 pH범위 내에서 염색되기 때문에 붙인 이름이며 백혈구 중 가장 많아 약 53%를

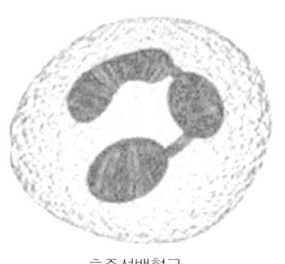
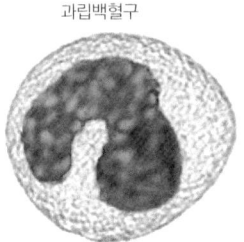
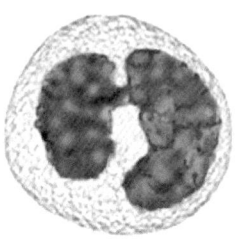
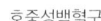

과립백혈구

호중성백혈구　　　　호산성백혈구　　　　호염기성백혈구

차지한다. 과립은 리소좀이라고 하며 여러 가지의 가수분해효소와 프로테아제를 함유하고 있다. 혈액 1㎣ 중에 1,800~7,000개가 있으며 세균감염으로부터 방어하는 중요한 역할을 하고 있다. 혈관 밖에서 빠르게 이동하는 능력과 식세포작용이 강하다. 호중성백혈구가 1,000개/㎣ 이하로 감소하게 되면 병균에 감염되기 쉽고, 500개/㎣ 이하로 되면 폐렴이나 패혈증 등 위독한 감염증에 걸려 고열이 나게 된다. 일종의 알레르기 반응이 일어나면 연합하여 항원과 항원항체 복합물을 잡아먹으면서 스스로 죽게 되는 것을 호중성백혈구의 파괴라 한다. 이처럼 호중성백혈구가 극도로 감소한 상태를 무과립구증이라고 한다.

한편 염증이 생기면 골수로부터의 호중성백혈구 공급이 증가해서 말초혈액 중의 호중성백혈구는 증가한다. 위독한 감염증에서는 5만 개/㎣까지 이르고, 정상 시에는 볼 수 없는 갓 생성된 호중성백혈구도 볼 수 있게 된다. 이것을 유백혈 병성반응이라고 하는데, 병의 위독한 정도를 나타내는 지표의 한 가지이다.

2. **호산성백혈구**는 특이적 과립이 염기성으로 산성색소에 붉게 잘 염색되기 때문에 붙인 이름이며 1㎣의 혈액 중에 0~500개 존재한다. 이동하는 것은 호중성백혈구보다 작지만 혈관 밖에서 움직이다가 병에 따라 다르게 모여 세포의 붕괴산물을 세포내에서 소화를 한다. 혈액 중의 호산성백혈구의 수는 계절적으로 변동해서 여름에는 적어지고 겨울에는 많아지는 경향이 있고,

하루 중에도 변동이 있어서 밤에는 많고 낮에는 적다. 호산성백혈구가 비정상적으로 늘어난 상태를 호산구증가증이라고 하며 두드러기나 천식 등 알레르기성 질환, 종양, 기생충증 등의 반응을 억제하는 작용을 한다. 스트레스를 강하게 받는 경우와 부신피질호르몬의 투여 후는 혈액 중의 호산성백혈구가 감소한다.

3. **호염기성백혈구**는 특이적 과립이 염기성 색소에 파랗게 염색되기 때문에 붙인 이름이다. 항체와 결합한 상태에서 항원과 다시 반응하여 과립은 히스타민과 헤파린을 방출한다. 과립백혈구 중 가장 적고, 0~150개/㎣ 존재한다. 알레르기 상태나 골수성 백혈병에서는 수가 증가한다.

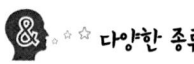 다양한 종류
무과립백혈구(monocyte)

단핵세포라고도 한다. 백혈구 중 가장 커서 지름은 14~20㎛이다. 혈액 1㎣ 중에 200~900개 존재한다. 골수에서 생산되고 독특한 운동성을 가지며 식세포작용도 매우 강하다. 망상내피세포는 식세포로서 세균, 바이러스, 그 외의 다른 이물질들을 삼키고 파괴하며 늙거나 비정상적인 체세포를 섭취하기도 한다. 망상내피세포는 골수에 있는 전구세포(前驅細胞)로부터 만들어진다. 전구세포는 혈류로 방출되는 식세포인 단핵구로 발달되는데, 일부 단핵구는 순환계에 남지만 대부분은 체조직으로 들어가서 대식세포라고 하는 훨씬 더 큰 식세포가 된다. 대식세포 대다수는 움직이지 않는 세포로 조직 안에 남아서 이물질을 걸러 파괴시킨다. 그러나 일부는 떨어져 나와 순환계나 세포사이 공간 안에서 떠돌아다닌다.

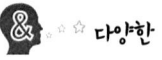

림프구(lymphocyte)

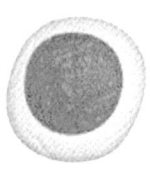
림프구

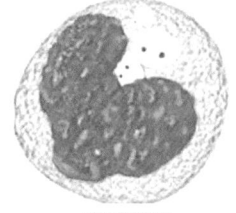
무과립백혈구

혈액 1㎣ 중에 1,500~4,000개 있고 백혈구의 약 30%를 차지한다. 대·중·소의 크기가 있으며 골수 외에 림프선이나 비장에서도 생산된다. 항체를 생산하며 면역에 관여한다. 또 백혈구에 의한 대표적인 병으로 백혈병이 있는데, 이것은 외부 환경에서 인체로 들어오는 유해한 것들이 체내 유입되면 백혈구가 무질서하게 무제한 증식하게 되기 때문이다. 상처가 나거나 화상을 입으면 진물이 흘러나오는 것이 림프액이며 무리한 일과를 진행하면 사타구니나 목 또는 목덜미 등에 콩알만 한 혹이 생기는 것이 림프샘으로 임파선이라고도 한다. 나무에 상처가 나면 진액이 나와 세균이나 바이러스의 침투를 막아내듯이 우리의 몸도 상처가 나면 혈소판의 피가 굳어져 상처를 보호하고 림프액을 분비하여 균의 침입을 막게 되는 것이다. 림프샘은 주로 목, 겨드랑이, 사타구니, 창자에 분포하고 있으며 작은 것은 좁쌀만 하고 큰 것은 콩알만 하다. 뼈의 골수, 가슴 샘, 비장, 편도선, 충수 등에서도 백혈구를 만드는데 림프샘이 외부의 충격에 당하게 되면 림프샘이 부어올라 멍울이 지게 된다.

 감동

백혈구의 탐식작용과 면역기능

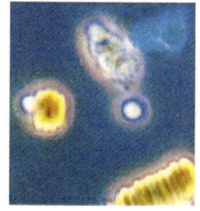 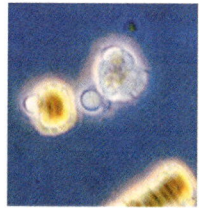 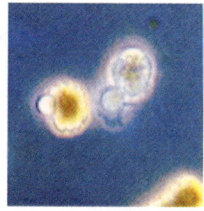 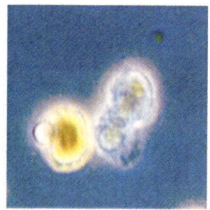

1. 효모균에 다가서는 백혈구 2. 위족을 뻗는 백혈구 3. 위족을 점차 뻗어 효모균을 잡는 백혈구 4. 균을 잡고 죽어서 농이 된 백혈구

우리 몸에는 350억 개나 되는 백혈구가 상호 교신을 하며 바이러스를 물리쳐 낸다. 모세혈관의 주위를 거닐다가 모세혈관세포 사이를 빠져나와 세균을 손으로 잡고 싸우면서 함께 자폭한다.

세균이나 이물질을 세포 내로 끌어들여서 소화시킨다. 이것을 탐식작용이라고 말하며, 그 작용은 호중구와 단구가 가장 강하다. 호염기구의 과립은 헤파린으로 혈액이 혈관 내에서 응고되는 것을 막는다.

림프구는 항체를 많이 함유하고 있으며 백혈구 중 호중구·호산구·호염기구는 혈액 속에서 나온 다음에도 핵을 가지고 있으므로 더 성숙되어 가면서 약 10일 정도를 산다. 림프구와 단구는 림프선·편도선 등에서 만들어지고, 림프관을 통해서 혈액 속으로 들어간다. 생존일수는 2~3일이나, 어떤 림프구는 20년 동안 생존하기도 한다.

백혈구의 주 기능은 병원균이나 이물질로부터 신체를 방어하는 기능을 하므로 병적인 상태나 외부에서 환경적 충격이 가해질 때 백혈구 수치가 증가하게 된다. 사람은 평소에도 무수히 많은 바이러스나 세균과 싸우고 있는데 자신이 방어할 건강한 백혈구가 승리하게 되면 질병이 생기지 않으나 패배하면 더 많은 백혈구가 양산되어 싸움이 계속될 때 통증 또는 열이 나고 전투에서 지면 질병을 얻게 된다.

이때 백혈구 수치가 상대적으로 증가할수록 적혈구 수치가 낮아져서 산소 공급이 원활해지지 못하여 신진대사에 문제가 생기게 된다. 이러한 백혈구 양산이 가중되면 될수록 적혈구 수치가 상대적으로 낮아지고 여러 가지 합병증을 유발하게 된다. 이러한 현상이 가중되어 백혈구를 생산하는 골수나 림프절에서 백혈구를 무제한 증식하게 되는 백혈병의 요인도 계속되는 환경적 충격을 이기지 못한 현상에서 내 안에서 내가 만들어 내는 것이다.

면역기능이란 어떤 질병은 한 번만 앓고 나면 다시는 그 병에 걸리지 않는 것이다. 이것은 백혈구의 일부가 그 질병에 대한 항체를 만들 수 있는 정보를 저장해 두었기 때문이다. 우리 몸에는 놀랍게도 180억 가지나 되는 항체에 대한 정보가 저장되어 있다.

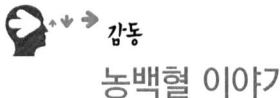
농백혈 이야기

갈수록 태산
농백혈은 활성산소를 만드는 주범이다.

세포는 적혈구의 산소와 양분을 받아 산화에서 얻어지는 에너지를 이용하여 생명을 유지하는데 이 때 여러 대사과정에서 쓰여 진 노폐물이 끊임없이 생성되고 그것을 정맥으로 회수하면서 살아간다. 그러나 경기로 인하여 저체온 현상이 나타나면 정맥 모세혈관이 막혀 누적된 적혈구가 쌓이거나 막혀 있으면 산소를 실은 적혈구는 모세혈관이나 세포 속에 오래도록 남아 있게 된다. 이것이 활성산소인데 생체 조직을 공격하여 세포를 산화하거나 노화 또는 세포를 손상시키는 주된 성분으로 유해산소라 한다.

또 한편으로 병원체나 체내에 유입된 유해한 이물질을 제거하기 위한 생체 방어 과정에서 죽은 백혈구에서 O_2, H_2O_2와 같은 활성산소가 대량 발생하고 이들의 강한살균 작용을 통해서 병원체로부터 인체를 보호하는 작용을 하기도 한다.

고름 즉 농백혈은 산소의 존재 하에서 살아가는 세포나 조직기관의 손상을 초래한다. 또한 생체 내 여러 단백질의 아미노산을 산화시켜 단백질의 기능 저하를 초래한다. 그리고 핵산의 손상으로는 핵산 염기의 변형을 가져오게 하거나 핵산 염기의 유리, 결합의 절단, 당의 산화 분해 등을 초래하여 세포의 돌연변이나 종양을 만들기도 하고 오랫동안 체내 조직에 잠복하고 있으면 유전자 구조까지 바꾸면서 질병을 유발하거나 암의 원인이 된다.

 갈수록 태산
만병의 주범 농백혈 염증을 다스리는 융합의학

비타민 E, C, 요산, 빌리루빈, 그루타치온, 카로틴 등이 농백혈의 활성산소 독 작용을 제거하여 생체를 보호하고 있는데 이들 물질을 항산화물이라고 한다. 농백혈을 항산화 물질이 제거 하지 못할 경우 축적되는 농백혈 즉, 혈중의 염증은 활성산소에 의해 여러 가지 질병이나 노화를 앞당긴다.

환경적인 충격을 이겨내기 위해 양산된 백혈구가 죽어 염증을 만들게 되고 그 염증이 혈중에 많이 쌓일수록 적혈구 수치가 감소하여 피가 묽어지게 되고 상대적으로 부족한 적혈구로 인하여 세포가 제 기능을 할 수 없게 된다. 혈류가 느린 조직은 점진적으로 기능을 잃게 되면서 저체온 현상으로 무기력해지거나 질병이 발생하는 것이다.

현재 우리가 앓고 있는 질환 중 약98% 정도가 농백혈 즉, 혈중 염증이 증가하여 발생하는데 이러한 가운데 미처 사용되지 못한 적체된 혈중 활성산소가 질환을 더 부추기는 원인이 된다. 류머티즘, 암, 동맥경화, 당뇨병, 뇌졸중, 심근경색, 간염, 신장염, 아토피성 피부염, 파키슨 병 등 모든 질병의 근원이 된다.

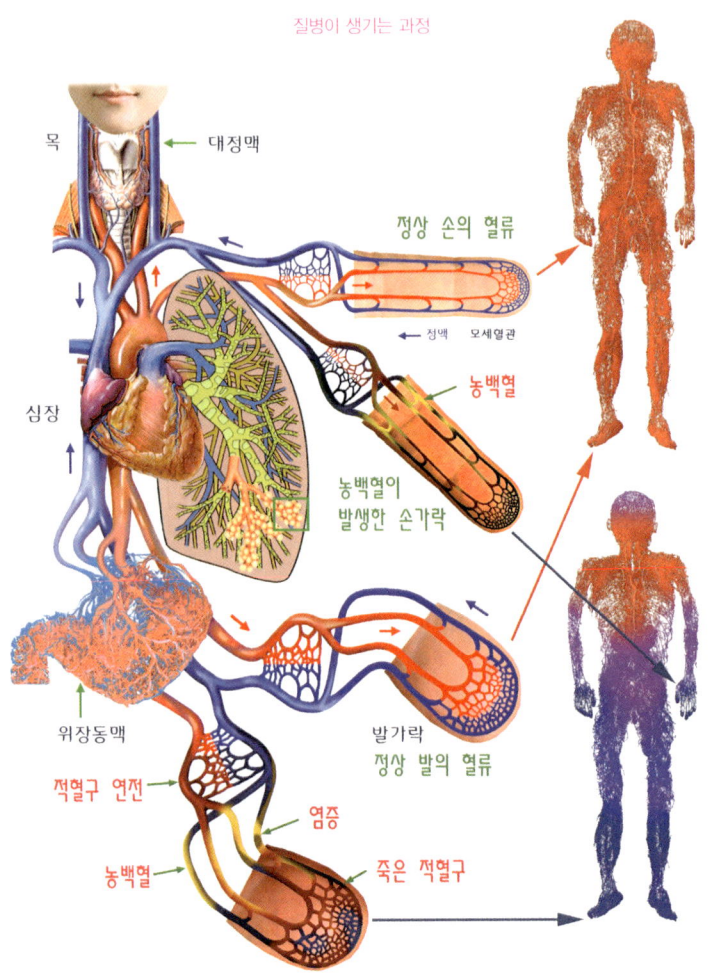

농백혈 연전으로 질병이 발생한 발가락

 그림은 오장육부를 살려내기 위해 손끝이나 발끝으로 죽은 백혈구를 내보내는 것과 정상혈류를 비교한 것이다. 혈관에 피가 있어야 하는데 고름으로 차 있는 것이므로 조직이 제 기능을 못하면서 질병이 발생하는 것이다.
 따라서 혈류따기는 바로 이러한 혈관 속의 백혈구 농을 빼내어 질병을 사전에 예방하는 제3의 융합의학이다.
 대도시의 주된 대기오염 물질인 질소산화물은 헤모글로빈을 자동 산화시키고 디젤 배기가스는 직접 혹은 간접으로 이를 방어하는 과정에서 농백혈을 생성시켜 호흡기 질환을 초래한다.

지나친 태양 광선의 자외선, 진단용 방사선 및 초음파 등에 의해서도 농백혈이 생성되어 암이나 염증을 유발한다. 살균을 목적으로 수돗물의 처리과정에서 사용되는 염소 및 오존 처리와 자외선조사도 염소래디컬이나 활성산소를 생성할 수도 있다. 그리고 중금속 중 크롬, 철, 코발트, 니켈 등도 활성산소를 생성하며 활성산소 생성에 의한 조직 손상이 중금속 중독 증상이나 발암성과 알레르기성의 원인이 되는 것이 바로 농백혈, 즉 염증인 것이다.

공업, 건축업 등에 대단히 유용한 석면도 활성산소를 생성하여 폐암 등을 유발한다. 또한 월남 전쟁 시 사용되었던 고엽제인 다이옥신, 공업용탈지제, 세정제인 클로르에탄, 마취제인 할로탄, 위궤양 치료제인 시메티딘 등의 약제도 백혈구가 죽으면서 농백혈과 활성산소를 생성하여 독작용을 초래하는 것으로 알려져 있다. 따라서 혈중의 염증을 빼내는 혈류따기는 질병을 미리 예방하거나 치료하는 신개념의 대체융합의학이다.

 갈수록 태산
염증 부위의 산소가 죽어 활성산소가 된다.

오존처럼 산소가 다른 모습으로 존재하는 것이 아니고 우리 몸에 들어온 산소 중 쓰고 남은 것이나 미처 사용하지 못한 산소가 문자 그대로 살아 움직이면서 우리 몸에 부작용을 초래하는 산소를 말한다. 지구에 생명체가 최초로 형성되었을 당시에는 산소가 없었던 관계로 모든 생명체는 기본적으로 산소에 노출되면 죽어버리게 되었으나 그 중 미토콘드리아가 산소에 적응하여 이를 에너지로 활용하여 생존하게 되었다. 미토콘드리아와 상호 보완관계에 있던 현재의 세포 속 미토콘드리아 자체가 산소를 내부로 끌어 들여 변성하게 된 것이 분화하고 진화되었다. 지구상의 모든 생명체가 기본적으로 이 같은 구조로 되어 있는 것이다.

이런 이유로 인체 내에서도 산소는 미토콘드리아에서 에너지로 바뀌어 열에너지로 활용하게 되고 나머지 부문에서는 아직도 유해물질로 작용하는데 질병이나 노화로 미토콘드리아가 체내에 유입된 산소를 다 사용하지 못하면 나머지 산소가 활성화 된 채로 인체조직을 돌아다니면서 피해를 주게 되는 것을 우리는 활성산소가 공격한다고 표현하는 것이다. 따라서 활성산소는 모세혈관이 막혀버린 곳에 차 있다가 점점 그 세력을 넓혀가게 되면서 질병이 생긴다.

같은 운동을 하더라도 혈중 염증지수가 낮은 사람은 일반운동에서는 피부에 탄력이 증가하지만 혈중 염증지수가 높은 사람 또는 어적혈이 모세혈관을 많이 막고 있는 사람은 유산소 운동을 과다하게 하면 나이에 상관없이 피부가 거칠어지고 노화가 빨라지는 것도 필요 이상의 산소를 과다하게 흡입하면서 축적되어진 산소잉여현상 즉, 활성산소가 증가하기 때문이다. 따라서 병약한 사람은 운동이 병을 부르게 되기도 한다.

 건강한 생활
백혈구와 연합하여 싸우는 활성산소

인간의 몸 안에서 활성산소가 피해만 주고 있는 것은 아니며 사실 활성산소는 우리 몸에 없어서는 안 될 중요한 역할도 하고 있다. 그 주된 일의 하나가 병원체인 세균 및 바이러스와 싸우고 독성 물질에 대한 해독작용을 하는 생체 방어기능을 하기 때문이다.

우리 몸은 세균이나 바이러스와 싸우다 패배하면 감염되어 발병하지만 건강한 신체인 경우는 밖에서 침입하는 병원체를 백혈구가 물리쳐내기 때문에 우리들은 병들지 않고 지낸다. 이것을 면역이라고 한다. 백혈구 중에서도 면역 항체를 생산하고 면역 기능을 조정하는 임파구는 한번 싸웠던 병원체나 이물질의 특징을 기억하여 두 번 다시 그 병원체에 감염되지 않게 방어하는 일을

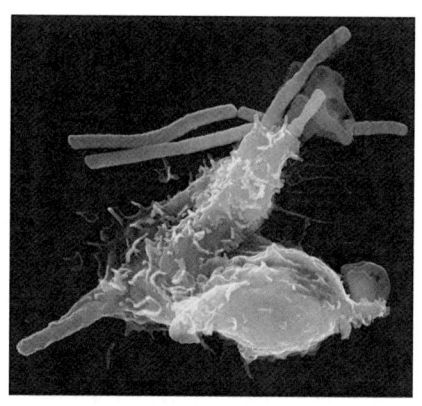

탄저균을 잡아먹는 호중성백혈구

한다. 그 면역 기능을 백신이나 예방주사로 이용하고 있는 것이다. 그런데 세균과 바이러스 및 이물질을 상대로 싸우는 것은 임파구만이 아니다. 임파구는 적이 되는 병원체의 특징을 기억하여 싸우게 되는데 그 효력을 발휘할 때까지는 적지 않은 시간이 걸린다. 그렇다고 해서 임파구가 싸울 때까지 병원체를 그냥 내 버려둘 수는 없다. 그래서 공격해오는 병원체를 상대해서 싸울 전사가 필요하다. 거기에 상대하는 것이 면역의 움직임을 돕는 세포가 호중구나 매크로파지이다.

호중구는 살균 능력이 강하기 때문에 병원균을 찾으면 즉시 공격하는데 이때 무기로 사용하는 것이 활성산소이다. 때로는 호중구가 적을 자신의 세포 속으로 유인하며 강력한 활성산소를 퍼부어 죽이기도 한다. 또 매크로파지는 세균 등의 병원체를 통째로 삼켜 활성산소나 분해 효소를 방출하여 파괴하고 소화한다. 이렇게 혼신의 힘을 다하여 병원체와 싸우는 정의의 사자인 호중구나 매크로파지도 염증을 만들거나 활성산소를 발생시키는 장본인이 되기도 한다.

 갈수록 태산
백혈구 염증은 유전자 구조와 체질을 바꾼다.

죽은 백혈구가 염증으로 바뀌어 모세혈관을 막고 있으면 혈중에 남아도는 활성산소는 인체 게놈의 DNA와 세포, 조직을 손상시킨다. 따라서 사람의 체질이나 유전자구조까지 바꾸게 된다. 활성산소는 우리가 호흡하는 산소와는 완전히 다른 물질로 본래의 역할은 체내 살균이다. 그러나 혈액순환장애나 스트레스, 환경오염, 화학물질, 자외선, 등으로 과잉 생산된 활성산소는 인체의 정상

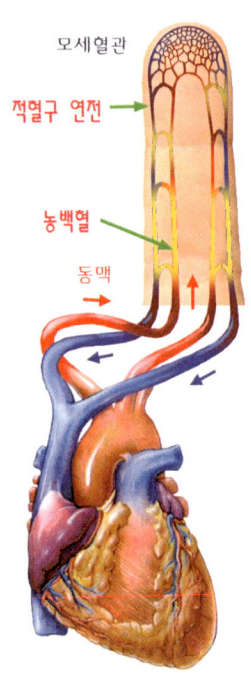

손끝으로 내보내는 농백혈

적인 DNA와 세포와 조직을 공격한다.

활성산소는 DNA의 유전정보를 파괴하고 세포막을 붕괴하며 비정상적인 세포단백질을 형성한다. 인체의 가장 작은 단위가 붕괴되면 생리적 기능이 저하되어 각종 질병과 노화를 촉진한다.

현대병과 노화의 98% 이상이 염증과 활성산소가 원인이다. 활성산소는 핏길이 막혀 저체온 현상이 생겨나는 곳에 백혈구 염증과 함께 위력을 과시하므로 모세혈관을 살려내면 활성산소도 자연히 사라지게 되어 건강한 유전자 구조를 가지게 된다.

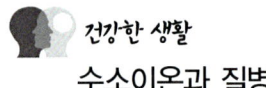 건강한 생활
수소이온과 질병

세포 속에는 온통 수소이온으로 가득 차 있다. 적혈구의 산소를 받기를 간절히 바라면서 세포들끼리 교신하며 산소를 보내 달라고 아우성을 치며 살아간다. 그런데 모세혈관이 막혀 산소가 공급되지 않으면 세포내 수소이온은 여기저기 적체되어 체내의 암을 일으키는 가장 큰 원인이 된다.

왜냐하면 수소는 산소와 결합하면서 물이 체내에서 만들어지고 그에 따른 신진대사를 할 수 있는데 염증으로 모세혈관이 막혀 산소 공급이 중단된 지 오래되었기에 산소가 없는 곳을 좋아하는 암세포는 자꾸 커져만 가는 것이다. 몸 안에 산소가 부족하면 포도당이 분해되어 피부르산과 락트산까지만 되므로 지나치게 많이 섭취한 단백질에서 나온 아미노산과 지방에서 나온 지방산이 피부르산과 락트산이 되면서 몸 안에는 산들이 많이 쌓이게 되는 것이다. 이들 산은 세포 안팎의 혈장과 체액의 영양만 섭취하여 수소 이온, 즉 양성자를 자꾸만 내놓게 된다.

산은 다른 물질에 수소 이온, 즉 양성자를 내어주는 물질이다. 이런 수소 이온이 많아지면 몸 안에서 신진대사 등에서 따로 귀중한 작용을 해야 할 산소를 많이 소비해 버리게 된다. 따라서 인체에서 수소 이온을 가장 많이 만들어내는 것이 락트산과 피부르산이며, 산소가 부족할수록 더 많이 생성되어진다. 그러므로 암세포는 점점 더 위력을 키워가게 되는 것이다. 그러나 이러한 암세포는 모세혈관이 살아나서 산소 공급이 풍부해지면 즉시 체내에서 에너지를 대량으로 만들고 물과 이산화탄소로 되어 버리면서 암이 사라지게 되는 것이다.

여기서 중요한 관건이 바로 수소 이온이다. 바로 우리 신체의 산과 염기의 균형을 조절하는 중요한 부분이 된다. 수소 이온이 많으면 신체가 산성이 되고, 이 수소 이온이 줄어들면 신체가 염기가 되는 것이다. 따라서 모세혈관이 많이 열리면 우리 몸은 염기가 되어 건강한 생활을 할 수 있는 것이다. 약알칼리는 식물성 음식을 섭취할수록 산성화 된 체질을 바꿀 수 있다. 또 막힌 모세혈관을 여는 방법은 몸 안에 백혈구 염증을 쳐내는 일이다.

 갈수록 태산
백혈구 염증이 과다한 증세

1. 저체온 조직으로 손발이 차갑다 - 외부의 기온과 관계없이 우선 손발이 차가운 경우

    손과 발이 차가운 사람은 수년 전 환경적 충격과 공격을 받은 후 증식된 농백혈이 심장에서 먼 손끝이나 발끝에 모여 있는 사람으로 혈액검사를 하게 되면 적혈구 수치가 낮게 나온다. 계속 방치해 두면 차가운 부위가 손목으로 발목, 무릎으로 차가운 부위가 넓어진다. 이 때쯤이면 뼈의 골수에서 건강한 피를 생산하는 양이 현저하게 줄어들고 혈중 염증지수가 높아지며 저체온 현상의 조직이 늘어나고 질병 부위가 넓어진다.

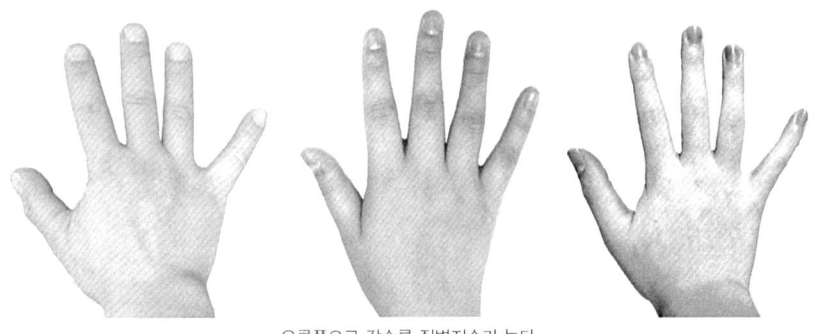

오른쪽으로 갈수록 질병지수가 높다.

2. **혈류가 막혀 손발에 땀이 많이 난다** - 긴장하거나 무리하면 손발에 땀이 많이 나는 경우

　　손발이 차가운 상태를 5~10년 정도 방치하면 손이 차가우면서 땀을 많이 흘리는 "냉열다한증" 증세나 손에 열이 나면서 땀이 많이 나는 "온열다한증" 증세의 체질로 바뀐다. 땀이 나는 부위는 정맥혈류가 막혀 있기 때문으로 세포가 쓰고 난 노폐물이 긴장 또는 운동으로 피부로 빠지는 현상이다. 한편 손발이 뜨거우면서 손발에 땀이 많이 나는 경우는 대부분 몸집이 비대한 사람들로 수족냉증을 방치한 후 10여 년정도 지나면서 생겨나는 현상이다. 이런 경우는 서서히 살이 여기저기 찌기 시작한다.

3. **피부에 부종이나 염증이 많이 생긴다** - 각종 피부염증이 생기는 경우

　　얼굴에 여드름이나 종기, 부종이 생기기도 하고 모공이 커지고 피지가 많이 분비되기도 한다. 얼굴에 홍조현상을 보이거나 심하면 얼굴이 일그러지거나 얼굴이 변형되기도 하고 멍게 얼굴이 되기도 한다. 또 저체온 조직의 목덜미에 뽀루지, 사타구니 습진, 아토피성 피부염, 무좀, 주부습진 등이 발생한다.

4. 노폐물이 손가락 마디에 축적되어 관절이 굵어진다.

　수족냉증을 방치한 결과로 관절부위에 백혈구 농이 서서히 모이고 쌓이면서 관절이 점점 더 굵어지는 상태이다. 저체온 증세이나 체질에 따라 땀이 나는 경우와 땀이 나지 않는 경우도 있다. 또 건강하지 못한 사람은 손가락을 굴신하기 어려운 관절염 증세를 보이기도 하고 건강한 사람은 염증은 생기지 않으나 손가락을 손등 쪽으로 젖힘이 부드럽지 못하게 된다. 관절의 마디가 굵은 경우는 죽은 백혈구의 고름이나 손가락의 움직임으로 사용된 노폐물이 관절에 응집되어서 나타나는 현상이다.

6. 관말지역의 손가락 끝이 가늘어진다 - 손가락 끝이 유난히 가는 경우

　손은 질병 징후가 가장 잘 나타는 부위이다. 심장에서 끓는 뜨거운 피가 정맥이 막혀 더 이상 산소와 양분의 공급이 차단되는 현상이다. 따라서 세포분열이 미진하거나 정지되면 손가락 끝은 점점 가늘어지게 된다. 이러한 상태가 지속되면 손톱 밑이 굳은살이 생기거나 딱딱하여 뾰족한 모양새가 되기도 한다. 한편 그러한 손가락이나 손등, 팔에 털이 나기도하고 손가락 끝이 허물을 벗거나 습진과 같은 현상으로도 나타난다.

7. 피가 머리로 솟구쳐 얼굴이 창백하다. 창백한 얼굴은 백혈병과 유사한 각종 장애를 유발한다.

　얼굴에 핏기가 없고 창백하거나 새하얀 얼굴로 귀공자처럼 보이는 아이는 매우 위험한 질병을 앓을 수 있다. 정신이 간간히 오락가락하거나 신체장애, 언어장애 등의 지체부자유 아동들의 초기 증후군이 대부분 얼굴이 창백하거나 손발이 싸늘하거나 누런 안색을 하고 있다.

　이것은 오장육부의 혈류가 막혀 심장의 피가 머리로만 솟구치는 현상으로 대뇌의 이상이나 빈혈, 우울증, 시청력 장애, 비염, 축농증 등 대뇌의 질병으로 이어진다.

8. 발바닥과 발가락이 누렇게 변하거나 발목이 부실하다. 다리가 부실하여 잘 넘어진다.

손이나 발이 누렇게 변한 경우에는 대부분 손발이 차다. 이런 사람들은 환경적인 충격으로 백혈구가 양산된 상태가 오래 지속이 된 경우이다. 머리에 열이 많으나 심장 아래에는 저체온으로 다리가 부실하여 잘 넘어지기도 한다. 발은 신경만 겨우 연결되어 움직일 뿐 수명을 다한 세포가 달라붙어 사람의 모양새만 유지하는 꼴이다. 이런 경우에는 발가락10기단과 십왕을 삼일차 따기로 서로 바꾸어가며 따주면 수승화강하여 서서히 질병이 사라진다.

9. 얼굴이나 머리에 열이 많다. 열이 머리로만 솟구친다.

평상시 혈류가 막혀 찬 부위가 많으므로 막힌 부위로 못 전달된 심장의 뜨거운 피가 상체와 머리로만 솟구치는 현상이다. 팔다리가 차갑거나 아랫배가 차거나 소화 장애가 생겨도 머리에 열이 난다. 머리에 열이 있는 사람은 이미 오장육부의 신진대사 장애가 생겨있다는 것이다. 이런 사람은 수승하강의 원리를 참고하여 근원적인 혈류개선 방법을 찾아야 한다.

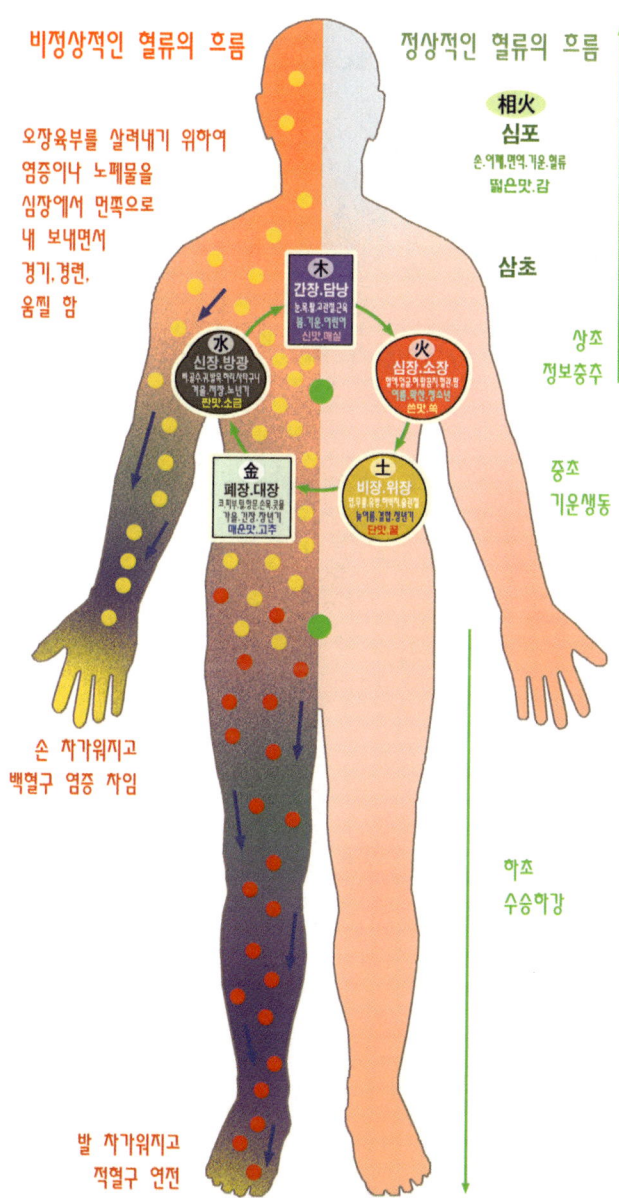

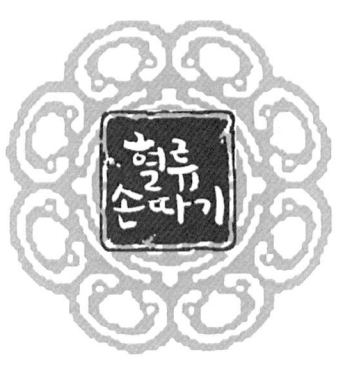

CHAPTER 5

• 생활습관 건강 찾기

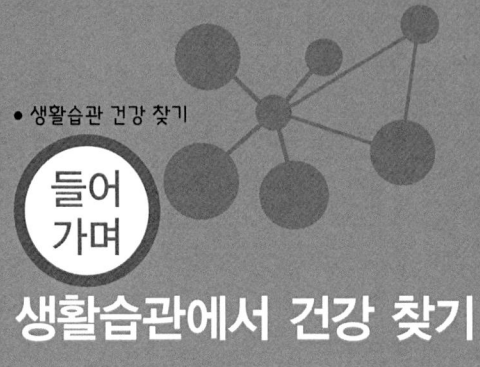
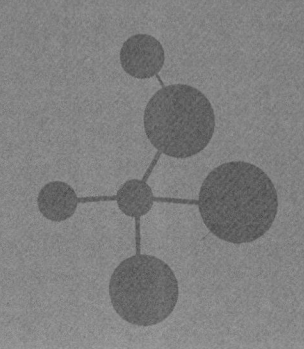

생활습관에서 건강 찾기

　사람이 건강하게 사는 나이를 70년 정도로 잡았을 경우 심장은 27억 번 뛰며, 50톤 정도의 음식물을 섭취하고 3만 8,300 l 의 소변을 배설한다. 난자 생산 400개, 정자 생산 4천억 개, 물은 49,200 l 마시고, 3억3천회 눈을 깜빡이고 3억 3천 l 의 피를 심장에서 퍼 보내는데 그 중 1/4을 뇌에서 사용한다고 한다. 그리고 사람의 혈관을 한 줄로 이으면 11~13만 km로서 지구를 3바퀴 감을 수 있다고 한다. 참으로 사람이 먹고 마시며 살아가며 일어나는 신진대사는 실로 우주적일 만큼 오묘하고 엄청난 현상들이 우리 몸에서 일어나고 있다. 이처럼 완벽하게 진화되어 온 인체를 건강하게 만들기 위해서는 평소 생활 습관을 잘 유지하면 보다 건강한 삶을 영위할 수 있게 된다.

　다음은 이러한 자연 현상에 순응하고 조화로운 생활 습관을 가지면서 건강을 찾기 위한 방법과 문제를 해결하려고 한다. 생각을 통한 건강 찾기, 호흡을 통한 건강 찾기, 음식을 통한 건강 찾기, 식사 습관을 통한 건강 찾기, 햇빛을 통한 건강 찾기, 수면을 통한 건강을 찾아본다.

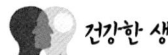 건강한 생활
1. 생각을 통한 건강 찾기

꽃이 아름다운 것은 보는 사람의 생각이 아름답기 때문이다.

 다양한 종류
1) 생각은 자력의 기를 만든다.

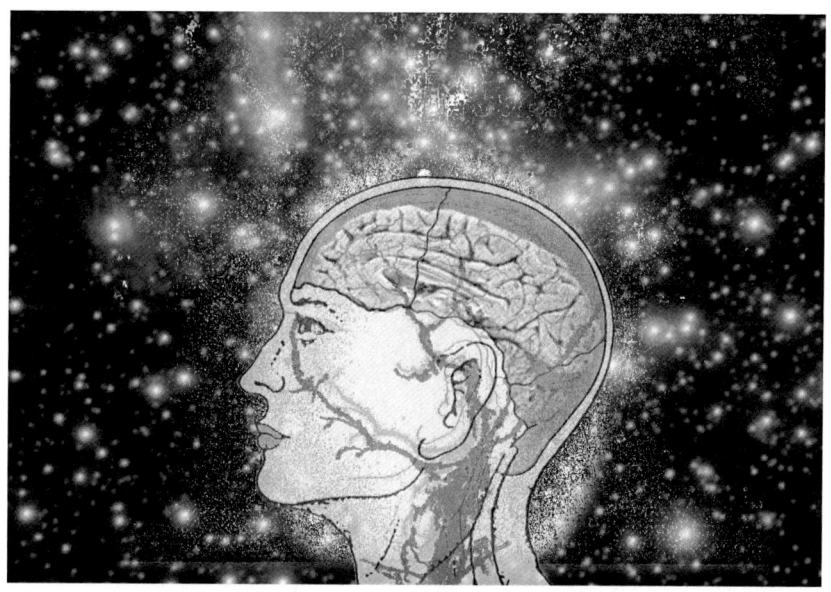

생각에 의한 기의 자력은 블랙홀의 천기와 교감한다.

사물을 보거나 듣고, 만지고 느끼는 등 사람이 행할 수 있는 모든 것은 대뇌에서 시작되고 마무리 된다. 즉, 생각에 의하지 않고는 아무것도 할 수 없는 것이 인간이다.

따라서 사람은 대뇌의 사고에 따라 세포와 조직이 움직이는 것이므로 올바른 생각을 하면 건강해 질 수 있다. 신념이니 정신력이니 하는 단어들도 사람의 마음가짐에 따라 모든 것이 좌우된다는 것이다.

건강을 찾는 가장 중요한 비법은 바로 '나는 건강하다'는 긍정적인 사고가 우선되어야 건강할 수 있다. "나는 아플 것이다." 라고 생각하는 사람은 반드시 질병이 내 안에서 생겨나고 "나의 병은 낫게 된다."라고 생각하면 병이 낫게 되는 것이다. 흔히들 '모르는 게 약이다'라는 말을 많이 한다. 자신의 질병에 대해 모른다는 이야기는 건강하기 때문에 질병을 느끼지 못하기 때문인데 대부분의 사람들은 질병을 알고 나면 부정적인 생각부터 먼저 가지게 되어 결국 스스로 병을 키워가게 되는 것이다. 그러므로 일상생활 속에서 긍정적인 마음가짐을 가지는 생각은 건강함과 직결되어 있다. 컵에 물이 반밖에 없잖아 보다 "물 컵에 물이 반이나 남았구나 !", 감기나 몸살이 들면 또 감기구나 보다 "계절이 바뀌니 기가 감동하는 구나!" 등 생활 속의 여유 있는 긍정적인 사고는 자신을 건강하게 만든다.

한편 부정적사고로 성공하는 사람은 적다. 설령 눈앞의 이익에 눈이 먼 경우에는 한시적으로 성공한 경우로 보일 수는 있으나 결국 육체와 정신이 썩어 패망하게 된다. 남을 욕하는 사람, 매사에 부정적인 사람은 기회를 자주 놓치는 경우가 많다. 따라서 속편한 생각, 욕심을 자제하는 마음, 여유 있는 마음, 느긋한 마음, 담담한 마음 등으로 무장된 '인생은 밝고 건강하며 아름다운 것이다'라는 생각으로 살아가면 반드시 건강한 생활을 할 수 있으며 또한 세상은 긍정적이고 적극적인 사람의 편에 서 있으므로 천기의 혜택까지 누릴 수 있다. 똑같은 사물을 보고 아름답게 느끼는 사람이 있기도 하고 그 반대로 추한 감정을 가지는 사람도 있다. 추하게 보이는 건 내 건강이 나빠 추한 사고를 하기 때문이다.

생각에는 자력이 있다. 유인력이 생겨나게 되는 것이다. 간절히 원하면 이루어지게 되는 것처럼 좋은 생각은 우주의 천기로 전달되어 나의 영혼부터 세포까지 지배하게 되는 것이다. 따라서 건강도 건강하다고 생각하면 건강한 자력이 100조 개나 되는 세포에게 혈 중 적혈구 속의 철분에게 기력을 돋우어 건

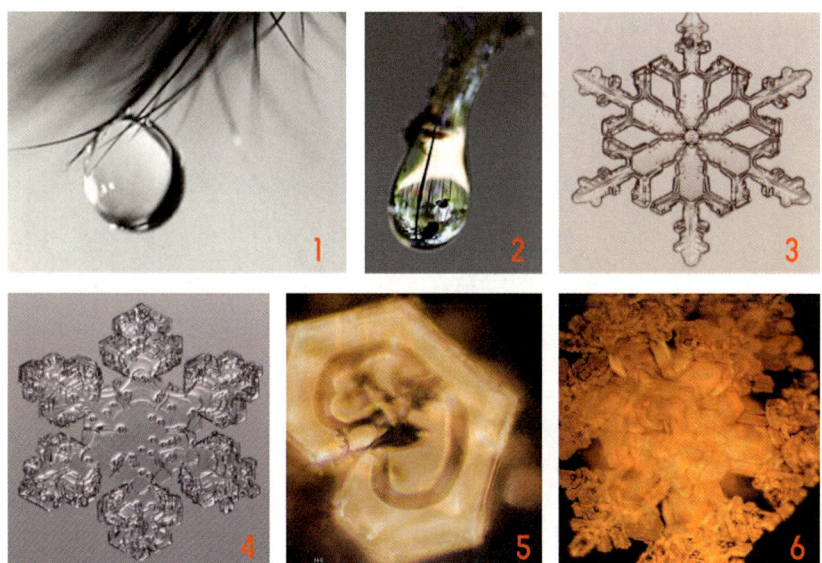

물의 결정체 변화

강한 자력으로 이끌며 기운생동하게 되는 것이다.

사진은 물이 가지는 결정의 변신이다. 5는 아리랑 노래를 들려준 후의 물의 결정으로 물이 서로 갈라져 이별의 모양을 이루고 있으나 좋은 음악을 들려준 6은 보석처럼 찬란한 결정 이룬다. 3과 4는 물이 얼거나 눈이 되었을 때 결정이다. 이처럼 자연계는 무엇이든 좋은 언어와 좋은 환경을 만들면 다 함께 좋은 환경이 되지만 그 반대로 나쁜 환경을 만들거나 험상 굳은 짓을 하면 대수롭지 않게 생각하는 물도 수증기로 기화하면서 태풍으로 돌변하여 사람이나 자연을 해치게 되는 것이다.

따라서 풀 한포기, 나무 한그루에게도 늘 감사하는 마음을 가지면 내게 더 많은 산소를 주게 되고 훼손하면 잎에서 독소를 내뿜게 되는 것이다. 한 잔의 물을 마셔도 좋은 음악을 들려주거나 정갈한 염원을 담아서 마시게 되면 물의 결정이 바뀌어 신진대사에 이로운 물로 바뀌어 더욱 건강한 생활을 할 수 있다.

다음의 피카소의 그림에는 손가락이 여섯 개로 그려져 있다. 생각주머니가 달린 사람이나 바보들은 손가락을 하나 둘 셋 넷 다섯 여섯 하는 순간부터 혼

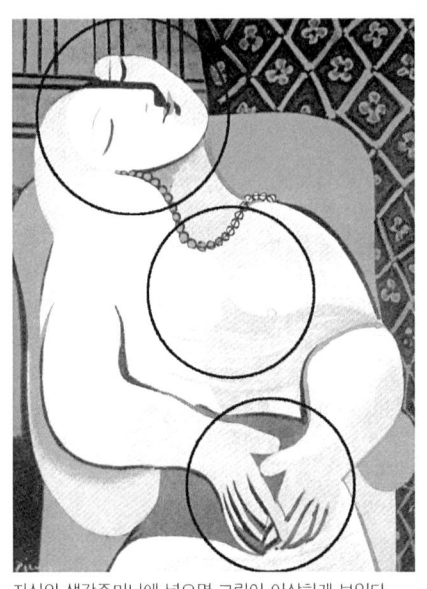
자신의 생각주머니에 넣으면 그림이 이상하게 보인다.

자 비시시 웃는다. 이것은 바보의 생각주머니에는 손가락은 반드시 다섯 개로 그려져야 하기 때문이다. 이처럼 사람들은 자신이 생각할 수 있는 한계를 넘어서면 자신의 문제를 생각하기에 앞서 상대방이 잘못된 생각이나 문제가 있다고 단정해 버린다. 그러하다보니 상호간의 대화나 또 다른 환경의 이해는 고사하고 미움의 적대감이 증폭되어 갈등의 시선이 상대를 급습하게 되고 여기에서 오는 표정이나 괴이한 인상은 감출 수 없게 된다.

요즘 우리 사회는 모든 문제를 남의 탓으로만 돌리는 엄청난 문제에 봉착해 있다. 예를 들면 기침이 콜록콜록 난다고치면 대부분의 사람들은 내 자신이 허파에 문제가 있는지 기관지가 나빠서일까? 등 자신의 질병에 대한 의문은 아랑곳하지 않고, 담배 연기 탓, 실내오염 탓, 공해 탓, 바이러스 탓 등으로 돌려 자신의 정당성만을 강조하는 꼴이 되다보니 정작 자신의 병은 고치지 못하고 남의 탓만 하고 살아간다. 내가 낀 색안경을 벗어버리고 생각의 주머니를 열면 속이 편하고 마음이 편안해진다. 그리고 모든 것이 이해되고 상상력이나 창의력이 증대되어 아름답고 성숙한 사회가 만들어 진다.

그리고 좋은 생각은 그저 얻어지는 것이 아니다. 자신의 생각에 따른 자력을 키우기 위한 지속적인 공부를 해야 한다. 좋은 생각을 하기 위해서는 우선 허울과 탐욕을 벗어 버리는 과정이 우선되어야 한다. 그 다음은 이기적인 식탐에서 자유로워져야 한다. 또 내 것을 만들기 위해 안간힘을 다하는 투기를 버리고 나보다 자연이나 상대를 배려하는 마음이 생활 속에서 우러나오면 좋은 생각이 자신의 대뇌에 서서히 자리를 잡게 된다. 이러하기를 4~5년 정도 꾸준하게 지속적으로 생활화가 되면 서서히 좋은 생각이 열리고 자연스런 방법이 몸에 배이고 자연의 이치와 순리가 눈에 보이게 된다.

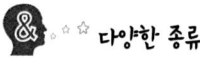
2) 웃음과 감동 그리고 사랑의 아름다움

배꼽잡고 웃으면 복이 굴러 온다. 배꼽이 아플 정도로 웃는 다는 건 오장육부가 움직여 속이 편해지고 신진대사가 잘 되어 생각의 자력이 긍정적으로 바뀌기 때문이다.

생명적인 차원에서 본다면, 웃음과 감동 그리고 사랑은 한마디로 에너지다. 웃으면 엔도르핀이 생성되고 사랑과 같은 감동을 받으면 엔도르핀의 4,000배 위력을 가진 다이돌핀의 에너지가 생성되어 세포가 활성화 되고 암세포까지 죽이는 에너지가 생겨난다.

웃음과 감동 그리고 사랑이 소중한 이유가 바로 여기에 있다. 사랑은 에너지 중에서도 생각하는 에너지이다. 고도의 인격성을 갖추고 있으며 사물을 분별할 수 있다. 웃음과 감동은 우리 몸에 들어와서 잠자고 있는 유전자, 즉 비활성화 되어 있는 유전자를 깨우기 위해 어떤 핵산을 자극해야 하는지 잘 알고 있다. 우리 몸속에서 아주 절묘하고 인격성을 지닌 역할을 빈틈없이 수행해 낸다는 점이 인공적인 에너지와 다른 점이다.

세포 속에서 유전자를 이루고 있는 핵산은 파괴되었다가도 다시 회복된다. 하지만 핵산 스스로 회복되는 것은 아니다. 핵산 혼자서는 아무것도 하지 못한다. 웃음 그리고 감동이라는 인격적인 에너지가 들어와야만 파괴된 핵산이 다시 회복될 수 있다. 핵산이 감동의 생명력을 받아들여 재생되는 것이다.

웃으면 편도와 갑상선이 정화되는 등 231개의 근육이 움직인다. 5분 웃으면 1시간의 운동량과 맞먹는다. 아이들은 하루에 300번 정도 웃고 어른들은 5~10

번 정도 웃는데 따라서 억지라도 웃으면 건강을 찾은 수 있다. 자연스레 행해지는 웃음과 감동 그리고 사랑에 의해서만 핵산 즉, 다이돌핀이 생성되어 세포조직을 활성화하게 되는 것이다. 많이 웃고 감동하며 사랑하는 마음이 커질수록 젊어져서 질병치료부터 노화까지 예방할 수 있다.

 건강한 생활
2. 호흡을 통한 건강 찾기

물이나 밥과 같은 음식물은 며칠 굶어도 살수가 있으나 호흡은 수분간이라도 멈추면 생명은 끝나게 된다. 잠시라도 쉴 수 없는 호흡은 식물 또한 예외가 될 수 없다. 우리는 하루의 식사양의 수천 배에 달하는 많은 공기를 마시며 살고 있으므로 신선한 공기를 섭취하거나 호흡방법을 개선하면 건강을 찾을 수 있다. 따라서 살면서 제일 공부를 많이 해야 하는 과제가 숨쉬기이다.

 다양한 종류
1) 녹색 공간에서 생활하면 건강하게 장수할 수 있다.

산이나 논, 들과 같은 녹색 공간에 가면 괜스레 야릇한 속 시원함과 상쾌함을 느낄 수 있다. 그것은 인체의 허파가 풍부한 산소를 다량 섭취하여 세포에게 활력을 주고 신진대사를 원활하게 해 주기 때문이다. 그러나 우리는 산소의 고마움을 잊은 채 엄청난 공해 속에서 폐포에 염증이 가득 차 있거나 후각마저 마비된 채 생활하고 있으므로 늘 각종 질병을 내 스스로 만들며 살아가는 실정이다.

사람의 후각은 아무리 지독한 냄새라도 수초 안에 마비되어 취약한 공기의 오염에도 불구하고 잊고 살아간다. 따라서 약간의 냄새를 느낄 정도이면 그러한 공간에서 탈출하여 맑고 신선한 공기가 그윽한 황토 있는 우거진 수목의 공간을 찾아가는 것이 좋다. 녹색 공간의 풍부한 산소는 인체의 폐 기관에서 다량의 산소를 섭취하여 음식 산화를 촉진시켜 에너지를 생산한다. 따라서 산소가 혈액을 타고 신체 각 부위의 세포에 제대로 전달될 때 생명유지를 위한 건강한 항상성이 유지된다.

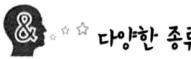 다양한 종류
2) 숨 쉬는 방법을 개선하여 건강을 찾는다.

잠시라도 멈출 수 없고 생명이 붙어 있는 한 계속되어야 하는 것이 숨쉬기다. 따라서 살면서 가장 공부를 많이 하고 살아야 함에도 불구하고 숨 쉬는 것에 대한 공부를 하지 않고 사는 경우가 많다.

세상은 그저 되는 것이 없다. 단전호흡이니 복식호흡 또는 심호흡 등의 방법을 연구하고 실천하는 노력들을 주위에서 많이 본다. 이것은 생명체를 유지하는 근본 토대로 장기간 지속되어야 하는 호흡을 통해 건강을 찾기 위한 노력들이다. 그러한 노력들은 공기 중의 산소를 최대한 흡입하면서도 신체에 부담을 주지 않는 방법을 찾고자 하는 노력들로 정리된다. 숨 쉬는 방법만 제대로 익혀도 만병을 물리쳐 낼 수 있게 되는 것이다.

또한 공기의 신선도를 높이기 위해 코로 숨을 들이쉬고 입으로 내뱉는 '비흡구배' 호흡 방법은 저자가 명명한 장수의 비결인 호흡법이다. 그러나 이미 길들여진 호흡 방법을 개선하기란 여간 힘이 드는 것이 아니므로 평소의 생활 습관을 조금만이라도 개선하면 건강을 증진시킬 수 있다. 그것은 폐활량을 증대시키는 방법으로 허파를 크게 하여 산소 섭취량을 극대화시킨다는 간단한 논

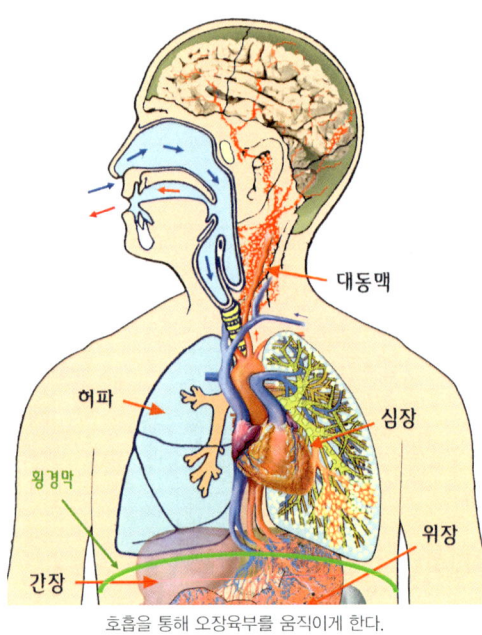

호흡을 통해 오장육부를 움직이게 한다.

리를 실천함으로써 수년간 무너진 건강을 되찾을 수 있는 호흡법이다.

그 방법은 배를 내밀며 생활하는 습관이다. 배를 내밀면 가슴은 확장되고 팔꿈치가 옆구리 뒤로 가게하거나 어깨를 뒤로 젖히면 폐활량이 극대화된다. 폐활량이 극대화되면 몸속의 산소 공급이 원활하여 체내 혈관을 통해 양분이나 노폐물을 신속히 처리하여 신진대사를 원활하게 해주고 또 혈류가 개선되어 대뇌 작용이 활발하여 정신이 맑아지는 등 건강하고 활기찬 생활을 할 수 있는 원동력이 된다. 그리고 평소 인체를 늘 좌우대칭으로 자세를 바르게 하는 것 또한 폐활량을 증대하는 방법 중의 하나이다.

 건강한 생활
3. 음식을 통한 건강 찾기

공기 다음으로 많이 섭취하는 것이 물과 음식이다. 물은 생명체의 근원이요 음식은 생명체가 성장하는 에너지원이다. 먹지 않고 살 수 없다고 해서 아무 것이나 닥치는 대로 먹을 수만은 없다.

정갈하고 깨끗한 물을 마시고 산소가 다량 함유된 신선한 음식을 섭취하는 것은 건강을 유지하는 최상의 방법이다. 음식에는 각종 양분이나 영양소를 지니고 있으므로 가급적 건강에 유익한 에너지원을 골고루 섭취할수록 좋다.

건강한 신체를 유지하고 장수하려는 인간의 욕망은 끝이 없다. 그러나 정작 자신 앞에 놓여 진 음식을 대할 때면 분별없이 먹는다. "먹고 죽은 귀신은 때깔도 좋다"라는 속담이 있는 것만으로도 먹고 살기가 암담했던 과거의 허기 쥔 배를 움켜잡던 시절의 속담을 대뇌이며 짐승처럼 먹어대는 경우가 많다. 그러나 많이 빨리 먹을수록 빨리 죽는다. 사람의 위장은 수명이 있고 위장에 부담을 주면 결국 오장육부가 제대로 움직이지 않아서 살이 찌고 붓거나 질병이 깊어지는 등 악순환이 반복되는 것이다.

원시인의 살아남기 식의 생존형 폭식을 하면서도 21세기 정보화니 지식산업이니 하고 지껄이는 우스운 세상에 살고 있다. 배가 부르다고 느끼면 이미 엄청난 과식인데 과식에 의한 과대영양 섭취로부터 자신을 되돌아보아야 한다. 현대인은 먹어서 내가 병을 만든다. 천천히 적게 먹을수록 장수한다. 터질듯하게 위장을 채우는 풍만함의 식생활 문화에서 위장의 부담을 덜어주는 소식생활에 귀를 기우려 보자. 사람의 위장의 용량은 자신의 두 주먹크기 정도인 450 *ml* 정도이다.

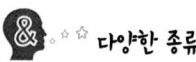 **다양한 종류**

1) 신선한 물은 체내의 신진대사를 정화하고 신체를 보전한다.

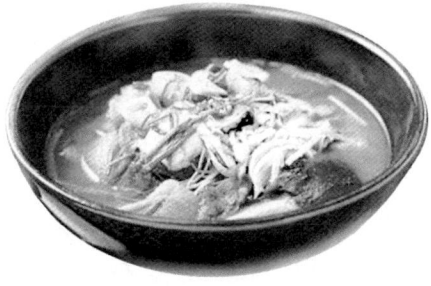

국물은 음식의 양분이나 용존산소의 함유량이 높다.

우리 민족은 탕 족이다. 물이 나쁘거나 부족했다면 국물을 즐겨 먹을 수 없었을 것이다. 물은 생명의 근원이며 양분이나 체내 노폐물 등을 삼투현상으로 조절하여 신진대사를 원활하게 해 주는 생성 물질의 기초가 된다. 생명체에 있어서의 물은 소화기에서 에너지를 생성하여 혈관을 통해 신체 조직의 세포로 이송시켜 생명을 유지하게 된다. 따라서 물은 흐르는 황토 흙에서 정화된 물일수록 산소와 미네랄이 풍부한 건강하고 신선한 물이다.

유럽이나 중국 등 대부분의 나라들은 석회암 지대이므로 고도의 정수처리를 하지 않으면 먹을 수 없는 물이 대부분이지만 우리는 깊은 산속의 계곡 물은 어디서나 먹을 수 있는 천혜의 혜택을 받고 있다. 그러나 근자에는 환경오염으로 인해 일부지역에선 마실 수 없는 것이 안타깝다. 지금부터라도 자연 환경을 되돌릴 수 있는 황토가 사방으로 널려 있으므로 오염원을 줄이고 자연생태계로 복원 또는 환원시켜 가는 노력을 계속한다면 최상의 물을 마음껏 마실 수 있을 것이다.

최근에는 맑은 물을 마시기 위해 고도 정수처리인 역삼투압 방식을 이용한 정수기 사용자들이 늘고 있는데 이러한 물은 미네랄이 없는 정류수와 같은 것이므로 과용하지 않는 것이 좋다. 우리가 즐겨 사용하는 수돗물은 침전을 이용한 여과 방식을 택하는 경우가 많으므로 물에 녹아있는 세제와 같은 유기물은 인체에 악영향을 끼칠 수 있다.

공기는 풍부하여 부족함을 잊고 살 수 있지만 마실 물은 한시라도 없어서는 안 된다. 더구나 인체의 절대적인 비중을 차지하는 물은 음식 중에서 절대로 가볍게 치부해서는 안 되는 것이므로 신선한 물을 섭취하는 것은 건강을 찾는 지름길이다. 아울러 물을 통한 건강 찾기는 일회성으로 끝나지 말고 지속적이고 영속적으로 습관화시켜야 한다.

그러나 물은 너무 많이 마시면 기력이 약해진다. 물이 체내로 과다하게 유입되면 적혈구에 실린 산소와 세포내 수소와의 결합률이 낮아지게 되어 쓸모없는 활성산소가 체내에 축적되어 살이 찌거나 병이 생겨날 수 있음에 유의해야 한다. 따라서 물은 갈증이 생기면 마시고 그렇지 않을 경우는 마시지 않는 것이 좋다. 뚱뚱한 사람들은 혈액순환 장애가 심각하여 세포 스스로 산소와 수소의 결합력을 상실하여 물을 자주 보충해야만 살아갈 수 있는 악순환 속에 살고 있는 사람들이다.

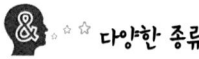 다양한 종류
2) 산소가 풍부한 식품을 섭취하면 건강을 되찾을 수 있다.

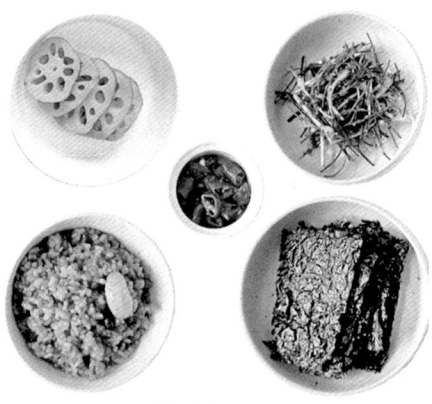

소박한 식탁에 건강이 있다.

신선한 공기와 물이 건강한 환경을 만드는 데 중요한 기초가 되는 것처럼 우리가 하루 세끼 먹는 음식 또한 건강을 찾는 중요한 요인이다. 음식물은 인체를 움직이며 삶을 영위하는 에너지원이므로 어떤 종류의 음식을 어떻게 섭취하느냐에 따라 건강이 좌우될 수 있다. 식품은 가급적 소화기 계통에 부담을 주지 않으면서 산소가 다량 함유된 녹황색의 야채를 섭취하는 것이 위장에 부담을 주지 않고 영양소나 에너지원을 손쉽게 만들 수 있다.

그러나 동물성 식품은 산소가 식물성에 비해 부족하고 지방질을 분해하는 데 간이나 담낭의 부담이나 장애를 초래하거나 산화되는 과정에서 메탄이나 수소를 다량 배출하므로 건강을 해친다. 또 소화 시간이 길어져 소화기관에 부담을 주므로 건강을 저해한다. 대부분의 식물성 식품은 동물성 식품에 비해 산소와 수분이 풍부하고 섬유질이 많으므로 소화 기관을 개선하는데 유익한 건강식품이다.

한편 식품의 신선도도 중요하지만 어떻게 요리를 하느냐에 따라 인체에 유익할 수도 있고 악영향을 끼칠 수도 있다. 흔히 우리민족을 국물을 많이 섭취하는 '탕족'이라 하는데 이것은 유해한 동물성 식품을 끓는 물에 고아서 인체에 유익한 성분으로 전이하는 요리과정이라 할 수 있다.

선인들은 지혜를 빌리자면 식생활뿐만 아니라 생활 전반에 슬기로운 생활 과학이 숨겨져 있는데 유익한 요리의 순서를 살펴보면

1. 날것 먹기, 2. 데쳐 먹기, 3. 익혀 먹기, 4. 삶아 먹기, 5. 고아 먹기, 6.구워 먹기, 7.기름에 볶아 먹기, 8. 기름에 튀겨 먹기, 9. 태워 먹기 순이다.

날것으로 먹을 수 있는 식품들은 건강을 찾는 가장 좋은 식품으로 식물성의 채소류나 과일, 어패류의 횟감, 동물성의 육회 등은 완벽한 건강식품이다. 여기에 첨가될 좋은 식단은 발효식품을 첨가하면 금상천하가 된다. 그러나 6~9번의 먹을거리는 인체에 유익하지 못하므로 가급적 삼가는 것이 좋다. 해로운 것은 지나치게 태운 것으로 독약을 마시는 격이므로 외식 또는 야외 요리 시에 고기를 지나치게 태워 먹는 것은 먹지 않는 것만 못함을 명심한다.

건강한 생활
4. 식사 습관을 통한 건강 찾기

생명체는 탄생과 더불어 성장을 계속하다가 정점에 이르러서는 다시 쇠약해지는 "생성과 소멸"의 섭리에 따른다. 사람은 성장기 즉, 0~25세까지는 성장을 가속화할 수 있는 영양 섭취나 식사습관을 가지는 것이 좋으나 40세 이후부터는 소멸기 즉, 노쇠화 되어 가는 과정이므로 쇠퇴함을 지연시킬 수 있는 식사 습관을 유지하면 건강한 삶을 사는데 더 없이 좋다.

가볍게 여기는 한 포기의 풀조차도 낮에는 열심히 일하고 밤이면 휴식을 취하는 것처럼 인간도 자연 법칙에 순응하는 삶을 살아가는 생활 습관을 유지하면 건강을 저절로 되찾는다. 과하거나 지나치면 부족함만 못하다는 옛 속담과

같이 의·식·주생활에서 쉽게 찾을 수 있는 식생활 속의 건강 찾아본다.

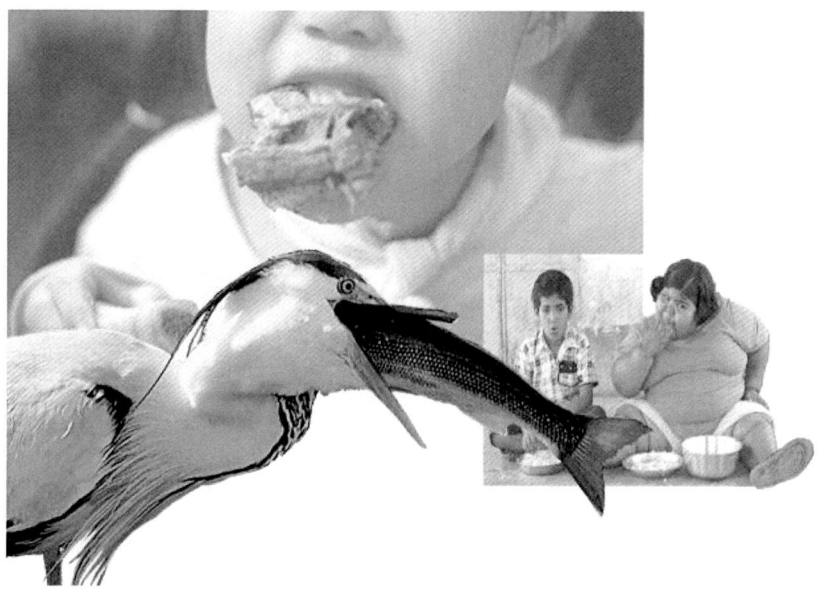

식탐은 비만으로 이어져 성인병의 원인이 되며 췌장의 혈류를 느리게 하여 당뇨와 췌장암을 만든다.

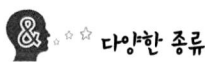 다양한 종류

1) 천천히 꼭꼭 씹고 소식하는 것이 장수의 비결이다.

평생 50톤가량의 음식을 섭취하고 나면 죽는 게 사람이다. 한 끼 식사로 건강하게 먹을 수 있는 위장의 용량은 자신의 두 주먹크기 정도인 450㎖밖에 안 된다. 더구나 위장이 잘 움직일 수 있는 용량은 400㎖ 정도이므로 이러한 양으로 하루 세 끼를 먹는다면 120세 정도의 수명을 유지할 수 있다는 계산이 나온다. 그러나 우리나라 사람은 포만감을 가질 정도로 식사를 하는 경우가 많아 위장의 연동작용이 느려져서 오장육부의 혈류를 막아 수명이 짧아지게 되는데 식사량과 수명은 반비례 한다.

일본의 스모 선수들처럼 젊을 때 식탐이나 음식을 포식한 사람은 수명이 짧다. 그리고 한국인들이 소화기관 암이 많은 이유가 바로 이 때문인데 위장의 포만감이 뇌에 전달되는 시간은 40분 후라고 한다. 즉 과식으로 배가 터질듯이 불러도 40분 전에는 느끼지 못하게 되는 것이다. 따라서 천천히 꼭꼭 씹어서 먹으면 반공기의 식사량에도 포만감을 가질 수 있다.

그리고 우리나라에선 옛날 보릿고개를 경험한 굶주림의 문화가 음식을 영양가로 환산한 식단을 시행하고 있는데 이것은 못 먹고 못 살던 때의 방식이므로 이제부터라도 식단을 음식의 총량방식으로 바꿔야 사회가 건강해진다. 현대인은 영양이 남아서 병이 생기는 경우가 대부분이다. 오장육부는 썩어 있는데 제아무리 좋은 음식을 섭취하더라도 무용지물이 되어 그냥 밖으로 밀려져 나가기 때문이다.

갑자기 큰 음식을 삼키거나 빠르게 밀어 넣으면 위장이 손상을 입는다. 위장과 같이 움직이는 조직은 내구연한이 있으므로 어떻게 사용하느냐에 따라 수명이 연장되기도 하고 단축되기도 한다. 따라서 에너지 생산의 근원이 되는 위장에 문제가 생기면 신체의 모든 리듬이 깨어지고 만병의 근원이 된다.

위장 장애를 일으키는 원인으로는 첫째가 과식이다. 위는 음식물을 주물러 위산과 섞일 수 있는 여유 공간이 있어야 한다. 과식으로 복부가 팽만해지면 소화를 위해 분비된 위산에 의해 위벽이 손상을 입게 되거나 위장의 연속적인 운동이 부분적으로 정지해 버리는 장애와 함께 위산에 의해 음식물이 부패하

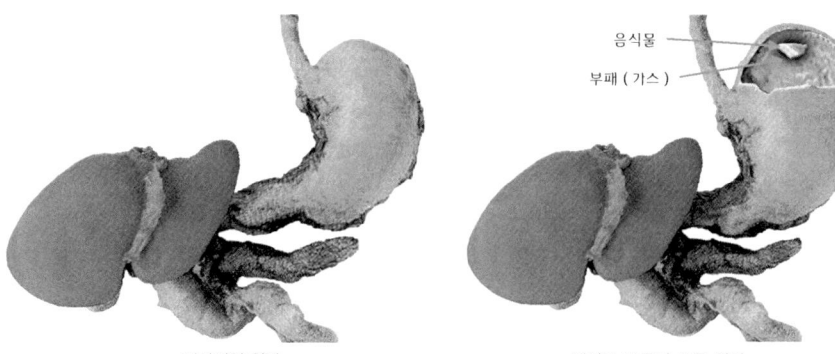

정상적인 위장　　　　　　　　체기로 부풀어 오른 위장

면서 가스가 발생하여 급체 현상이 가중된다.

두 번째 원인은 다급히 먹거나 무의식적인 식사 습관이다. 급히 먹거나 무의식적으로 섭취하는 음식은 연속적인 위장 운동에 방해를 주게 되고 채 내리지 못한 음식물이 쌓여 위압을 높이므로 일시적인 위장의 정체 현상 즉, 속이 거북하고 답답한 체기를 느끼게 된다.

셋째 원인은 큰 음식물을 삼키는 일이다. 위장에서 소화를 해 낼 수 있는 음식물의 크기는 좁쌀 정도의 작은 크기이며 음식물을 잘게 씹어 부수어 내릴수록 에너지 생산의 근원이 되는 위장의 부담을 줄여 줌으로써 건강을 찾고 장수할 수 있다.

따라서 위장의 부담을 덜어주는 식사습관이 몸에 배이도록 해야 한다. 우선 밥 한 숟가락을 십여 번 씹어 삼키는 습관을 60~150번 정도로 많이 씹는 것이 좋다. 오래도록 씹으면 미세하게 분쇄되고 씹을수록 침샘의 분비물이 많아져 위장의 일거리가 급격하게 줄어들게 된다. 더구나 씹는 턱의 운동은 대동맥과 대정맥의 운동효과와 함께 식도와 위장을 움직이게 하여 갑상선 혈류를 개선하고 티록신의 분비를 촉진케 하여 신진대사를 좋게 만들며 척추와 고관절까지 바르게 균형을 잡게 만든다. 그리고 천천히 꼭꼭 씹으면 마음의 여유가 생겨 대뇌가 안정화되어 심신의 피로까지 풀려지게 된다.

그러나 제대로 씹지 않으면 침샘의 분비량이 낮아지게 되어 구강의 잦은 질환이 생기거나 식도와 후두의 혈류가 낮아진다. 또 음식물이 위장에 부담을 주어 소화불량을 일으켜 복부팽만감으로 췌장과 간의 혈류를 느리게 만들게 되고 산성화 된 음식은 소장을 지나면서 영양소가 제대로 흡수되지 않아 몸의 각 부분에 여러 문제가 생긴다. 또 평소 아무렇지도 않게 취하는 여러 가지 생활 중에서 잘못 된 행위들이 건강을 좌우하는데 식사, 수분보충, 운동, 휴식, 수면, 심리상태 등 어느 하나에 문제가 생기면 그 영향은 몸 전체에 미치게 된다.

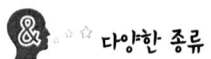 다양한 종류

2) 밥 따로 물 따로 먹어야 음양이 조화된다.

생명의 법칙은 우주의 공식이다. 그것은 생명을 이루고 있는 음양의 균형과 조화를 이루는 것이다. 음에 속하는 물과 양에 속하는 밥은 각각 따로 먹고 마시는 것만으로도 질병을 예방 할 수 있다. 물과 밥을 따로 먹고 마셔야 하는 이유는 무엇인가? 몇 가지의 예를 들어보자.

첫째, 한낮 밭에 있는 식물에 물을 주면 시들해지는 현상을 보았을 것이다.

물은 식물들에게는 필수적인 것인데, 왜 갑자기 시들해지는 것일까? 낮은 태양의 양의 기운을 받아들이는 시간인데 음의 기운인 물을 주었기 때문이다. 그러므로 인체도 역시 낮은 뜨거운 양의 기운을 충분히 비축해 놓아야 한다. 밤이 오면 양의 기운이 시들해지고 음의 기운이 강해진다.

영양실조가 되는 가장 큰 원인은 아무 때나 물을 마셨기 때문이다. 사람들은 흔히 생각하기를 낮에는 생리적으로 수분이 모자라서 갈증이 나기 때문에 인체가 요구하는 대로 물을 마셔야 하는 것으로 알고 있다. 인체의 70~80%가 수분으로 이루어졌기 때문에 갈증이 나면 반드시 물을 보충해주어야 된다고 믿고 있다. 그러나 갈증이 날 때에 물을 마시면 대부분 잠시 후에 다시 갈증이 생기게 마련이다. 그것은 갈증의 원인이 수분부족 때문이 아니었다는 증거이다. 이런 사람들은 대부분 살이 비대하게 찌는 악순환이 반복되어 돌이킬 수 없는 질병까지 생겨나게 된다.

밥과 반찬은 일종의 땔감이다. 땔감은 마른 장작이라야 화력이 강한 법이다. 젖은 장작은 괜한 연기만 나고 타지 않는다. 마찬가지로 식사는 밥과 반찬 등 고체만 따로 먹어 물과 섞이지 못하게 해야 화력이 강해진다. 음식을 먹으면 위에서 강산이 분비되어 에너지를 극대화하게 되는데 물을 마시게 되면 약산성이 되어 음식을 강산 죽을 만들지 못하게 되어 십이지장의 산도의 균형이 깨어지게 된다. 또 낮에는 속을 비워두어야 불이 활활 타오르는 법인데, 괜히 갈

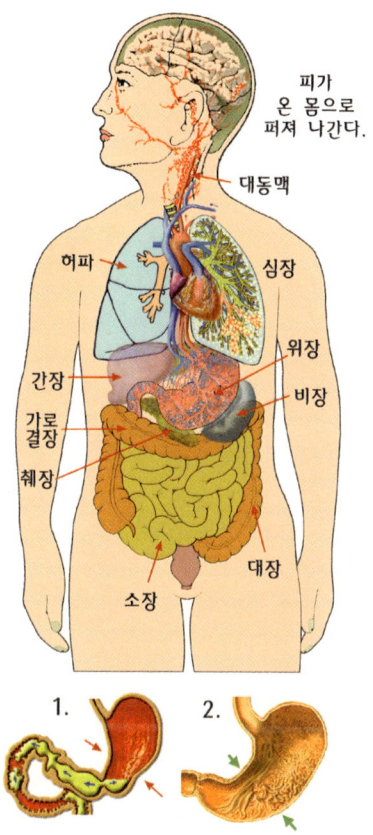

천천히 소식한 경우의 소화기관

천천히 꼭꼭 씹어서 섭취한 음식은 오장육부의 움직임이 순조롭고 조금만 먹어도 배가 부르게 되며 속이 편하고 신진대사가 잘 이루어진다.

증이 난다고 물을 먹어 불의 기운을 약하게 만들었기 때문에 불의 기운이 스스로 강해지기 위한 본능으로 갈증이 생긴 것이지, 결코 수분이 모자라서 그런 것이 아니다.

따라서 밥을 먹고 난 후 가급적 물을 먹지 않는 것이 좋으며 낮에는 물을 될 수 있는 대로 멀리 하는 게 좋다. 이처럼, 물과 밥을 각각 따로 먹고 마셔야 기운생동 하는 건강을 찾는 생활비결이다.

둘째, 인체의 많은 노폐물은 양의 기운에서 잘 처리된다.

혈관에는 콜레스테롤이라는 지방질이 있어서 고혈압과 각종 성인병의 원인이 되고 있다. 인체에는 자연치유력이 있어 어떤 질병일지라도 스스로 치유할 있는 능력이 있다. 사람은 다만 자연치유력이 스스로 활동할 수 있도록 환경을 조성해 주기만 하면 된다. 그 환경은 물로써 다스려 갈 수 있는 것이다.

밥을 먹고 물마시고 싶어도 한두 시간만 참게 되면 세포에는 양의 기운이 충만해져서 저절로 세포에 눌러 붙은 노폐물들이 벗겨지게 된다. 운동을 하면 건강에 좋다고 하는 것도 실은 이런 원리에 기인한 것이다. 운동을 하면 양의 기운이 활발해져서 세포에 눌러 붙은 노폐물들이 배설되기 때문이다. 그러나 운동을 한 후에 땀으로 배설된 수분을 보충하기 위해서 물을 잔뜩 먹는다면 불기운을 약하게 하는 것이니, 이것은 약주고 병 주는 것과 같다.

　밥은 세포에 불기운을 주고, 물은 불기운을 약하게 한다. 그러므로 밥과 물을 각각 따로 먹고 마심으로써 세포에 붙어 있는 노폐물을 말끔히 배설하게 되어 건강해진다. 이 원리를 모르고 사람들은 식사 중에도 물이나 국을 마시고, 식사 후에 바로 물을 한 컵 들이마시고 있으니 건강은 날이 갈수록 문제가 되어 땀이 여기저기 나거나 살이 찌는 등 질병을 스스로 키우는 격이 된다.

　셋째, 소식의 음식은 세포에 산소공급을 원활하게 해 준다.

　어느 동물이든지 세포는 산소가 필수적인 것이다. 영양가보다도 오히려 산소공급이 더 생명에는 중요하다. 그것은 식사를 며칠 하지 않아도 생명에는 지장이 없지만, 몇 분간 숨을 멈춘다면 당장 생명에 지장이 있다는 사실만으로도 충분히 알 수 있다. 인체의 세포들이 늙고 병들며 약하게 되는 큰 원인은 세포로 산소가 충분히 공급되지 않기 때문이다. 밥과 물을 따로 먹고 마시면 숨쉬기가 편해진다. 밥을 천천히 먹게 되면 밥만 위장에 들어가는 것이 아니라 아랫배 단전 부위까지 호흡이 쉽게 내려가서 아랫배까지 움직이게 되는 것이다.

　사람들은 흔히 말하기를 육류를 섭취하는 것이 채소를 먹는 것보다 더 위험한 것으로 말하고 있지만, 건강한 사람은 육류를 먹더라도 담낭에서 비눗물을 많이 생산해 내는 능력이 있고 산소만 충분히 공급을 해주면 별로 문제될 것이 없다. 산소는 인체 속에 들어간 영양분을 에너지로 바꾸는 역할을 하기 때문이다. 기관지가 안 좋은 사람들이 기름기를 먹게 되면 기침을 하고 건강이 악화되는 것은 바로 이런 이유 때문이다. 밥과 물은 따로 먹어야 한다. 밥을 먹으면 위산이 분비되므로 음식물이 제대로 위산에 산화되려면 물기가 적을수록 좋다. 물이나 음식의 국물을 먹으면 위산이 희석되어 음식물을 산화시킬 수 없기 때문이다. 밥을 먹은 후 바로 물을 먹는 사람들은 대부분 기력이 쇠한 사람들이 많은 이유가 여기에 있다. 따라서 식사를 한 후 물은 최소한 30분 후 마시는 것이 좋다.

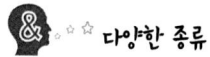 **다양한 종류**

3) 신체 리듬에 맞은 음식섭취 습관은 몸과 마음을 평온하게 한다.

신체의 리듬은 장기간에 걸친 생활 습관에 의해 개인차는 생길 수 있으나 대부분의 사람들은 자연 현상에 순응하는 리듬을 갖는다. 동이 트면 신체의 각 부위는 활동을 시작하게 되고 정오에는 더욱 왕성하다가 해가 질 때면 활동이 감소해진다. 이러한 활동은 비단 소화기관뿐만 아니라 뇌나 장기, 호흡기 등 인체 전반에 걸쳐 나타난다.

따라서 아침은 밥그릇의 1/2로 소식하고 점심은 한 그릇을 뚝딱 처리하여 왕성한 에너지원을 섭취한다. 저녁은 밥그릇의 2/3를 비우면서 부드럽고 가벼운 식물성 음식으로 천천히 꼭꼭 씹으며 적게 섭취하는 것이 좋다. 그것은 해가 지면 위장이 서서히 움직이므로 낮보다 소화 능력이 반으로 줄어들기 때문이다. 저녁 식사의 과식이나 부드럽지 못한 음식들은 소화가 되기 시작하는 서너 시간 후부터 새벽녘 사이에 급체 현상으로 나타나기 쉽다. 또 근육이 만들어지고 세포분열이 왕성한 시간은 밤이므로 살은 밤에 찐다. 아침과 점심으로 섭취한 에너지는 낮 동안 모두 생활에 이용되지만 잘 밤에 먹은 음식들의 에너지는 대부분 체내 남아돌아 혈류를 막아 세포와 조직을 살찌우고 만다.

잠을 청할 때면 인체의 모든 기능이 쉬는 상태로 전환되기 때문에 잠자기 서너 시간 전의 과식은 건강을 찾는데 치명적일 수밖에 없다. 더구나 위장은 과식으로 한 번 늘어나 있으면 매 끼니 때마다 풍만하게 채워져야만 만족감을 느낄 수밖에 없는 악순환이 지속된다. 따라서 부족하다 싶을 때 숟가락을 놓는 것이 현명하지만 여의치 못할 경우에는 일정량을 정해 놓고 일주일 단위로 한 숟가락씩 줄여가며 자연스런 소식을 행하는 방법을 찾는 것도 좋겠다.

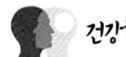 건강한 생활
5. 햇볕을 통한 건강 찾기

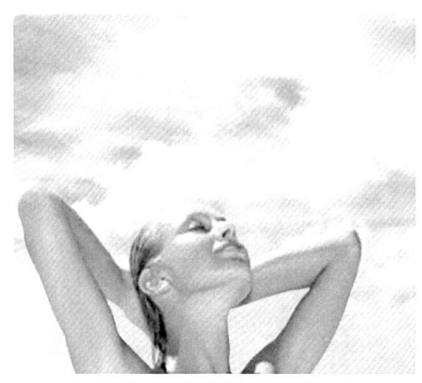

햇볕을 쬐면 피부암 위험보다는 오히려 비타민 D의 생성으로 결장암, 폐암, 유방암, 골다공증 등의 질병을 막아주어 수명연장에 도움이 되는 등 건강상 이로운 점이 훨씬 많다는 연구결과가 자주 발표된다. 태양빛을 쬐면 피부암이 걸린다는 속설은 생활 중 피부 깊숙하게 자리 잡고 있던 노폐물이나 종양이 따뜻한 햇볕으로 피부 밖으로 발산되는 것이지 없던 것이 새로 생긴 것이 아니다.

우리는 태양의 빛으로 살아간다.

 다양한 종류
1) 햇빛의 선악

태양계는 태양에 의해 모든 것이 생성되고 소멸된다. 그러나 우리는 태양을 고마움을 잊고 사는 것을 고사하고 태양을 외면하는 오늘날의 잘못된 생활문화가 더 큰 문제를 낳게 하고 있다. 태양의 자외선은 박테리아, 바이러스, 곰팡이에 대한 살균효과가 뛰어날 뿐만 아니라 동물에게는 비타민 D의 형성으로 체내의 칼슘과 인의 흡수율을 높여 뼈를 건강하게 한다. 또 적당량의 햇볕은 면역기능을 향상시키고 기분에도 좋은 영향을 끼쳐 우울증을 감소시키고 안정감을 주기도 하는 등 나쁜 것보다는 좋은 점이 더 많다.

그러나 많은 사람들이 선글라스를 착용하거나 운전 시 면장갑에 긴 팔 티서

츠까지 챙겨 입기도 하고 각종 자외선차단기구나 자외선 차단제를 뒤집어쓰는 등 햇빛을 피하는 것은 피부암에 대한 두려움뿐만 아니라 햇빛에 포함되어 있는 자외선이 주름을 형성하고 기미, 주근깨 등 각종 색소침착의 원인이 된다고 생각하기 때문인데 그것은 잘 못 알고 있는 상식이다.

이러한 잘못된 상식은 명현현상으로 취약한 조직의 저체온 부위의 혈액순환이 안 되는 부분에 수십 년 쌓여 있던 염증이나 노폐물이 따스한 태양의 열기로 혈류가 살아나면서 피부로 빠져 나오는 현상이다. 고름이 제살이 못 되듯이 피부 깊숙한 곳에 도사리고 있던 기미나 주근깨 등의 암적 인자가 피부로 빠져 나오는 호전현상인 것이다. 자신의 막힌 혈류를 열기 위해서는 오히려 더 많은 시간 동안 햇빛에 노출시키는 것이 좋다.

건강한 어린아이들은 햇빛에 노출되어도 피부질환이 생기지 않는다. 한편 동물들이 질병에 걸리면 따스한 양지 바른 곳을 찾게 되는데 이 또한 햇볕의 자외선으로부터 스스로 병마를 이겨내기 위한 자연치유력인 것이다.

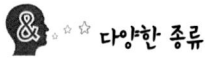# 다양한 종류
2) 자외선의 종류

기저층, 각질층, 진피층의 세 부분으로 이루어진 우리의 피부에 영향을 미치는 자외선은 자외선A와 자외선B 크게 2가지로 나뉠 수 있다.

자외선A는 피부 깊숙한 진피층까지 파고들어 주름과 피부 노화를 일으킨다고 믿고 있는데 이것은 이미 자신의 혈류가 느려 조직에 문제가 되었기에 나타나는 현상이다. 자외선A는 유리창도 통과하기 때문에 실내에 있더라도 햇빛이 비치는 곳이라면 자외선A의 영향을 받는다고 볼 수 있다.

자외선B는 피부의 가장 겉 표면인 기저층에만 영향을 끼치며 일광화상, 피부암, 백내장의 원인이 된다는 속설도 있지만 이는 자외선A와 달리 두꺼운 유리창을 통과하지 못해 실내에서는 그 영향이 적다고 할 수 있다. 고름이 제살이 안 되듯이 진피층에 쌓인 노폐물이 자외선A의 영향으로 피지처럼 빠져 나오는 게 건강에는 더 좋은 것이다. 따라서 하루 30분 정도의 적당한 햇빛은 피부미용에 절대적으로 필요한 것이므로 햇빛에 대해 지나친 피해의식을 갖지 않는 것이 좋다.

 건강한 생활
6. 수면을 통한 건강 찾기

"미인은 잠꾸러기"라는 말이 있는데 흔히들 우스운 소리로 받아들이는 경향이 많다. 그러나 잠꾸러기는 건강한 사람에게 생겨나는 정상적인 것이다. 할아버지 할머니가 잠꾸러기인 경우는 별로 없다. 이미 신진대사가 문제되어 숙면을 청할 수 없기 때문이다. 이런 경우에는 대부분 대뇌의 혈류 이상으로 잠을 청하는 사이에도 뇌파가 활동을 계속하기 때문에 꿈을 꾸거나 잠을 깊게 청하지 못하는 것이다. 불면증은 가장 무서운 질병의 전조증상이다. 잠 못 이루는 것은 피가 머리로 솟구쳐 대뇌 출혈과 같은 심신장애를 유발한다.

생활리듬은 하루 24시간 중 8시간은 동물로써 움직이는 일을 해야 하며, 8시간은 식사나 감성적인 활동으로 휴식을 취하고 나머지 8시간은 잠을 청해야 한다. 하루 일과의 1/3은 수면을 취하는 것이 바람직하다. 밤이 깊을수록 인체의 모든 기능들이 쉬게 되는 것이다. 따라서 잠을 청할 때는 빛이 없을수록 숙면을 취하게 된다. 그러나 탐욕에 눈이 먼 인간들은 밤에도 대낮처럼 전등불을 밝히고 황금사냥에 눈이 어두워 제 수명을 단축하는 경우가 많다.

잠을 청하게 되면 인체의 모든 기관들이 쉬게 될 때 체내 남아도는 에너지는 세포를 분열시켜 잠을 청하는 사이에 살이 찌고 피부가 재생되는 것이다.

따라서 충분한 수면은 정신과 육체를 활성화시켜 건강한 신체를 유지하는 가장 중요한 일이므로 잠을 많이 자면 손해 본다는 피해망상에서 벗어나는 긍정적인 사고의 전환이 필요하다. 그렇다고 하여 8시간 이상의 수면은 또 다른 문제를 나을 수 있다. 잠은 잠을 청한다는 속담이 있다. 즉, 잠에 취해 또 잠을 자는 경우는 오히려 신진대사의 장애를 유발하기도 한다. 이런 경우는 잠을 청하는 사이에 체내 노폐물 청소를 다 마치지 못해 잠이 더 필요하거나 생활의 리듬이 깨어진 상태에서 발생하는 경우가 대부분이다. 태양이 내리 쬐이는 낮에는 일을 하거나 활동을 해야 함에도 불구하고 잠을 청하거나 질병이 가중되어 뇌압이 높아서 밤늦도록 잠 못 이루는 악순환이 연속되어 올빼미 마냥 밤과 낮이 뒤바뀌기도 한다. 흔히 외국 여행으로 시차가 뒤바뀐 경우의 사람들에게도 같은 현상이 생겨난다.

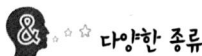 다양한 종류

1) 밤이 되면 더 아프고 잘못된 수면은 암을 일으킨다.

사람의 면역세포는 밤에 주로 활동을 한다. 깨어 있는 낮에는 조직을 움직이기 위해 모든 에너지가 활동에 쓰여 지고 밤이 되면 낮 동안 쓰인 세포나 조직의 손상된 세포를 스스로 탈락시키고 새로운 세포를 생성하면서 체내 유입된 균들과 싸우기도 하고 자칫 생길 수 있는 돌연변이 세포가 생기는 것을 방어한다. 이러한 조직의 정비나 세포재생 및 세포분열 활동이 가장 활발해지는 시간대가 새벽 1~2시 정도이다. 흔히 천기가 내리는 시간이라고도 한다. 따라서 이 시간대엔 반드시 잠에 취해 있어야 한다. 깊게 잠에 취해 있으려면 그 잠자는 시간은 밤 11시 이전엔 잠자리에 들어야 한다.

질병이 내 안에 생기면 낮에는 괜찮다가 밤이 되면 서서히 아파오는 이유도 여기에 있다.

새벽까지 일하고 늦게 일어나는 사람은 대부분 몸이 약한 반면, 일찍 자고 일찍 일어나는 사람이 건강한 이유가 그것이다. 야행성 사람은 암 발병률이 높다. 암 중에서도 특히 유방암이 수면과 관계가 깊다. 젊은 여성에게 유방암이 생겼다면 대부분은 불면이거나 늦게 자는 사람이 많다.

이러한 문제를 해결하기 위해서는 낮에 햇볕을 많이 쬐는 것이다. 수면을 주관하는 호르몬인 멜라토닌은 뇌의 송과체에서 분비된다. 그런데 송과체는 낮에 햇빛을 많이 받아야 활동이 왕성해진다. 그리고 멜라토닌은 암세포를 억제하는 역할을 한다. 그러니까 낮에 햇볕을 쬐면서 적당한 운동을 하면 비타민 D가 생성되고 항암효과와 동시에 해가진 후 숙면효과를 동시에 거둘 수 있다.

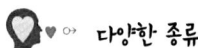
다양한 종류

2) 피가 탁하면 잠을 못 이루거나 아침에 일어나지 못한다.

잠을 못 이루는 불면증은 가장 큰 질병이다. 건강한 사람은 해가 있는 낮 동안에는 피곤함이 없어야 하고 해가 지면 100조 개의 세포에게 쉬어라는 정보를 보내므로 밤이 되면 피곤이 몰려와 잠을 자는 것이다. 그리고 밤에 잠을 청할 때에도 머리만 닿으면 이내 잠자리에 들 수 있는 사람이 건강한 사람이다. 그리고 인체에 치명적인 요산, 이산화탄소, 수명을 다한 적혈구, 수명을 다한 혈장에 녹은 세포, 싸우다 죽은 백혈구 진물 등의 노폐물은 대소변으로 잘 빠져나와야 건강한 사람이다. 그러나 피로를 많이 느끼는 사람은 이러한 노폐물이 혈관에 찌들어 있는 경우에 피로함이 잦아지게 된다. 즉 혈액순환 장애로 밤에 잠을 충분하게 잤는데도 불구하고 자는 동안 제대로 노폐물이 청소되지 않아 자고 나도 개운치 않게 되는 것이다. 따라서 일어나고 싶어도 세포에게 산소와 양분의 공급이 바로 이루어지지 않으므로 세포가 제 기능을 다하지 못하게 되고 조직이 움직일 수 없게 되는 것이다. 그 주된 원인은 신장과 간의 저체온 현상의 혈액순환 장애에서 발생된다.

(1) 신장이 나빠지는 현상들

신장은 우리 몸의 보일러에 해당된다. 그러므로 신장이 차가워 제 기능을 하지 못하면 신장에서 흡수돼야 할 단백질이나 혈액이 흡수되지 못한 채 빠져 나오고 소변 량도 현저하게 감소하게 되는 것이다. 또 노폐물도 소변으로 완전히 빠져 나오지 못해 혈액 안에 쌓이게 된다. 또 우리 몸 안의 수분과 전해질의 균형이 깨어져 자고 나면 몸이 붓거나 고혈압 증상이 나타나기도 한다. 신장과 소변을 배출하는 방광의 기능장애로 질병이 발생하는 비뇨기과적 질병인 전립선 비후증, 당뇨성 신장질환, 고혈압, 신장암, 사구체신염 등은 모두 만성적인 신장의 혈액순환장애에서 시작되는 질병이다.

(2) 간이 나빠지면 생기는 현상들

겉으로 나타나는 현상은 안구나 피부가 황색으로 변하는 황달증세를 보이기도하고 입에서 특유의 냄새가 난다. 그리고 손가락이나 손톱이 납작한 곤봉형으로 변형되며, 피부 모세혈관이 충혈되어 손바닥에 붉은 반점이 생긴다. 또 피부에 거미줄 모양의 방사형 혈관이 나타나기도 하고 배꼽 주위에 정맥혈관이 확장되어 보인다. 남자인데 유방이 여성처럼 보이고 고환이 위축되기도 한다.

몸속에서 생겨나는 문제들은 우선 발열이 계속되어 37~38℃가 이어지고 간과 췌장이 비대해지고 복수가 차서 배가 불러온다. 또 진한 갈색소변을 보거나 변이 묽어지기도 하고 식도의 정맥류가 심해 사례가 잦거나 식도 혈관이 출혈되기도 한다. 또 골수 이상으로 적혈구가 파괴되어 빈혈이 잦아지기도 한다. 소양증 즉, 가려움증으로 피부를 긁거나 피부에 부종이 생겨나기도 하는데 주로 다리 쪽에 많이 생겨난다. 간은 잠자는 사이에 수많은 화학공장을 가동해야 하는데 화학적 합성반응을 마무리하지 못해 불면의 밤이 악순환으로 반복되고 자고 일어나도 개운치 않게 된다. 또 아침에 일어나 양치질을 하면 헛구역질이 나기도 한다. 간이 나쁘면 붓게 되는데 작은 고추가 매운 것처럼 우리 몸의 장기들은 작을수록 진가를 발휘하게 된다.

(3) 췌장이 나빠지면 생기는 현상들

식탐이 많은 사람에게 나타나는 현상으로 원인모를 불면으로 며칠간 잠 못 들 게 되는 경우도 있다. 안색이 창백하거나 좋지 않으며 불면의 밤으로 심한 스트레스를 받기도 한다. 장의 산성화로 신진대사 전반에 문제가 생기고 화가 자꾸만 치밀고 모든 일을 미리 해야 하고 자신의 일이 아닌데도 자꾸 관여하게 되는 경우도 있다. 췌장에 이상이 생기면 체중이 감소되는 당뇨병이 발생하고 심하면 구역질, 구토, 복통, 지방변, 황달, 회색변을 보기도 한다. 췌장의 머리에 해당되는 총담관이 막히면 혈액의 빌리루빈 수치가 높아져 황달현상이 생기기도 하고 복부나 등쪽에 통증이 나타나면 췌장암을 의심해야 한다. 반듯하게 누우면 복통이 심해지고, 앉아서 무릎을 끌어안는 자세를 취하면 아픔이 덜해서 편해지면 췌장이 이상하다고 생각하면 된다.

PART 01
인체의 조직은 내가 사랑할수록 건강하다

내 몸을 아는 것은 질병을 치료하는 것보다 예방할 수 있는 가장 좋은 방법이다.

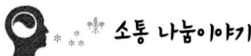 소통 나눔이야기
1. 음양오행과 오장육부 이야기

우리의 선조들은 태양에 의해 자전하는 지구의 낮과 밤을 순리에 따라 음양오행의 질서를 깨우쳤다. 음과 양에 따른 오행의 순응구조 속에 사회규범과 문화양식을 만들어 자연의 섭리와 생활주변을 명쾌하게 엮어 왔다. 음양은 음과 양을 성질이 상반되는 2종류의 기로 설정하고 천지자연의 운행을 설명했다. 그러므로 자연계는 음양오행에 적용된다고 믿었기 때문에 인체도 음양을 신체의 외부와 내부로 오행을 생리학의 도식으로 사용했다. 동쪽에는 청룡, 서에는 백호, 남쪽에는 주작을 북에는 현무를 그리는 등 방위의 숨겨진 뜻으로 등 다양하게 적용했다. 이러한 것은 오행의 질서란 곧 자연의 질서이며, 더 나아가 하늘에 순응하는 것이라고 믿었기 때문이다.

우주는 오행이라는 다섯 가지 행보로 순환한다. 오행은 인체의 장부나 사계

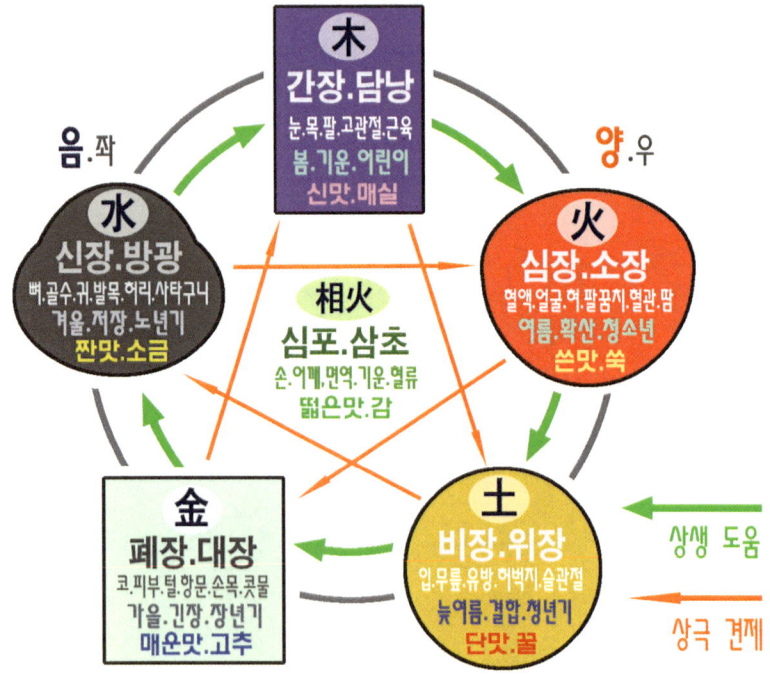

절, 동식물, 무생물 등에 우주의 다섯 행보인 목화토금수를 적용한 것이다. 그리하여 오장은 간(肝)·심(心)·비(脾)·폐(肺)·신(腎)을 말하고, 육부는 담(膽)·위(胃)·대장(大腸)·소장(小腸)·방광(膀胱)·심포삼초(三焦)를 말한다. 삼초의 구분은 머리에서 명치까지를 상초, 명치에서 단전까지를 중초, 단전에서 발까지가 하초이다. 심포는 몸 천체의 혈류로써 마음 다스림 즉, 생각이다. 옛날에 '창고'라는 뜻의 '장(藏)'과 마을 즉, 집이라는 '부(府)'를 함께 써서 오장육부(五藏六府)라 했다.

　음양오행에는 상생과 상극이 있다. 상생이란 서로 기운을 더해 몸을 도와주는 것이다. 예를 들면 도표에서 물과 나무는 상생하므로 겨울철엔 소금이 있는 된장을 많이 섭취하면 봄에 기운생동 한다는 원리이며, 반대로 음양의 음의 격인 물과 양의 격인 불은 서로 화합할 수 없는 상극이 되는 것이다. 따라서 겨울철에 쓴 쑥을 먹으면 몸이 더욱 쇠퇴하게 되는 이치이다.

다음의 도표는 참고용이므로 절대적인 가치나 의미를 둘 필요는 없다. 단지 나를 사랑하기 위해 오장육부를 먼저 살펴보고 나의 허한 기운을 돋우는데 활용하기 위한 것이다. 참고로 무엇이든 생각이 나면 행하면 되고 생각이 없는 데 억지로 행하면 독이 될 수도 있다.

구분		목(木)	화(火)	토(土)	금(金)	수(水)
오장(五臟)		간(肝)	심(心)	비(脾)	폐(肺)	신(腎)
육부(六腑)		담(膽)	소장(小腸)	위(胃)	대장(大腸)	방광(膀胱)
오관(五官)		눈	혀	입	코	귀
오체(五體)		근육	맥	살	피부, 털	뼈
오지(五志)		화냄	기쁨	근심	슬픔	무서움
오기(五氣)		바람	더위	습기	건조	추위
오색(五色)		파랑	빨강	노랑	흰색	검정
오미(五味)		신맛	쓴맛	단맛	매운맛	짠맛
오성(五星)		호(呼)	말(言)	노래(歌)	곡(哭)	신음(呻吟)
분비물		눈물	땀	침	콧물	소변
색/절/방위		청/봄/동	적/여름/남	황/중앙	백/가을/서	흑/겨울/북
현상과 증세	얼굴	푸른빛, 닭살	홍조, 붉은빛	누런빛, 기름	창백, 차가움	검붉은 색
	성격	화냄, 폭력적 결백, 폭언형	다급, 포발적 제멋대로 형	호언, 게으름 의심, 망상형	염세적, 눈물 동정심 유발형	부정, 공포증 반항심형
		견비통 목 디스크 고관절통	혈액 탁함 얼굴땀 체력저하	입술 비만 가슴, 유방	갑상선 천식 기관지염	고혈압 빈혈 수족냉증
		손톱, 치아 중풍 성인병 주의	협심증 심근경색 고혈압 주의	구강, 위염 십이지장 당뇨병 주의	임파선 폐렴 호흡기 주의	생식기 뼈, 골수 치매 주의
	질병	간경화 담석증 구역질 과로 피로 소화불량 손발톱무늬 입이 쓰다 눈물 편두통	여드름 말더듬 부끄럼 웃기 잘함 심장통 가슴두근 고관절통 좌골신경통 명치통	과식형 비방암 위장병 멍이잘듬 수족떨림 위산과다 관절염 수전증 피부통	피부병 헐떡임 재채기 치질치루 손목시림 콧물코병 기침천식 폐병 치매	중이염 발목통 신장염 종아리통 생리통 뒷골통증 시력, 이명 오금당김 요실금

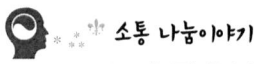

2. 오장육부 살펴보기

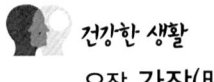

오장 간장(肝)

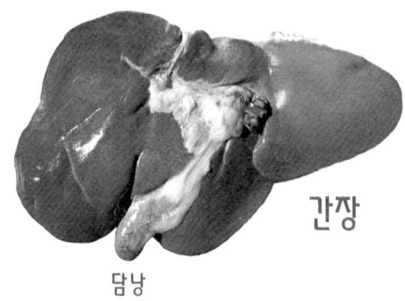

침묵의 장기 간장은 우리 몸의 화학공장이다.

간은 몸의 오른쪽 상복부에 위치한 가장 큰 장기이다. 가슴이 두근두근 한다는 말은 간의 무게가 두근 반, 즉 1.5㎏이라는 뜻이다. 흔히 몸이 천 냥이면 간이 구백 냥이란 말이 있듯이 3천억 개 정도의 간세포는 화학작용을 능숙한 솜씨로 처리하는 거대한 화학공장으로 열을 많이 발생시켜 혈액이 간을 지나면서 몸을 따뜻하게 해 주는 체온의 발생지이며 세포에게 영양을 공급한다. 간에 혈액순환이 안 되면 붓게 되는데 '간덩이 부었네'라는 이야기는 그 만큼 질병이 심하다는 것이다.

매일 몸 안에 들어 온 지방을 분해하기 위해 담즙을 생산하여 담낭에 보내고 해독작용, 철분 및 비타민 저장, 요소합성 등 500여 가지의 일을 능숙한 솜씨로 처리하는 거대한 화학공장으로 세포를 먹여 살리는 어머니와 같다. 간의 질환은 화학공장의 대공황과도 같다. 85%가 파괴되어도 빠른 재생력으로 묵묵히 임무를 수행하는 침묵의 장기로 자체 내에 신경이 없어서 병이 나도 아프지 않은 것이 특징이다. 그러나 가동률이 낮거나 경영난이 너무 심해지면 비로소 증상이 나타나고 웬만한 간 조직이 파괴되어도 꼼짝을 않던 간이 한 번 흔들리면 인체 전체가 혼비백산하여 신진대사의 장애가 생기고 치명적인 건강악화로 이어지게 된다.

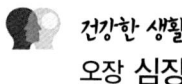
건강한 생활
오장 심장

잠시라도 쉴 수 없는 장기로 건강한 사람이라면 1분에 72회 정도 박동을 한다. 심장의 박동수가 72회 보다 느리면 장수하는 건강한 사람이다. 그 박동 수가 정상인 보다 많이 뛸수록 병약한 사람에 해당된다. 그것은 손발 또는 오장의 혈류가 막히면 심장의 박동 수가 빨라지기 때문이다. 하루에 심장을 지나는 피가 9,000ℓ가 넘는다니 자신의 주먹크기의 심장의 위력은 상상을 초월하고도 남을 만하다. 70년 정도 펌프질을 하게 되면 약 25억 번 뛰게 되는 셈이다. 심장은 혈관을 통해 신체 내 모든 조직에 혈액을 순환펌프질 해주는 엄청난 탄력성을 지닌 장기이다.

흔히 갑자기 놀라게 되면 심장이 콩닥콩닥 뜀박질한다. 이런 경우는 평소 심장의 박동이 미진하여 맥이 잡히지 않은 허약한 사람으로 놀라 몸을 움찔하면서 핏길이 열려 일시적으로 심장의 펌프질이 늘어나게 되어 박동 수가 높아지게 되는 것이다.

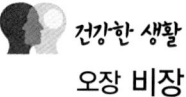
건강한 생활
오장 비장

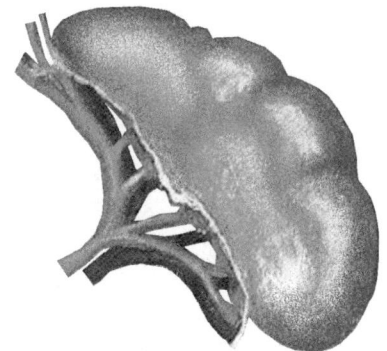

비장은 우리 몸의 혈액저장소이다.

복부의 왼쪽 상단 위장의 위저부와 횡격막 사이에 위치하는 3각의 난원형 모양을 하고 있다. 무게가 170g 정도지만 림프구를 생산하고 적혈구 파괴 및 저장을 하므로 출혈 시 저장한 혈액을 공급하고 보충하는 기능을 한다. 120일

정도의 수명이 끝난 적혈구 안에 들어 있던 헤모글로빈은 파괴되어 배출 가능한 색소와 철이 되는데, 철은 다른 곳에서 헤모글로빈을 생성하는 데 다시 사용하기 위해 재순환시킨다. 또 적비수와 백비수 모두에 있는 식세포들은 혈액 속의 이물질을 제거하고 면역작용을 시작해 항체를 만들어낸다. 백비수에 있는 배심은 림프구를 만들어내는 곳이다.

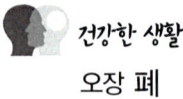
건강한 생활
오장 폐

호흡기능 외에도 폐는 다른 신체적 기능을 수행한다. 폐를 통해서 수분·알코올·약물 등을 흡수·배출할 수 있다. 정상적인 경우 매일 수분의 약 1/4이 폐를 통해 배출되고 에테르나 이산화질소 같은 마취 기체가 폐를 통해 흡수되고 제거된다. 혈류에 있는 지방은 흔히 제거되어 폐포에 저장된다. 폐는 글리코겐(동물성 당)을 저장할 수 있고 대사도 하는데 이 과정에서 간의 탄수화물 조절기능을 돕는다. 격렬한 신체활동을 하지 않는 사람은 기체를 교환할 수 있는 폐포의 총면적 중 1/20만을 사용한다.

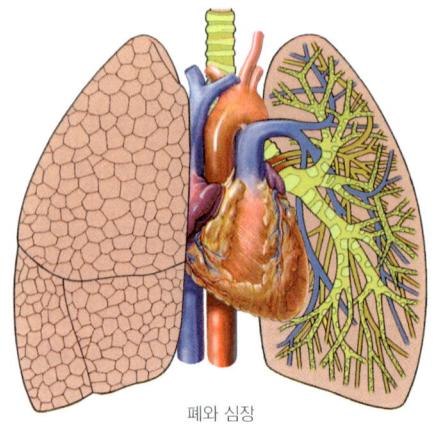
폐와 심장

심상의 예방대체의학 혈류손따기 CHAPTER 5

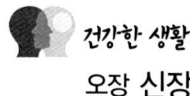
오장 신장

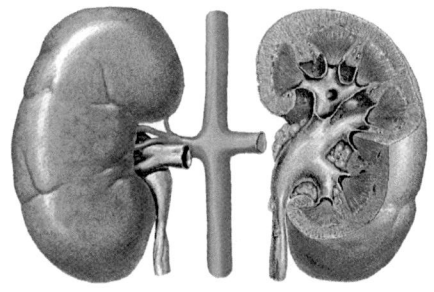

신장은 우리 몸의 폐수처리장이다.

신장은 등뼈 양쪽 허리 바로 위에 두 개, 쌍둥이 장기로서 인체 내의 각종 노폐물을 치워주는 폐수처리장이다. 사구체와 세뇨관으로 구성된다. 사구체는 세포가 쓰고 남은 각종 노폐물을 걸러내고 우리 몸에 필요한 성분을 다시 흡수하는 역할을 한다. 심장에서 내뿜는 혈액의 20% 정도가 신장을 지나가는데 그 양은 무려 하루에 1톤이 넘는다. 노폐물은 세뇨관을 통해 소변으로 운반하는 역할을 한다. 신장은 잠시도 쉬지 않고 하루에 약 $200 l$의 수분을 걸러내고 다시 흡수하는 일을 계속해 하루 평균 $2 l$ 정도를 소변으로 내보낸다. 이렇게 모아진 소변은 방광에 1~8시간가량 머물다가 몸 밖으로 나오게 된다.

혈액이 폐수처리장을 통과하는 순간, 혈액 속의 각종 쓰레기들이 그 속으로 빨려 들어가 혈액을 깨끗하게 정제한다. 만약 신장이 제 기능을 못하게 되면 인체는 곧, 각종 쓰레기들이나 독극물로 심하게 오염된다. 소변은 폐수로서 체내에서 생기는 폐기물들을 신장 속으로 빨아들인 후 체외로 반출시킨다. 폐수의 성분으로는 물, 요소, 나트륨, 칼륨, 인 등이 있는데 신장의 기능이 떨어지면 요소가 체내에 쌓여 오염되고 심한 독성으로 생명에 위협을 받게 된다. 오줌을 만드는 생산 공장 신장에서 생산된 적혈구 조혈인자를 조절한다. 혈중 산소가 부족하면 적색 골수의 간세포에게 달려가 산소를 운반하는 적혈구량을 늘리도록 요청하고 산소가 충분하면 적혈구 조혈인자의 생산을 원상으로 돌린다. 신장은 피를 청소시켜 주고 피 속의 산소량을 조절해 주는 파수꾼이다. 심한 상처로 피를 많이 흘리거나 허파가 병들어 피 속에 산소가 부족해질 때도 신장의 적혈구 조혈인자가 생산량을 증가시켜 적혈구량을 증가시키고 정상이 되면 감소한다.

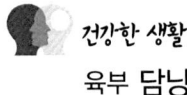
건강한 생활
육부 담낭

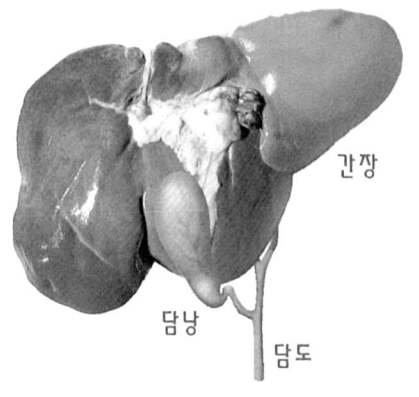

담낭은 쓸개라고도 부르는데 우리 몸의 비누공장에 해당한다. 간에서 나온 소화 작용에 중요한 역할을 하는 담즙을 저장하고 농축하는 일을 한다. 간 아래쪽에 있으며 배 모양으로 생겼고 신축성이 있으며 50ml 정도의 담즙을 저장할 수 있다. 담낭 안쪽 면은 소장의 안쪽 면과 비슷한 점막조직으로 덮여 있다. 점막세포는 흡수하는 일을 하며 세포표면에 미소융털이라고 하는 수많은 미세한 돌기가 있어서 흡수면적을 넓혀준다. 점막세포를 통해 담즙으로부터 물과 무기염을 흡수하면 간에서 만들어진 담즙보다 5~18배까지 농축된 저장담즙이 된다. 육류를 많이 섭취하면 담즙의 분비량이 많아지고 십이지장에서 기름을 중화하게 된다.

담즙은 간에서 하루에 500~1,000ml가 꾸준히 생산되고 담낭에 저장할 수 있는 최대량은 40~70ml 정도이며, 위를 통과한 미즙이 십이지장으로 들어가면 창자벽에 위치한 세포에서 콜레시스토키닌(cholecystokinin, CCK)이라는 호르몬을 합성한다. 이 호르몬이 십이지장의 내부로 흘러나오면 췌장과 쓸개를 자극하여 소화에 필요한 물질을 작은창자로 보내라는 신호를 보낸다. 췌장은 사람의 몸에서 필요로 하는 소화효소 중 가장 많은 양을 분비하는 곳이지만 췌장에서 분비되는 효소만으로 기름진 지질을 모두 소화시킬 수는 없으므로 담즙이 십이지장으로 흘러들어가 지방질을 유화시켜 소장의 소화흡수를 도와주며 약 알칼리성을 띠게 한 후 소장으로 보낸다.

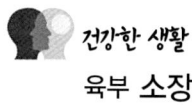

건강한 생활
육부 소장

소장은 대부분의 음식물이 섭취·흡수되는 소화효소의 백화점격인 곳이다. 소장은 자신의 새끼손가락 굵기 정도인데 그 길이가 약 6.7~7.6m이고 둘둘 말려 있으며 복강의 중앙과 아랫부분에 있다. 얇은 막으로 된 장간막이 소장을 지탱하고 매달려 있게 하는데, 장간막의 넓은 혈관망은 장기의 열기를 유지시키며 지방을 함유한다.

소장을 지배하는 신경은 자율신경으로서, 부교감신경은 근육수축을 일으켜 음식물이 관을 따라 움직이게 하고 교감신경은 소장의 운동을 억제한다. 소장에는 3개의 하부 공장이 있다. 십이지장, 공장, 회장을 갖추고 있는데 위장의 분문이 열리면 샘창자인 십이지장에서 쓸개즙과 췌장액이 혼합되어 소장으로 넘어온 죽을 더 소화시킨 후 영양소를 흡수한다. 소장의 운동 표면적을 계산하면 $0.33m^2$ 정도이지만 주름과 융털돌기까지 계산하면 그 표면적은 600배에 이르는 $200m^2$을 넘게 된다. 소장은 알칼리에서 기능을 발휘하고 세포에 필요한 각종 영양소를 흡수한다. 그러나 췌장의 기능이 떨어져 음식물이 산성화되면 음식의 영양분을 흡수하지 못하고 그냥 밀려나간다.

건강한 생활
육부 위장

식도를 통해 넘어온 음식물은 소화기계들이 작동하면서 위 내에 있는 화공약품이 첨가되어 죽과 같은 형태로 만드는 2공장이다. 위장으로 들어온 음식

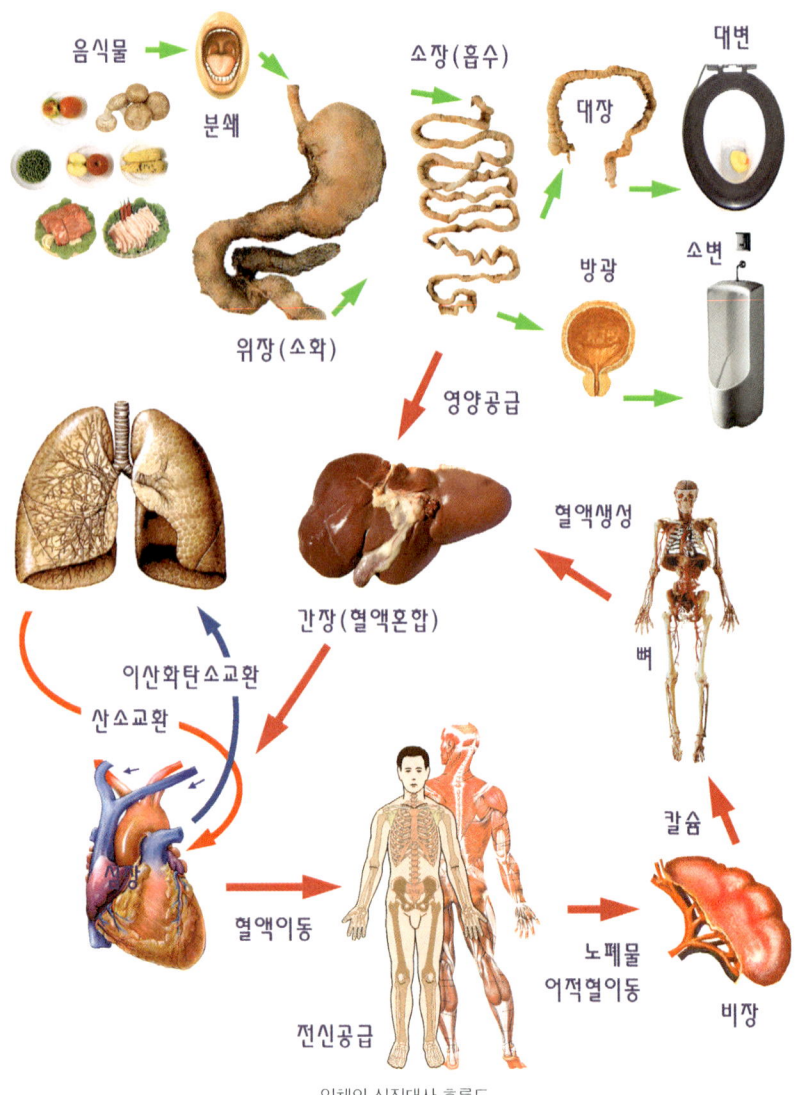

인체의 신진대사 흐름도

을 더 미세하게 쪼개고 부수어 미립자로 만드는 곳이다. 위장에선 단백질이 펩톤으로 분해한다. 또 잘게 부수어진 미립자인 포도당을 혈액에 실려 인체의 각 기관으로 보낸다. 포도당은 혈액을 타고 신체의 각 기관으로 골고루 보내어 모든 기관과 조직세포들이 일을 할 때 에너지로 쓰게 한다. 또 3일마다 위벽 전체가 새것으로 바뀌고 위산은 바이오리듬에 의해 일정한 시간에 분비되는데 이때에 식사를 하지 않으면 배가 고픈 것을 느끼게 된다. 이것은 위벽이 위산에 의해 상하고 있거나 과식으로 인해 움직이지 못했던 위장의 음식물이 소화되어 제대로 움직인다는 신호이다. 화공약품인 위산은 매우 독한 염산으로 쇠붙이까지 녹일 수 있는 막강한 힘을 지니고 있으며, 음식을 잘게 부수고 세균이나 불순물을 살균시켜주는 역할을 한다. 펩시노겐의 화공약품은 위안에 분비되어 있다가 위산이 나오면서 서서히 뚜껑이 열리면서 곧 단백질을 소화하기 시작한다.

건강한 생활
육부 대장

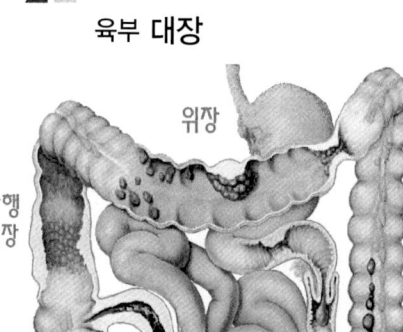

소장을 통해 넘어온 음식물은 대장에서 재활용을 할 수 있는 물질은 다시 흡수하고 나머지를 찌꺼기로 배설하는 공장이다. 수분, 염분, 비타민 등을 흡수하여 재활용한다. 건강한 대변은 황금색을 띤 바나나 모양에 70% 정도의 수분을 포함한 것이며, 대장 내의 음식물의 이동속도는 시간당 10

㎝ 정도이다. 이보다 빠르면 대장이 수분을 제대로 흡수하지 못해 대변의 수분 함유량이 올라간다. 잡균이 득세를 하거나 수분함유량이 80%가 넘으면 설사가 되고, 60% 이하가 되면 변비가 된다. 대장에는 500종이 넘는 세균이 살고 있으나 상호 세균의 평형을 이루고 있다. 대변에서 냄새를 나게 하는 주역은 암모니아, 인돌, 스카돌, 황화수소 등의 가스이다. 이들은 장내 나쁜 균인 웰치균, 포도구균, 대장균 등이 동물성 단백질을 원료삼아 부패시키면서 발생된 냄새이다. 이들은 장내 환경을 악화시키는 주범들이며, 면역력을 떨어뜨려 성인병의 원인이나 노화를 앞당긴다. 또 이들은 변비, 설사의 원인이 되며 거친 피부나 암을 일으키기도 한다. 그러므로 냄새나는 대변은 몸의 적신호이다.

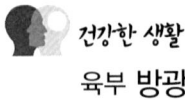

육부 방광

신장에서 걸러낸 소변을 일시적으로 저장하는 기관으로 수뇨관이라는 관 모양의 구조물을 통해 신장과 연결되어 있다. 방광은 크게 확장될 수 있는 근육 주머니이다. 평균 성인의 방광은 대략 약 350㎖의 소변이 차면 불쾌감을 주면서 팽창된다. 소변을 저장하는 용적 500~800㎖의 장기이다. 요의를 느끼는 방광 용량은 150~300㎖ 정도이며 배뇨 시 압력은 70~100㎝정도이다.

방광의 혈류가 느리면 인체의 후면에 이상 징후가 생겨난다. 부종이 잦고 오줌소태나 요실금, 종아리나 외측 발목이 부실할 수 있다.

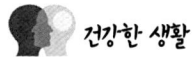 **건강한 생활**
육부 삼초 100조 개 세포의 문지기 췌장

    췌장은 무형의 장기인 심포와 함께 삼초의 중초에 해당하는 장기로 기운과 열을 주관하며 위장에서 넘어 온 강산 죽을 중화시키려고 십이지장으로 알칼리 수를 내 보내는 공장이다. 또 조직세포를 열어주는 문지기이다. 과식이나 폭식 등으로 췌장이 제 기능을 다하지 못했을 때 당뇨병에 걸리게 되고 혈당 조절에 문제가 생긴다. 인슐린을 만들어내므로 세포의 문지기라 할 수 있다. 포도당이 에너지를 내기 위해 핏길을 달리게 되고 모세혈관의 혈액에서 내려 세포 속에 들어갈 때에 '인슐린'이라는 문지기가 세포의 문을 열어준다.

    혈당치는 혈액에 실려 있는 포도당의 수를 말하는데 즉, 혈액 $100m\ell$에 들어 있는 포도당 함유율이다. 한편 사람이 배고프다는 것은 혈당이 내려갔다는 신호인데, 이때 음식을 먹음으로써 혈당이 올라가게 되는 것이다. 고혈당증은 혈액 속에 포도당이 만원사태에 접어든 것이다. 포도당의 문지기인 췌장이 기능을 잃어 당뇨병이 생기면 인슐린을 못 만들게 된다. 문지기가 세포의 문을 닫아 포도당이 세포로 못 들어가게 되어 세포가 제 기능을 할 수 없게 되는 것이다.

    한편 과식을 하면 입을 통해 음식물은 계속해서 들어오고 음식이 분해됨에 따라 계속해서 만들어진 포도당은 줄을 이어서 혈액에 실리게 되지만, 여전히 포도당은 세포 속으로 들어가지 못하고 대기한다. 결국 혈액 속에 포도당은 만원을 이루게 되어 불완전연소 상태가 된다. 이 만원사례가 바로 고혈당증이다. 이런 경우 조직세포는 포도당을 받아들일 수 없게 되어 세포는 에너지를 못 얻게 되어 결국 영양상태가 떨어지고 점차 허기지게 되는 것이다. 요당은 소변으로 당분이 빠져 나오는 것을 말한다. 만원사례를 이룬 포도당이 더 이상 혈액 속으로 녹아들지 못하고 남아도는 포도당은 할 수 없이 세포 이송을 포기하고 신장을 통해 엉뚱한 곳으로 배출하게 되는 것이다.

소통 나눔이야기
3. 완벽한 시스템 12조직 이야기

아하 그렇군!
1) 지구자력의 영향을 받는 혈액

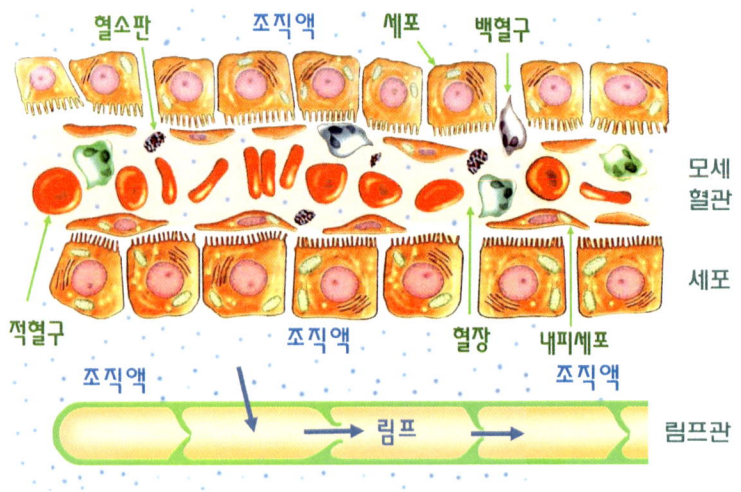

혈액은 체내 조직에서 만들어진 다양한 영양소와 산소를 체내 구석구석에 배달해주고, 그 조직 세포들이 사용한 노폐물과 이산화탄소를 회수해 오는 배달원이다. 혈액 속에 적혈구 수치가 낮아 피가 너무 묽으면 배달원이 힘에 겨워 신진대사가 문제가 생기고 너무 빽빽하면 길이 막혀 영양공급이 부족하여 그 조직의 피부가 검거나 털이 나고 차가워진다. 따라서 혈액은 적혈구 수치가 적정해야한다. 남자는 적혈구 수치가 여자보다 많으므로 남자와 여자는 피 자체가 다르다.

한편 백혈구가 혈액과 조직에서 이물질을 잡아먹거나 항체를 형성함으로써 감염에 저항하며 신체를 보호한다. 그리고 감염 부위에서 세균을 삼키거나 소화시킨다. 림프구는 전체 백혈구 수의 30~40%를 차지한다. 골수의 간세포에서 발생하여 혈액을 통해 림프구 조직, 즉 비장·편도·림프절 등으로 운반된다. 림프구는 미생물이나 항원 등과 같은 다른 외부 침입체와 결합하여 이들을 몸 밖으로 제거하는 일을 돕는다. 각 림프구는 특정한 항원과 결합하는 수용체를 가지고 있어 어떤 항원에도 반응할 수 있다. 혈액의 액체 성분인 혈장은 약 90%가 물이며 7%는 단백질, 나머지는 지질·염·포도당·아미노산·호르몬 등으로 이루어져 있다. 혈장의 물은 세포 안에 있는 물이나 세포 밖에 있는 물과 자유롭게 교환하는 생명체의 존재에 필수적인 에너지의 요소이다.

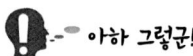

2) 100조 개의 세포를 먹여 살리는 동맥

혈액의 터널이다. 핏길은 막힘이 없어야 하고 터널을 통과해 산소와 양분을 배달한다. 정상적인 동맥의 벽은 깨끗하고 유연하고 탱탱해야 한다. 하지만 육류을 섭취하게 되면 기름때들이 덕지덕지 혈관에 달아 붙어 길이 막혀 정체가 일어난다. 특히 실온에 굳지 않는 소고기와 같은 동물성 기름을 다량 섭취하게 되면 체온이 높은 소고기 기름들이 그 보다 낮은 사람의 체온에 굳어져서 동맥혈관의 터널에 기름덩이가 달라붙어 혈류의 속도가 느려지고 그에 따라 혈압이 상승되거나 심장에 부하가 걸리게 된다. 그러나 혈압이 상승하면 정력이 좋아졌다고 생각하고 즐기는 사람들이 많다. 동맥 터널은 잠시도 쉬지 못할 만큼 복잡하다. 가뜩이나 복잡한 동맥터널 안으로 포화지방과 같은 대형영양분이 들어오게 되면 혈류가 느리거나 막히게 된다. 포화지방은 주로 동물성 지방, 삼겹살, 갈비, 유지방, 버터, 생크림, 치즈, 베이컨, 닭 껍질, 그리고 특별한 식물성 기름들, 스낵, 라면, 커피프림 등의 기름들과 인스턴트식품에 다량 함유되어 있다. 이것들의 특성은 대부분 실온에서 굳는 지방 성분이므로 성장이 멈추지는 30대 이후론 가급적 삼가하는 것이 좋다.

아하 그렇군!
3) 노폐물의 하수관로 정맥

혈액의 터널 중 노폐물을 쳐 내는 하수관이다. 100조 개의 세포가 쓰고 난 각양각색의 인체 오수를 처리하는 관로로 오·폐수를 하수 종말 처리장으로 보내는 역할을 한다. 그러나 이 통로는 순환모터나 이동시키는 인자가 없이 오직 삼투압에 의해 하수와 같은 피가 움직이는 것이다. 따라서 정상적인 삼투현상을 만들기 위해서는 짜게 먹거나 피보다 고농도인 음식은 삼가는 것이 좋다.

이러한 정맥혈류는 막히면 인체를 살려내기 위해 옆길을 만드는 특성을 가지고 있다. 정맥혈관이 막히면 무수하게 많은 정맥 모세혈관 만들어 내기 때문에 신진대사가 문제되어 병약한 사람은 시퍼런 정맥 핏줄이 많이 만들어지게 되어 자그마한 충격에도 멍이 잘 생기게 된다.

아하 그렇군!
4) 심장 에너지 통로 관상동맥

황제의 터널로 심장으로 산소와 양분을 배달해주는 전용동맥터널이다. 이 동맥터널이 좁아지면 각종 심장병이 생겨나게 되고 막히면 심장은 굶어 죽어 심장마비가 된다. 심장의 기능이 떨어지는 사람은 얼굴화색이 좋지 않고 얼굴이 희거나 창백해진다. 그리고 빈혈이나 어지럼증 등 대뇌의 질병이 생긴다.

아하 그렇군!
5) 완벽한 인체 제어시스템 뇌

사람의 뇌를 골이라고도 하는데 신경 세포가 하나의 큰 덩어리를 이루고 있으면서 동물의 중추 신경계를 관장하는 기관이다. 본능적인 생명활동에 있어서 중요한 역할을 담당하는데, 인체의 여러 조직과 기관들의 모든 정보가 일단 이곳에 모여 여기에서 다시 여러 기관으로 활동이나 조정 명령을 내린다. 사람처럼 척추동물의 뇌는 학습을 수행하는 중추이다. 성인의 뇌 무게는 약 1,400g 정도이며 이는 1,012개 정도의 뉴런을 포함한다. 뇌는 대부분의 행동을 관장하고, 신체의 항상성을 유지시킨다. 즉 심장의 박동, 혈압, 혈액내의 농도, 체온 등을 일정하게 유지시킨다. 뇌는 인지, 감정, 기억, 학습 등을 담당한다.

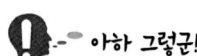
6) 음식을 분쇄하는 제1공장 입

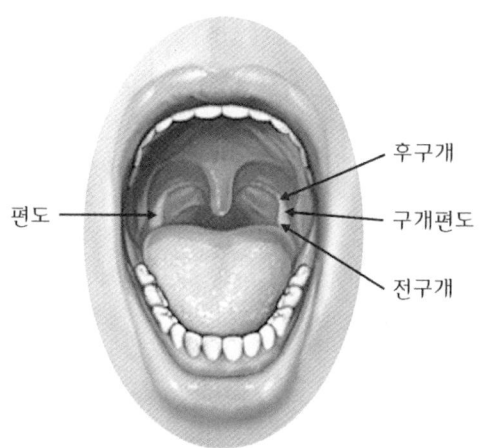

오관(五官)에 속하는 입은 영양을 만들어 내는 제1분쇄공장이다. 입으로 들어온 음식물을 맷돌로 부수어 작고 부드럽게 만든 다음 침이라는 화공약품을 섞어서 제2공장(위)으로 운반한다. 침은 화공약품으로 턱밑, 귀밑, 혀밑 침샘의 3개 화공약품 창고로부터 하루 1~1.5l의 타액을 분비한다. 입에서 녹말이 엿당으로 바뀌므로 오래 씹을수록 노화예방에서 소화기관이 건강해진다.

치아는 음식물을 맷돌로 가는 자동기계다. 음식물을 꼭꼭 씹게 되면 대동맥과 대정맥의 혈류 흐름이 좋아져 위장의 연동작용을 돕게 된다. 치아가 부실하면 노쇠화가 빠르게 진행되고 급기야 질병이 발생하는 이유도 여기에 있다. 치아는 제각기 다른 모양을 하고 있으며 음식물을 분쇄하는데 각기 다른 일을 수행한다. 앞니는 주로 칼날로서 썰기 작업을 하고 어금니는 맷돌로서 갈기 작업을 한다.

> **TIP 소금 양치질** 치아를 튼튼하게 유지하는 비결은 소금으로 양치질을 하는 것이다. 치약은 치아미백의 효과는 약간 있을 수 있지만 대부분 치아건강에는 별 도움이 되지 못한다. 중간 입자 정도의 소금이나 불에 구운 소금으로 양치질을 하면 침샘의 분비량을 증가시켜 잇몸이나 치아의 혈류량이 증가하여 입안의 각종 질병을 물리쳐 낼 수 있다. 잇몸 염증이나 치아가 부실한 경우 일주일 정도 소금으로 양치질을 하면 입안의 고농도의 염분으로 입안의 삼투압을 증가시켜 노폐물이 잘 빠져 서서히 호전되고 한 달 정도만 계속하면 대부분의 치아나 잇몸 질환이 깨끗하게 낫는다. 요령은 소금 양치질 후 바로 물로 입을 헹구지 말고 세안이나 머리를 감은 후 입안을 헹구어 내면 처음엔 따갑게 느껴지지만 시간이 지날수록 침샘을 자극하여 침이 대량으로 분비되면서 신진대사를 원활하게 하고 또 입 안의 나쁜 노폐물도 함께 빠져나와 날이 갈수록 건강한 치아를 유지해 갈 수 있다.

아하 그렇군!
7) 음식의 독을 분해하는 침

침은 파로틴이라는 호르몬의 작용으로 분비되는데 뮤신·요소·아미노산·나

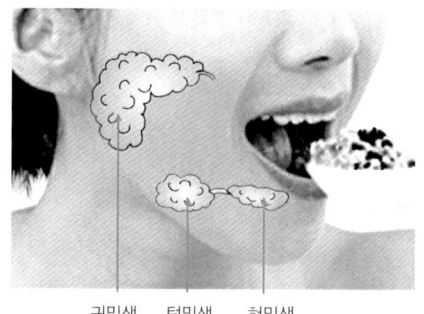

귀밑샘　턱밑샘　혀밑샘

트륨·칼륨·칼슘 등의 무기염, 아밀라아제·옥시다아제 등의 효소가 함유되어 있다. 침샘에서 분비되는 염화나트륨은 아밀라아제 활성을 촉진하는 작용이 있고, 침 중의 아밀라아제를 활성화한다. 또 침은 약 30가지가 넘는 성분이 들어 있다. 소화효소가 열 가지에 이르며, 비타민, 무기원소 등도 각각 10여 가지를 넘게 가지고 있다. 이 외에 호르몬 성분 등도 포함되어 있다.

이들의 주 기능은 소독작용에서 중금속을 해독하고 음식물에 섞여 들어온 독성물질을 무기력하게 만들고 아플로톡신, 벤조피렌 같은 발암물질을 비활성화 시키는 역할을 한다.

입 안의 침은 창과 방패를 지닌 우리 몸의 수문장이다. 하루 분비량은 1~1.5 l 정도이며, 우리 몸에는 여러 개의 침샘이 있다. 침은 평상시에도 분당 $0.5ml$ 정도씩 계속 분비된다. 침은 99%가 수분이며, 이 수분이 입안을 흐르면서 입안이 마르는 것을 막아 점막세포를 보호하며, 구강내의 음식물 찌꺼기, 특히 당분을 씻어 내어 세균이 자라는 것을 막아 청결을 유지하는 역할도 한다. 또 씹을수록 단맛이 나는 소화 작용을 하는데 아밀라아제가 녹말을 분해하여 맥아당을 만들면서 단맛을 느끼게 한다.

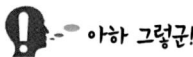

8) 세포를 즐겁게 하는 갑상선

갑상선은 티록신을 분비하는 곳이다. 티록신은 모세혈관의 말초 조직에서 산소 소비량을 증대시켜 신진대사를 촉진하게 한다. 그러므로 적정한 티록신의 분비는 심장의 박동 수를 증가시켜 혈액순환을 촉진시키는 젊음의 샘이다. 갑상선 기능이 좋아지려면 음식을 천천히 꼭꼭 씹어서 먹으면서 수시로 목 좌우의 대정맥 즉, 핏대를 자주 만져 부드럽게 한다. 핏대를 만졌을 때 아프게 느껴지면 갑상선 이상이나 위장 장애가 있는 사람이다.

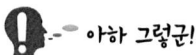
9) 속을 편하게 만드는 위장괄약근

위장의 위쪽에 있는 괄약근은 위장의 음식물의 역류를 막아 주는 교통제어기이다. 음식물이 입에서 위장으로 넘어갈 때마다 적당히 소화되었는지를 검토하고 다음 공장으로 내보내주는 수문장이다. 장애가 심할수록 이 괄약근이 마비되어 무분별하게 위장으로 음식물을 황급하게 밀어 넣게 되거나 역류성 식도염이 나타난다. 따라서 빨리 먹게 되면 이미 괄약근 혈류가 느려져 있는 것이며 빨리 먹을수록 장애지수가 높고 질병이 발생하는 전조 증세이기도 하다.

10) 대뇌의 명령을 수행하는 척추

오체(五體)의 뼈 중에서 경추는 척수와 경추신경이 통과되며 뇌에서 사지로 전달되는 운동신경, 사지와 몸통의 각 기관에서 뇌로 전달되는 감각신경들이 척수로 되어 경추강을 통과한다. 심장이 뛰는 것을 조절하고 소화기능을 하는 자율신경이 경추의 전면 주위로 지나간다. 각 부위별로 연관된 자율신경기능은 대뇌의 눈, 귀, 코, 입, 목, 턱, 어깨와 연관되어 있다. 흉추란 가슴부위에 해당하는 척추로 12개로 구성되어 있으며, 전체적인 모습은 등 쪽으로 볼록하다. 흉추는 경추보다는 크나 요추보다는 작고, 상위에서 하위로 갈수록 커진다. 12쌍의 늑골(갈비뼈)과 중앙의 흉골로 이루어져 흉곽을 지지해 주고 있어서 다른 부위의 척추보다 움직임이 비교적 적다. 흉추에서 나오는 신경은 교감신경이 포함되어 있어 심장기능, 소화기능, 피부발한, 혈관수축 등의 자율신경기능과 밀접하게 연관되어 있다.

요추는 척추 중 흉추와 천골 사이의 부분을 말하며 허리등뼈라고도 한다. 5개의 추골로 구성되며 다른 추골들에 비해 크고 무겁다. 유두돌기라는 근육이 부착되기 위한 돌기가 발달되어 있는 것도 요추의 특징이다. 각 부위별로 연관된 자율신경기능은 소화기계, 배뇨기계, 생식기계와 연결되어 있다. 동물의 척추는 D라인으로 유지되지만 사람의 척추는 S라인을 취할수록 건강한 사람이다.

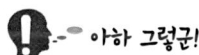 아하 그렇군!
11) 오장육부를 움직이게 하는 가로막

횡격막은 가로무늬근으로 가로막이라고도 한다. 들숨에는 가로막 전체가 하강하게 되고 흉강이 넓어진다. 근육이 이완하면 힘줄 중심이 상승하여 흉강을 좁힌다. 가로막이 하강하여 흉강을 넓혔을 때는 반대로 복강이 좁아지기 때문에 앞복벽이 자연히 앞쪽으로 부풀어 오르고, 횡격막이 상승했을 때는 오므라든다. 마치 배로 호흡하는 것처럼 보이는 데서 가로막을 주체로 하는 호흡을 복부 호흡이라 한다. 성인 남성은 안정된 상태에서 하는 호흡의 60% 이상을 복부 호흡으로 한다. 호흡을 할 때 가로막이 제대로 움직이면 오장육부가 함께 움직이므로 신진대사가 잘 이루어지는 사람이다.

아하 그렇군!
12) 창조주의 신비 생식기

　남성의 생식기는 고환, 생식관, 부속선으로 구성되어 있으며 고환에서는 정자를 생산하고 남성호르몬을 분비한다. 정자는 부고환에서 분비되는 분비액의 역할에 의해 세곡선을 거쳐 정관에 이르고, 정관을 거슬러 올라가 정관말단팽대부에 도달하여 고여 있게 된다. 정액이 많이 모이면 이를 외부로 방출을 원하게 되어 성행위를 요구하는데 이것이 성욕구이다. 팽대부에 정액이 고이는 정도는 사람에 따라 다르나 연령이 젊을수록, 건강할수록 더 자주 고이고, 대체로 평균 3일에 1회 정도 사정을 원하게 된다.

　여성은 음핵, 내생식기인 질, 자궁, 난관 및 난소로 구성되어 있다. 난소에서는 난자를 생산하고 여성호르몬을 분비한다. 사춘기에 이르면 난소에서 난자가 성숙하여 떨어져 나오는 배란이 일어난다. 양쪽 난소에서 번갈아 2개월에 하나씩 난자를 배란하여 결과적으로 한 달에 한 번씩 난자가 나오게 된다. 배란 시 자궁 내부가 두꺼워지는데 수정란이 착상되지 않으면 두꺼워진 조직이 탈락되어 월경을 한다. 월경은 대체로 한 달에 한 번 정도 있으나 아랫배가 찬 경우에는 초경 후 1, 2년은 물론 결혼 전까지 규칙적이지 못한 경우도 있다.

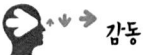 감동
4. 오감의 흥분과 건강

　오관(五官)에서 오감은 시각·청각·후각·미각·촉각 등의 5가지 감각을 통틀어 말하며 감각을 수용하는 수용기관에 따라 분류한다. 시각의 감각기관은 눈으로 수용기관은 망막에 있고, 청각의 감각기관은 귀로 내이의 달팽이관 속에 수용기관이 있다. 후각은 코로 수용기관은 비강점막의 상피세포에 있고, 미각은 입 안의 혀이며 수용기관은 혀의 미뢰 속에 있다. 촉각의 감각기관은 피부이다. 이들 각 수용기관은 특수한 자극인 적합자극만을 받아들여 흥분한다. 사람은 외부 자극의 인지는 이 오감에 의해서만 일어난다. 나이가 들거나 질병이 생기면 오감을 흥분하게 하는 혈류가 느려서 감동 지수가 낮아지기도 하고 심한 경우에는 오감의 감각을 상실하는 경우까지 생긴다. 따라서 자신의 실종된 오감을 살려내는 것은 질병을 예방하거나 치유하는데 중요한 역할을 한다.

 행복한 생활이야기

1) 아름다움을 느끼는 환상의 시각 눈

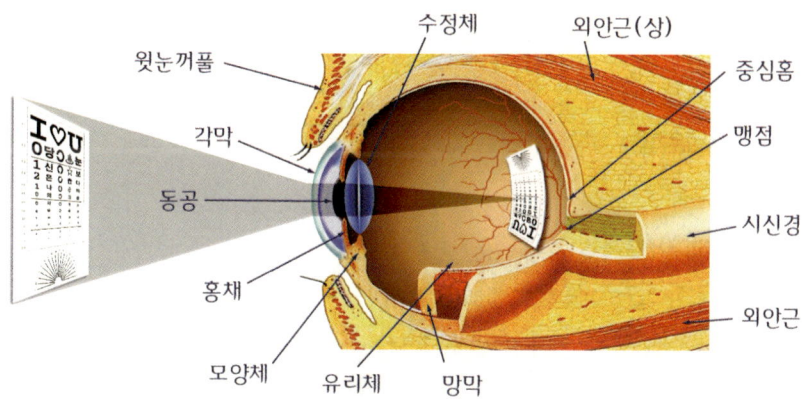

시각은 눈을 통해 인지하는 감각으로 오감 중 가장 감동 지수를 높게 만드는 감각기관이다. 눈을 통해 사물의 크기와 모양, 빛깔, 멀고 가까운 정도를 인지하며 인체조직을 완벽하게 일처리를 할 수 있게 해 준다. 따라서 시력이야말로 흥분된 감동을 일구어내는 제일 좋은 기관으로 뇌가 생각하는 만큼 보이게 한다. 즉, 내 마음이 눈으로 보이게 되는 것이다. 시력혈류를 개선하기 위해 '눈썹따기'를 하면 언제나 아름다운 대자연의 미묘한 변화를 느낄 수 있는 감동 가득한 일상을 즐길 수 있다.

　사람의 눈은 대략 구형이며 옆과 뒤가 불투명하고, 앞이 투명해서 빛이 잘 통과할 수 있다. 안구는 망막과 수백만의 광수용기로 이루어진 1층의 신경조직을 가지며 이 모든 구조는 초점을 맺는 데 필요하다. 안구의 단단한 외막인 공막은 치밀한 섬유조직으로 이루어져 있으며 공막의 일부인 각막은 빛이 눈으로 들어오도록 하여 초점 맞추는 일을 돕는다. 안구는 투명한 젤리 같은 물질인 유리체로 채워져 구형의 모양이 유지된다. 공막 바로 밑에는 혈관 층인 맥락막이 있고 이는 눈의 전역에 영양소를 공급하는 역할뿐 아니라 일종의 근육 구조로 된 모양체를 가지고 있어 초점을 맞출 때 수정체의 모양을 변화시킨다. 맥락막 안쪽에는 망막이 있다. 눈이 노출되는 부위의 공막 표면은 점액성의 막인 결막이 있어 눈이 건조되지 않도록 보호한다.

 행복한 생활이야기
2) 자연의 오묘한 소리가 들리는 청각 귀

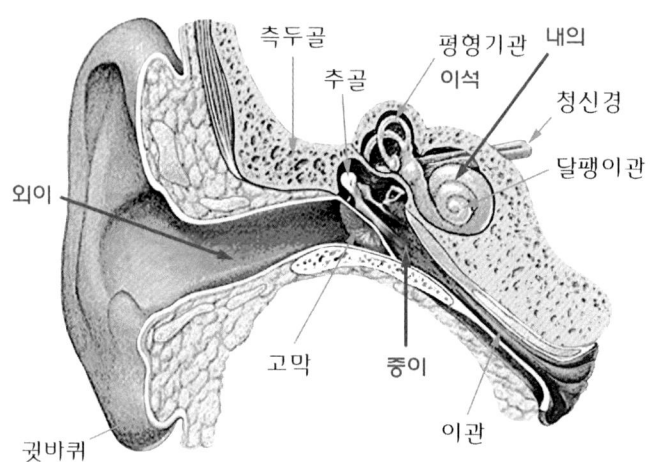

청각은 귀를 통해 소리를 감지해내는 감각기관으로 자연의 오묘한 음파를 감지하고 느끼며 감동을 일구어낸다. 좋은 음악이나 칭찬의 이야기를 들으면 전신이 전율하는 듯 감동에 빠지기도 한다.

귀의 기능은 크게 소리의 감지와 몸의 평형유지 기능으로 나눈다. 인간이 들을 수 있는 가장 낮은 진동수는 16Hz이며 가장 높은 진동수는 20000Hz 정도이다.

귀는 바깥쪽부터 외이·중이·내이로 구별된다. 외이와 중이는 청각을 위한 구조이지만 내이는 아래쪽에 있는 와우만은 청각기관으로 청신경과 연결되어 있다. 이 와우만의 혈류 장애가 생기면 귀에서 별의별 소리로 뇌를 산만하게 하는 이명이 생긴다.

내이는 소리를 감지하는 달팽이관과 몸의 균형을 담당하는 세반고리관이 있으며 세반고리관은 소뇌와 같이 작용하여 몸의 평형을 유지하게 된다. 세반고리관에 이상이 있을 경우 현기증이 오며 몸의 균형에 이상이 초래된다. 귀의 혈류가 느려 평형기관의 이석이 제자리에서 벗어나면 심한 두통이나 어지럼증이 생기게 된다.

행복한 생활이야기
3) 자극에 쉽게 취하는 후각 코

후각은 냄새를 맡을 수 있는 감각으로 공기 중의 화학 물질들을 감지하는 기능을 한다. 오감 중 가장 빠르게 흥분하여 인지한 후 짧은 시간에 마비 증상이 온다. 기도의 입구 역할을 하며 냄새를 맡으며 호흡에 필요한 공기를 공급하고 여과하며 또 공기를 따뜻하게 만들고 습도를 조절한다.

비강은 복잡한 구조로 되어 있다. 비강의 앞부분을 코전정이라 한다. 코전정 뒤로 각 외벽을 따라 보통 앞쪽에서 뒤쪽으로 점차 뻗어 올라가는 3개의 터널

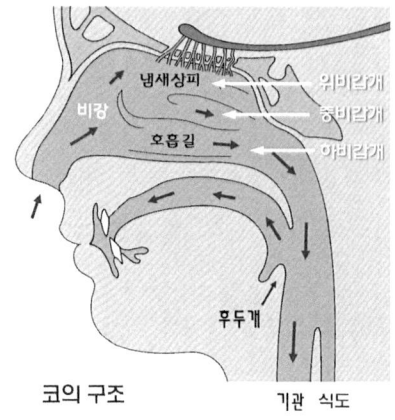

코의 구조

이 있다. 위비갑개·중간비갑개·아래비갑개라고 부르는 각 융기는 공기 통로에 튀어나와 있다. 비강에서 후각에 관계된 부분은 위비갑개의 냄새상피 주변이다. 나머지는 호흡을 위한 부분으로, 섬세한 머리카락과 같은 돌기인 섬모가 이물질을 걸러내도록 하기 위해 습한 점막으로 되어 있다. 막벽에 있는 세포에서 분비되는 점액은 먼지·탄소·검댕·세균 입자를 걸러낸다. 부비동은 코 양쪽에 있는 두개골 내에 있다. 후각 영역의 대부분은 점막으로 덮여 있으며 일부만 실제 감각기관인 신경세포로 되어 있다. 신경세포에서 비강으로 뻗어 있는 수상돌기라고 하는 섬유들은 얇은 수분 층으로만 덮여 있다. 이 수분은 공기를 통해 냄새 나는 물질로부터 코로 운반된 미세한 입자들을 녹이며, 그 입자들은 후각신경세포를 화학적으로 흥분시키거나 자극한다. 음식을 삼킬 때 기관의 위쪽에서 후두개가 닫히게 되어 음식물이 코 뒤쪽의 기도로 넘어가지 않게 한다.

 행복한 생활이야기
4) 미묘한 맛의 감정사 미각 혀

미각은 음식, 무기물, 독극물 등의 맛을 느낄 수 있는 능력이다. 혀의 표면에 위치한 미뢰라는 감각 기관을 통해 미각을 느낀다. 우리가 느낄 수 있는 기본 맛은 단맛, 쓴맛, 신맛, 짠맛, 감칠맛의 5가지가 있다. 즉, "포도 맛", "사과 맛"과 같은 것은 맛이 아니라 코의 후각상피에서 느끼는 향이며, "매운맛", "떫은맛"

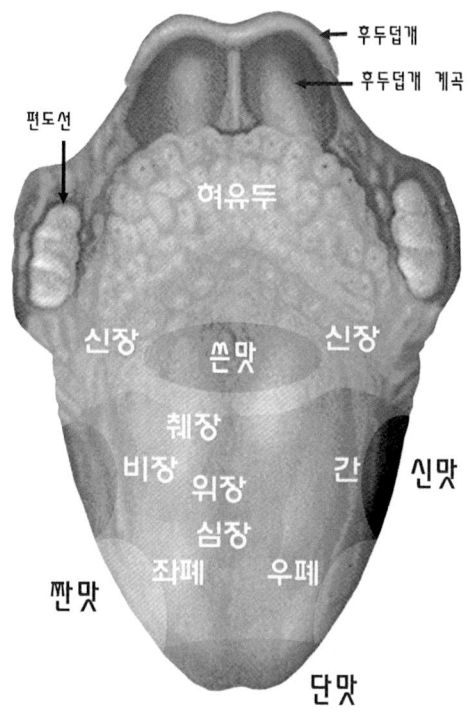

등은 촉각에 해당한다.

혀의 신경은 용해상태의 음식물로부터 화학적 자극을 받는다. 혀끝에서는 짠맛·단맛, 바닥 쪽에서는 쓴맛, 가장자리에서는 신맛이 느껴진다. 음식의 전체적인 맛은 미각·후각·촉각·온각 등이 복합되어 느끼는데 미뢰에서 미각을 신경계로 전달한다.

혀는 젖을 빨아먹을 수 있도록 구강 내 음압의 생성을 도우며 음식물을 씹고 삼키는 데 중요한 역할을 하는 부속기관이며 또 소리를 내는 음성보조기관이 된다. 혀의 위쪽 표면인 혀등에는 혀유두라고 불리는 수많은 점막 돌기가 있다. 혀유두에는 음식의 맛에 민감한 미뢰와 타액에 약간의 액체를 분비하는 장액샘이 있다. 혀에도 인체의 오장육부의 건강 정보가 담겨 있다. 단맛과 짠맛을 느끼는 부위는 폐와 연결되어 있으며 중앙은 식도에서 심장과 위장, 췌장 순이며 쓴맛 부위가 소장, 그 둘레가 대장 부위와 연결되어 있다. 신맛을 느끼는 왼쪽 부위는 간의 상태이고 오른쪽 부위는 비장의 상태가 나타난다. 혀에 생기기 쉬운 질병에는 설암, 백반증, 진균감염, 선천성 결함과 신체의 또 다른 부위별 질병에 의해 혀에 다양한 증상으로 나타난다.

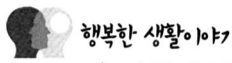 행복한 생활이야기

5) 자극에 반사하는 촉각 피부

오체(五體)에 속하는 피부 속에 촉각 수용체인 피하수용체가 자리를 잡고 있다. 신경이 풍부하게 분포되어 있는 피부와 털은 유사한 돌기들을 가지고 있어 물체의 접촉을 감지하게 된다. 피부의 털들은 자극을 보다 섬세하게 구별하기 위한 것으로 검은 털은 머리카락, 코털, 림프절이 있는 부위를 제외 하고는 솜털이 있어야 한다.

피부 또는 살갗은 체내의 근육들과 기관을 보호하는 다수의 상피조직으로 이뤄진 외피체계에서 가장 큰 조직이다. 피부는 외부환경을 접할 때 촉각의 감각에서부터 병원균에 이르기까지 신체를 보호하는 중요한 역할을 수행한다. 또 단열과 체온 조절 기능, 감각 기능, 그리고 비타민 D의 합성과 비타민 B, 엽산염을 보호하고 체온유지 기능을 한다. 건강한 피부는 42일의 세포수명이 끝나면 빠르게 피부에서 떨어져 나갈수록 건강한 사람이다.

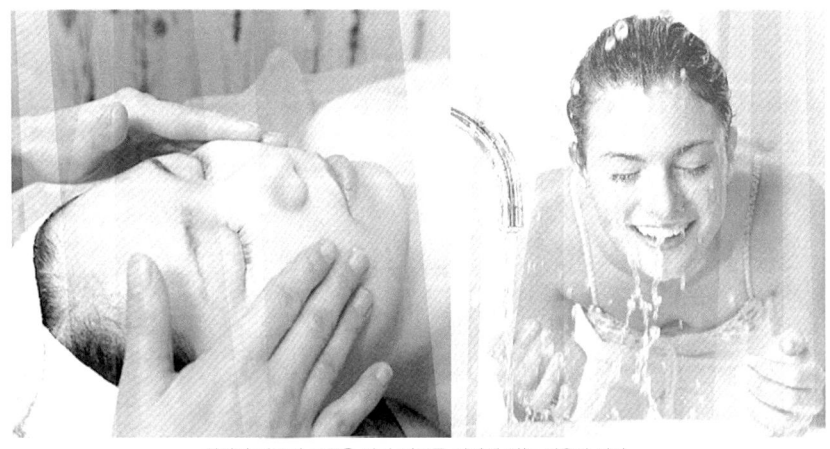

화장이 피부의 모공을 막아 피부를 상하게 하는 경우가 많다.

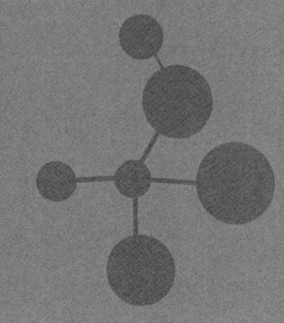

• 원인을 알면 완치된다

PART 02
명현현상과 호전반응

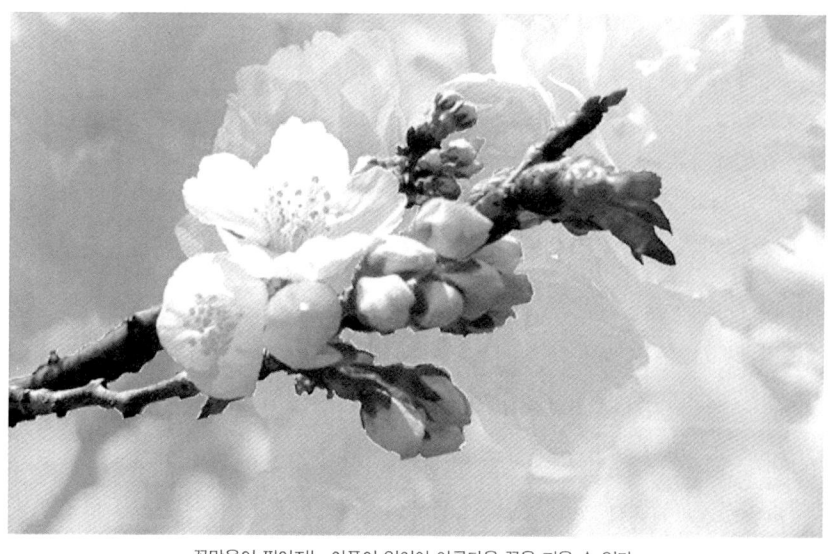

꽃망울이 찢어지는 아픔이 있어야 아름다운 꽃을 피울 수 있다.

명현(瞑眩)은 "눈흐릴 명((瞑)", "아찔할 현(眩)"으로 쓴다. 즉, 눈이 흐려지고 아찔해지는 경험을 하게 되는 현상이다.

즉 머리로 솟구친 피가 오장육부나 수족으로 핏길이 열리면서 일시적으로 나타나는 현상이다.

명현현상은 자기치유력을 기저로 하는 현상으로 약이나 침술 또는 식사 후 일시적으로 나타나는 현상으로 흔히 서양의술의 부작용과는 전혀 다르다. 질병으로 그 동안 나타나지 않았던 반응 또는 현상을 일컫는 것이다. 따라서 이러한 명현현상을 겪으면서 결과적으로는 몸의 질병이 완쾌되는 것이다. 쉬운

말로 표현하자면 호전반응이다. 운동을 하면 땀이 나는 것과 같은 이치이다.

환자의 입장에서는 일시적인 통증을 수반함에도 불구하고 몸이 호전되고 있음을 알리는 매우 반가운 현상이라고 할 수 있으며 명현현상을 겪은 이후에는 병세가 급격하게 좋아지는 자연치유력이다.

한의학에서는 명현현상이 발생하는 이유로서 체내의 독소가 몸 밖으로 배출되거나 신체 내부의 무너진 균형이 회복되면서 발생하는 현상이라고 설명하고 있다. 즉 신진대사가 제대로 이루어지면서 그 동안 문제된 부분의 세포와 조직을 복구하는 현상으로 생각하면 된다. 아토피나 부스럼, 여드름 같은 것으로 죽은 백혈구의 농이 피부 깊숙하게 있으면 그게 종양이 되고 더 오래 머물러 저체온 현상이 오래 지속되면 암이 되는데 암이 생기지 않게 하는 현상이다.

한의학의 고전인 『상한론(傷寒論)』에서는 "병은 땀이 나거나, 토하거나, 설사하거나, 피를 흘려도 음양이 조화롭다면 반드시 스스로 치유된다."라고 적고 있고, 『서경(書經)』에는 "만약 약이 명현을 일으키지 않는다면 그 병은 낫지 않는다."라고 쓰여 있다.

또 대백과사전에는 '명현현상'은 증세의 악화 또는 전병(轉病), 합병(合倂)으로 나타나는 오용이나 부작용의 현상과는 전혀 다른 성질의 것으로서 몸이 좋아지려고 일시적으로 나타나는 반응이라고 하여 호전반응(好轉反應)이라고도 부른다. 서구의 자연의학계는 이러한 명현현상을 "치유의 위기(crisis for healing)"라고 부를 만큼 준비 안 된 단어를 쓰고 있는 실정이다. 그러나 동양에서는 명현현상이 생활화되어 왔었는데 근자에 이르러 이러한 통증 그 자체를 또 다른 병이라고 생각하여 무분별하게 통증을 없애는 치료에 급급하여 점점 더 서구의학의 논리에 밀려만 가고 있는 실정이다.

명현현상 즉, 통증이 있는 곳은 신경조직이나 핏길이 살아나고 있는 전조 증세의 부위이다. 따라서 통증이 없는 조직은 결국 곪거나 괴사하여 살이 썩어가게 되므로 명현현상을 즐기는 지혜가 필요하다.

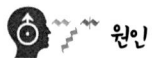 원인
1. 혈류따기와 명현현상

"혈류따기"는 세상 어디에서도 찾아보기 힘든 단어 "백혈농" 즉, 죽은 백혈구 시체를 빼내는 일을 40여 년간 연구한 결과물이다. 겨우 손가락을 한두 곳 따는데도 명현현상이 생겨난다는 것은 다른 어떤 여러 치유의 방법보다 혈액순환을 잘 시켜 준다는 것이다. 따라서 혈류따기는 몸이 허약할수록 명현현상 즉, 호전반응이 많거나 심하게 나타날 수 있다.

질병은 모세혈관이 막혀서 생겨난다. 모세혈관이 막혀 있으면 세포가 산소와 양분을 공급받지 못해 제 기능을 잃게 되고 급기야 조직세포까지 문제되어 질병이나 통증이 생겨난다. 더구나 모세혈관 속에 수명을 다한 백혈구 농이 차 있으면 적혈구의 이동 통로가 막혀 더 이상 세포재생은 되지 않게 되는 것이다. 즉, 농백혈이 모세혈관을 막게 되면 막힌 조직 가까이 있는 뼈가 차가워지므로 골수 공장에서 피를 만들어 내지 못한다. 그러므로 적혈구 수치는 점점 낮아지고 상대적으로 백혈구 농이나 수액 등의 혈장량이 많아지게 된다. 이러한 시간이 경과하면 서서히 오장육부까지 혈류가 막히어 신진대사의 장애가 생기거나 근육까지 제 기능을 하지 못하게 되는데 그러한 조직을 살려내려고 자연치유력으로 막힌 혈관을 뚫어내는 과정에서 통증이 생겨나는데 이것을 보통 질병이라 부른다.

질병의 원인은 백혈구가 4~5일 살다가 죽거나 환경적인 충격을 이기기 위해 기하급수적으로 생겨난 백혈구가 수명을 다하고 죽은 후 염증 또는 물과 유사한 진액, 고름이 되어 혈관을 따라 돌게 된다. 혈관 내 염증의 함량이 많으면 생명유지가 힘들게 되므로 근육을 움직여 심장에서 멀리 보내는 자연치유 활동이 경기나 경련 현상으로 나타난다. 경기 후 심장에서 먼 부분의 모세혈관이 염증으로 막히게 되는 초기 증세가 바로 수족냉증이다. 혈류따기는 바로 이러한 인체에 치명적인 농백혈을 다스려서 인체의 막힌 혈류를 스스로 뚫어서 질병의 문제를 풀어가는 예방의학이다.

따라서 혈류따기를 할 때는 반드시 명현현상에 대한 충분한 이해가 필요하다. 명현현상의 증세는 사람에 따라서 각기 다른 양상으로 나타나고 명현반응의 기간 역시 차이가 많다. 또한 질병 부위 및 병세의 상태에 따라서도 큰 차이를 보이게 된다.

대부분의 질병은 잠복해 있으면서 통증을 통해 전조증세를 보이게 된다. 통증은 인체 스스로 자연치유하는 가운데 통증이 수반된다. 그러나 현대의술은 명현현상인 통증을 줄이는 방법으로만 처방하고 치유하고 있는 실정이다. 그리하여 병원에서 통증만 줄이는 누를 반복하기 때문에 병은 점점 속으로 깊이를 더하게 되어 난치병 환자를 양산하고 있는 것이 안타깝다. 특히 해열제나 항경련제를 먹으면 이러한 자연치유력이 사라지고 농백혈을 온몸으로 돌게 만든다. 염증이 많은 혈액은 결국 머리까지 도달하게 되고 오랫동안 지속되면 장애우를 양산하게 되는 것이다. 그리고 점점 더 적혈구 수치가 낮아지고 그에 따른 면역기능이 약화되어 자연치유력을 잃어버리므로 각별한 주의를 해야 한다.

따라서 명현현상의 증세는 짧으면 1일 길면 3개월까지 갈 수 있다. 즉 세포재생 주기가 42일이므로 최소한 그 절반인 삼칠일은 명현현상이 온다고 생각하는 게 마음 편하다.

덧붙여 말하면 한의학에서는 몸 안의 노폐물이나 독소를 많이 가지면 가질수록 그 명현현상의 기간이 오래가는 것이라고 했다. "혈류따기", 즉 손따기만으로도 막힌 핏길의 모세혈관이 열리면서 세포분열이 일어나 오장육부가 제 기능을 하는 가운데 몸 안의 독소가 여기저기로 빠져 나온다. 고름은 제살이 되지 못한다. 즉 고름은 몸 밖으로 빠져나오게 하는 것이 명현현상인 것이다. 고름을 녹여 몸 전체에 돌아다니게 하는 현대의학은 이제부터라도 농백혈 연구를 시작하여 더 이상 우리 주위에서 장애우를 양산하지 않았으면 한다.

>  **혈류따기에 따른 명현현상의 요지**
>
> - 질병은 수명을 다한 백혈구의 염증이 심장에서 먼 부분 쪽의 모세혈관을 막아서 생긴 현상이다. 즉, 질병을 내 스스로 만들며 모세혈관이 막힌 범위만큼 심장의 피가 머리로 솟구치게 된다.
> - 심장의 피가 솟구친 피가 어디에 집중되어 압력이 강해지는가에 따라 병의 증세가 달라진다. 사람마마 각기 다르기 때문에 나타나는 질병도 사람마다 다르게 나타난다.
> - 서양에서는 통증을 질병으로 치부한다. 그러나 통증은 자연치유력을 살려내는 명현현상이다. 통증 없이는 어떠한 질병도 치료할 수 없다.

 원인

명현현상의 종류

 다양한 종류

1) 핏길이 열리는 혈류 현상
— 팔에 힘이 빠지거나 나른하고 머리가 어지럽거나 심장이 뛴다.

손 따기 후 팔에 힘이 빠지거나 나른한 명현현상은 35% 정도의 수족냉증 또는 오장육부의 혈류가 막힌 사람에게 나타난다. 이런 경우는 비교적 병의 증세가 심한 경우인데 그동안 손발이나 오장육부의 모세혈관이 막혔다가 손따기로 막힌 핏길이 뚫려 피가 통하면서 생기는 현상이다. 즉, 심장에서 펌프질 된 피가 막힌 모세혈관으로 인해 피가 이송되지 못하다가 뚫린 핏길의 양만큼 머

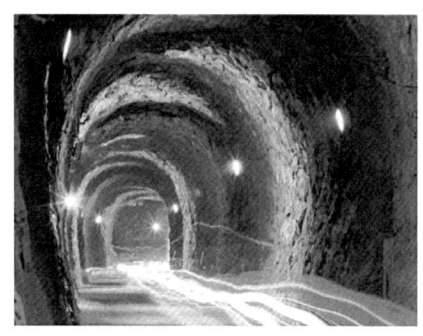

터널공사를 할 때 발파작업 등의 소음과 진동이 있듯이 핏길이 뚫릴 때도 그와 같다.

리로 솟구치던 피가 하체로 내려와서 일시적으로 뇌압이 낮아지면서 나타나는 현상이다.

손따기 전 피가 머리로 솟구쳐서 대뇌혈관에 높은 압력이 생겨나서 늘 얼굴이 창백한 사람, 미열이 있었거나 두통이 있었던 사람에게 나타난다. 즉 대뇌의 혈압이 높은 일상이었다가 갑자기 피가 손발이나 오장육부로 공급되면서 상대적으로 머리에 피가 적게 흐르면서 생기는 일시적인 어지럼 현상이다.

즉, 병을 앓고 있는 동안 손발이나 장기가 싸늘해져 있다가 갑자기 산소와 양분이 공급되면서 세포가 제 기능을 찾아 본래의 기능을 회복하기 시작하면서 생기는 현상이다. 병적 상태에 맞추어진 신진대사가 일시적으로 병적 부위의 핏길이 열리면서 각 기관은 균형이 맞지 않아 나타나는 현상이다. 기운이 없다거나 어지럽거나 무기력한 증세를 보이기도 하고 심한 경우에는 경련 또는 떨림 현상이 생겨나기도 한다. 또 그동안 막혀 있던 핏길이 열려지면서 심장의 펌프질이 빨라지기도 하고 가슴이 펄쩍 뛰는 현상이 나타나기도 한다. 또 어떤 경우에는 허벅지나 팔 등 특정 부위의 근육이 펄쩍펄쩍 튀어 오르기도 한다.

자연치유 도우미 명현현상 증상의 예

- 팔에 힘이 빠진다.
  팔의 피가 다리 또는 오장육부로 이송되어 생기는 현상으로 한약 한재 이상의 효험을 보는 것.
- 손발이 열이 나기 시작하거나 짜릿하고 전기가 통하는 듯 전율이 감돈다.

막힌 핏길이 열리면서 혈중 산소와 세포의 수소가 결합하는 현상으로 한약 2재 효험을 보는 것.
- 허벅지나 팔, 목 등의 근육이 날 뛴다.
  핏길이 열려 막힌 부위가 심장의 압력으로 생기는 현상으로 한약 3재 이상의 효험을 보는 것.
- 머리가 어지럽거나 현기증이 난다.
  다리나 오장육부의 핏길이 갑자기 열리는 현상으로 한약 10재 이상의 효험을 보는 것
- 심장이 쿵쿵 뛴다.
  혈류가 막혀 심장에 걸린 부하가 제거되면서 제대로 뛰는 현상으로 한약 20재 이상의 효험이다.

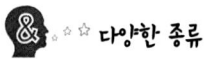 다양한 종류

2) 가렵거나 피부 발진 현상
- 가려움증, 피부발진, 여드름 악화, 부스럼, 뾰루지, 아토피, 두드러기가 생긴다.

피부로 노폐물을 내뱉는 명현현상은 사람의 10%정도가 나타난다. 혈류따기로 모세혈관이 열리면서 그 동안 몸 속 깊숙하게 자리 잡고 있던 체내노폐물이 혈류가 개선되면서 가장 가까운 피부 밖으로 밀어내는 자연치유현상이다. 이러한 경우는 평소 정맥의 삼투현상이 미진하거나 막혀 수족이 차가운 사람이나 털이 많이 난 곳 또는 피부가 검붉은 부위에 많이 나타나기도 하고, 건강한 사람도 어린 시절 다친 부위에 진물이 나거나 습진 또는 쥐젖 같은 피부 돌출 현상으로 나타나기도 한다.

정맥으로 그 동안 쌓여진 노폐물을 회수할 여력이 극히 낮을 때 생기는 현상

이다. 혈류따기로 신체나 세포에서 해독작용이 일어나 체내의 노폐물, 중금속, 독소 등을 분해할 때 이 노폐물을 가장 가까운 피부로 배설하는 현상이다. 기침, 가래, 발진 또는 두드러기가 나거나 여드름의 경우 더 심해지는 경우도 있으나 이러한 것들은 일시적인 사항이므로 걱정할 필요가 없다. 그러나 따스해지거나 더울 때에는 2~3개월 동안 계속적으로 체내노폐물이 나오는 경우도 있다.

자연치유 도우미 명현현상 증상의 예

- **온몸에 두드러기가 생긴다.**
  몸 전체 피부의 혈류가 개선되면서 모세혈관이 열릴 때 어린이나 노약자에게 많이 나타난다.

- **부스럼, 부분적인 아토피 또는 발진이 생긴다.**
  혈류가 느리거나 평소 감각이 둔하고 차가운 부위, 과거 다친 부위, 피부가 검은 부위, 관절 주위나 림프구가 있는 겨드랑이나 사타구니 쪽, 얼굴이나 목의 정맥모세혈관이 막혀 있을 때 생긴다.

- **뾰루지나 종기, 여드름, 쥐젖이 생겨나기도 한다.**
  피하 지방층의 노폐물이 피부를 박차고 나오는 현상이다. 사춘기 보고 듣고 느끼는 오감을 많이 사용하여 생긴 노폐물이 피부로 빠지는 현상이다. 겉으로 솟구치는 건 문제가 되지 않는다. 쥐젖은 사타구니나 겨드랑이에 생기는 경우가 많다.

- **기침, 가래 또는 콧물이 하염없이 나온다.**
  호흡기관의 나쁜 노폐물이 몸속에서 빠져 나오는 현상으로 서너 주전자 정도 나올 수도 있다. 대부분의 사람들이 피부 깊숙한 폐포에 넣어 다니는데 이것은 폐암이 예방되고 폐활량이 증가되는 것이다.

- **눈꺼풀이 떨리거나 눈곱이 많이 생기거나 눈물이 난다.**

눈 주위의 노폐물이 빠져 나오거나 눈물샘이 뚫리고 시력이 개선되는 신호이다. 심장이 나쁘거나 나이가 든 사람은 눈곱이 콩알크기 정도로 이 주일 이상 빠져 나오기도 한다.

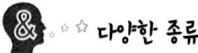 다양한 종류
3) 소화기의 이상 현상
– 속이 뒤틀리기거나 트림, 방귀, 꾸르륵 소리가 난다.

유아기에서 가장 많이 나타나는 현상이다. 빠른 성장을 하면서 그 동안 위장이나 소화기관 장애로 위장의 연동작용이 멎은 채 먹은 양의 압력에 의해 밀려내려 가다가 혈류따기로 소화기관의 모세혈관이 열리는 현상이다. 꼼짝도 안하던 위장이나 소화기관이 서서히 연동 작용을 하고 움직이기 시작하면서 위산이 과다하게 분비되어 속이 쓰리고 아픈 현상이 나타나기도 한다. 사람의 소화기관도 피부와 같다. 식물의 뿌리에 해당하므로 소화기관에 여드름이나 습진이 생겨날 수도 있는 것이라고 생각하면 된다.

부모들의 무분별한 유아의 분유과식, 폭식 또는 난치병 환자들의 속식으로 위장의 혈류가 막혔다가 혈류따기로 서서히 위장의 움직임을 찾아 갈 때 나타나는 호전반응이다. 즉 대정맥의 혈류가 막혀 오장육부가 제 기능이 원활하지 않다가 혈액순환이 좋아지게 되면 그 동안 체내 쌓여있던 비정상적인 음식물이 부패하여 가스가 발생하게 되면서 헛배가 불러 허파를 짓누르며 생기는 일시적인 현상이다.

> 자연치유 도우미 **명현현상 증상의 예**
>
> - 얼굴이 창백해진다. 위장이 움직임이면서 위산 분비로 가스가 발생되

어 오장육부가 교란되어 피가 일시적으로 머리로 솟구치는 현상이다.
- 헛배가 부르면서 손발의 경련이 일어난다.
  자연치유를 위한 떨림현상이다. 심장에서 먼 부위에 나쁜 것을 쳐 내려는 현상으로 어린이는 고개를 절래절래 흔들기도 한다.
- 사지가 뒤틀린다. 위장을 위시한 오장육부를 추가로 살리기 위해 혈류를 돌리려는 경련이다.
- 구토, 설사, 구역질, 트림을 한다. 위장의 움직임으로 가스가 빠져 나오는 현상이다.
- 대변 색이 녹색이다. 경기를 쳐낼 때 나타나는 변의 색이다.

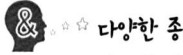

4) 체질개선 현상
– 특정 부위에 땀이 나거나 열이 발생한다.

혈액순환이 좋지 않던 곳이 혈류따기로 혈류가 개선되는 과정에서 응혈된 혈액이 오염되어 흐를 때 나타나는 현상이다. 통증, 구토, 복통 등이 일어나거나 땀이 나기도 하고 몸이 뜨거워지는 현상도 일어난다. 이러한 증세는 체질에 따라 갑자기 나타나므로 걱정할 필요는 없다. 특정 부위의 근육이 솟구치거나 떨리기도 하고, 소변이 짙어지거나 심한 경우에는 하혈하거나 피오줌을 보는 경우도 있다.

또 귀에서 물이 나오기도 하고 특정 피부에 진물이 솟아나 부스럼 같은 딱지가 생기거나 종양처럼 새로운 세포가 돋아나기도 한다. 이렇게 심한 현상은 몸속 깊숙한 곳에 염증과 활성산소, 요산이 섞인 채 자리 잡고 있던 것이 피부로 빠지는 것이다. 그러나 혈류따기로 혈류가 개선되어 모세혈관이 되살아나고 건강한 세포가 분열되면서 몸속의 독소를 피부 밖으로 빼내는 인체의 자연치유기능이다.

만약 손따기를 하지 않아 혈류가 개선되지 않았다면 세포분열이 중지되어 몸 속 깊숙한 곳에 자리를 잡은 체내 노폐물은 서서히 더 큰 암세포로 진행되는 경우가 많다.

> 🚑 자연치유 도우미 **명현현상 증상의 예**
>
> - 갑자기 땀이 난다. 막혀 있던 정맥의 모세혈류가 개선되어 땀으로 배출
> - 근육 경련이 일어난다. 갑자기 세포에게 산소가 공급되면서 나타나는 현상
> - 소변이 짙어지거나 검붉은 하혈을 한다.
>   죽은 적혈구가 빠지는 현상. 생리개선, 요실금, 폐경기 지연 등 여성기능들이 회복된다.
> - 피부에 허물, 각질이 벗겨진다. 혈류가 개선으로 수면세포, 휴면세포가 피부를 떠나는 현상이다.
> - 얼굴이 붉어진다. 창백한 얼굴 안색이 혈류가 뚫리면서 얼굴의 혈류가 정상이 되는 것이다.

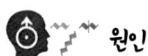
2. 생활 중 다양한 명현현상

호전반응이란 혈류따기를 하며 치료하는 과정에서 나타나는 반응들을 말한다. 여러 가지 반응으로 인해 매우 힘든 상황이 발생하기도 한다. 아래 표를 참고하며 인내와 확신을 가지고 치료해 보자. 아래 명현현상, 즉 호전반응은 지금까지의 치료과정에서 나타난 체험에 의한 자료이다.

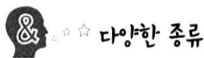
1) 눈, 코, 귀, 목, 호흡기 현상

	명현현상	이유 및 치료 부위
1	목이 간질거리고 가래가 끼는 현상	목의 기관지 혈류가 개선되어 조직이 살아나고 기관의 섬모 운동이 촉진되어 폐포의 노폐물이 기관지의 통해 나오거나 천식이 좋아지는 중이다.
2	목이 아프고 어깨가 아픈 현상	경추나 어깨뼈가 교정되는 중으로 왼쪽이 아팠는데 갑자기 오른쪽이 아프면서 핏길의 변화를 보이게 되거나 목 주위로 뾰루지가 나기도 한다.
3	눈이 떨리거나 눈이 시원해진다.	시력혈류의 핏길이 막혔다가 열려지면서 세포가 산소를 접하면서 눈이 떨리는 듯 짜릿한 반응을 보이기도 하고 눈이 냉장고 문을 열 때처럼 시원하고 물체가 선명하게 보이기도 한다.
4	눈물이 나거나 눈곱이 낀다.	눈이 좋아지고 백내장 녹내장이 사라진다. 심장병이 낫는 중이며 눈 주위의 노폐물이 눈물샘으로 빠져 나온다. 시력을 많이 사용하여 몹시 피곤한 상태에서 잠자는 동안 눈곱이 콩알만 하게 몇 주일 빠져 나오기도 한다.
5	콧물이 끊임없이 나오거나 피가 섞여 나온다.	누런 콧물이나 가래가 폐포나 기관에서 빠져 나오는 중으로 나쁜 노폐물이 서너 주전자 이상 빠져 나오기도 하고 기침을 하기도 한다.
6	코에 피가 묻어 나오는 현상	축농증 같은 비강의 혈류에 이상이 생긴 사람으로 비강의 염증이 약한 부위에 피와 함께 빠지면서 모세혈관의 혈류가 좋아지는 현상이다.
7	눈이 시큰시큰하고 눈물이 나오는 현상	시력이 나쁜 사람으로 그간 막힌 눈물샘이 열리고 시력혈류에 변화가 생기는 것으로 눈꺼풀에 가벼운 경련이 생기기도 한다.
8	귀가 띵하고 귀밑이 펄떡 뛰는 현상	귀의 핏길을 열려고 막힌 모세혈관을 뚫는 터널 공사 중이며 동맥피가 몰려와서 귀의 혈류가 개선되고 좋아지는 중임
9	가슴이 걸리는 부위가 돌아다닌다.	허파의 혈류가 개선되면서 가슴근육의 압통이 좌우로 가슴에서 등으로 옮겨 다닌다. 호흡기관이 좋아져 폐활량이 증대된다.

2) 머리에 나타나는 현상

1	얼굴에 화색이 감돌며 붉어진다.	피가 머리로 솟구쳐 창백하거나 누렇다가 전신의 핏길이 열려 대뇌의 혈류가 정상화되어 얼굴이 서서히 화색이 돌게 되는 것이다. 화장이 잘 받기 시작한다.

2	머리가 묵직하거나 압박감이 있다.	혈류따기로 대뇌의 모세혈관이 열리면서 막혀있던 혈관이 터널 공사를 하듯이 뚫리어 가고 중풍이 치료 되는 중이다.
3	머리가 바늘로 꼭꼭 찌르는 것 같다.	대뇌의 핏길이 열리고 뚫려 세포나 자율신경이 산소와 양분을 섭취하면서 반응하고 조직이 살아나는 중이다.
4	머리가 어질어질하고 어지러운 현상	손발 또는 오장육부에 막힌 핏길이 열려 심장 박동이 증가하여 그간 막힌 오장육부의 조직이 살아나고 좋아지는 현상이다.
5	머리가 화닥화닥거리는 현상	머리 정맥의 핏길이 열리면서 그간 새롭게 생겨난 정맥의 기능이 상실되거나 처져있는 혈관이 자리 잡아 가는 중이다.
6	머리에 비듬이 많이 생기고 부스럼이 생기는 현상	머리에 나쁜 독이 빠지는 중이다. 어린이 때 다친 부위에서 진물이 나오며 부스럼이 생기고 고름이 나오기도 한다.
7	머리가 묵직하고 코에서 끈적끈적한 코 같은 피가 나온다.	뇌혈관이 뚫리면서 뇌 속의 오래 묵은 염증이나 고름이 피부 밖으로 노폐물이 빠지면서 중풍이 예방되는 중이다.

다양한 종류
3) 손과 피부현상

1	귀 볼에 종기가 돋아나고 부스럼이 생긴다.	머릿속의 막힌 혈류가 열리면서 귀볼 여기저기 종기나 염증이 돋았다가 사라지기를 반복한다. 고개를 수시로 절래절래 흔들면 더 많이 빠져 나오기도 한다.
2	가려운 증세가 나타나는 현상	핏길이 열려 세포가 분열중이다. 건성피부나 알레르기성 피부가 좋아지는 중이다. 피가 삭는다고 하는 증상이다.
3	모든 것이 귀찮고 잠이 쏟아진다.	심장의 혈관에 어적혈이 많거나 때가 끼 인 사람으로 잠이 깊어진다. 체내 노폐물을 쳐 내려고 잠에 취하는 중이다.
4	피부에 진물이나 부스럼이 나는 현상	모세혈관에 쌓여 있던 죽은 백혈구 고름이 빠져 나오는 현상으로 그게 피부 깊숙하게 그대로 눌러 있으면 암이 되기도 한다. 또 약독이 빠지는 현상이기도 하다.
5	수족에 아토피와 발진 현상	정맥혈류가 막혔다가 열리면서 노폐물이 피부로 빠지는 현상으로 자신의 혈류가 느린 조직 부위에서 생겨난다.
6	여드름 또는 종기가 생긴다.	그간 적체된 노폐물이 모세혈관이 살아나면서 고름이나 노폐물이 피부로 돋아나는 현상으로 일주일 정도 돋고 사라지기를 반복한다.

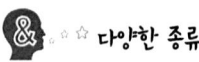
4) 위장과 소화현상

1	트림이 나고 속이 시원해진다.	움직임이 미약했던 위장이 움직이면서 위장의 위저 부분에 떠올라 체기로 정체해 있던 음식에서 생겨난 가스가 식도로 빠져 나오는 현상이다. 위장의 연동작용이 개선되고 있다.
2	위가 쓰리고 따갑고 매스꺼운 현상	가슴앓이, 즉 식도 아래의 분문의 혈류가 느려 위염 또는 위에 부종이나 상처가 있는 경우로 위산이 분비되는 현상이다.
3	방귀가 많이 나는 현상	대장의 혈류가 살아나 연동작용이 왕성하여 그 동안 장에 적체된 가스가 나오는 현상으로 신약을 많이 먹은 사람, 수술을 많이 한 사람, 마취를 많이 한 사람에게 나타난다.
4	차멀미 같은 현상	위가 나쁜 사람이 위가 좋아지는 중에 음식섭생이 잘못되어 위장의 연동이 느려진 탓이다. 목 대정맥, 코피혈을 지압해 준다.
5	녹색 묽은 변을 본다.	위장경기를 한 사람으로 경기를 쳐 내는 변색이다.
6	설사를 수돗물 틀어 놓은 것 같이 하는 사람	장염이 있거나 수년간 적체된 변이 쏟아져 나오면서 장이 청소되기도 한다. 소장의 연동작용의 변화가 생기는 현상이다.
7	갑자기 변비가 오는 사람	대장의 연동작용이 느리다가 가로막의 움직임이 좋아지면서 수분 흡수력이 좋아지거나 대장 협착증이 있는 사람이다.
8	속에서 꾸르륵 소리가 난다.	7m 길이의 소장의 혈류가 개선되어 장운동이 활발하게 진행되고 연동운동이 일어나면서 생겨나는 소리이다.
9	갑자기 입맛이 뚝 떨어지는 현상	쓸개가 좋지 않은 사람으로 기름진 음식은 금물. 소변이 노란색. 아침에는 희뿌연 오줌이 나오는 사람이 여기에 해당된다.

5) 오장육부 현상

1	피를 울컥울컥 토하는 현상	간경화나 간암이 있을 때, 목 주위에 붉은 반점이 생기거나 간에 면역력이 떨어진 사람이다.

	명현현상	이유 및 치료 부위
2	속이 불편하고 소화기능이 떨어지며 명치뼈 밑에 응어리가 나타나는 현상	오래된 체기나 위장기능에 장애가 있는 경우로 체기는 수년 동안 위장의 상부에 달라붙어 있다.
3	소변 볼 때 개구리 알 같은 것, 기름이 뜨고 코풀 같은 것이 나오는 현상	신장이 나쁜 사람으로 심장기능까지 이상이 생길수도 있다. 신장의 나쁜 노폐물이 빠져 나오는 현상이다.
4	가슴이 답답 두근거리고 얼굴에 열이 나며 어지럽고 가슴속에 응어리진 느낌	핏길이 막혀 심장에 부하가 걸려 심장이 제대로 뛰지 못했던 사람으로 오장육부가 좌충우돌중이다.
5	얼굴과 손발 몸 전체가 1~10개월가량 붓게 되는 현상	신장이 나쁜 사람으로 식후 주먹 쥔 양손으로 등쪽의 몸통혈을 쳐준다. 아프지 않을 때까지 쳐준다.

 다양한 종류
6) 몸살, 피로 무기력 현상

	명현현상	이유 및 치료 부위
1	몽둥이로 두들겨 맞은 것 같이 아픈 현상	식탐에 의한 췌장 기능의 이상으로 당뇨병이 개선되어 가는 중이다. 천천히 꼭꼭 씹어서 소식해야 한다.
2	잠을 자고 일어나도 계속 잠이 오는 현상	혈류가 막혀 점점 살이 찌거나 몸이 허약한 사람으로 몸을 따스하게 하고 산소 많은 담백한 음식을 섭취한다.
3	혈압에 이상이 생기는 현상	핏길이 열려 좌충우돌할 경우 고혈압환자는 혈압이 일시적으로 올라가기도 한다. 저혈압도 같은 현상이 나타난다.
4	열이 없이 몸살이 많이 오는 현상	몸속에 꽉 막힌 모세혈관 조직이 많아 종양이나 암이 자랄 경우에 나타나는 현상이다. 암세포가 움직이는 현상이다.
5	몸의 상처 또는 수술한 자리가 가려운 현상	수술을 하고 난 후 신경과 혈관들이 제자리를 찾아가면서 세포가 분열을 하는 중이다. 피가 삭는 중이다.
6	몸살처럼 쑤시며 나른하고 심한 피로를 느끼며 졸음이 많이 오는 현상	혈액순환 장애로 신진대사에 문제 된 조직의 핏길이 뚫리면서 노폐물 청소로 심한 피로와 함께 자주 졸음이 찾아온다.

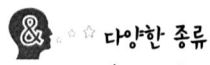
7) 골격, 근육, 땀 현상

1	근육 경련이 일어난다.	혈류가 개선되어 갑자기 세포에 산소가 공급되면서 수소와 결합하면서 전기적인 충격으로 나타나는 현상이다.
2	허리가 아프다가 갑자기 반대편 허리가 아픈 현상	좌골신경통이 낫는 중으로 3~7일간 여기저기 아픈 부위가 돌면서 통증을 호소하는데 허리의 삼투압 현상의 변화이다.
3	갑자기 땀이 많이 난다.	해당 조직부위에 막힌 혈류가 통하면서 그간 쌓인 노폐물이 수분과 함께 빠지는 현상으로 장애부위에 땀이 난다.
4	근육이 땅기고 아프다.	혈액순환이 되면서 조직의 근육이 일부가 살아나고 일부는 꼬인 상태에서 꼬인 근육이 풀어지면서 생기는 현상이다.
5	옆구리가 갑자기 아픈 현상	등뼈와 갈비뼈가 연결되어 있어 굽은 등뼈가 펴지고 간이나 비장 그리고 신경조직이 살아나는 현상이다.
6	몸속에 냄새가 많이 나는 현상	몸 안에 종양이 자라는 중으로 냄새가 고약할수록 몸이 그만큼 썩어 있는 것. 폐암은 15년이 지나야 발견되기도 한다.
7	옷이 누렇게 변하고 냄새가 고약함.	변색되는 부분에 노폐물이 빠져 나오는 현상으로 건강이 안 좋을수록 짙고 냄새가 고약하고 옷감 누렇게 변한다.

8) 생리와 배설 현상

	명현현상	이유 및 치료 부위
1	하혈을 하는 현상	자궁에 이상이 있거나 자궁에 노폐물이 남아있는 경우로 매일 있으면 폐경기가 사라지거나 청춘을 다시 찾는 것과 같다.
2	생리 시 핏덩이를 쏟아 낸다.	혈류가 개선되어 여성기능 살아나면서 그 동안 문제되었던 어적혈이 소의 간처럼 걸쭉한 핏덩이가 빠져 나온다.
3	소변이 붉다.	체내 재활용되지 못하고 죽은 적혈구가 빠져 나오는 현상이다.
4	흑색 변을 본다.	위, 십이지장 궤양 시 출혈 때문으로 궤양치료와 빈혈 치료를 해야 한다. 손 따기로 혈류를 손발로 내려 준다.

5	적색 변을 본다.	대장의 출혈, 식중독, 치질이 있을 때이다. 암적색은 소장출혈이 있는 경우이다. 장의 혈류변화로 어적혈이 터져 나오는 경우도 있다.
6	황록색 변을 본다.	경기로 인한 소화 장애로 간의 담즙 분비 이상이나 설사나 머리에 열이 나는 경우이다. 간의 화학공장에 이상 혈류가 생긴 현상이다.
7	녹색 변을 본다.	경기를 쳐내는 변으로 황변이 될 때까지 속을 잘 다스려야 한다. 심한 경기 후유증으로 대뇌 질환이 동반되는 경우가 많다.
8	청색 변을 본다.	경기 후유증이 심화되어 뇌질환 장애가 심한 경우이다.
9	흰색 변을 본다.	간 기능이 저하되고 담낭이 문제가 된 사람으로 췌장염증, 간장 질환, 황달, 담낭 질환이 있는 경우이다.

다양한 종류
9) 증상별 호전반응

증상별	호전반응
신경통	환부에 가벼운 압통 및 피부 깊숙한 조직 부위가 이상할 정도로 우리하고 찌릿해 지기도 한다. 날씨가 갑자기 더워지면 호전반응이 심해지기도 한다.
생리통	양이 많아지거나 생리 주기가 앞당겨지거나 주기가 빨라지기도 하고 간덩이 같은 핏덩이를 쏟아 내리기도 하고 전신의 무력감이 2~3일간 생겨난다.
심장병	가슴이 답답하거나 어지럽고 심장의 박동이 커지고 두근거린다. 얼굴에 열이 나고 화끈거리기도 하고 가슴 속에 응어리처럼 나타나는 경우도 있다. 핏길이 열려 심장의 펌프질이 정상화 되는 과정이다. 심장 박동이 빨라지기도 한다. 콩알만 한 눈곱이 자꾸 나온다.
편두통	더 심한 통증이 생겨나거나 이상야릇한 압통감을 느끼게 되는데 이때에는 두통약을 먹어도 소용이 없게 된다. 대뇌의 막힌 모세혈관을 뚫는 과정에서 생겨나는 현상으로 굴착기로 터널을 뚫어가는 것과 같은 통증과 유사하게 머리에 나타나는 현상이다.
변비	대장의 연동작용이 활발해지면서 딱딱한 덩어리가 만져지기도 하고 변비증세가 한두 차례 더 심하게 나타나면서 서서히 호전된다.
산성체질	나른하고 하품이 절로 나며 졸리거나 목이나 입안, 혀 등이 마르는 건조증상이 나타난다.
혈압	머리가 무겁고 어지러운 증세가 1~2주 지속되기도 하고 무기력하고 목덜미 뒤쪽이 무겁거나 일시적으로 혈압이 더 올라가기도 한다.

적혈구 부족	손발이 차고 적혈구 수치가 낮아서 폐가 클 필요가 없다가 차츰 적혈구 수치가 높아지면서 폐활량이 개선된다. 여성들은 적혈구 수치가 낮으면 코피가 자주 날 수도 있다.
위장기능 쇠약	체한 증세처럼 속이 더부룩하고 소화기능이 떨어지기도 하고 가슴앓이를 하거나 명치 밑이 응어리지거나 쓰리고 메스꺼움을 느끼게 된다.
위궤양	심한 통증과 가슴이 아주 갑갑하고 속이 찢어질 듯 아픈 느낌이 온다.
위하수	속이 늘 불편하고 헛배가 부르고 구토 증세나 트림이 자주 나온다.
장질환	설사가 잦으며 아랫배가 아프고 차다. 또 변비 증세를 동반하기도 한다.
간 기능 약화	양치질 시 구토증세가 반복되고 피부가 간지럽거나 피부물집이 생기기도 하고 목 주위까지 붉은 반점이나 땀띠처럼 솟아나기도 한다.
간경화증	복부가 팽만해지고 배가 불러오며 배변 시 피가 섞인 변을 본다.
신장병	얼굴 붓고 손발이나 몸이 10일에서 30일 가량 붓는다.
당뇨병	수족이 붓거나 몽둥이로 맞은 것처럼 전신이 아프다.
치질	배설물에 간혹 적혈 피가 섞여 나온다. 엉덩이 부위에 부스럼이 난다.
여드름	초기에는 더 많은 증세가 나타나다가 서서히 없어지거나 치료된다.
기관지염	갈증, 구토, 어지러움, 가래를 쉽게 토해내지 못해 켁켁거리게 된다. 목을 따스하게 하여 목의 혈류를 개선해야 한다.
폐 기능 쇠약	가래가 많고 우유 빛 또는 황색 가래가 나오게 되는데 내뱉을수록 좋다. 기침을 못하고 내뱉지 못하면 그 노폐물이 늑막으로 빠져 더 큰 병을 키우기도 한다.
피 부 과민증	건성피부나 알레르기성 피부로 3일에서 10일간 가려운 증세가 지속되는데 피부의 모세혈관이 살아나면 사라진다.
신경계 질환	속이 불편하거나 수족의 혈류가 막혀 있는 경우에 피가 머리로 솟구쳐 불면증이 오며 쉽게 흥분 또는 짜증을 내기도 한다. 우울한 증세를 보이기도 한다.
백혈구 감소	죽은 백혈구의 고름이 혈액 속에 많이 잔재하여 위 부위가 불편하거나 갈증이 잦고 꿈을 많이 꾸기도 한다. 차츰 악몽 같은 꿈이 점차 부드러워진다.
자궁	하혈 및 생리가 앞당겨지고 간덩이 같은 피를 아래로 쳐낸다.
눈질환	눈물이 많이 나오거나 경미한 떨림이 있거나 시큰시큰한 경우도 있다.
상처나 수술부위	과거에 다친 부위나 수술부위가 가려워지거나 딱딱한 조직부위가 피부로 만져지기도 하고 진물이 나와서 부스럼 같은 딱지가 생기기도 한다.
허약체질	열은 없으나 감기몸살처럼 몸이 쑤시고 나른하며 심하게 피곤하고 졸음이 많아진다.

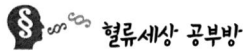 혈류세상 공부방
3. 혈류따기와 치료의 법칙

 건강한 생활
1) 조급한 마음으로 손 따기를 해서는 안 된다.

앞서 이야기한 명현반응을 인식하기 위해서는 본서를 차근차근 탐독하는 것이 중요하다. 바늘허리에 실을 꿰어 바느질을 할 수 없듯이 조급함 속에서 혈류따기를 하면 괜스레 서로의 오해가 생겨날 수도 있다. 엉뚱한 방법을 따라 했다가 더 큰 병이 생겼다고 푸념하지 않기 위해서라도 충분히 공부한 후 혈류따기가 상식과 논리에 합당하면 그 때 혈류따기를 한다.

본서는 병원을 자주 찾아 쇠약한 기운으로 그저 목숨을 연명하는 사람보다 현대의학으로 해결할 수 없는 난치병에 걸렸거나 기운 넘치는 건강을 찾고자 하는 사람, 돈이 없어 병원에 갈 수 없는 사람, 질병을 미리 예방하며 자연치유력을 기르고 싶은 사람을 위한 것이다. 따라서 질병을 예방하고 기가 넘치는 자연치유력을 되살려 내며 그것을 극대화하는 내용이므로 내가 만든 병을 자신이 공부하여 방법을 찾아내고 스스로 치유하여 건강을 찾아가는 것이다.

 건강한 생활
2) 질병 치료의 법칙

모든 질병은 심장의 피가 손끝 발끝까지 제대로 가지 않기 때문에 늙고 병들어 간다. 즉 모세혈관이 막힌 부위는 세포가 제 기능을 못하게 되고 급기야 조직이 둔화되고 그에 해당되는 인체의 조직들이 고장 나기 시작한다. 그 고장의 주된 원인이 바로 몸속에 있는 수명을 다한 백혈구의 고름이 모세혈관에 차 있기 때문이며 이러한 현상은 심장에서 가장 먼 부분 즉, 손끝 발끝부터 싸늘해지거나 자신의 혈류가 느린 조직에 해당되는 장기나 그 조직의 가장 끝 쪽부터 혈류가 막혀 차갑거나 붓기도 하고 살이 찌기도 하는가 하면 근육이 단단해지거나 털이 나고 피부가 검어지는 것이다.

따라서 이러한 현상이 가중되면 서서히 머리에 열이 오르고 대뇌이상 징후가 나타나고 잘못 된 약의 오남용으로 난치병으로 이어진다. '흔히 난 열이 많다.'라고 하는 사람들이다. 그러므로 모든 질병 치료는 심장에서 가장 먼 쪽 즉, 손과 발 그리고 오장육부의 장기 끝 쪽으로 피를 잘 통하게 하면 치료가 되는 것이다. 그러므로 머리의 열을 손이나 발끝으로 내리면 되는 것이다. 그러나 손발에 열이 많고 땀이 많아 살이 오르는 온열 다한증은 정상적인 혈류가 아닌 허열인 사람이다.

그러므로 평소 머리는 차게 손발은 따스하게 만드는 데 노력을 아끼지 말아야 한다. 서양에서도 한의학에 기인한 헤링의 명현반응의 법칙(Hering's Law of Cure)에 의하면 "모든 치료는 안에서 밖으로, 머리에서 아래로, 증상이 일어난 역순으로 일어난다."고 했다. 따라서 몸 안에 있는 나쁜 것은 밖으로 빼내고 머리에 생긴 질병을 손발에 나타나게 하는 것이다. 심장의 피가 머리로 솟구쳐 머리에 열이 나는 것을 손발로 내리면 자연스레 자연치유 되어 건강해지는 것이다.

● 멸류세상 공부방

PART 03
경련과 떨림 통증 이야기
- 통증은 치유의 과정으로 아픈 만큼 성숙해진다

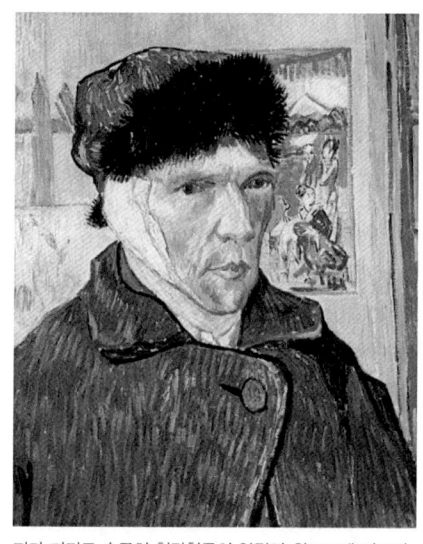

피가 머리로 솟구쳐 청각혈류의 압력이 최고조에 이르면 이러한 현상이 생기기도 한다.

우리는 잘못된 과학의 오류나 편리와 안락성에 너무 익숙하여 거꾸로 알고 있는 상식이 너무 많다. 아니 질병만큼은 더욱 더 그러하다. 내 자신이 편해지려면 곁에 있는 다른 사람이 더 고통을 받게 되는 것처럼 우리 인체도 어느 한쪽이 살아나면 그에 따른 통증이 따른다. 마치 새싹이 돋을 때 껍질을 뚫어내는 아픔처럼 사람도 예외일 순 없는 것이다.

인간은 빛이라는 자극을 받아들이지 못하면 눈이 먼 사람이고, 소리라는 자극을 받아들이지 못하면 귀가 먹은 사람이다. 자극에 대한 반응을 일으키지 못하면 답답하기도 하지만 생존에서 불리할 수밖에 없다. 감각기관을 통해 들어온 자극을 운동기관으로 전하는 것이 신경인데 사람은 중추신경에서 온몸으로 말초신경이 퍼져있다. 이러한 자극에 따른 반작용이 떨림과 통증이며 이런 현상은 신경이 살아있기 때문이다.

추운 겨울철이 되면 몸이 움츠러든다. 피부가 수축되고 손발의 관절이 움츠리고 피부가 쪼그러들기도 한다. 이것은 지극히 자연스러운 인체의 반응인 것이다. 낮은 온도에서는 모세혈관이 좁아진다. 이것은 산소와 양분을 공급받지 못한 세포가 제 기능을 할 수 없는 상황에서 중요한 오장육부의 기능을 살려내기 위해 체내 용적률을 최소화하여 자신을 지켜내기 위한 생존시스템인 것이다.

즉, 인체의 가장 중요한 부분인 오장육부를 차가운 온도에서 살려내기 위한 인체의 자가 생존시스템에 의해 수족이 오그라들고 몸이 움츠러들게 되는 자연스러운 현상인 것이다.

그러나 다시 정상적이고 쾌적한 온도의 실내로 접어들면 여기저기 이상 현상이 생겨난다. 그동안 낮은 온도로 모세혈관이 막혀 산소를 제때 공급받지 못한 세포가 순간적으로 산소를 제공 받으면서 찌르르 한 반응을 수반하는 현상이 생긴다. 먼저 얼굴이 화끈 거리고 심장의 뜀박질이 강해지다가 손발이 서서히 따스해지면서 전기가 통하듯 찌르르 한 반응이 오는 것이다.

이러한 현상을 우린 질병이라 생각하지 않는다. 그러나 정상적인 온도에서 이러한 움찔, 저림, 떨림 현상이 생기면 모두들 병이 생겼거나 아니 병이 악화된 것으로 착각하는 경우가 많다. 따라서 수족 저림이나 손발 떨림, 간질의 경련, 사지뒤틀림 등의 현상에 대한 현대인의 잘못된 생각을 바르게 이해하는 노력이 아쉽다.

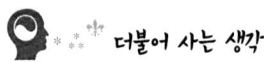 더불어 사는 생각

1. 겨울철 소변을 보면 온몸이 떨리고 경련이 오는 이유는?

몹시도 추운 겨울철 야외에서 온몸이 오싹 차가와 진 상태에서 소변을 본 사람이면 누구나 느끼는 현상이다. 소변을 보고나면 왜 몸이 움츠러 들거나

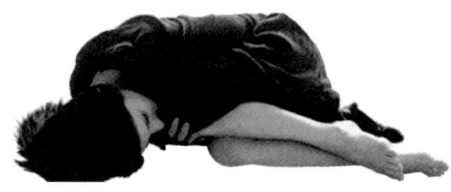
몸을 움츠리는 것은 오장육부의 에너지를 모으려는 것이다.

움찔하는 것일까? 이것은 사지가 싸늘해져 있는 상태에서 그나마 따뜻하게 데워 놓은 소변의 따스한 온기가 배출되어 생기는 현상이다.

즉, 요도와 방광에 모여 있던 따스한 온기의 소변이 갑자기 배출되면서 자신의 따스한 온기를 보온하려고 움찔하는 것이다. 또 배설 하면서 상대적으로 온도가 낮아진 조직에 순간적으로 산소를 공급받으면서 세포는 수소와 결합으로 온몸이 떨리는 현상이 생기는 것이다.

그러나 여름철 또는 따뜻한 실내에서 생활하다가 소변을 보면 이러한 현상을 생겨나지 않는다. 반면에 여름이나 쾌적한 온도에도 불구하고 수족이 찬 경우에는 소변을 본 후 이러한 사지 떨림 현상이 생겨난다. 예를 들면 추운 겨울철 야외가 아닌 경우 즉, 10℃를 상회하는 정상적인 기온에도 불구하고 소변을 본 후 이러한 사지떨림이나 움찔하는 현상이 생긴다면 역으로 수족냉중이나 사지의 혈류가 막혀 있는 것이 된다.

따라서 몸을 움츠리거나 저림, 떨림은 인체의 자기치유시스템이 정상적으로 작동되는 것이다.

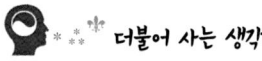
2. 앉아있다 일어서면 다리가 저려오고 찌릿한 이유는?

정상적인 사람도 다리를 오랫동안 꿇어앉거나 정좌자세를 취한 후 일어서면 다리에 쥐가 내린다. 누구나 일어서지 못할 정도로 다리가 저려오고 자신의 발이 아닌 것처럼 마치 전기가 통하듯 몸서리치는 이유는 무엇일까? 이것은 장시간 앉아 있을 때 정맥의 모세혈관이 막혀 있다가 일어서면서 동맥에 가해진 압력에 의해 순식간에 핏길이 열리면서 산소가 세포속의 포도당을 미토콘드리아가 순식간에 분해시키면서 생겨나는 현상이다. 즉, 동맥에서 계속 펌프질 된 높은 압력이 가중된 피가 갑자기 일어서면서 정맥의 혈관이 열려짐에 따라 산소와 양분이 순간적으로 세포에 이송되면서 생기는 현상인 것이다. 이러한 현상은 여름철보다 겨울철에 더 많이 나타난다. 여름철의 쾌적한 온도에도 불구하고 앉았다 일어서면 전기가 통하듯 저림 현상이 잦아지면 그 해당되는 부분의 혈액순환 장애가 생겨나고 있는 조짐이므로 혈류개선이나 피를 맑게 하는 지혜를 발휘해야 한다.

따라서 특별한 행위를 제외한 일상생활에서 앉았다 일어섰을 때 수족의 저림이나 떨림 현상이 올 때가 핏길이 열리는 현상이므로 자주 발생하면 피가 혼탁하거나 저림 부위의 정맥 모세혈관이 막혀서 생겨나는 현상이므로 피를 맑게 하는 음식 섭생이나 혈류따기로 혈액순환 장애를 치료하는 것이 좋다.

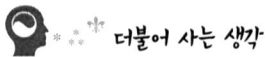 더불어 사는 생각
3. 잠잘 때 손발이나 팔이 저려오는 이유는?

건강한 사람은 몸을 大자 뻗은 자세로 편안하게 잠을 청할 수 있다. 그러나 혈액순환 장애가 있거나 꿈을 꾸거나 수족냉증 환자와 같은 사람들은 편한 잠자리 자세를 가질 수 없다. 밤새도록 방의 이 구석 저 구석을 돌며 몽롱한 꿈을 꾸기도 하고 심한 경우에는 잠꼬대에서 헛소리까지 한다.

저림 현상은 보통 왼쪽으로 돌아누우면 왼쪽의 겨드랑이의 림프절과 팔의 정맥혈관이 막혀 있다가 또 돌아누우면 왼쪽 팔이 저려오고 전기에 감전된 것처럼 자극되어 잠을 깨는 것이다. 이러한 현상을 팔 뿐만 아니라 다리도 같은 방식에서 저림 현상이 생긴다.

이것은 장시간 팔이나 손 또는 다리 발 등 특정부위가 잠자는 동안 접혀 있거나 짓눌린 자세를 바꾸는 순간 그동안 막혀 있던 모세혈관의 동맥에서 계속적으로 가해진 압력에 의해 순식간에 피가 돌면서 생겨나는 현상으로 산소가 부족한 세포가 허기진 산소를 채우기 위해 수소와 순간적으로 결합하고 양분을 공급받을 때 생기는 현상인 것이다. 이러한 현상은 여름철보다 겨울철에 더 많이 나타난다. 그리고 잠을 청하지 않는데도 수족의 저림 현상이 생겨나는 경우도 있다. 비교적 나이가 많은 사람에게 나타나는 증상으로 이것은 피가 혼탁하여 특정부위가 수시로 막혔다가 열리는 현상이 반복되면서 생겨나는 현상이다.

한편 운동할 때 쥐가 나는 것은 경련이나 떨림과는 다른 것이다. 이것은 근육이 과도한 긴장이 지속되면 혈액 순환 장애가 일어나고 그로인해 통증이 나타나는 것을 근육 선통 (Muscle cramps)이라 한다. 원인은 과도하게 신체 조직을 사용하여 땀을 흘리면서 중요한 미네랄 성분이 소비되어 나타나기도 하고 격렬한 운동에 의한 근육의 꼬임이나 타박상에 의해 나타나기도 한다.

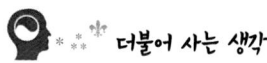

4. 특정부위가 근육이 뛰거나 눈 주위가 떨리는 이유는?

살다보면 심장이 갑자기 뛰거나 허벅지 근육이나 팔뚝 등의 특정부위 근육이 팔딱거려 피부가 솟아오를 정도로 근육이 솟구쳐 뛰는 경우도 생긴다. 또 미약하게는 눈 주위가 파르르 떨리는 현상이 나타난다. 이러한 현상은 한 결같이 막혀있던 혈관이 열리면서 갑자기 혈액을 많이 보내야 하는 탓에 심장의 펌프질이 빨라지게 되거나 경락 부위의 근육이 팔딱거리기도 하고 눈가 주위의 가벼운 경련 현상으로 나타나는 것이다.

이러한 것은 계절이 바뀌거나 갑자기 운동을 하거나 지압, 혈액순환이 개선되어 나타나는 징후이다. 정맥의 모세혈관이 막혀 있다가 동맥에 가해진 압력에 의해 순식간에 피가 돌면서 생겨나는 현상들인 것이다. 즉, 동맥에서 계속 펌프질 된 높음 압력이 가중된 상태에서 갑자기 운동이나 온도변화, 혈류따기 등에 의해 정맥의 혈관이 열려짐에 따라 산소와 양분이 순간적으로 세포에 이송되면서 생기는 현상이다.

특정 부위의 떨림이나 경련이 지나치면 마치 전기가 통하듯 찌릿한 저림 현상도 생겨난다. 이러한 현상은 혈류따기나 산소 많은 음식 섭생으로 핏길이 살아나 세포가 재생되거나 건강이 호전되어 가는 명현현상일 가능성이 많으므로 너무 예민하게 반응할 필요는 없다.

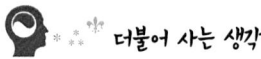

5. 경기와 떨림, 간질환자의 움찔, 통증이 오는 이유?
– 사지마비 후 경련, 간질환자의 움찔, 경기 후 사지 뒤틀림 등

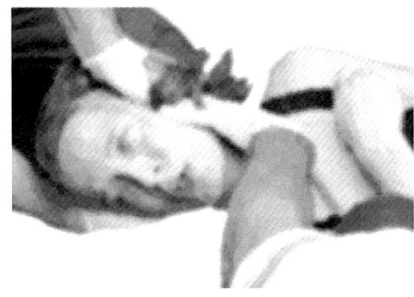

움찔하거나 발작하는 것은 오장육부의 막힌 기혈을 뚫어주려는 자가치유의 한 방법이다.

대부분의 질병은 질병이 시작할 때에는 통증이 생기지 않는다, 그러나 질병의 한계에 달하면 그 부분을 재생하기 위한 생존본능의 자기시스템이 작동되어 통증이 수반된다. 대부분의 통증은 치료를 위한 과정에서 그 문제된 조직세포를 재생하거나 복원할 때 생겨나는 현상이다. 즉 혈류장애로 그 동안 방치된 조직세포에 부족한 산소와 양분을 공급하는 과정에서 세포분열의 가속화에 의해 생겨나는 것이다.

그래서 병이 깊을수록 자신을 생명유지를 위해 더 많은 세포들이 세포분열을 위해 고전분투 하는 자기치유 기능을 극대화는 과정에서 더 심한 통증

이 나타나게 되는 것이다. 그러나 그 통증의 한계를 벗어나면 자연치유력이 상실되어 그 조직의 감각을 잃게 되는 경우가 생긴다. 따라서 세포분열의 가속화 현상 즉, 통증이 사라지면 낫기고 하고 그렇지 못하면 아에 세포가 곪거나 썩어 버리기도 하고 세상을 등지게 되는 경우도 생긴다.

앞서 소변을 본 후 사지가 떨리거나 손발이 저리는 원인을 설명했다. 사지마비 후 경련, 간질환자의 움찔, 경련 후 사지 뒤틀림 등도 같은 이유에서 생겨나는 것이다. 경기나 경련, 사지마비 상태가 극한에 도달할 경우 우리 인체는 발작이나 뒤틀림 또는 움찔하는 근육의 움직임을 함으로써 모세혈관을 열고자 하는 몸짓인 것이다. 즉 오장육부를 살려내기 위해 핏속의 염증이나 죽은 백혈구를 심장에서 먼 쪽으로 보내고자 하는 인체의 자기치유시스템 반응인 것이다.

즉, 이러한 현상은 두 가지로 해석될 수 있다. 첫째는 명현 반응형으로 일상생활을 하는 동안 막힌 모세혈관을 열려고 움찔 또는 경기, 떨림 현상으로 나타나는 경우가 있고, 둘째로는 자가생존치유형으로 정맥의 모세혈관이 막혀 새로운 모세정맥혈관을 만들고자 하는 자기치유기능에서 생겨나는 것으로 이러한 현상은 사지 뒤틀림이나 발작 증세로 나타난다.

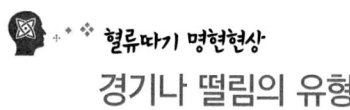

경기나 떨림의 유형

1. 명현 반응형

명현현상, 즉 호전반응으로 신체의 일부분이 움찔하거나 가벼운 떨림 또는 경기를 하는 것이다. 이러한 현상은 생활 중 오장육부나 대뇌 등 인체의 주요한 부분이 노폐물이나 농백혈로 막혀서 더 이상 신진대사의 문제가 될 경우에 생겨나는 현상이다. 심장에서 먼 손발 쪽으로 혈관내의 염증이나 노폐물, 백혈구 농을 내 보내기 위해 경련이나 움찔하게 되는 인체의 자기치유시스템이 작동하면서 생겨나는 명현반응이다.

즉, 일상생활 중 잘못 된 음식섭생이나 환경적인 충격으로 체내 염증이나 노폐물이 축적되어 더 이상 인체의 조직이 제 기능을 못할 경우에 몸을 움츠리고 경련을 하여 막힌 핏길을 열려고 하는 동작이다. 체내 혈관에 돌고 있었던 백혈농이나 염증을 손발 쪽으로 보내려고 경기나 움찔하는 등 근육의 경련을 통해 손끝이나 발끝 쪽으로 체내 나쁜 농들을 심장에서 멀어지게 하기 위해 나타나는 현상이다. 이런 경우에는 자신의 한계에 이를 정도로 근육이나 에너지를 사용했기 때문에 의식이 혼미해지거나 심하면 수분 동안 의식이 없는 경우도 생겨난다. 이런 경우에는 뇌압을 낮추기 위해 반드시 대정맥을 지압하여 저산소증으로 뇌가 손상되는 것을 방지하는 것이 좋다.

또 일상생활 중 막혀 있던 모세혈관이 긴장이 풀리거나 뜨거운 온도나 지압, 혈류따기, 사혈 등으로 핏길이 열려지면서 동맥으로 계속 가해진 압력에 의해 순식간에 피가 돌면서 생겨나기도 한다. 이런 현상은 혈관 내 적혈구가 이동하면서 세포에게 산소공급을 하는 과정에서 움찔 또는 경련 현상이 생겨나는 자연스런 행동이다. 보통 손발이 차가운 사람에게 나타나는 현상이다. 한편으로 복부는 차가운데 수족이나 상체에 열이 많은 사람 즉, 허열 인 사람은 손발이 따스하지만 핏길이 열리면 오히려 손발이 차가워지는 경우에도 생겨난다.

2. 자가생존치유형

자가생존치유형은 정맥의 혈류가 노폐물과 어적혈로 막혀 더 이상 정맥의 구실을 상실하게 되면 우리 인체는 새로운 핏길을 만들어 내게 된다. 동맥모세혈관을 만들기도 하고 그에 따른 정맥혈관이 무수히 많이 생겨나게 되는데 대뇌에서 손발에 이르기까지 인체의 어느 조직이든 새로운 핏줄이 만들어진다. 이러한 현상은 정맥의 모세혈관이 막혀 새로운 모세혈관을 만들고자 하는 자기치유기능에서 생겨나는 것으로 대부분 대뇌이상과 유사한 정신적인 질환이 동반되거나 경기, 떨림, 경련 등으로 나타나기도 한다. 심한 경우에는 모야모야병이나 간질, 사지 뒤틀림이나 발작 증세로 나타나기도 한다. 닫힌 모세혈관을 새 모세혈관을 만들기 위해 생겨나는 발작으로 다시 두 가지로 나눠어 볼 수 있다.

첫 번째의 경우는 항경련제의 남용이 원인인데 온몸으로 농백혈이 퍼진 상태에서 경련이나 발작을 하는 것이다. 자기치유시스템을 가동하려고 해도 기력이 쇠하여 농백혈을 손끝이나 발끝으로 보내기 힘든 경우에 해당된다. 사람마다 다르긴 하지만 이런 경우는 항경련제를 평생 먹고 살아가는 경우가 많은데 호전반응보다는 날이 갈수록 신진대사 기능이 서서히 저하되어 돌이킬 수 없는 사항으로 조금씩 그리고 서서히 야금야금 기력을 잃어가게 되면서 아주 서서히 죽음으로 내몰게 된다.

두 번째는 손발이 싸늘해진 상태 또는 무릎이나 팔뚝까지 싸늘한 상태에서의 사지 뒤틀림이나 발작을 하는 것이다. 이런 경우에는 농백혈이 심장에서 그리 멀지 않은 쪽에 핏길이 막혀 있는 경우이다. 혈류따기를 해도 피가 잘 나오지 않거나 피가 흑혈에 가까운 검붉은 피가 겨우 나올 정도인데 수회의 핏길을 열어야 겨우 고름이나 물과 같은 농백혈이 나오기도 한다. 손가락에 혈류따기를 지속적으로 하면 서서히 흑혈에서 수액이나 고름 등이 나오는데 다 빼내면 건강한 생활 을 할 수 있다.

조직의 떨림이나 경련의 대부분 현상들은 분명 인체의 자기치유 기능에서 생겨난 현상이다. 핏길이 열리거나 달라지면서 산소와 양분이 순간적으로 세포에 이송되면서 생기는 현상이거나 반대로 세포에 산소를 공급하기 위해 발악적인 행동을 보이면서 정맥 모세혈관을 만들어 치유하려는 반응인 것이다. 이러한 현상은 대부분 여름철보다 겨울철에 더 많이 나타나는 경우가 많다.

그러나 사람에 따라서 여름철에 증세가 심해지는 사람은 허파의 폐포가 문제되어 나타나고, 계절과 무관하게 나타나는 사람들은 대부분 위장장애 후에 오장육부의 혈류가 막혀 생겨나는 경우이다.

  따라서 이 모든 현상들은 혼탁한 피, 모세혈관의 막힘에 따른 세포분열의 장애에서 생겨난다. 평소 경기 후유증을 다스려 면역 기능을 극대화하고 산소 많은 음식을 적당히만 섭취하면 이 모든 신체장애에서 자유로울 수 있게 된다.

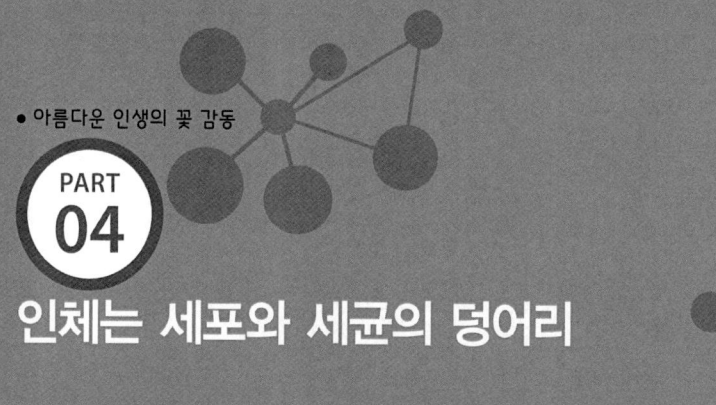

● 아름다운 인생의 꽃 감동

PART 04
인체는 세포와 세균의 덩어리

인체는 세포와 세균의 덩어리다. 세포가 건강하면 늙고 병들지 않는다.

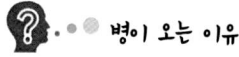 병이 오는 이유

1. 세포가 병드는 이유

우리 몸은 연령이나 나이 따라 다르긴 하지만 성인의 경우 100조 개 정도로 구성된 세포덩어리이다. 피부도 피부세포이고, 근육도 근육세포이고, 뼈도 골수도 세포로 되어 있다. 간도 간세포이고, 콩팥도 콩팥세포이고 뇌도 뇌신경세포이다. 심지어 손톱이나 머리카락도 세포가 생산한 것이다.

세포가 병들거나 죽으면 병이 온다. 전쟁 시 보급 물자가 차단되면 군사들이 기진맥진하여 전쟁에서 패배하듯이 100조 대군의 세포도 보급로인 핏길, 즉 모세혈관이 막히면 가가 막히고 결국 신진대사 장애가 생겨난다.

'폐암에 걸렸다', 혹은 '신장염이다' 혹은 '간경화증이다' 하는 것은 무엇을 말하는 것일까? 바로 세포가 병든 것이다. '폐암'이라면 폐 세포가 암세포로 변했다는 뜻이고, '신장염'이라면 신장 세포에 염증이 생겼다는 뜻이고, '간경화증'이라면 간세포 한 개 한 개가 병이 나서 간이 커지고 딱딱하게 굳어져 간다는 뜻

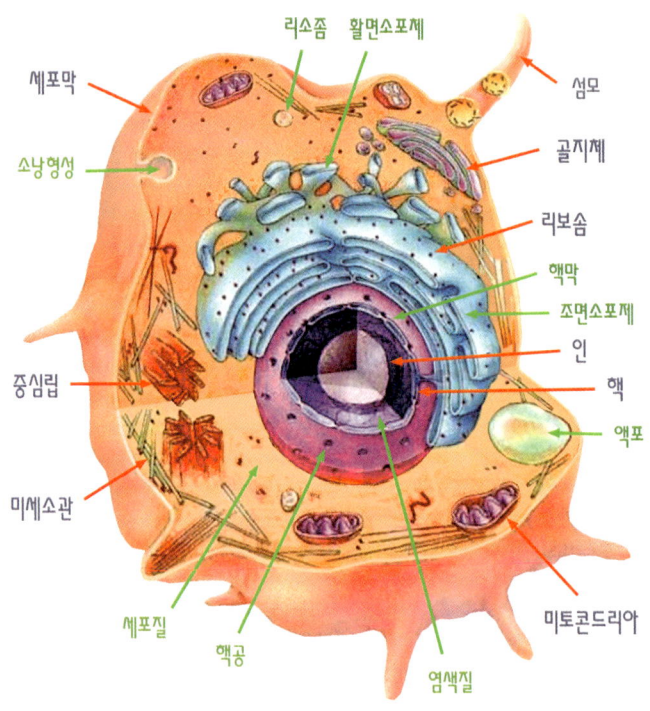

세포의 구조

이다. 따라서 모세혈관이 막히면 산소와 양분의 공급이 차단되어 세포가 살수 없음은 물론이고 막힌 핏길에 쌓여있던 세포가 쓰고 남은 요산이나 노폐물, 수명을 다한 백혈구 고름들이 모이게 되고 이런 것들이 저체온 조직이 되어 결국 종양이 되기도 하고 산소공급이 오래도록 차단된 곳에서 암으로 발전하게 되는 것이다.

 따라서 모든 병들은 곧 세포의 병이고, 세포의 병이 우리 몸의 병이 되는 것이므로 세포가 병들지 않도록 모세혈관을 핏길을 여는 노력을 계속하면 건강해지는 것이다.

1) 세포수명과 기능

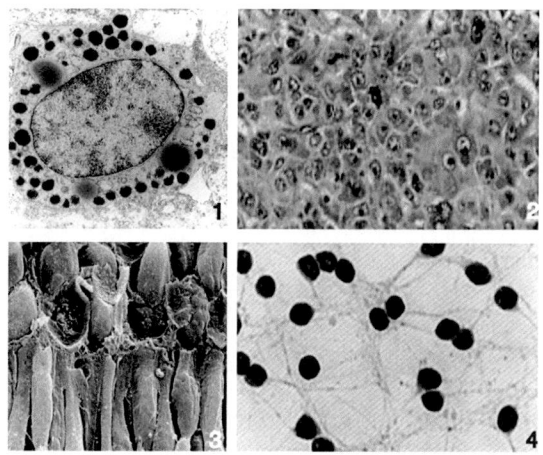

1. 비만세포
2. 간세포
3. 망막세포
4. 뇌세포

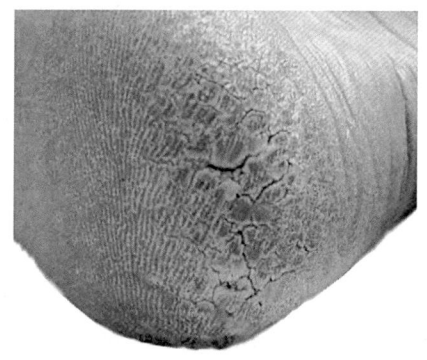

수명을 다한 세포는 피부에서 떨어져 나가야 한다. 수면 또는 노후세포가 오래 머물면 각질이 생긴다.

아버지의 정자하나가 어머니의 난자 하나와 결합해서 생명체가 탄생한다. 반쪽의 아버지 정자와 반쪽의 어머니 난자가 하나 되는 것이다. 이렇게 하나로 합쳐진 세포가 성장 분열하여 두 개가 되고, 네 개가 되고 여덟 개가 되고 해서 자꾸 번식하여 신비하게도 인체를 꾸며가며 아기로 탄생되는 것이다.

흔히 부모의 피를 물려받는다고 한다. 유전의 핵심은 바로 피다. 즉 피가 맑고 건강하지 못하면 자녀는 혼탁한 피를 물려받고 태어난다는 것이다. 혼탁한 피 탓으로 세포가 산소와 양분을 제대로 공급 받지 못하면 세포핵의 유전자 구조까지 변형하게 되는 것이다.

세포 하나로 시작해서 남자도 되고 여자도 되고, 잘생기기도 하고 못생기기도 한 사람이 태어나는 것이다. 따라서 세포는 인체의 각 기관의 부위에 따라 모양이 서로 다르다. 특히 간세포와 뇌세포를 비교해 보면 너무나 다르다. 간세포들은 그냥 갸름하면서 동그스름하게 생긴데 비해서 뇌신경세포는 가지가 뾰족하게 나와 있고 다리 같은 것도 나와 있는 것처럼 조직에 따라 세포 모양이 완전히 다르게 생겼다.

이러한 세포는 그 수명이 42일 정도다. 즉 육칠일을 살다가 죽게 되면 세포의 리소좀에 분해되어 혈장으로 녹아들기도 하고 피부에서 떨어져 나가기도 한다. 그러나 핏길이 막히면 분해되지도 떨어져 나가지도 못하게 되어 세포가 수면하거나 노후세포로 바뀌어 그대로 몸에 붙어 살이 찌거나 피부가 검어지거나 질병이 오게 되는 것이다. 사람의 세포가 완전하게 바뀌는 데는 2년의 시간이 필요하다. 사진은 세포 수명이 끝난 발뒤꿈치 각질로 이런 경우 치질이나 엉치뼈의 혈류가 느린 경우에 생겨나는 각질화 현상이다.

또 사람이 각기 개성을 지닌 것은 뇌의 생각이 독특하게 그 사람의 꼴을 만들어주기 때문이다. 세포에게도 뇌가 있다. 콩팥은 콩팥세포이고, 위세포가 위세포인 것은 바로 세포 속에 있는 세포의 뇌, 곧 세포의 핵에서 비롯한다. 세포핵이란 세포의 두뇌와 같아서 세포의 특성과 컨디션을 유지하게 한다. 갑상선세포와 콩팥세포는 다른데 그것은 세포의 핵이 서로 다르기 때문이다. 그러나 사실 세포가 모두 같은 것이듯이 세포핵도 사실은 같은 것이다. 똑같은 세포에서 출발했으니 같다고 말하는 것이다. 그런데 그들은 모두 서로 다르게 일을 하기 때문에 세포는 신기한 존재인 것이다. 따라서 세포의 핵이 건강하려면 모세혈관이 막힘이 없어야 하고 그 속에 흐르는 피는 건강하고 맑아야 한다. 세포에게 혈액공급이 중단되면 뇌신경세포는 3~5분, 심장근세포와 간세포는 1시간, 골격근은 3시간이 경과하면 죽는다.

아하 그렇군!
2) 소우주인 세포의 신비한 자기치유 기능

침, 젖, 땀을 흘리게 하는 일은 세포속의 골지체 덕분이다. 리보솜이 조면소포체벽에 다닥다닥 붙어서 아미노산을 결합하여 단백질을 만들고 큰 덩어리가 되면 보낼 주소를 적어 활면소포체를 떠나 골지체를 찾아간다. 골지체는 우편배달부로 들어온 단백질을 농축된 과립의 알갱이를 만들고 행선지를 표시한 후 골지체를 떠난다. 세포막은 행선지를 보고 세포 밖으로 영양 가득한 분비과립을 보내게 된다. 리보솜은 세포 안에서 단백질이 만들어지는 공장에 해당되는 알갱이이다.

미토콘드리아는 세포호흡을 통해 탄수화물, 지방, 단백질 등의 유기물의 산화시켜 열에너지를 만들고 필수아미노산을 합성하며 암모니아 독소를 분해하여 세포를 활성화하고 DNA유전정보를 소유한다. 핵 속에는 DNA와 단백질로 구성된 염색사가 있는데, 유전 물질인 DNA에 유전의 모든 성질이 감추어져 있다. 핵 속에는 인이라고 하는 작은 알갱이가 있는 데 이 인은 막이 없으며 리보솜이 만들어지는 장소이다. 핵은 세포의 유전물질인 DNA를 함유하고 있다. 즉 핵은 세포의 유전현상과 생리현상을 조절하는 정보 센터이다.

결국 핵은 세포 안에서 이루어지는 모든 생명 현상을 지배하고 조절하므로 생명의 중심이라고 할 수 있다.

리소좀은 지방, 단백질 분해 효소, 탄수화물, 핵산 등 40여종의 소화효소가 있으며 죽은 세포를 분해하거나 이물질을 파괴하기도 하고 심한 기아 상태에서는 자폭하여 세포 전체를 녹여서 에너지를 공급하기 때문에 굶어 죽으면 뼈만 앙상하게 되는 것이다. 일반적으로 오래되어서 못 쓰게 된 세포소기관을 파괴하거나 외부에서 탐식작용을 통해 먹어 치운 바이러스나 박테리아 같은 외부 물질, 음식물 조각들을 파괴하는 데에 사용된다. 액포는 에틸렌합성의 마지막 단계와 당 전환 반응 등 화학반응의 일부가 일어난다. 물과 용질의 삼투

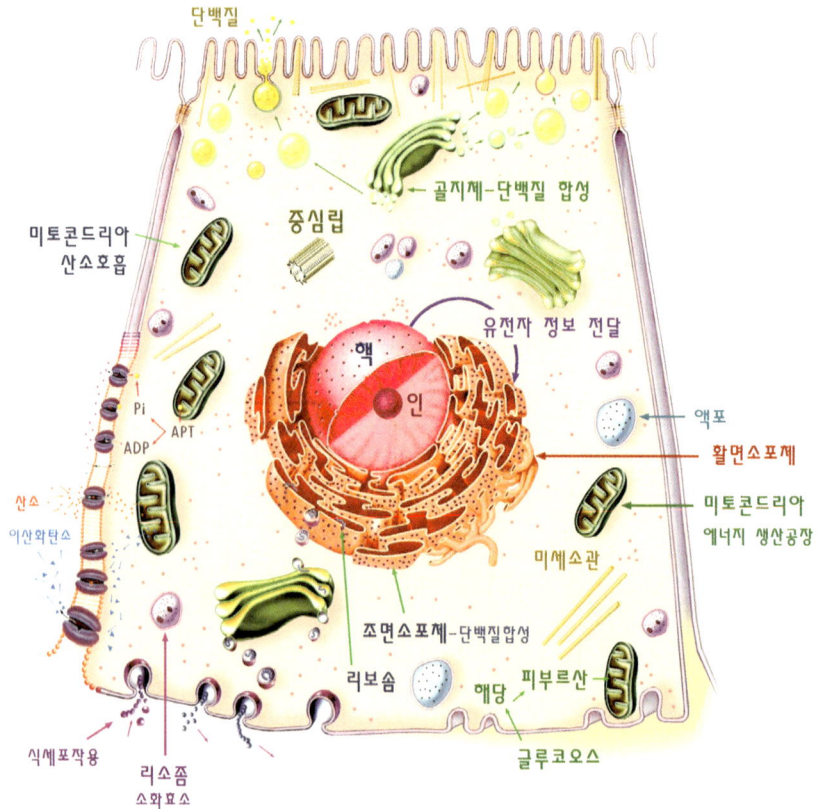

압을 조절하고 물질의 저장과 축적, 그리고 일정한 수준으로 유지하려는 항상성 기능을 한다.

　미세소관은 세포분열시 염색체의 이동과 세포내의 미세기관의 운동을 조절하고 세포벽의 셀루로즈 미세섬유의 방향조절, 세포 자체의 운동 조절, 편모의 운동을 하게 한다. 소포체는 수송기능과 세포내와 세포 간 각종 물질이동, 효소와 기타 단백질을 분비하고 활면소포체는 기름을 합성한다.

　이처럼 세포 하나가 소우주로 100조 개가 나 자신을 움직이며 세포들이 각기 다른 임무를 수행하며 인체의 항상성을 유지하고 있는 것이다. 이렇게 엄청난 존재가 '나'이다. 너무 오묘한 소우주, 세포의 신비함 그 안에 또 존재하는 소우주는 앞으로도 끊임없이 풀어나갈 인류의 수수께끼이다.

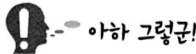

2. 세포의 신비한 자기치유시스템

한국에서는 부인들이 자궁절제수술을 많이 한다. 심각한 부작용에도 불구하고 자궁이 아무것도 아닌 것으로 알고 떼어내는 경우가 많다. 그런데 자궁을 떼어내면 의사들이 동시에 나팔관 옆에 있는 여성의 난소도 같이 떼 낸다. 왜냐하면 자궁이 절단되어 나가면 난소가 할 일이 없다는 논리 때문이다. 자궁을 떼어내면 난소는 저절로 쇠퇴해서 죽는 경우가 90% 이상이기 때문이다.

그런데 이렇게 난소마저 떼어 내고 나면 그 난소가 생산하던 여성호르몬이 중단된다. 여성을 여성되게 하는 호르몬 분비가 중단되면 피부, 몸의 곡선, 목소리 등 여성적인 모든 부드러움에서 여성으로서의 생명활동 전반에 문제가 생겨나게 되는 것이다.

여성호르몬이 있어야 뼈가 튼튼히 유지되고 근육도 유지되고 생각까지도 여성적으로 유지되는데 안타까운 일이다. 흔히 폐경기가 되고 난소의 기능이 약화된 여성들에게서 골다공증이란 질병이 발생한다. 여성 호르몬의 결핍으로 뼈 속에 있는 단백질이 빠르게 빠져 나가고 구멍이 숭숭 뚫리고 푸석푸석한 석회질만 남기 때문이다. 그러니까 산부인과 의사들이 자궁 절제와 난소를 떼내고 나면 즉시 여성호르몬제를 먹기를 강요한다. 그러나 소화에도 장해가 오고 부작용이 있다는 이유로 복용을 스스로 중단해버리기는 경우가 많다.

그런데 호르몬제 복용을 중단하면 분명히 피 속에 여성호르몬이 없어야 되는데 여성호르몬이 있다. 그것은 체내에 있는 콩팥 위에 부신피질이라는 기관에서 여성호르몬을 생산해 내기 때문이다. 스트레스 호르몬 즉, 아드레날린이나 코티손 호르몬을 만들어 내는 곳인데 거기서 난데없이 여성호르몬을 만들어냈기 때문이다. 난소가 없어지고, 호르몬약도 안 들어오니까 다른 호르몬을 만들어내던 부신피질이 여성호르몬을 만들어 내는 것이다. 그것은 결국은 세포들이 모두 같기 때문인 것이다. 따라서 역으로 생각하면 지나친 영양의 과잉 공급이 기관의 장애를 일으킬 수 있다는 이야기가 된다.

흔히 암세포는 무서운 존재로 알고 있다. 그러나 암세포 자체도 인체의 자연치유력의 산물인 것이다. 핏길이 오래도록 막혀 노폐물과 요산 죽은 백혈구의 고름이 모여 있다가 이것이 몸 전체에 퍼지면 인체 조직은 살아갈 수 없다. 따라서 오래도록 방치된 요산과 노폐물의 고름 덩어리를 단단한 캡슐로 봉인하는 것이 암세포다. 즉 핏길이 막혀 산소와 양분의 공급이 차단된 곳에서 암세포가 생겨나게 되고 역으로 핏길을 살려 산소를 공급해주면 조직이 따스해지면서 암세포는 저절로 사라지는 것이다.

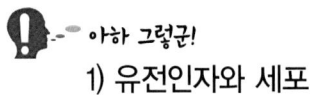

1) 유전인자와 세포

세포 안에는 사람의 머리격인 세포핵이 있다. 핵 안에는 유전인자가 숨겨져 있다. 보통 세포핵을 열어보면 염색체라는 게 나타난다. 이 염색체는 한 세포핵 안에 46개가 있다. 그 46개중에 하나만 꺼내서 잘 살펴보면 생긴 모양이 전화 수화기 줄처럼 꼬불꼬불하게 감쳐진 실 뭉치처럼 생겼다. 이것을 잡아 당기면 꼬불꼬불한 실이 풀어져 나오는 것처럼 염색체가 길게 늘어져 나온다. 그 실 같은 염색체가 수많은 유전인자가 연결된 것이다. 한 토막 한 토막의 각기 다른 유전인자 10만 개 정도가 촘촘하게 연결되어 있는 것이다. 그러니까 염색체란 유전인자의 집합체인 것이다.

이번에는 하나의 유전인자를 떼어 내어 그것을 분석해보면 놀랍게도 거기에

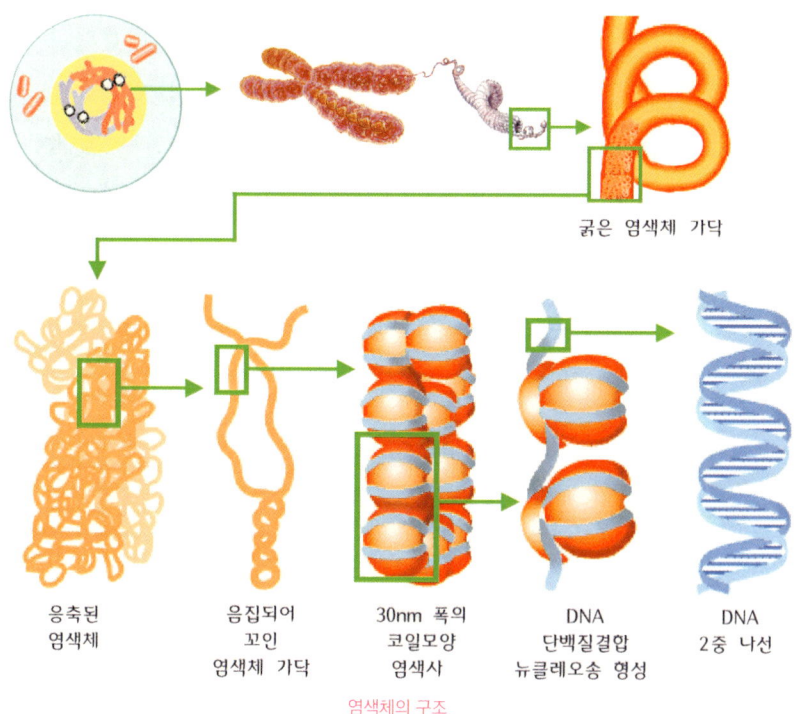

염색체의 구조

는 우리 생명의 본질이라고 할 수 있는 핵산이라는 것이 나온다. 핵을 만드는 산이라는 뜻으로 유전인자를 구성해주고 있다. 이 핵산은 스프링처럼 동글동글하게 구부려져 있다. 이것이 산이다. 놀랍다. 그것은 물질이기 때문인 것이다. 물질은 생명체가 아니다.

그런데 이 핵산은 그냥 보통 산보다는 이상하다. 마치 살아있는 것처럼 보이는데 동글동글한 스프링 같은 몸체가 잘못되어서 끊어지면 이것이 저 혼자서 슬금슬금 다시 접근해서 이어지기도 하고 그렇지 않으면 잘려진 부분에서 다시 자라나기도 하는 것이다. 핵산이란 좋은 환경, 즉 모세혈관으로부터 산소와 양분을 제대로 받아 적당한 온도, 적당한 습기, 적당한 영양소가 있으면 번식한다는 것이다. 하나가 두개로 되고 두개가 네 개로 된다. 이것을 생물학적으로 자란다, 혹은 성장한다고 말한다.

수정도 자라고 다이아몬드도 성장한다. 수정이나 다이아몬드도 모두 핵산처럼 근본 구성 물질이 탄소 혹은 실리콘으로 되어있기 때문이다. 물질 중에서 특히 잘 자라는 것이 탄소이다. 그러나 세포 속의 유전인자를 구성한 핵산은 물질에 불과하다. 다만 조건이 형성되면 자라는 것이다. 신비스러운 일이다. 그런데 그러한 핵산으로 구성된 유전인자, 그 유전인자에 의해서 움직이는 세포, 그 세포로 구성된 조직으로 사람은 살아있는 생명을 소유하고 있는 것이다. 그렇게 생명은 자라고 활동하고 생각한다. 모든 세포는 재생한다. 그것은 유전인자가 재생하기 때문이다. 유전인자의 재생은 곧 바로 핵산의 재생이다. 그것은 물이 얼어붙지 않고 정상적인 상태로 있으면 흐르도록 만들어진 것과 같다. 따라서 핵산이 제대로 살아가려면 피가 맑아야 한다. 모세혈관의 막힘이 없으면 정상 체온이 되어 유전자 구조가 정상화되고 모세혈관이 막혀 저체온 현상이 되면 유전자 구조가 바뀌게 된다. 따라서 현대의학은 질병에 걸린 사람의 유전자구조를 연구하여 처방을 하는 지금의 현실은 엄청난 모순이다. 유전자 구조가 왜 바뀌어 질병이 발생하는지 그 원인을 밝혀내는 연구가 선행되어 질 때 질병이 내 안에서 생겨나지 않게 된다.

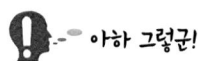
2) 산소와 양분만 공급되면 세포는 재생된다.

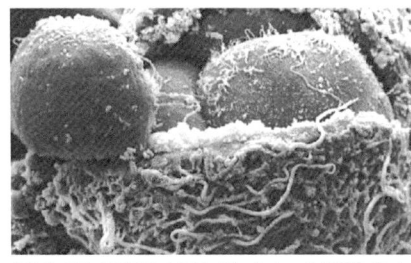
산소와 양분이 적절하게 공급되면 세포는 제 역할을 한다.

간경화증이다, 만성신부전증이다 하는 거창한 질병에 걸렸다고 한다면 많은 의사들로부터 '신장이 나빠지면 재생 안 된다!', 혹은「간경화증일 경우 간은 재생할 수 없다!」라는 말을 듣게 된다. 통계적으로는 그렇게 말을 하고 그렇게 되어 있다.

그러나 그것이 재생하지 못하는 이유는 그 간이 경화되도록 살아온 환경을 그대로 두고 고칠 수 없을 때이다. 신장이 나빠지게 된 환경과 마음을 그대로 지속할 때는 결코 재생될 수가 없는 것이다. 왜냐하면 그런 환경으로 그것이 퇴화되고 망가지고 죽어갔는데 어떻게 같은 환경에서 다시 재생되겠는가?

　왜 간경화증이 생겨난 이유를 알면 간세포는 재생이 된다. 계속 독한 술을 마셨거나 연일 피로가 누적되어 간세포가 이것을 처리하느라고 필사적으로 노력하다가 마침내 망가져버린 것이다. 제 아무리 발버둥 쳐도 안 되니까 끝내 죽어버린 것이다. 신부전증의 경우 신장도 마찬가지이다. 계속된 과로, 스트레스, 나쁜 음식 등이 계속 신장기능을 괴롭힘으로써 마침내 신장기능이 마비되어 신장세포가 죽는 것이다.

　본 단원에서 말한 것처럼 우리 몸의 병이란 바로 세포의 병이라는 것을 기억해야 한다. 그리고 그 세포가 병들거나 죽는 것은 바로 환경 즉, 모세혈관이 막혀 산소와 양분의 공급이 차단되고 그 모세혈관 속에 쌓인 죽은 백혈구의 농과 요산과 같은 체내 노폐물이 그렇게 만든 것이다. 그러나 세포 속의 유전인자의 핵산이 쾌적하게 살만하도록 모세혈관이 열리고 산소와 양분이 공급되고 노폐물이 정맥 모세혈관으로 회수되는 조건이 되고 살아야 할 필요를 제공하면 세포는 재생하고 분열하는 것이다.

　세포의 청소 담당자인 골지체는 소포체가 건네준 물질을 과립형태로 농축하여 행선지로 보낸다. 우리 몸에서 침이나 땀, 젖이 나오는 것도 모두 골지체의 덕분이다. 골지체가 만든 체내 노폐물을 정맥 모세혈관으로 회수되지 못하면 결국 세포가 더 이상 살아갈 수 없게 되는 것이다.

　간경화증 환자가 술을 안 먹고, 대신 깨끗한 물이 들어오고 또 맑은 공기가 들어오고, 필요한 영양소가 공급되면, 그래서 살맛이 나고 또 살아야할 필요가 부여되면 간세포의 유전인자는 재생한다. 간세포가 재생하도록 그 필요성을 내가 주지 않기 때문에 간경화증이 심해지는 것이다. 그러므로 병든 세포가 살맛나게 하는, 살고자 의욕을 갖게 하는, 아니 살아야 하겠다는 필요성을 느끼도록 환경을 제공해주면 세포가 살아나 건강해진다. 세포가 살아나는 환경이란 우선 핏길을 열어주는 것에서 시작하여 저체온 조직의 부위에 따스한 온기를 불어 넣는 등 단순히 물리적인 것뿐만 아니라 자신의 세포구조와 기능과 역할 그리고 재생까지 된다고 믿는 좋은 생각과 아는 그 지식까지 포함한다.

3. 100조의 세포와 1,000조의 미생물

사람의 몸은 미생물 덩어리다. 100조 개의 세포 덩어리로 사람이 만들어져 있다면 그 10배인 1,000조 개의 미생물이 내 몸 안에 살고 있다. 이처럼 엄청난 미생물과 어떻게 조화를 이루어 함께 살아야 하는지가 건강과 직결되어 있다. 결론부터 말하자면 우리 몸 안의 체온이 36.5℃ 이상이면 유익한 미생물이 많아져서 음식으로 섭취하지 못한 다양한 비타민에서 체내 유용한 물질을 만들어 내는 것이다. 그러나 저체온 조직이나 염증, 어적혈로 막힌 모세혈관이 많아지면 유용한 물질을 스스로 만들어내지 못하기 때문에 인체는 살아남기 위해 더 많은 음식을 섭취해야하는 악순환이 반복된다.

1) 고지방질 음식 섭취에서 오는 질병

질병이 생기거나 살이 찌면 배가 고프고 음식이 자꾸만 당기게 된다. 즉, 고지방질 음식을 많이 섭취하게 되고 섭취한 양 만큼 장내 세균 중 나노소포체에서 독소를 많이 만들게 된다. 나노소포체가 내뿜는 메탄과 수소가 점점 더 많이 분비되어 비만과 질병을 더욱 더 가속화한다. 이러한 메탄과 수소는 백혈구와의 전투에서 체내 염증을 많이 만들고 그에 따라 모세혈류가 막히면서 수명을 다한 세포가 떨어져 나가지 못하게 된다. 조직의 수면세포나 휴면세포가 막힌 모세혈관 주위로 달라붙어 있는 상태에서 동맥모세혈관이 살아있는 피부 깊숙한 부위에 또 다시 세포분열을 하여 세포수를 기하급수적으로 증가시켜 살찌게 만드는 것이다.

그러므로 체내 염증이 많아 비만 지수가 높을수록 음식은 더 먹고 싶고 당기게 되어 스스로 질병을 자꾸만 만들어 죽음을 향해 달려가는 꼴이 된다. 고지방 식사는 고지혈과 고혈압을 일으키고 당대사에 이상을 초래하여 당뇨와 같은 여러 합병증을 만들게 되는 것이다. 비만을 일으키는 장내 세균이 살아가고 번식할수록 세균의 날숨에서 메탄과 수소의 양이 점점 증가하여 체내 염증지수가 높아지고 아랫배가 차가워지면서 비만이 가중되고 내 안의 질병을 더 치명적으로 만들게 된다. 질병은 그 염증이 어디에 쌓이느냐에 따라 사람마다 각기 다른 수십억 가지의 병명이 양산되는 것이다.

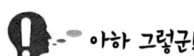

2) 장내 세균의 먹이를 바꾸면 건강해진다.

장내 미생물의 차이가 건강을 좌우하고 체내 염증량을 줄이면 건강해진다. 장내 세균 중 유해한 나노소포체를 줄어들게 하면 질병이 사라지게 된다. 이러한 유해균을 줄이는 방법은 고지방 음식 섭취를 줄이고 채식을 많이 하면 유해균은 점점 사라지고 유익한 미생물의 량이 점점 더 증가하게 된다.

그러므로 산소 많은 음식을 섭취하여 장내 세균의 먹이를 바꾸면 질병이 사라지게 된다. 장내 유해한 나노소포체가 사라지고 장내 유익한 미생물의 수가 증가하면 비타민에서부터 인체에 필요한 모든 효소를 만들게 되어 건강을 찾아가게 된다. 따라서 소식을 하고 산소 많은 음식을 섭취하는 것만으로도 내가 만든 내 질병은 내가 물리쳐 낼 수 있다. 또 배 속의 온도가 따스해지면 유익한 세균의 량이 점점 많아지고 있다는 신호인 것이다. 우리 인체 중 따스한 곳에서는 암이나 질병이 발생하지 않는다.

CHAPTER

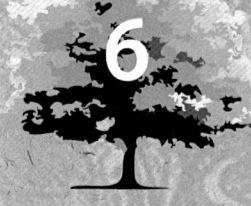

● 소통 나눔이야기

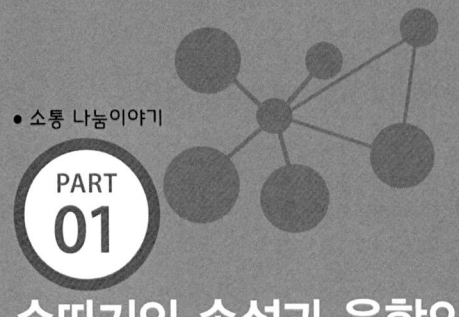
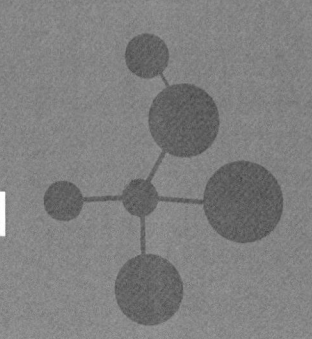

PART 01
손따기의 속설과 융합의학 손따기

  피가 잘 흐르지 못하는 원인이 매우 다양하기 때문에 혈류따기는 피를 잘 흐르게 하는 융합의학이다. 질병의 원인은 첫째는 환경적인 충격의 경기에서 출발된다. 두 번째는 충격과 공격을 방어하기 위해 죽은 백혈구의 염증, 즉 농 백혈이 질병을 일으키는 요인이며, 세 번째 원인은 염증으로 모세혈관이 막혀서 적혈구가 연전되는 어적혈이 질병을 악화시킨다는 것이다.

  건강한 어린아이는 모든 뼈의 골수에서 피를 만들어 낸다. 어린아이는 뼛속의 붉은색을 띠는 적골수에서 건강한 피를 생산해 내지만 나이가 들면서 여러 가지 환경적 충격으로 뼛속의 골수에 지방과 노폐물이 침착되어 황골수로 변하는 부위가 여기저기 나타나게 된다. 따라서 심장에서 멀어진 수족의 잔뼈나 혈액순환이 잘 되지 못해서 차가워진 부위의 뼈 안의 골수공장이 문을 닫아 큰 뼈인 골반이나 척추에서만 겨우 피를 만들어 내게 되는 경우가 많다. 질병의 원인이 바로 이 잔뼈나 저체온 부위의 뼈에서 피를 만들지 못하는 만큼 조직의 이상 징후로 질병이 내안에서 만들어지게 되는 것이다.

  따라서 질병을 하나의 병으로 착각하고 다스리는 현대의학의 난제에서 벗어나 내 몸에 내가 막은 막힌 혈류를 뚫어주는 총체적이고 융합적인 방법으로 접근하고 치료해야 한다.

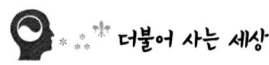 더불어 사는 세상

1. 감기는 융합의 질병이다

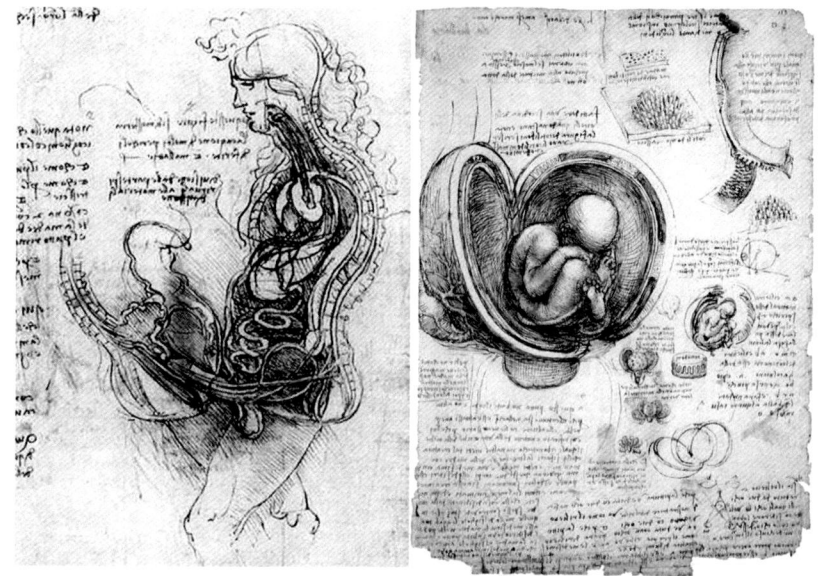

확산과 융합적 사고방식의 소유자인 레오나르도 다빈치의 해부도

예를 들면 주위에 흔하게 발생하는 감기는 기가 감동하는 융합질병이다. 감기를 하나의 질병이라 생각하고 처방하는 현대의학은 더 큰 염증을 만들어 몸 안에 퍼지게 만든다는 사실이다. 겉으론 나아보이지만 점점 기력을 쇠하게 만드는 것이다.

감기는 질병이 아니라 음식섭생과 생활환경이 잘못되어 오장육부의 대사 작용이 문제가 된 현상 그 자체이다. 즉 기를 감동하기 위해 스스로 자기시스템을 작동하여 몸에 열을 내어 신진대사를 촉진하며 치유하는 자연스런 과정이다. 감기를 질병으로 보는 현대의학은 숲을 보지 못하고 그저 나뭇잎 하나를 떼어내는 정도에 불과한 것이다. 현대과학이 엄청난 속도로 비약적인 발전을 거듭했지만 아직도 나뭇잎하나 만들지 못하는 것이 현실이다. 감기는 융합질병이므로 치료 또한 융합적으로 접근하고 소통으로 다스려야 한다.

따라서 인간을 소우주로 생각하고 인체의 항상성 유지가 곤란하여 생긴 문제를 특정 병명으로 질병을 치료하려는 현실에서 벗어나야 한다. 나뭇잎 하나도 만들지 못하는 사람이 어찌 소우주와 같은 인간을 특정 병명으로 명명하고 치료하는 현대의학의 닫힌 사고의 틀에서 벗어나야 한다. 사람을 소우주로 생각하고 질병 자체를 고치기보다는 사람을 고치는 방법으로 소통을 통한 융합적인 접근 방법을 찾아 치료를 해야 한다.

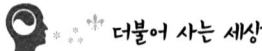

2. 따면 계속 따야한다는 속설

손따기를 폄하하는 사람들은 손을 따고 나면 계속 따야 하는 것이므로 따서는 안 된다고 주장하는 사람들이 있다. 이러한 이야기를 논하는 자체가 별 의미는 없지만 굳이 얘기한다면 그만큼 손따기의 위력이 대단하기 때문이라는 이야기로 이해할 수 있다.

하찮게 여기는 바늘 하나로 손을 따서 암을 예방하고 막힌 핏길을 열어주어 혈류가 왕성하게 될 수 있다는 건 현대의학이 감히 상상도 못하는 예방의학 속에 삶의 지혜와 융합적인 가치가 있다는 것이다.

이러한 사람들도 자신에게 심한 체기가 생기면 답답함을 참지 못해 결국 손따기로 치료하는 경우가 많은 것처럼 한 번의 손따기로도 신진대사의 엄청난 변화가 생기는 것이다. 더 이상의 변화를 원치 않으면 손따기를 하지 않아도 된다. 그러나 사람은 누구나 피가 다르고 체질이 틀리며 또 오장육부의 생김새도 각기 다르기 때문에 하나의 질병을 고치고 나면 그 다음 혈류가 느린 부위의 질병 증세가 나타난다는 사실이다. 질병은 누구나 수십 가지가 내 안에서 순서를 기다리고 있는데 아픈 부위가 사라지면 그 다음 혈류 장애가 생기는 부위가 또 느껴지게 된다. 왜냐하면 사람은 자신의 조직 중 가장 증세가 심한 부위의 통증만 느끼기 때문이다.

따라서 한 번 따고 나면 하나의 병이 고쳐졌다는 이야기로 해석하는 것이 바람직한 생각이다. 건강한 삶을 위해 혈류따기는 전통적으로 수천 년 이어온 손따기 민간요법인 소통의 건강학에 저자의 융합혈류의학이 결합된 것으로 늦었지만 이제라도 손따기가 가정에서 손쉽게 다스려 가는 예방의학의 지침서가 되었으면 한다.

또 따기를 하면 애써 만들어 놓은 피를 빼내는 것을 아까워하는 사람들이 있다. 심장에서 가장 먼 쪽의 손에 고여 있는 정맥 모세혈관의 피는 이미 120일이 지난 죽은피다. 건강한 사람도 비장에서 무려 1초에 300만개씩의 적혈구가 파괴되어 버리게 된다. 손따기로 아무리 많이 피를 뽑아내어도 티스푼 1/3도 안 되는 미량으로 비장에서 버려지는 하루 피의 1%도 안 되는 량이므로 안심해도 된다.

피 한 방울에 3억 개의 적혈구가 있는데 이 정도의 량은 1~2분 만에 비장에서 파괴하여 버려지는 적혈구 량에 불과한 것이다. 따라서 하루에 833방울의 죽은피가 비장에서 파괴되어 버리는 것이므로 혈류따기로 인해 수십 방울의 피를 짜내는 것을 아까워하는 건 잘못된 생각이다. 한편 죽은피는 빼낼수록 골수에서 더 건강한 피를 많이 생산해 내는 것이라 생각하면 혈류따기가 더욱 편해질 것이다.

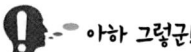

1) 내 안에 내 병이 여기저기 만들어진다.

내 몸에서 내 핏길이 막혀 외부의 공격을 물리쳐내지 못해 내안에서 병이 점점 더 생기고 커진다. 질병은 늘 혈류가 느리거나 막힌 부위에 질병이 발생한

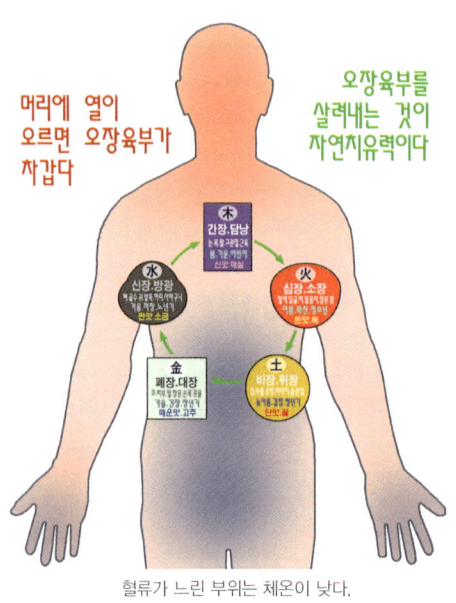

혈류가 느린 부위는 체온이 낮다.

다. 이 혈류가 느린 부위는 사람마다 다르며 통증을 느끼는 조직과 부위도 사람마다 다르고 느껴지는 순서도 다르다.

사람마다 각양각색의 얼굴표정이 있듯이 질병 또한 사람마다 다르게 나타난다. 이처럼 질병은 내 몸 안에서 나이가 들거나 잘못 된 생활습관, 주변 환경의 공격으로부터 적응하면서 점점 더 혈류가 막힌 부위가 많아져 저체온 부위나 조직이 넓어지고 그에 따른 내 안에 병이 점점 더 많이 만들어지게 된다.

2) 인체는 제일 아픈 부위의 통증을 먼저 인식한다.

사람은 누구나 건강이 좋지 않으면 통증이 느끼게 된다. 통증은 인체 스스로 자기치유를 위해 질병 주위의 조직이 붓거나 염증이 생기면서 통증이 온다.

손따기로 혈류를 개선하여 치유하고 나면 다음 통증의 부위가 반드시 나타난다. 사람마다 수십 가지의 내 몸 안에 생긴 질병이 있다. 우리가 느끼는 것은 그 중 제일 통증이 심한 부위를 우선 느끼다가 그 통증이 사라지면 또 다른 문제 된 조직의 통증을 느끼게 된다.

다음 페이지 그림에 나타나는 질병 징후의 그림처럼 질병이 있는 사람에 따라 각기 다른 질병이 순서를 기다리고 있기도 하다.

심상의 예방대체의학 혈류손따기 CHAPTER 6

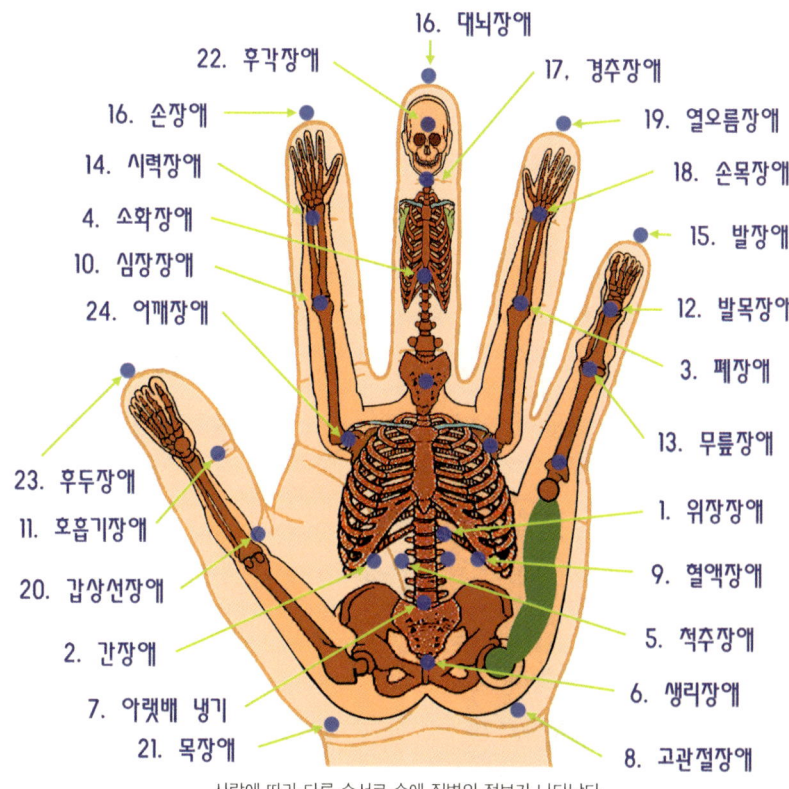

사람에 따라 다른 순서로 손에 질병의 정보가 나타난다.

3) 손따기는 한 만큼의 혈류는 개선되고 그 조직은 살아난다.

　혈류따기 즉, 손따기는 인체를 융합적인 체계로 바라보며 건강을 찾아내는 새로운 자연치유방법이다. 왜 인간이 늙고 병들어 가는지에 대해 원초적으로 접근하여 찾아낸 40년의 결실이다. 농백혈이란 개념이나 경기에 대한 접근방식이나 치유하는 방법도 다르나 질병을 다스려 내고 치유하는 방법은 너무 쉽고 간결하다.

　생명을 지켜내는데 방해가 되는 것들은 백혈구가 자신의 몸을 희생하며 싸워 승리하면서 생명을 유지한다. 바로 이 싸워서 죽은 백혈구 시체가 질병의 원인이므로 백혈구 시체를 빼내면 질병은 낫게 되고 늙고 병들지 아니한다는 것이다. 따라서 손따기를 단순하게 체한 것 또는 놀랜 것을 치유하는 것이라는 고정된 관념에 사로잡힌 사람은 자신의 생각주머니에서 벗어나야 한다.

혈류따기는 전통의 자연과학을 소통·융합적사고로 접목시킨 첨단의 제3의학으로 막힌 핏길을 열어주는 심오한 혈류학문이다. 그러나 한번 따면 자꾸 따야한다는 사람들은 주사나 바늘을 무서워하는 사람들이므로 더 이상 따기를 하지 않는 대신에 비흡구배 호흡만이라도 제대로 하고 음식섭생이나 생활습관을 자연의 섭리에 알맞게 살아가면 된다. 현대인은 먹어서 질병을 키우는 경우가 대부분이므로 식탐을 버리고 꼭꼭 씹어서 소식하면 건강을 찾을 수 있는 것이다.

그러나 현대의학에서 손을 놓고 있는 백혈구 염증을 빼내는 혈류따기는 흔히 체했을 때 따는 것과는 전혀 다름을 밝혀둔다. 흔히 음식을 먹고 체했을 때도 따주면 낫게 되는데 그것 자체로도 현대의학에서 따라 올 수 없는 소통의 민간요법인 자연과학인 것이다.

혈류따기는 사람의 생로병사를 새롭게 재인식하여 질병을 사전에 예방하는 것에 우선을 둔다. 또 손따기 자체가 치료 목적도 있지만 질병 자체의 치료보다는 사람과 소통하고 융합적인 사고로 사람을 고치는 전혀 새로운 학문임을 밝혀둔다.

혈류 다스림
3. 손따기에서 피 짜내기 요령

자신의 혈류가 느린 부위의 따기의 딸점도 중요하지만 찌른 딸점 부위의 농백혈과 어저혈을 얼마만큼 짜내는지가 더 중요하다. 배설의 기쁨과 같다. 소변이 마려울 때 참아보자. 참고 또 참아 본 사람이 배설의 희열을 느끼는 것과 똑같다.

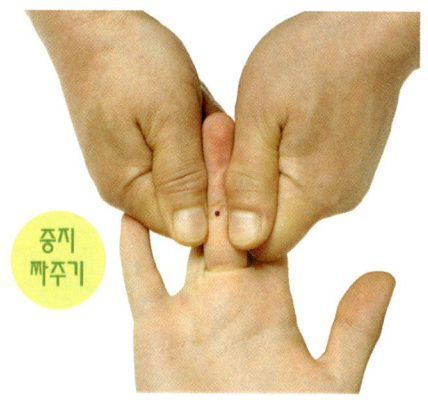

> **참고사항 중지 짜주기**
>
> 1) 심장에서 손 끝 먼 쪽으로 쓸어내린 후 사진과 같이 두 검지로 손가락을 받치는 듯 위로 쳐 올리고 엄지의 두 손가락으로 강하게 짓눌러 짜낸다.
> 2) 피가 나오면 계속 짜기를 진행하고 그렇지 못하면 손바닥 중앙에서 중지

끝으로 다시 쓸어내린 후 짜기를 반복한다.

3) 짜내기를 반복하다 보면 검은 피, 고름, 물이 나오기도 하거나 피가 안 나오는 경우도 있다.
4) 아무리 짜 내어도 피가 나오지 않은 부분은 인접한 곳을 따주거나 3일 후 다시 따고 짜낸다. 피가 나오지 않았지만 짜면서 지압을 했으므로 모세혈관에 찌든 피가 2~3일 후 변화를 보이게 되고 3일차에 또 따고 짜내면 피가 나오기 시작한다.
5) 피가 안 나오는 부위는 그에 해당되는 인체의 조직 주위로 모세혈관이 완전하게 막힌 것이므로 그 자체가 심각한 질병 징후가 있는 것이다.

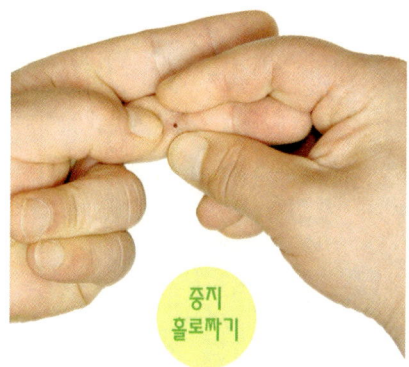

> **참고사항 중지 홀로 짜기**
>
> 1) 혼자 스스로 손따기를 하는 것은 쉽지 않은 일이다. 심장에서 먼 쪽인 손끝 쪽으로 생활 중 쌓인 적체된 노폐물을 미리 손끝 쪽으로 보낸 후 짜기를 한다.
> 2) 심장에서 손 끝 먼 쪽으로 쓸어내

렸으면 사진과 같이 딴 손 엄지는 눌러주고 반대 손 중지로 손을 받치는

듯 위로 쳐 올리고 엄지와 검지로 꼭 집어 짜듯이 두 손가락으로 강하게 짓눌러 짜 낸다.

3) 1) 2)와 같은 반복으로 짜기를 계속한다. 수액, 물 같은 게 나오면 위장장애 자이므로 급체 위경련 비방을 공부한 후 지속적으로 다스려 주어야 한다.

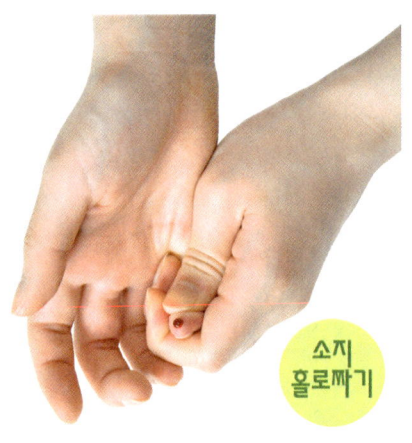

💊 참고사항 소지 홀로 짜기

1) 새끼손가락은 따기를 하면 피가 분수처럼 솟구치는 경우가 많다. 이를 '분사'라고 명명했는데 마치 분수처럼 피가 솟구쳐 나오기 때문에 붙인 것이다.
2) 심한 경우에는 천장까지 피가 뿜어져 황당하기도 하는 부위이다. 이런 현상은 심장에서 다리로 보내진 동맥의 피가 종아리 부위의 정맥판막이 막혀 풍선처럼 혈압이 팽창되어진 상태에서 터트렸기 때문이다.
3) 따라서 소지를 딸 경우에는 몸을 피하거나 휴지로 막고 따주는 것이 좋다.
4) 요령은 사진처럼 따기를 한 소지 손가락을 반대편 오지를 이용하여 손끝 쪽으로 쓸어내리며 짜기를 계속한다.
5) 분수처럼 피가 솟구치거나 분사가 계속되면 짜서 잘 나오지 않을 때까지 짜내주면 다리가 편하고 따기 후 아침에 자고 나면 발목 가짐이 편해지고 상체로 오른 열이 내려와 평소보다 깊은 숙면에 취하거나 머리가 시원해지고 편해진다.

💊 참고사항 소화혈 짜주기

1) 성장기 아이들은 소화혈류가 느려서 감기와 유사한 질병이 발생하는 경우가 많다. 손바닥 중앙이 오목하면 소화혈류가 느린 경우가 많으므로 건강

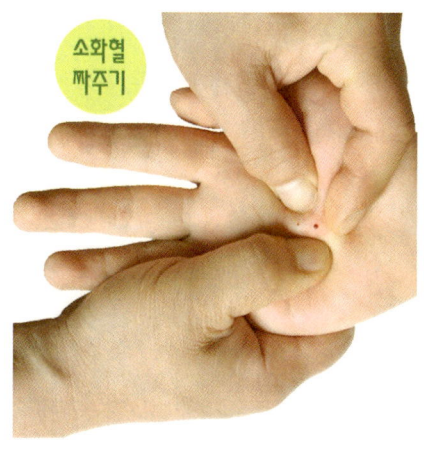

한 사람도 가끔 따주기를 하면 좋다.

2) 가장 오목한 부위를 선택하여 따기를 한 후 사진처럼 두 손의 엄지와 검지로 짜내 준다.

3) 속이 불편한 사람은 피가 잘 나오지 않는데 잘 나올 때까지 다스려주면 속이 편해진다.

4) 속이 매우 불편한 사람은 급체 위경련 비방을 참고하여 한 시간 정도 위장혈류를 돌려주거나 혈류딸점 '다4'와 '가'와 '마'를 추가하여 따주면 속이 한결 편해진다.

참고사항 아랫배 냉기 손바닥 짜주기

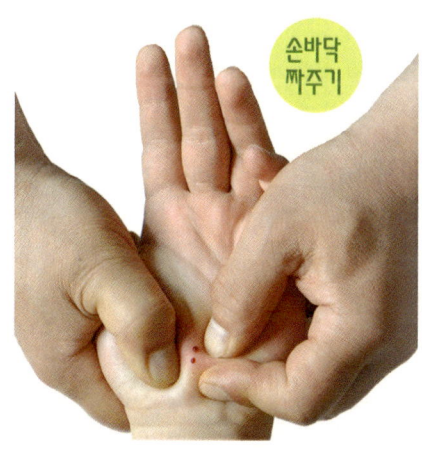

1) 왼쪽 사진은 혈류딸점 다14, 다15 따기를 하는 장면이다. 아이가 소변을 잘못가리거나 여성인 경우에는 생리에 이상이 있으면 다스려 주는 딸점이다.

2) 배꼽과 뿌리혈 사이의 '단전'부위의 피부가 두텁거나 단단한 아이들은 대부분 아랫배가 차고 소장의 혈류까지 느린 경우가 많으므로 간간히 따주기를 하면 성장발육에 좋은 딸점이다.

3) 따고 짜내는 과정에서 허리 이하의 고관절과 생식기혈류까지 지압이 되어 혈류가 개선되어 좋아지는 것이므로 서너 차례 반복하여 피를 짜내는 것이 좋다.

4) 불임 여성이나 남성은 이 부위의 골이 사라졌거나 오히려 부어오른 경우 이므로 지속적으로 다스리고 혈류따기를 하면 사이의 주름과 깊은 골이 깊게 생겨나게 되고 아랫배가 점점 따스해진다.

💊 참고사항 중지C 홀로 짜기

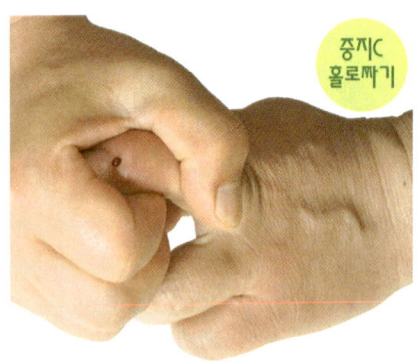

1. 손등의 중지 손톱 끝 부분을 따주고 홀로 짜내는 사진이다.
2. 심장에서 손등으로 이송되는 핏길 중 제일 먼 부위이다. 피가 머리로 솟구치는 사람들은 따기를 하면 분사가 되거나 검붉은 피가 많이 나올 수 있다.
3. 이때에는 머리에 혈압이 상승되어져 있는 경우이므로 짜서 잘 나오지 않을 때까지 짜내주면 머리가 한결 가볍고 안압이 낮아져 물체가 시원스레 잘 보이기도 한다.
4. 분사가 심한 사람은 중지 끝 '다'부위를 추가로 따주기를 하거나 새끼손가락 끝 '가'부위를 같이 따주면 머리가 개운하고 발이 시원해진다.

🔺 혈류 다스림
4. 손따기 후 생겨나는 현상

💊 참고사항 1) 손따기를 한 부위가 퍼렇게 멍이 든다.

정상적인 사람은 손따기를 하면 시퍼렇게 멍이 생기지 않는다. 그러나 병약한 사람은 이미 손가락의 정맥 모세혈관이 막혀 있는 경우이다. 정맥 모세혈관이 막히면 생명유지에 이상이 생기므로 스스로 정맥 모세혈관을 여기저기 무수히 많이 만들었기 때문에 어디를 찔러도 정맥 모세혈관이 찔리게 된다. 그러나 염려할 필요는 없다. 정맥 모세혈관에는 이미 수명을 다한 농백혈과 어적혈로 가득 차 있으니 그것을 뺀 것이라는 생각을 하면 좋다. 우리 인체 조직은 핏길이 막히면 또 다른 핏길을 여는 공사를 하여 피를 통하게 한다.

질병을 치료하는 방법 중에 우리 인체의 피부에서 보이는 시퍼런 정맥 핏줄만 따주어 치료하는 방법도 있다. 정맥이 시퍼렇게 피부 밖에서 보인다면 이미 노폐물이 정맥에 가득 차 삼투압을 방해하는 것이기 때문에 정맥의 노폐물은 빼줄수록 건강이 호전되는 것이므로 멍이 드는 것을 보고 놀랄 필요는 없다.

💊 참고사항 2) 손따기를 한 부위가 두터운 군살이 생긴다.

따기를 계속하다보면 같은 딸점에 반복하여 찌르는 경우가 많다. 그런데 따기를 한 부위의 피부가 딱딱하게 되어 군살이 되는 경우가 있게 된다. 이것은 그 부위가 그동안 신경만 겨우 살아 손가락이 움직인 경우에 해당된다. 즉 손가락의 핏길이 오랫동안 막혀 수명을 다한 세포가 수면상태나 노후세포로 그냥 달라 붙어있기 때문으로 따기를 하면서 혈류가 개선되어 손가락 피부 안에서 세포가 재생되면서 그간 쓸데없이 달라붙어 있던 수면 또는 노후세포를 빠르게 피부에서 이탈시키려고 각질화 되는 현상이다.

따기를 계속하면 그러한 부위의 세포가 서서히 허물을 벗듯이 벗겨지게 되므로 염려할 것이 아니고 오히려 죽은 세포를 이탈하는 속도를 증가하기 위해 그 부위를 따스하게 온열하는 지혜가 필요한 것이다.

💊 참고사항 3) 손따기를 한 부위나 손끝에 허물이 생기거나 벗겨진다.

손따기로 핏길이 살아나면 그간 세포분열이 제대로 일어나지 못해 피부 표피를 덥고 있던 수면 또는 노후세포나 각질이 피부를 벗어나는 현상이다. 이런 것은 비단 손뿐만 아니라 발, 사타구니, 얼굴, 두피 등 과거 자신의 인체에서 혈류가 느렸던 조직에서 각질이 생기거나 허물을 벗기도 하고 심한 조직에서는 진물이나 고름까지 피부에서 나오기도 한다.

복부에 이상이 있었던 사람은 배꼽에서 피고름이 나오기도 하고 소변 시 부옇게 짙은 농도가 나오기도 하고 심한 경우 피오줌을 누는 경우도 있다. 고름이나 노폐물, 죽은 세포는 빠르게 몸에서 배출될수록 건강이 좋아지는 것이다.

💊 참고사항 4) 처음엔 안 아프던 손이 따기를 할수록 더 아프고 따갑다.

딸점을 딸 때 처음에는 아프지 않던 손가락이 따기를 거듭할수록 더 따갑고 아픈 통증을 느끼게 되면 대부분 사람들은 따기가 잘 못 된 것으로 오인하는 경우가 많다. 세포가 죽은 조직에서는 통증이 없다. 당뇨병환자의 경우 발이 괴사하여 썩어가고 있는데도 통증을 느끼지 못하는 것과 같은 이치이다.

즉 처음 따주기를 할 때에는 그 딸점 부위의 세포 조직이 혈류가 막혀 통증을 느끼지 못하다가 따기 후 혈류가 개선된 부위를 따게 되면 서서히 혈류침으로 찌를 때나 피를 짜낼 때 더 아픈 통증을 느끼게 되는 것이다. 손가락 조직이 서서히 살아나는 과정이므로 아픈 만큼 성숙해진다는 생각으로 따기 시 따끔따끔하고 찌릿한 감각을 즐기는 자세가 필요하다.

참고사항 5) 손따기를 한 부위에 피가 솟구치거나 나오지 않는다.

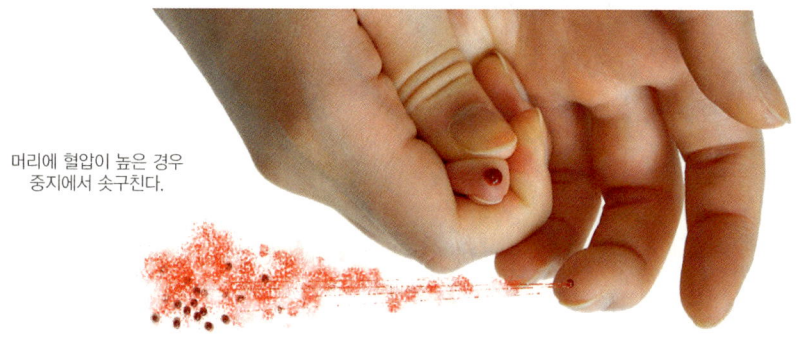

머리에 혈압이 높은 경우
중지에서 솟구친다.

피가 솟구치는 것은 정맥 모세혈관이 막힌 부위이다.

　손따기를 위해 혈류침을 했는데 짜주기도 전에 피가 줄줄 나오거나 피가 천장까지 솟구치는 경우도 있다. 정상적인 사람은 따면 피가 나오면서 조그만 핏방울을 맺히는 정도이다. 그런데 피가 줄줄 또는 여기저기 솟구치는 것은 심장에서 펌프질 한 피가 손의 조직에서 풍선처럼 혈압이 증가되어 있는 것이다. 이런 경우에는 정맥 모세혈관이 막혀 더 이상 심장의 피가 갈 곳이 없어져서 생기는 현상으로 솟구치는 분사 부위를 다스려주면 그 해당되는 부위가 아주 편해지게 된다. 예를 들면 새끼손가락 끝에서 분사되었다면 반대편 발이 편해지고 다리 가짐이 좋아지게 되는 것이다.

　한편 혈류침을 했는데 피가 나올 기색이 전혀 없다면 그 해당되는 조직은 이미 핏길이 막혀있는 것이 된다. 모세혈관에 피가 없으면 세포나 조직은 살아갈 수 없는 것이므로 이는 건강지수가 극히 낮은 사람에 해당된다. 이런 경우에는 딸점 주위를 여기 저기 다시 따기를 하여 한 방울의 피라도 짜내주면 다음 따기까지 핏길이 살아나 정상적인 피가 나올 수 있다. 따기를 했는데 피가 나오지 않는다는 건 세포가 살수 없는 환경이 되어버렸다는 것이다.

• 혈류 다스림

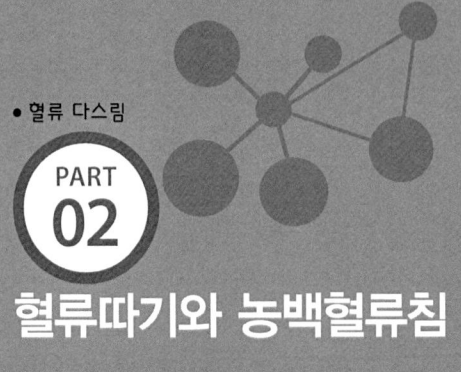
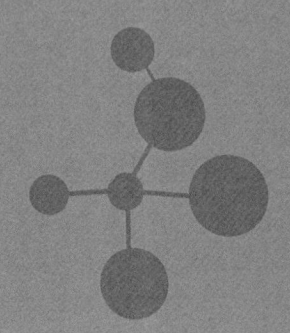

PART 02
혈류따기와 농백혈류침

 민간에서 널리 통용되는 '바늘따기'의 전통을 새롭게 조명하여 뜻을 세우는 일이므로 저자는 예전부터 한의에서 사용하는 가늘고 긴 침과는 구별되는 개념으로 '혈류따기' 또는 '손따기'란 용어를 사용해 왔다. '건강한 피를 만드는 따기' 또는 '피를 잘 흐르게 하는 따기'의 개념으로 이해했으면 좋겠다. 혈류따기란 용어도 편하게 부르기 좋도록 '손따기'란 명칭으로 혼용하게 되었다

 손따기의 용구로 바늘을 사용하면 사람의 기운을 전할 수 있어 좋은데 바늘을 사용하기란 쉬운 일이 아니므로 따기가 편한 용구 개념으로 혈류침(血瀏針)이란 용어를 사용한다. 침이라 하여 한의에서 사용하는 침이 아니고 피를 잘 돌게 하는 바늘의 개념으로 '혈류침'이라 한 것이다.

 ☆☆ **다양한 종류**
1. 혈류따기의 용구

 4번 사진은 바늘의 불편함을 개량하여 만든 혈류침으로 가운데 일반 바느질용 바늘이 들어있다. 일반 사혈침으로 따지 않고 굳이 바늘을 고집하는 이

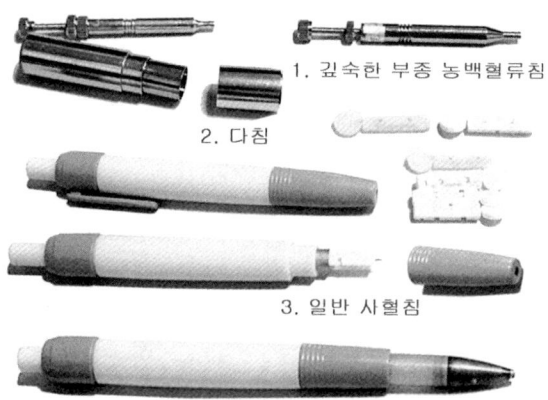

1. 깊숙한 부종 농백혈류침
2. 다침
3. 일반 사혈침
4. 2001년도 제작하여 사용했던 끝이 뾰족한 혈류침

유가 있다. 바늘은 무섭긴 하지만 따주는 사람의 기운이 전해져서 따기의 효험을 높게 만든다. 한편 사혈침은 둥근 축을 두면으로 깎아 삼각형을 이룬 모양으로 세 각이 날카롭기 때문에 찌를 때 세포가 많이 손상된다는 점이다.

몸이 쇠하거나 병약한 사람이 이용하는 침인데 찌르는 순간 파괴된 세포를 재생하려면 제법 많은 시간이 걸리기 때문이다. 따라서 끝이 날카롭지 않은 바늘형을 사용하면 찌르는 순간 피부의 구멍을 넓게 열었다가 피를 짜내고 나면 이내 피부가 닫혀 그만큼 세포를 손상시키지 않는다는 장점이 있다.

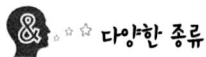 다양한 종류

2. 다양한 치료방법과 종류에 대해

건강을 찾기 위해 질병을 다스리는 방법은 매우 다양하고 많다. 질병은 발생 전에 예방하는 것이 가장 현명한 방법이다. 그러나 질병 예방에 대한 상식과 식견을 겸비하기란 결코 쉬운 일이 아니다. 그것은 아픈 통증을 수반하며 질병이 발병하기까지 이미 수년 또는 수십 년 전부터 문제가 되어온 것이기 때문이다. 내 안에 병이 생길 때에는 이미 여기저기 전조 증세가 나타난다. 피곤하거나 잠 못 이루기도 하고 불편함을 느끼면 이미 질병이 진행 중인 것이다.

사람은 30대 후반부터는 신체 조직이나 기관들이 정체 또는 쇠퇴기로 접어들기 때문에 치유는 점점 더 어려워 질 수밖에 없다. 따라서 가급적 예방적인 차원으로 눈을 돌리는 것이 가장 이상적이나 일단 발병한 연후에는 질병의 원인을 찾아 근원적인 치료를 해야만 재발되는 악순환에서 벗어날 수 있다. 다음은 우리 주위에서 흔히 볼 수 있는 질병을 다스리는 원리를 살펴본다.

 현대 의학의 치료과정
1) 서양 의학은 영원한 임상실험 과정이다.

지구는 사람의 이기심으로, 사람은 서양의학의 이기심으로 황폐화 되어간다. 현대서양의학은 과대평가되고 있다. 현대의학의 뿌리인 서양의학은 19세기 말 감염증을 발견하고 병원성 미생물을 없애는 아스피린과 같은 약을 등장시키면서 동양의학을 제치고 세계 주류의학이 됐다. 첨단 검사장비와 수술법, 신약 등으로 빠르게 진보했고, 그 결과 병원들은 크게 번창했다. 그런데 한편에선 의학의 힘으로 해결하지 못하는 지체 장애자나 만성병은 기하급수적으로 늘어났고, 약물 남용으로 내성을 가진 슈퍼 균의 등장을 촉진시켰다. 또 의사들의 과잉치료로 면역력은 점점 더 저하되어 목숨을 연명하는 사람들 수가 증가되었으며 병원에서 병을 얻는 의원병 환자마저 늘어났다.

현대의학은 눈에 보이는 물질과 몸, 병든 기관에 집착한다. '병자'는 보지 않고 '병'에만 매달리는 '인간' 중심이 아닌 '질병' 중심의 의학이다. 인체를 종합적으로 보지 못하고 병든 부분에만 집중하는 치료는 많은 문제를 낳는다. 진통제를 먹어 통증은 줄여도 위장병을 얻기도 하고 항생제로 병원균은 제압해도 간 질환을 유발하고, 암세포를 죽이느라 건강한 세포까지 파괴하는 모순이 나타나는 것이다. 자연치유력을 상실케 하는 현대의학군은 부와 권력으로 두려운 존재로 뭉쳐 인간 본연의 자기치유시스템의 숨통까지 죄고 있는 게 현실이다.

서양의 의술은 대부분 질병이 생기면 질병의 근원을 찾아 치료하는 것이 아니라 질병이 생긴 곳의 부족한 성분을 인위적으로 만들어 주입 또는 섭취하게 하여 생명을 연장하는 방법으로 발전해 온 것이므로 응급처방의 차원이지 질병이 생긴 근본을 치료하는 것이 아닌 경우가 대부분일 수 있다. 그러므로 일시적으로는 호전되어 보이나 근본적인 신진대사를 위한 장기의 기능이 개선될 수 있는 것이 아니다. 그러므로 약을 먹을 경우에는 호전되어 보이나 약을 먹지 않으면 다시 재발하거나 몸에 염증을 양산하는 등의 악순환이 계속될 수밖에 없는 것이다.

서양의학은 질병이 생기고 난 후 각종 검사를 한 후 유전자가 이상하니 그 이상한 유전자를 고치려 한다. 유전자 구조가 왜 그렇게 변형되고 바뀌게 되었는지에 대해서는 별 관심이 없는 듯 보인다. 유전자 구조가 잘 못되어 병이 오는 것이 아니라 질병이 발생하면서 유전자 구조가 잘못되거나 변형을 일으키는 것이다.

질병은 발생되는 근본 원인이 있다. 그 원인을 무시한 채 질병 자체의 부족한 성분이나 남아도는 어떠한 성분의 약이나 주사제를 주입하여 질병을 치료해도 근본적인 혈류는 개선되지 않는다는 것이다. 따라서 질병의 치료는 막힌 혈류를 시원스레 뚫어주어 인체의 다양한 장기의 기능을 개선시켜야만 근본적인 문제가 해결되어 만성적인 질병을 치료할 수 있는 것이다.

서양의학에서 수술은 약간의 효능이 나타난다. 이것은 수술을 위해 신체 부위를 절개 또는 도려내는 과정에서 수많은 농백혈과 어적혈이 배출되어 상대적으로 혈류가 개선되는 경우가 있기 때문이다. 이러한 서양의 수술법은 혈류침이나 어적혈빼기와 같은 맥락의 일부분으로 볼 수 있는 것이다. 예를 들면 손발이 차갑거나 몸이 좋지 않았던 여성의 경우 출산 시 자연분만으로 하혈을 많이 한 여성은 오히려 잉태전의 건강보다 좋아진다는 사실이다. 그러나 정상적인 분만이 아닌 제왕절개와 같은 경우에는 건강 개선은커녕 오히려 없었던 증세가 더 나타나는 경우를 주위에서 많이 볼 수도 있는 것과 같다.

수억 년의 진화로 생겨난 오묘한 인체를 어찌 몇 년의 대학공부로 의사가 된다는 게 신기하기만 하다. 더구나 논문하나 쓰면 병명이 하나 더 생기는 것이 작금의 현실이다. 인체는 오묘한 신진대사로 살아가기 때문에 질병 자체도 총체적인 인체를 알아야 근본적인 치유가 가능해 지는 것이다. 예를 들어 눈이 충혈 되고 아프면 눈에 높아진 안압을 낮게 하면 쉽게 치료되는 것이다. 즉 오장육부의 혈류가 막혀 머리로 피가 솟구쳐 안압이 높아 눈에 질병이 생겨나기 때문이다.

 현대 의학의 나아갈 길
2) 미래 의학이 나아가야 할 일

앞서 제시한 현대의학의 난제는 난치병을 양산하는 등 여러 질병에서 그 한계를 보이고 있다. 물론 그간의 수많은 사람들의 목숨을 연명하는 기술은 발전을 거듭하여 왔음은 인정한다. 비교적 가벼운 질병은 약으로 나은 게 아니라 자연치유력으로 나을 수 있는 것이 대부분인 경우도 있다. 또 통증이나 명현현상을 거부하고 오직 아프지 않게만 하는 데는 수준이 높아진 것을 부인하지는 않는다.

한편으로는 서양의학과 한의학의 밥그릇 싸움에서 인간의 아픈 상처를 다스려가는 인술은 사라져버리고 질병만을 치료하는 작금의 현실은 변모하는 현실 앞에 인술을 나누는 의사의 역할은 이제 더 이상 기대할 수 없는 것 또한 사실이다.

더구나 첨단의 장비로 무장하고도 병명이 나와야 처방하는 현재의 의료 체계는 질병의 단면만 보고 그에 따른 처방만 하는 과정에서 또 다른 병을 만들게 되는 악순환의 고리가 종지부를 찍을 날이 가까워 올 것이라는 생각도 한다. 사람은 고사하고 현대과학은 나뭇잎 하나도 만들어 내지 못하면서 인체를 다 알고 있는 냥 허울에 빠져 있기 때문이다. 이러한 문제를 해결하는 것은 그리 어려운 게 아니다. 인체의 자연치유력으로 눈을 돌려 치료하면 모든 것이 해결될 수 있기 때문이다.

그러므로 동서양의 의술이 융합하고 민간요법의 자연치유력을 받아들일 수밖에 없는 양상으로 바뀌어 가는 세상이 점점 가까워져 온다. 병원에서 병을 키우는 현실 앞에 뜻있는 사람들이 그러한 연구를 의사들에게만 맡겨 놓지 않는 많은 연구가 진행되고 있기 때문이다.

따라서 서양의학은 서서히 자연치유력으로 눈을 돌릴 수밖에 없으며 한의학도 본연의 자연치유력을 살리는 방향으로 회귀되어야 한다. 주사제나 약으로 치유하는 방법의 한계나 부작용으로 인해 인체에 해가 전혀 없는 자연치유력을 살려내는 연구로 진행되는 것이 가장 바람직하기 때문이다. 즉 자신의 나쁜 피를 뽑아내어 농백혈과 어적혈을 제거하고 면역기능이나 적혈구를 살려 배양한 후 질병이 있는 부위에 주사로 넣어주는 방식으로 치료하는 분야가 생겨날 수밖에 없기 때문이다.

예를 들면 죽은 백혈구 고름을 빼내고 분리하여 그 안에 살아있는 백혈구의 면역세포를 배양하여 몸에 주입하는 방법을 찾아 치료하거나 수명을 다한 적혈구를 채혈하여 헤모글로빈을 되살리거나 배양하여 체내에 주입하는 방법, 건강한 부위의 정맥의 혈소판을 빼내어 배양하는 등 맞춤형 혈액을 공급하여 치료하는 방법으로 연구가 진행될 것이기 때문이다.

이것은 질병의 원인인 농백혈이나 어적혈을 빼내고 이들 중 건강하게 살아있는 면역세포나 적혈구 혈소판 등을 다시 배양하여 환자의 몸에 주입하면 질병이 쉽게 치유되기 때문이다. 또 한편으로는 질병 부위의 조직에 막혀 있는 피를 빼내고 건강한 정맥 혈관의 피를 채혈하여 병든 조직에 재 주입하는 방식으로 치유하는 병원도 생길 것으로 본다.

저자가 주장하는 농백혈을 제거하여 자연치유력을 살려내는 방법을 처음으로 연구하고 이렇게 주장하지만 현재로선 손따기에 국한되어 있는 게 고작이다. 궁극적인 목표는 앞서 제시한 방향으로 발전해야 한다. 그러나 자격증이 없으면 아무 것도 할 수 없는 이 땅에서는 꿈도 못 꿀 이야기지만 지면을 통해 미래의학을 예견해 보는 것만으로도 흐뭇한 일이다.

 현대 한의학의 질병치료
3) 한의학 및 기타 대체의학의 치료원리

한의학이나 동양의 의술은 대부분 병의 근본을 찾아 나서는 치료법이다. 즉, 질병의 근원을 찾고 그에 따르는 혈류를 개선시켜 인체 스스로 신진대사를 원활하게 만들 수 있도록 하여 재발과 부작용을 예견하는 방법으로 치료한다. 침술, 쑥뜸, 물리치료, 운동, 한증, 기치료, 온열치료, 한약치료, 사혈치료 등 다양한 방법으로 치료의 이치와 원리를 따지는 방법으로 발전되어 왔다.

그러나 동양의학의 원리에 따른 근본적인 치유방법을 첨단화 내지 현대화의 난제에서 허우적거리거나 현대화 과정의 연구부족 등 여러 요인들이 복합적으로 산재하고 있는 것 또한 부인할 수 없는 현실이다. 그리고 한의학이 점점 더 자연치유력에서 오는 명현현상의 문제에서 환자들이 떠나버리는 현실 앞에서 인간 중심의 근본적인 치료는 점점 사라져 가고 질병 중심의 통증이 없는 서양의학 쪽으로 기울어 가는 추세라서 안타까울 정도이다. 그러나 아직도 동양의 근원적인 치료 방법들이 사람을 향해 매우 다양한 방법들로 전해오고 있는 것은 그나마 다행스런 일이다.

(1) 침술치료

침의 재질은 전류가 잘 통하는 은이나 금으로 만들어져 있다. 따라서 혈류가 연결되어 있는 경혈이나 경맥에 침을 시술함으로서 인체 내의 전류가 통해 체온을 상승시켜 그와 연결된 혈류가 개선되어 질병을 치료하게 된다. 따라서 침술치료의 효과는 매우 크다. 그러나 일시적인 효험은 매우 높으나 수주 후에 다시 재발할 수 있으며 또 체내에 남아 있는 농백혈과 어적혈을 제거하는 데는 미흡하다.

(2) 쑥뜸치료

 쑥을 태울 때 생기는 연기나 쑥초액은 피부 표면에 일부분의 노폐물을 빼내는 역할을 한다. 쑥이 탈 때 생기는 열기는 피부의 온도를 상승시켜 백혈구 응집력을 높이고 모세혈관 확장하여 혈류를 개선한다. 뜨거운 화독의 식균 작용과 높은 온도는 어적혈을 묽게 하여 피를 잘 돌게 하는 방식이다. 그러나 너무 뜨거운 열기는 모여든 백혈구 염증을 처리하지 못하게 되어 국소적인 치유책이다. 그리고 다른 부위로 병이 전이 되는 경우가 있으며 또 시술 시 화상을 입지 않도록 하는 주의가 필요하다.

(3) 물리치료

 평소 잘 사용하지 않았던 근육을 강제로 이완 또는 늘어뜨려 근육을 수축하고 이완시켜 꼬인 근육을 풀어주거나 연성 있게 만들어 혈액순환이 잘 되게 치료하는 방법이다. 650여개의 근육 중 사용빈도가 낮은 근육들이 연성을 잃으면 그 해당되는 부위가 장애 또는 질병을 유발하게 되므로 평소 근육을 연성 있게 만드는 일이 중요하다. 근육의 연성을 높여주어 골격이나 동작은 용이해 지기도 하나 근본적인 치유는 물리치료로는 힘거운 것이다.

(4) 운동치료

 꾸준한 운동은 질병을 예방하는 지름길이다. 근육을 가급적 최대한 늘이고 줄이기를 반복하는 방향으로 운동을 하는 것이 좋다. 질병은 근육이 수축되어 혈류를 막아서 생기는 경우가 많으므로 근육을 늘어 줌으로서 피를 잘 돌 게 하는 생활화된 운동 습관을 유지하는 것이 좋다. 그러나 혈액순환이 문제된 병약한 사람은 운동할수록 노폐물이 체내에 축적되어 운동을 할 때는 몸이 개운한 것처럼 보이나 운동을 하지 않으면 더욱 더 질병의 강도가 높아질 수 있음에 유의해야 한다. 운동을 하지 않으면 몸이 아프거나 비실거리는 사람은 운동보다 오히려 편히 쉬어주는 것이 좋다.

(5) 한증치료

인위적으로 덥고 습한 환경을 만들어 그 속에서 인체의 온도를 상승시켜 어적혈의 농도를 묽게 만들고 혈관을 확장시켜 피의 흐름을 원활하게 하는 치료법이다. 이러한 혈류개선 방법에서 아픈 곳이 심화되는 경우도 있는데 이것은 막힌 혈관에 혈류가 통하면서 세포가 살아나기도 하지만 또 막힌 혈류를 뚫는 과정에서 통증이 계속적으로 나타나날 수도 있다.

(6) 기(氣)치료

기운이 쇠약한 상태는 갖가지 질병이 생긴다. 기가 강한 사람이 기가 약한 사람에게 일시적으로 기운을 불어 넣어 치료하는 방법이다. 기가 강한 사람은 높은 기류가 흐르는데 기류가 약한 사람에게 기류를 불어 넣어 줌으로서 혈류를 개선하여 질병을 치료하는 방법이다. 그러나 이러한 방법은 미세한 기운을 받았으나 이내 사라지는 경우가 많고 또 체내에 남아 있는 어적혈이나 농백혈은 제거되지 않으므로 기가 쇠하면 질병이 재발될 수도 있다.

(7) 온열치료

질병이나 통증이 있는 부위의 온도를 높게 하면 혈관이 팽창하고 어적혈이 묽어져서 혈액순환이 잘될 수 있다. 황토방이나 원적외선 찜질방, 모래찜질 등 대부분의 찜질의 원리는 신체의 온도를 상승시켜 혈류를 개선하는 치료효과가 있다. 열을 가하면 대부분의 물체는 늘어나는 성질을 가지듯이 인체 또한 예외가 될 수 없다. 온열치료란 바로 인체에 열이 가해져서 근육의 연성이 개선되고 혈액순환이 원활해지는 치료법이다. 찜질방에 가서 통증을 느껴 병원에 가보니 암이라는 진단을 받는 경우가 많다. 사람들은 찜질방에서 암이 생겼느니 하는 사람이 있는데 그건 아닌 것이다. 뜨거운 찜질로 암세포가 살기 힘에 겨우면 통증이 오게 되는 것이다. 벌레에 물렸을 경우에도 그 해당되는 부위를 따주어 죽은 백혈구 진물을 짜주고 온도만 높여주면 빠르게 낫는 것처럼 체온이 올라갈수록 암세포는 사라지는 것이다.

(8) 한약치료

한약처방으로 치료하는 것은 부족한 영양분을 보충해 주거나 침입한 세균을 무력하게 또는 어적혈이나 농백혈의 농도를 묽게 하여 혈류를 개선하는 치료방법이다. 그러나 모세혈관에 찌들어 붙은 어적혈이나 관절 부위에 응축되어 있는 농백혈을 제거하는 한약처방을 기대하는 것은 어리석은 생각이다. 왜냐하면 손발이 차가운 사람이 한약을 수십 차례 먹고도 개선되지 않는 경우가 많기 때문이다.

(9) 수지침치료

손이나 발에 얇고 가볍게 침을 놓는 수지침은 모든 경혈과 경맥이 손이나 발에 연결된 것에 착안된 방법으로 손이나 발의 해당 부위에 자극 또는 침을 놓아 혈류를 개선하는 방법이다. 누구나 손쉽게 시술할 수 있다는 점에서 많은 사람들이 활용하고 있으나 그 효능은 가벼운 생활 장애를 일시적으로 치료하는 정도이다.

(10) 사혈치료

모세혈관에 응축되어 있거나 쓸모없는 죽은피를 빼내어 줌으로서 혈액순한을 원활하게 해주는 치료법이다. 비교적 손쉽게 행할 수 있고 효험도 매우 좋은 편이나 문제는 농백혈을 빼낼 수 없다는 것이다. 그러나 부위별 또는 기관별 치료에는 효과가 우수하여 일반사람들에게 대체의학으로 자리매김 하는 추세에 있다. 그러나 병약한 사람에게 사혈로 피를 뽑아내면 자칫 생명이 위험해 질 수도 있다. 반드시 손따기로 전신의 혈류를 개선 한 후 손발이 따스해지면 사혈 즉 필자는 "어적혈류빼기"를 해 주어야 한다.

이상 열 가지 동양에서 비교적 인간 중심의 치료법과 원리를 간략하게 설명해 보았다. 그러나 앞서 예시된 방법들의 효능에 대해 한번쯤 생각해 볼 필요가 있다. 원리를 찾아 질병의 문제를 해결하거나 치료한다는 측면은 유사한 면도 있으나 접근방식에서 약간의 문제가 되는 것은 환경적 충격이나 공격에 의해 생긴 농백혈과 그로인해 생긴 어적혈에 대한 해결책이 부족하다는 것이다. 그리고 어적혈을 녹이거나 나쁜 피를 빼는 등의 논리는 있으나 환경적인 충격에서 야기된 백혈농을 빼내거나 다스리는 접근방식이 없다는 점이 유감이다.

혈류세상 공부방
3. 혈류따기 공부방

혈류(血瀏)란 "맑은 피", "피의 흐름(血流)", "피가 흐르는 길"이란 뜻을 가진다. 피가 맑아 핏길이 잘 뚫려있어 혈관을 따라 잘 순환되는 건강한 혈액을 뜻한다. "혈류가 좋다"하는 이야기는 "피가 좋고 잘 흐른다." 는 이야기다.

즉, 따기를 하면 피가 맑고 건강하여 혈액순환이 잘된다는 뜻으로 혈류라 했다. 피가 건강하면 혈액의 흐름이 좋고, 피의 흐름이 좋으면 상대적으로 건강한 혈액을 가진 사람이다. 따라서 혈류란 개념은 "피가 맑고 흐름이 좋다." 즉,

피가 맑고 건강하여 혈액순환이 잘 된다."는 뜻이다. 혈액순환이 잘되면 얼굴이 화색을 띠게 되고 그러지 못하면 얼굴이 하얗게 창백해지거나 누렇거나 검붉게 된다.

정상적인 혈류를 가진 사람은 건강하며 늙고 병들지 아니한다. 그러나 비정상적인 혈류의 사람은 수족냉증으로 신진대사가 원활하지 못해 잔병치레나 노화를 앞당기게 된다.

혈류세상 공부방
1) 혈액순환 장애와 질병

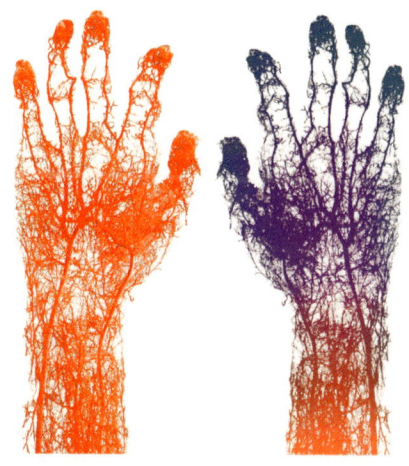

정상적인 혈류   비정상적인 혈류

만병의 근원은 혈액순환 장애이다. 그림은 손에 흐르는 혈관이다. 왼쪽의 그림은 정상적인 혈류이나 오른쪽의 그림은 팔목부터 혈류가 막혀 손끝이 차가워진 상태를 보여주는 그림이다. 이런 경우에는 이미 환경적인 충격을 받아 경기를 하면서 몸 안에 죽은 백혈구가 손끝에 모여 있는 사람으로 혈류가 차단되어 갖가지 질병이 유발될 수 있다.

보통 사람들은 혈액의 원활한 순환을 위해 운동을 하거나 심신을 단련하게 된다. 그러나 제 아무리 운동을 해도 건강이 개선되지 않은 사람은 체내에 축적된 어적혈이나 죽은 백혈구의 시체들 즉, 농백혈이 혈류를 막고 있는 탓이다. 이러한 것은 앞서 제시한 것처럼 여러 가지 환경적인 공격이나 충격들로 인해 농백혈과 어적혈이 쌓이게 되는데 가급적 여러 가지 요인의 환경적 충격이 발생한 후 곧바로 해결하는 것이 가장 좋은 건강을 찾는 방법이다. 그러나 여의치 못해 또는 모르고 지나친 경우에는 해당되는 부위의 농백혈이나 어적혈을 빼내는 것이 좋다.

예를 들어 관절이나 정맥에 쌓여 있는 수명이 끝난 적혈구나 백혈구를 빼내지 않으면 염증이나 고름이 되기도 하고 적혈구가 계속적으로 연전되어 점점 굳어져 혈류를 차단하게 된다. 혈류가 차단되면 통증을 느끼거나 또 다른 질병을 만들 수 있다. 혈류가 조금 막힌 경우에는 적당한 운동으로 혈류를 개선할 수 있다. 그러나 일반적으로 헬스나 운동 후에는 몸이 상쾌해 지다가 운동을 며칠 쉬면 또 몸이 이상해지거나 그러한 증세가 재발되는 경우가 많다. 이런 경우에 또 운동을 하는 악순환이 계속되는 경우가 있는데 이런 현상은 대부분 혈류가 많이 막혀있는 탓이다.

몇 달 또는 몇 년을 헬스와 같은 운동을 계속하는 사람치고 건강한 사람이 드물다. 왜냐하면 정상적인 혈류가 유지되는 경우에는 운동을 하고나면 정신과 몸이 상쾌해지고 운동을 계속하지 않아도 몸에 이상 징후를 보이지 않기 때문에 매일 혹은 연이어 운동을 하지 않는다는 사실이다. 그러나 운동을 할 때만 몸이 시원해지다가 운동을 며칠쉬면 또 신체에 이상 징후를 보이는 경우는 대부분 손발이 차거나 손발이 따듯해도 땀이 나는 경우가 대부분이므로 혈류 개선에 대한 근원적인 대책을 마련한 연후에 운동을 계속하는 것이 좋다. 왜냐하면 운동으로 인한 몸속의 노폐물이 이상 징후를 보이는 부분에 계속적으로 축적되어 그러한 부위가 굵어지거나 붓는 경우가 많기 때문이다.

 혈류세상 공부방
2) 혈류따기의 종류

혈류따기는 크게 두 가지로 나눌 수 있다. 첫째는 농백혈류따기 일명 "혈류

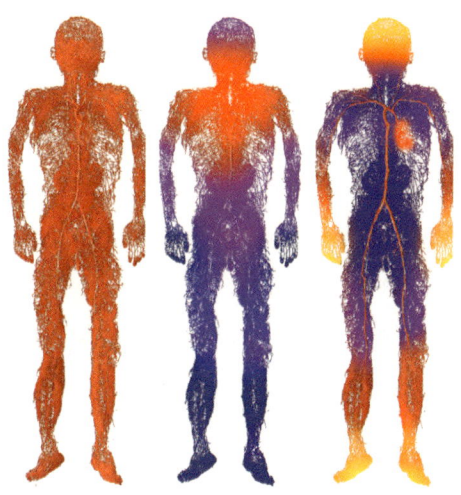

1. 정상 혈류　　2. 수족냉증 혈류　　3. 이상허혈 혈류

따기" 와, 어적혈류빼기 일명 "어적혈빼기" 로 구분된다.

농백혈따기 - 혈류따기는 환경적인 충격이나 공격으로 인해 생긴 죽은 백혈구의 농이 관절이나 심장에서 멀리 떨어진 관말지역에 쌓이는 염증을 바늘 또는 혈류침으로 따고 짜주어 농백혈을 제거한다. 농백혈이 제거되면 골수에서 건강한 피를 생산하는 능력이 증대하여 신진대사를 원활하게 만들어 건강을 찾는 방법이다.

어적혈빼기 - 어적혈은 농백혈이 과다하여 혈류가 막힌 모세혈관에 적혈구가 이동하지 못해 계속적으로 적혈구가 모세혈관에 쌓이는 현상이다.

따라서 수명을 다한 적혈구 또는 과다한 농백혈이 모세혈관을 막고 있는 죽은피를 어적혈류침법으로 빼내어 혈액순환을 돕고 세포 재생 또는 신진대사를 원활하게 함으로써 건강을 찾는 방법이다.

 혈류 따기

4. 농백혈류따기의 원리

농백혈류침의 농백혈(膿白血)이란 백혈구가 죽어서 물과 같은 수액이 되다가 더욱 더 차이고 굳어지면 림프액과 함께 고름과 같이 되는 액상을 총칭한다. 즉, 죽은 고름과 같은 백혈구를 빼내어 피를 잘 돌게 하기 위해 바늘로 피부의

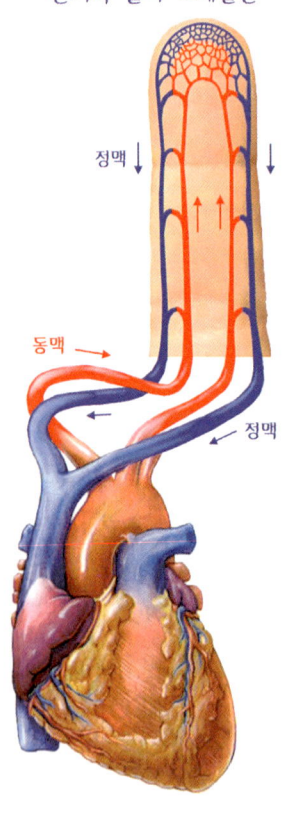

손가락 끝의 모세혈관

표피를 찔러 피를 짜내는 것을 말한다. 손 안에 인체의 모든 농백혈이 모이고 응축되므로 그 응축된 부위를 따주게 되면 그와 연결된 신체의 조직이나 오장육부의 막힌 모세혈관이 열리고 핏길이 살아나서 조직이 제 역할을 수행 할 수 있게 된다.

경기나 졸도, 혼수상태, 뇌졸중 등 대부분의 위급한 상황은 혈류가 막힌 것이 주요인이다. 이러한 요인은 신체의 피부 온도가 갑자기 낮아 혈액의 점도가 높아지거나 환경적 충격으로 백혈구 수치가 높아지면 산소의 영양분의 공급이 부족하여 정맥혈이 막혀 손발이 차가워진다. 손이나 발, 사지가 싸늘해지면 체내의 혈액은 대뇌에 집중되어 대뇌의 혈압을 상승시켜 뇌를 손상시키거나 코피나 대뇌의 모세 혈관이 터지는 경우도 있다.

대뇌로 혈류가 집중되면 대뇌의 모세혈관은 손상을 입게 되고 그와 연결되는 신체 부위는 제 기능을 잃게 되는 것이다. 또 혈류가 막힌 부분과 연결된 근육은 연성을 잃어 다양한 장애를 유발하기도 한다. 이러한 응급환자는 시간이 가장 중요하다. 시간이 지체되면 될수록 뇌의 손상부분이 확대되어 자칫 소생할 수 없는 지경에 이르거나 중풍 또는 부분적인 장애 증세를 보일 수 있기 때문이다.

나이가 많거나 혈압이 높은 사람은 겨울철 아침 외출과 같은 갑자기 치기운 환경으로 이동할 때는 반드시 실내에서 이불을 정리하는 등 10분 이상 몸을 움직이며 혈류를 개선하여 손발을 따뜻하게 한 후 차가운 환경을 접해야 하고, 교통사고와 같은 물리적 충격이나 물에 빠진 환자, 집에 불이 나서 혼이 난

환경 충격자, 의식을 잃을 정도의 마취를 한 적이 있는 환자, 환경적 충격으로 기절한 환자 등도 응급조치만 하면 수분 내에 정상을 찾을 수 있다.

소아나 어린이를 둔 집안에서는 각종 예방 주사를 맞을 때에는 반드시 손발이 따뜻할 때 예방 접종을 해야 한다. 이를 무시하고 예방접종을 받게 되면 아이가 혼수상태에 빠지거나 산소결핍으로 불운을 맞게 됨을 명심해야 한다.

 건강 찾기
1) 손에서 신비한 건강을 읽어낸다.

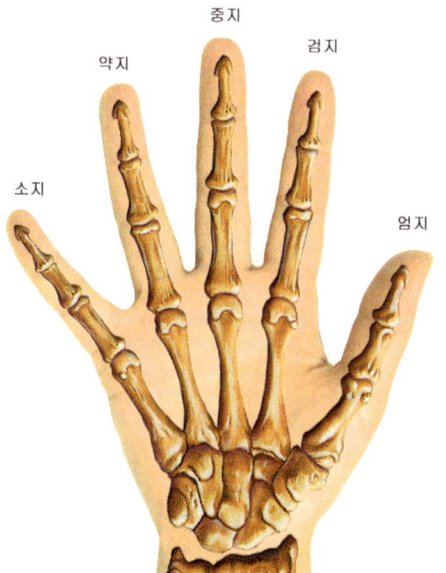

"손"은 인체에서 작은 면적에도 불구하고 가장 많은 관절로 이루어져 있다. 206개의 뼈 중에 1/4에 해당되는 52개의 뼈가 손에 집중되어 있다. 그리고 손은 매우 빈번한 일을 한다. 밥을 먹거나 기계를 만지는 등 행동을 구체화하는 과정에는 반드시 손이 사용된다.

손은 위대한 인류의 문명을 만들어 낸 인체의 핵심적인 도구이기도 하고 지구의 역사를 쓰기도 하는 등 손에 대한 예찬은 이루 말할 수 없을 정도의 신비로운 가치를 지니고 있다.

그러나 현대문명을 낳을 수 있는 위대한 공로는 손의 엄지의 쥐는 힘에 의해 창조되었다. 또 손은 인간의 대뇌의 신경과 정보망이 가장 많이 연결되어 있으며 대뇌의 명령을 몸소 실천한다. 그러나 임무를 달성하는 손의 노고에 비해 정작 대수롭지 않게 여기는 경우가 많다.

가장 빈번하게 쓰이고 바삐 움직일 수 있다는 것은 가장 많은 산소와 양분이 필요하고, 대뇌에서부터 인체에 이르기까지 많은 정보를 전달 받는 곳이란 의미와 상통한다. 또한 손은 사람이 그 동안 행한 업적의 기록장이라 할 수 있으므로 예로부터 동양에서는 손금을 보면서 과거나 미래를 예견했다. 따라서 손에는 수많은 인체의 정보와 삶의 과정, 건강 상태 등이 기록되어 있으므로 손의 혈류를 개선하면 건강을 다스릴 수 있고 질병의 치료도 가능한 것이다.

따라서 손에 질병 징후가 나타나는데 그 병점의 징후를 보고 질병을 치료하거나 예견하기도 하고 장차 생겨날 질병을 다스려 낼 수 있다.

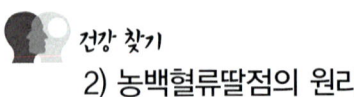
2) 농백혈류딸점의 원리

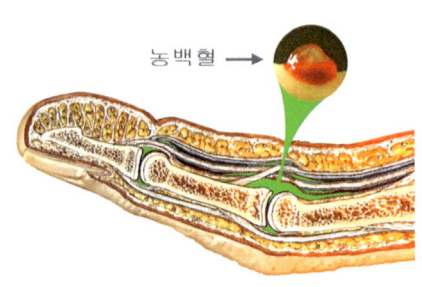

사람은 세포조직으로 구성되어 있다. 세포는 모세혈관으로부터 산소와 양분을 받아먹고 난 후 쓰고 난 노폐물은 다시 모세정맥혈관에 실려 대소변이나 땀 등으로 배출한다.

그러나 혈액순환 장애 또는 모세혈관이 막혀 배출되지 못하는 조직의 노폐물은 가까운 피부로 빠져 나오기도 한다. 그리고 인체의 중요한 조직을 살려내기 위해 미처 배출되지 못한 체내의 죽은 백혈구의 고름들은 인체에서 먼 곳으로 보내어 오장육부와 대뇌를 유지시켜가게 된다. 따라서 인체의 심장에서 가장 먼 손의 뼈와 근육이 가장 많고 조밀한 손마디에 농백혈이 그림과 같이 모이게 되는 것이다. 따라서 손끝에 모인 농백혈을 제거하거나 손의 혈류를 잘 흐르게 하면 만병이 낫는다. 왜냐하면 손이 따스하면 발도 따스해지고 손발이 따스해지면 골수에서 건강한 피를

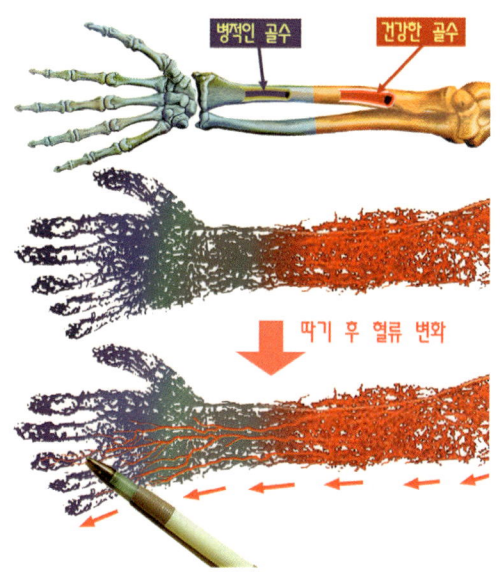

따주기를 하면 피가 손끝, 발끝으로 이동하기 시작한다.
이때 농백혈이 빠져나온다.

정상적으로 만들어 낼 수 있기 때문이다. 손발이 차가운 사람은 그 차가운 부위만큼 골수에서 피를 만들지 못하기 때문에 적혈구 수치가 낮아지고 그에 따른 염증이 많아져서 저산소증과 영양공급이 문제되고 급기야 피가 탁해지고 막혀 질병을 내 스스로 만들게 되는 것이다.

대부분의 물질들은 따뜻하면 늘어나거나 묽어진다. 사람의 피는 온도가 높아지면 농도가 묽어지다가 온도가 내려가면 농도가 짙어 빽빽해져 모세혈관의 혈류가 막힌다. 심장에서 내뿜는 36.5℃의 피가 손끝까지 제대로 전달될 때 손의 온기를 느낄 수가 있다. 그러나 동맥 또는 정맥의 모세혈관이 막혀 있거나 자연환경의 충격으로 적혈구 수치가 낮아져 있을 경우에는 손발 끝이 차가워진다. 건강한 사람의 손가락이나 발가락 끝은 34~35℃ 정도의 온도를 유지해야 하나 손가락의 온도가 33도 이하일 때는 그 부위에 따른 모세혈관의 혈류가 막혀 있거나 근육이나 신경조직의 이상으로 질병이 있는 경우가 많다.

손이 차가웠다가 따뜻해지는 "변온 손"은 적혈구 수치가 낮거나 혼탁한 혈액으로 혈류의 유동이 나빠져서 생기는 현상이다. 또 손에서 땀이 많이 나는 경우는 대부분 자연환경의 충격으로 파괴된 백혈구가 복원되지 못했거나 정맥의 혈류가 막혀 몸속의 노폐물이 회수되지 못한 탓이다. 그리하여 손 또는 발에 잔류한 노폐물이 땀으로 배출되어 나타나는 현상이다. 이러한 현상을 가진 사람의 대부분은 자연환경의 충격과 싸우다 죽은 백혈구가 관절 부위나 정맥의 모세혈관에 잔류되어 적혈구의 이동을 막는 경우이다. 이런 경우 손따기를 하면 피는 나오지 않고 물이나 고름과 같은 수액이 나오거나 혈류가 막혀 피가 전혀 나오지 않는 경우가 많다.

 건강 찾기
3) 손의 혈류가 개선되면 건강을 찾는다.

오른 페이지의 손 그림에서 왼편의 건강한 손은 심장에서 뛰는 피가 심장에서 가장 멀리 떨어진 손가락 끝까지 운송이 잘되는 그림이다. 그러나 오른편 손은 혈류가 막혀 손이 차가워진 상태의 그림이다.

모세혈관이 막힌 오른쪽 손 그림은 갖가지 질병에 걸릴 확률이 높아지거나 질병이 진행 중인 경우가 많다. 질병이 생긴 연후에 치료를 하는 것은 어리석은 일이므로 가급적 예방차원에서 혈류를 원활하게 흐르도록 손 따기로 예방하는 지혜가 필요하다.

비정상적인 혈류의 경우는 환경적인 충격으로 농백혈이 과다하여 생긴 손을 그냥 방치할 경우에는 수년 후에는 손에서 노폐물이 빠져나오는 다한증 중세가 생기거나 연필을 잡지 못할 정도의 땀으로 인해 학습 장애를 초래하기도 한다.

문제는 여기서 그치지 않고 심장의 끓는 피가 온몸으로 전해지지 못하는 결과로 인해 심장의 펌프질이 문제되어 심장기능이 약화되거나 심장의 피가 대동맥궁에서 사지로 내 보내지 못하여 심장에서 펌프질 된 압력 높은 피가 머리로만 혈액이 솟구쳐 머리에 땀이 많이 나거나 항상 미열이 있다.

또 두통을 동반하는가 하면 심하면 가중된 대뇌의 압력으로 인해 뇌세포가 파괴되어 학습장애에서부터 대뇌의 이상을 초래하는 간질 등의 병이 생기거나 급기야 뇌혈관이 새롭게 생겨나는 모야모야병과 같은 이상야릇한 질병에 걸려 사경을 헤매는 경우가 발생될 수도 있다.

심상의 예방대체의학 혈류손따기 CHAPTER 6

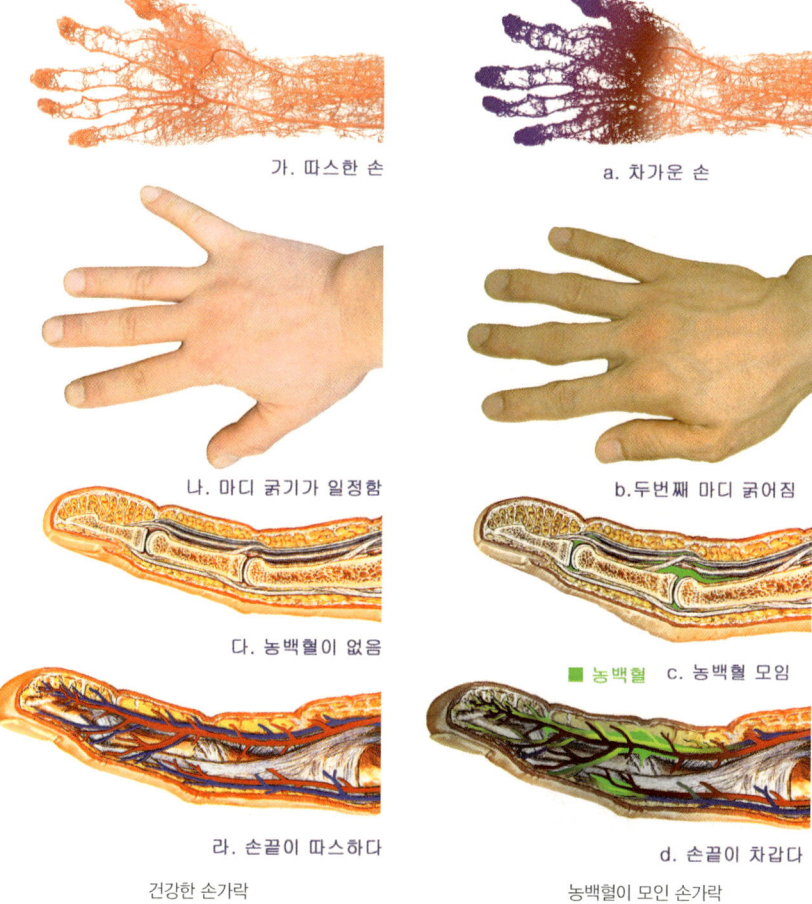

가. 따스한 손   a. 차가운 손

나. 마디 굵기가 일정함   b. 두번째 마디 굵어짐

다. 농백혈이 없음   ■ 농백혈   c. 농백혈 모임

라. 손끝이 따스하다   d. 손끝이 차갑다

건강한 손가락   농백혈이 모인 손가락

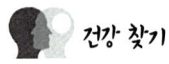 *건강 찾기*

5. 손의 부위와 농백혈류딸점도

1) 손바닥의 혈류딸점의 원리

아래 그림에서 손바닥은 인체 부위의 전면에 해당된다. 그림은 오른손에 따른 인체부위도와 혈류딸점표이다. 왼쪽 그림의 손바닥에 따른 인체 부위도 그림에서 중지는 끝은 머리에 해당하고 손목 쪽은 뿌리혈에 해당된다.

색다른 것은 소지손가락은 손의 반대편인 왼쪽발바닥의 다스리는 그림이고 약지손가락은 반대편인 왼팔의 손바닥을 다스리는 그림이라는 것이다. 가장 유용하게 쓰이는 그림이므로 눈여겨 살펴둘 필요가 있다.

> **오른손바닥 혈류딸점표의 원리**
> 1. 심장에서 가장 먼 소지 손끝은 '가', 약지 손끝은 '나', 엄지 손끝은 '마'이다.
> 2. 손바닥의 혈류딸점도는 손의 골격을 잡는 뼈와 관절 부위의 중앙은 빨강색 점으로 표시되었다.

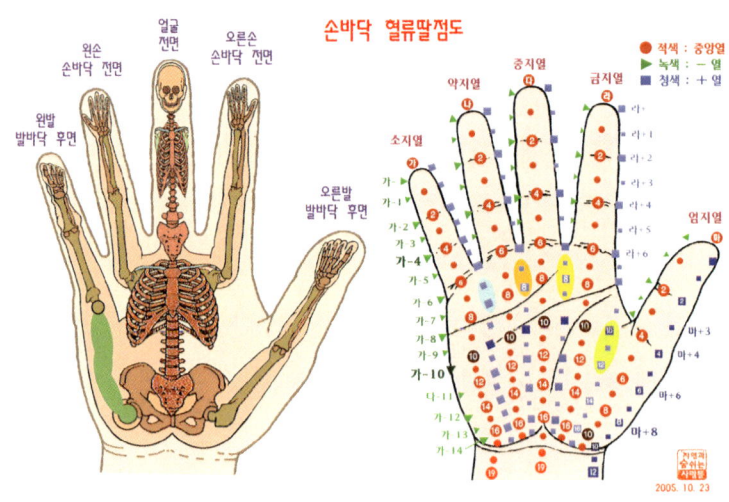

3. 소지는 '가'열, 약지는 '나'열 순으로 표기되어 있으며 손가락 끝에서 손목으로 이어지는 뼈를 따라 중지의 경우 다, 다1, 다2, 다3… 다19로 명시되어 있다.
4. 마이너스 열은 소지쪽 방향으로 녹색 점으로 표시되어 있다. 가열 소지의 가-1, 가-2, 가-3, 가-4, 가-5… 순으로 표기되어 있다.
5. 플러스 열은 엄지쪽 방향으로 청색 점으로 표시되어 있다. 가열 즉, 새끼손가락에서 엄지손가락 편으로 가+1, 가+2… 순이다.

2) 손등의 혈류딸점의 원리

아래 손등 그림은 인체의 후면에 해당된다. 왼쪽 손등에 따른 인체부위도와 혈류딸점표이다. 왼쪽 그림에서 중지는 끝은 머리후두에 해당하고 손목 쪽은 엉치뼈에 해당된다. 소지손가락 등은 손의 반대편인 오른쪽발등의 다스리는 그림이고 약지손가락 손등은 반대편인 오른팔의 손등을 다스리는 그림이다.

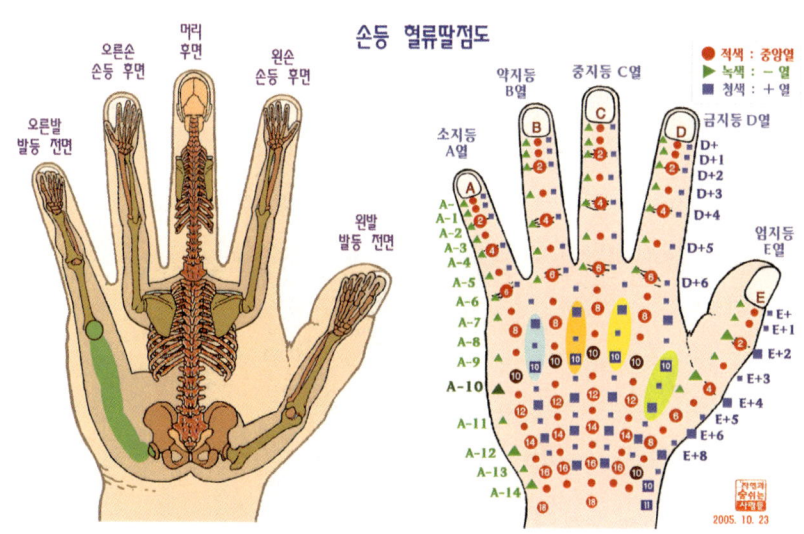

오른손등의 혈류딸점표의 원리

1. 손등의 혈류딸점은 소지는 'A'열, 약지는 'B'열 순으로 표기하여 손바닥과의 차별을 두었다.
2. 손등의 골격을 잡는 뼈와 관절 부위의 중앙이 빨강색 점으로 손등의 손가락 끝에서 손목으로 이어지는 뼈를 따라 중지의 경우 손톱 뿌리 쪽이 C로 시작되어 손목 쪽으로 C1, C2, C3 순이다.
3. 마이너스 열은 녹색 점으로 소지손가락 쪽은 A열의 경우 A-1, A-2, A-3, A-4, A-5… 순으로 표기되어 있다
4. 플러스 열은 청색 점으로 엄지손가락 쪽을 플러스 열로 표기되어 있다. 소지의 경우 A+1, A+2… 순이다.
5. 아래 그림은 모든 손가락의 2, 4, 6 딸점의 위치로 관절과 관절이 만나는 위치 표이다.

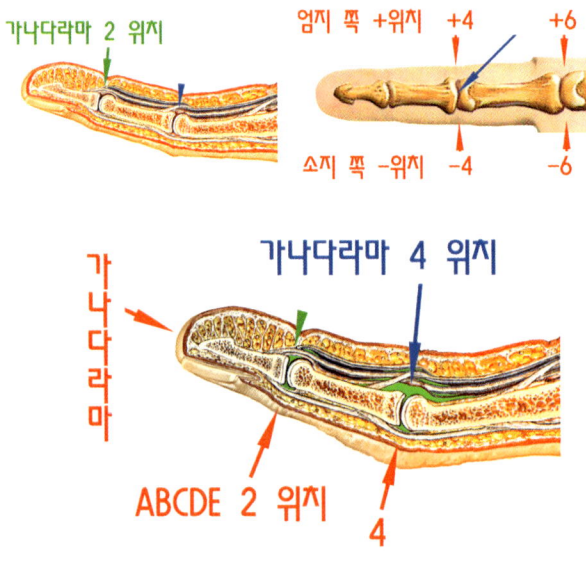

손가락의 주요딸점 위치

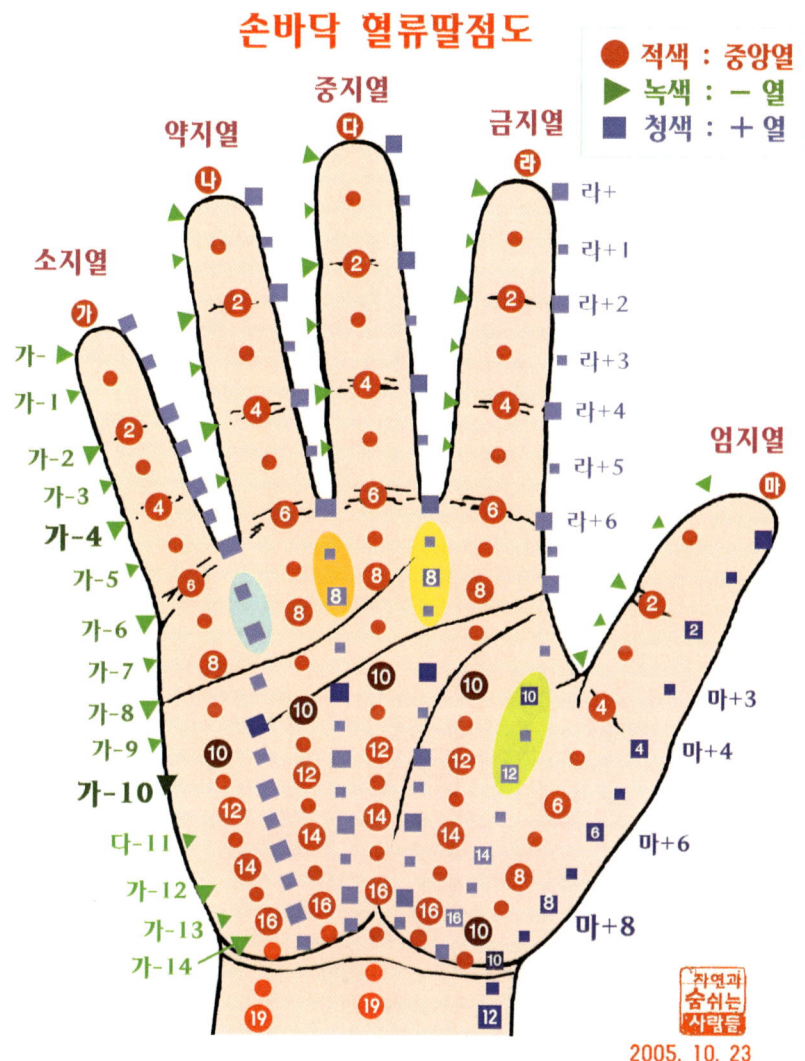

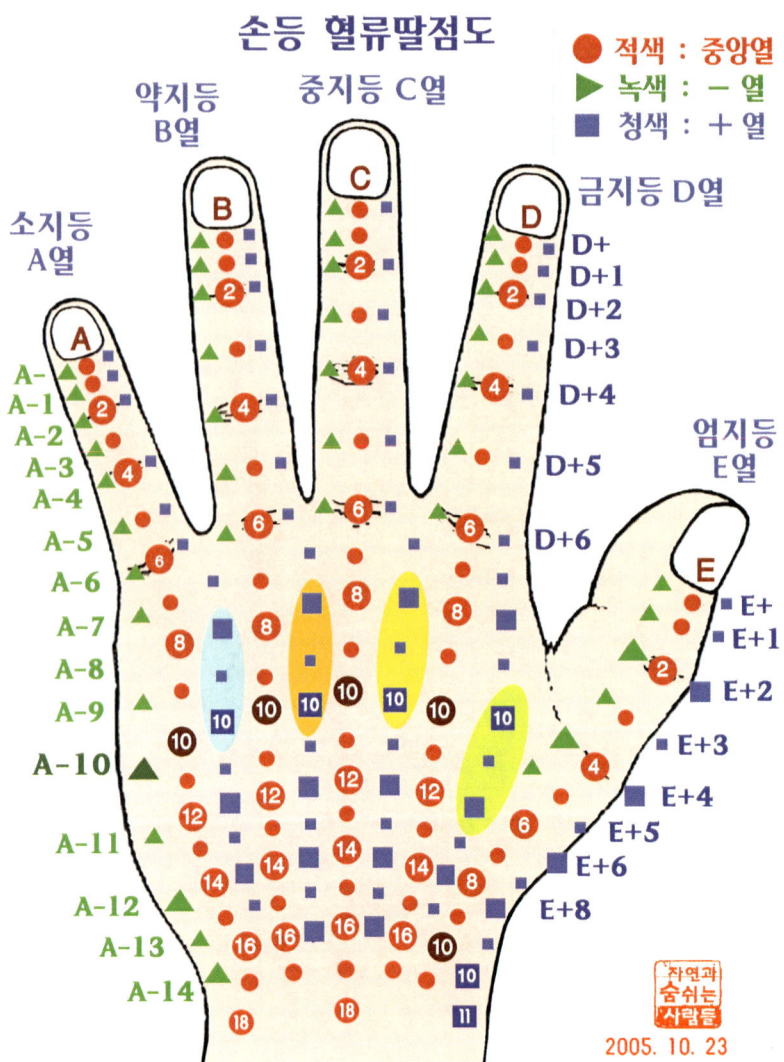

• 더불어 사는 세상

PART 03
혈액의 색상농도와 건강

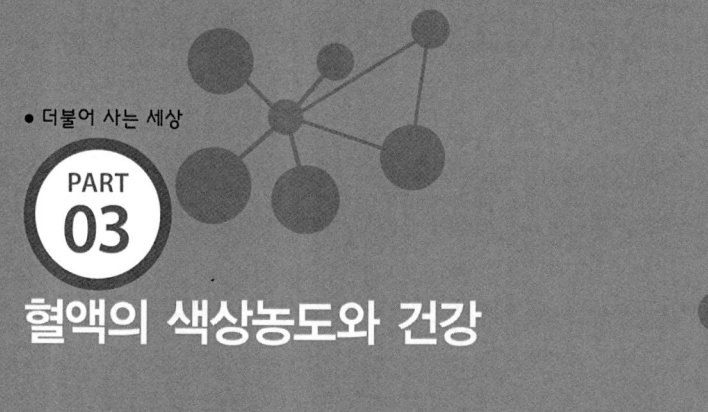

　혈류따기는 손을 따는 것도 중요하지만 어떻게 짜내고 짜낸 피가 어떤 색이나 농도를 보이는지 관찰하는 것이 중요하다. 과학적인 첨단의료 장비나 분석 시약 그리고 분석기기시스템이 없어도 사람의 눈으로 충분하게 피의 색깔이나 농도로 건강을 확인할 수 있다. 피 색에 따른 건강에 어떤 문제가 있는지 조금만 주의 깊게 살펴보면 알 수 있는 것이다. 처음은 생소하게 보일 지라도 몇 번을 반복하여 따준 후 "혈액의 색상과 농도에 따른 건강표"와 비교하면 쉽게 자신의 질병 상태를 예견할 수 있게 된다.

　그리고 따기 후 10~20분 사이에 오감을 잘 활용하여 자신의 신체 변화와 어떤 반응이 있는지도 잘 느껴보아야 한다. 팔에 힘이 빠지거나 전기가 통하는 것처럼 반응이 오기도 하고 뜨거운 피가 다리로 내려오는 감각 등 여러 변화가 생겨나는 것을 느끼며 따주는 것이 좋다. 그리고 잠이 잘 오는지, 물체가 선명하게 보이는지, 숨쉬기가 편한지, 속이 편한지, 손이 따스해지는지 등 시력, 소리, 맛, 냄새, 피부, 온도, 꿈 등 혈류가 느려 실종된 그간의 오감과 오체의 감감을 느껴가며 살려내는 것도 중요하다.

　실제 따주고 나온 피를 샘플로 제시하지 못하고 도표로 제작된 그림이기 때문에 실제와 상이할 수도 있으나 개념적 차원에서 살펴보기 바란다. '혈액의 색상과 농도에 따른 건강표'의 도표가 나오기까지 수십 년의 경험이 함축된 것이라는 생각으로 관심 깊게 바라보았으면 좋겠다.

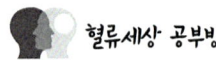 혈류세상 공부방

1. 건강한 사람의 혈액의 색상

건강한 사람의 혈액 색상은 철이 산화된 것 같은 검붉은 빛으로 보인다. 이것은 마치 잘 익어 마른 대추와 같은 색조를 띤다. 그러나 몸이 쇠약해지면 혈액의 색상이 점점 묽어져 빨강에서 다홍, 주황으로 피 색이 묽어지다가 오렌지색을 보이기도하고 마침내는 물이 나오거나 걸쭉한 진물에 이어 고름과 함께 피가 섞여 나오기도 한다. 또 혈관에 오래 찌든 피는 검붉은 색조에서 검은빛에 가깝게 보이기도 한다.

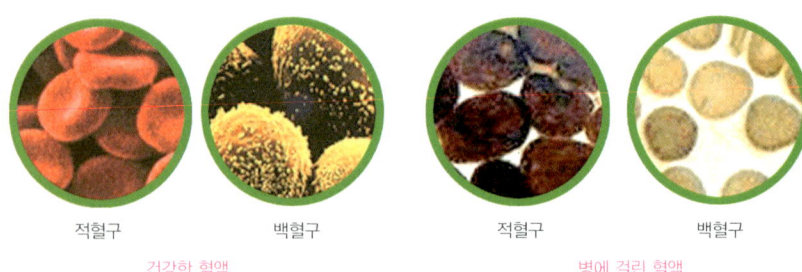

적혈구　　　백혈구　　　　　　적혈구　　　백혈구

건강한 혈액　　　　　　　　　병에 걸린 혈액

한편 짜낸 피를 휴지에 묻혔을 경우 건강한 사람의 피는 공기와 접해도 산화가 느려 붉은 빛이 오래 지속이 되지만 병약한 사람은 휴지에 묻은 피가 몇 분도 안 되어 새까만 색으로 산화해 버린다.

이러한 혈액의 색상은 관절이나 심장에서 멀리 떨어진 관말지역의 혈액의 색조를 이야기하는 것이다. 체질이나 유전자니 하는 모든 것들은 피에 의해 좌우된다. 정상적인 체온에서는 세포의 핵이 제 구실을 하지만 저 체온부위의 세포핵은 유전자가 서서히 변형되고 피의 색상이 각기 다르게 나타난다. 건강지수가 높은 사람들은 혈류의 흐름이 왕성하여 '적혈고농'의 건강한 색상의 피를 가지고 있다.

따라서 혈액의 색상을 바로 잡는 것이 건강을 지름길이다. 손따기에서 물과 같이 멀건 피가 나오는 사람은 건강한 피가 나올 때가지 따주면 질병이 낫게 된다. 왜냐하면 모세혈관에 정상적인 피가 흐르면 산소와 양분이 공급되어 세포 분열이 일어나고 세포핵이나 핵산이 정상적인 유전자 구조로 바뀌면서 조직이 살아나 질병을 낫게 하기 때문이다.

환경적인 충격으로 인해 생긴 초기의 백혈구 시체들은 심장에서 멀리 떨어진 부분에 차곡차곡 쌓이다가 시간이 지남에 따라 혈액 속에 녹아들어 혈액 색상이나 농도의 변화를 가져오게 된다.

따라서 건강한 혈액의 색조를 유지하면 면역기능이 높으므로 그렇지 못한 사람보다 질병에 걸릴 확률이 매우 낮아지거나 세균이나 바이러스와 같은 환경적인 공격이나 생활 속에서 생겨나는 충격을 쉽게 물리칠 수 있다.

혈류세상 공부방
2. 피의 색상과 농도에 따른 건강표

다음의 그림은 서구의학의 혈액성분을 분석하는 접근방식과는 다른 것임을 밝혀둔다. 그러나 손따기를 서너 차례 해 본 사람이라면 혈액의 색상과 농도만 보아도 건강지수를 한 눈에 알 수 있게 된다.

다음은 혈류따기 후 피부에서 나온 피를 휴지에 묻혔을 때 가시적인 혈액의 색상과 농도에 따른 것이며 육안으로 보았을 때의 건강 도표이다.

손에 박힌 가시를 빼듯 손의 표피를 1~3mm 정도 바늘로 찌르고 손으로 짜낸 후 휴지에 묻혔을 때 보이는 혈액의 가시 색상에 따른 건강 도표이므로 실제 나온 혈액과는 차이가 있을 수 있다. 경험상으로 편의하게 구분한 것이므로 절대적인 도표라기보다 따기를 거치면서 비교적인 상대성을 가진다.

갈수록 태산
1) 적혈고농 (赤血高濃)

매우 건강한 사람에게 나올 수 있는 혈액의 색상으로 가을철 잘 익은 대추를 말린 상태의 대추 색과 유사한 검붉은 선홍빛의 색이다. 적혈구의 수치가 정상적인 사람의 혈액 색조로 산소와 양분의 공급이 원활하여 비교적 건강을 자신할 수 있는 사람에 해당된다. 그러나 적혈고농이 찌들어 엉긴 혈액은 노쇠화현상에 의한 것일 수도 있다.

갈수록 태산
2) 적혈저농 (赤血低濃)

일반적으로 건강에 별 이상 없는 사람에게 나타나는 혈액으로 선홍빛의 붉은 색조를 띠되 적혈구 수치가 조금 낮은 빨강 빛으로 보이는 경우를 말한다. 손이 따뜻하면서 땀이 많이 나는 온열다한증 증세를 보이는 사람의 혈액 색상이기도하다. 건강한 사람도 여름철에는 체온 조절로 인해 혈액속의 수분 함수율이 높기 때문에 피가 약간 묽다.

갈수록 태산
3) 저혈기포 (低血氣泡)

정맥의 혈색이 청색을 띠거나 혈액 색조가 청색 기미로 보이고 혈액 속에 공기 방울이 혈액과 함께 나오는 사람이다. 피 사이로 이산화탄소나 활성산소가 함께 빠져 나오는 현상으로 정맥의 혈류가 막혀 고여 있는 경우를 말한다. 이런 현상은 해당되는 부위나 조직이 차거나 마비증상이 올 수 있다.

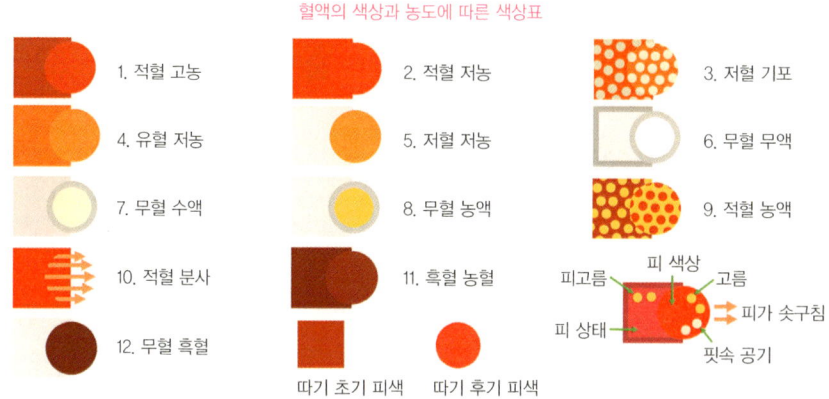

번호가 낮을수록 건강지수가 높은 편이다.

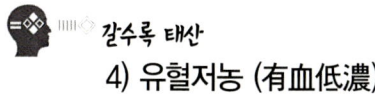

4) 유혈저농 (有血低濃)

혈장의 수치가 높거나 적혈구 수치가 낮아져서 혈액이 다홍색 빛을 띠는 경우로 환경적인 충격을 과거에 받은 경험이 있는 사람으로 죽은 백혈구가 몸 전체에 퍼져 있는 경우이다. 이런 사람들은 대부분 손발에 땀이 많이 나거나 손발이 시린 경우도 있고 얼굴에 부종, 기미 등이 생기거나 특정한 부위에 땀이 많이 나기도 하는 다한증 증세를 보이기도 한다. 기력이 아주 약한 사람이다.

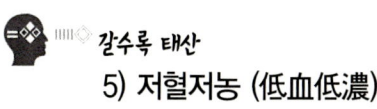

5) 저혈저농 (低血低濃)

피가 나오지 않다가 심한 짜내기로 겨우 주황 빛 혈이 조금 비치는 경우이다. 이런 사람들은 혈류가 거의 막혀 있는 상태이므로 장기간 방치하면 해당부분의 장애로 질병이 생긴다. 예를 들면 눈이 침침해지는 사람들은 대부분 검지 손가락 부분에서 이와 같은 현상이 나타난다. 이를 경우에는 금지 손가락 부분을 자주 지압하거나 혈류따기로 증세를 호전시킬 수 있다.

갈수록 태산
6) 무혈무액 (無血無液)

피가 전혀 나오지 않는 경우이다. 혈류가 완전히 막혀 있으므로 해당 부분에 이미 증세가 나타나고 있으므로 지압이나 혈류따기로 혈류를 뚫어 주는 것이 좋다. 피가 나오지 않는 경우에는 딸점의 주변이라도 찔러서 피를 짜내 준다. 간혹 손에 가시나 칼로 베였을 경우에 피가 나오지 않는다면 일단 그 부위에 연결된 신체의 일부가 질병을 앓고 있음을 상기하는 게 좋다.

갈수록 태산
7) 무혈수액 (無血水液)

혈액이 솟아날 자리에 피가 안 나오다 짜내면 물이 나오다가 끈끈한 콧물처럼 나오기도 한다. 이런 현상은 소아나 어린이에게 흔히 발생하여 경련이나 간질 증세를 보이거나 의식을 잃기도 한다. 환경적 충격을 받은 지 삼일 이후에 나오는 현상으로 질병의 상태가 깊어 질 수 있다. 오래 될수록 몸 전체에 퍼지거나 뇌의 압력을 높여 뇌 세포가 파괴될 수도 있으므로 빨리 빼낼수록 좋다.

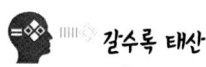 갈수록 태산
8) 무혈농액 (無血膿液)

피가 나올 자리에 걸쭉하고 짙은 고름이 나오는 경우를 말한다. 환경적 충격을 받은 지 한 달 정도 경과되었거나 6개월 사이에 나타나는 현상이다. 병원에서 다양한 검사를 거쳐도 병명이 나오지 않는 원인 모를 병세에 시달리는 경우가 많다. 혈중 고름이 전신으로 번져가는 동안 백혈구와 전투 중임으로 열이 있거나 손발이 시릴 수 있으며 땀이 많이 나기도 한다. 아주 큰 중병의 신호이다.

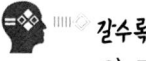 갈수록 태산
9) 적혈농액 (赤血膿液)

피와 고름과 함께 끈끈한 액상이 섞여 나오거나 일부의 물, 거품이 혼합되어 나오기도 한다. 이런 경우는 환경적 충격을 받은 지 6개월 이상인 사람이나 건강을 선천적으로 타고난 사람이 환경적 충격을 몇 년 이상 방치한 경우 또는 황달과 같은 중세를 보이는 사람에게 나타난다. 류머티즘 또는 관절염 증세일 경우에도 나타난다. 인간의 모진 목숨을 경험한 사람으로 건강을 놓고 사는 경우가 많다.

 갈수록 태산
10) 적혈분사 (赤血噴射)

정맥의 혈류가 부분적으로 막혀 있어 손을 따는 순간 심장의 압력으로 피가 모여 있던 것이 터져 나오는데 피가 분수처럼 솟구쳐 멀리 뻗어 갈수도 있다. 특히 손가락 끝에서 이런 현상이 많이 발생한다. 이런 경우는 가끔 손가락의 특정 부위가 피가 통하지 않아 냉한 기운이 있거나 그 부위가 하얗게 변하기도 한다. 현재는 별 치료방법이 없으나 증세에 따라서는 3~4회 정도의 손따기를 하면 완치된다.

갈수록 태산
11) 흑혈농혈 (黑血膿血)

정맥의 혈류가 부분적으로 3개월 이상 막혀 있으므로 손의 혈류따기를 하고 애써 짜내면 검고 걸쭉한 또는 엉겨 붙은 피가 겨우 나오는 피를 말한다. 대부분 나오다 바로 응고되는 경우가 많다. 정맥의 모세혈관이 오랫동안 막혀 있었기 때문에 이미 삼 개월 이상 피가 통하지 않은 경우이다. 따라서 주변의 세포가 대부분 제 기능을 잃은 경우가 많다. 이런 경우는 가끔 손가락의 특정 부위가 감각이 무디어지고 냉한 기운을 넘어서 통증이 있거나 아예 통증 없이 감각 자체까지 사라진 경우도 있다.

갈수록 태산
12) 무혈흑혈 (無血黑血)

정맥의 혈류가 오랫동안 막혀 있으므로 손의 혈류따기를 하면 피가 좀처럼 나오지 않다가 힘껏 수차례 짜내면 엉겨 붙은 새까만 검은 피가 나오는 것이다. 대부분 나오다 바로 응고된다. 정맥의 모세혈관이 오랫동안 막혀 있었기 때문에 이미 일 년 이상 피가 통하지 않은 경우이다. 따라서 주변의 세포가 대부분 제 기능을 잃은 경우가 많다. 이런 경우는 특정 조직의 부위가 감각이 없거나 무뎌지고 습진, 무좀 등 피부나 손톱의 외형이 변하거나 곪아가기도 한다.

보통 질병이 극에 달한 경우에 이런 유형의 피가 나온다. 흔히 난치의 주부습진에서 무좀, 백선, 피부암, 소아 간질과 같은 난치병을 앓고 있는 경우가 많다.

● 혈류 따기

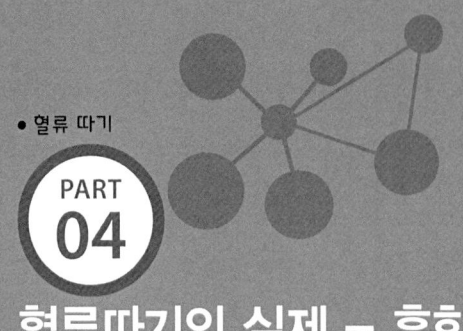
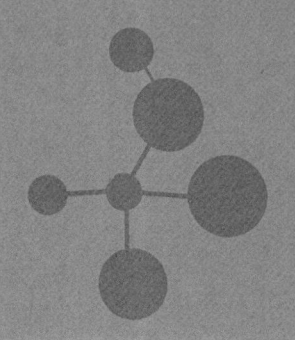

PART 04

혈류따기의 실제 – 흔한 질병

　드디어 혈류 손따기를 해야 하는 초조한 시간이 되었다. 바늘이나 주사기 같은 뾰족한 물체를 보면 소름이 끼치는 사람이 적지 않기 때문이다. 제일 두려워하는 사람이 덩치가 크고 제법 운동을 꾀나 하는 사람들이 제일 무서워한다. 그 중에는 어린이도 포함된다. 아이들은 손에 박힌 가시를 뺀다거나 벌레가 있어 잡아야 한다고 설득을 해서 빼내면 되지만 나이 꾀나 먹은 사람들의 바늘에 대한 공포를 쉽게 해결하기란 쉬운 일이 아니다.

　혈류따기를 공부하려고 온 백혈병환자가 병원의 치료방법을 보고 치료에 문제가 있어 우연히 저자의 카페에 오게 되어 혈류따기를 공부하면서 손따기의 두려움을 하소연했던 기억이 있다. 나을 수 있다는 확신이 들기까지 일주일 이상 버티더니 결국 자신의 손을 따기 시작했다. 한번 따 본 후 저자와 댓글로 이야기를 나눈 결과가 예상과 같아지면서 한 달반 정도 다스린 후 이제 백혈구 수치가 변화를 보일 시간이니 병원에서 검사를 받아보라고 했다. 결과는 정상 이었다. 시작이 반이다.

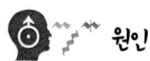 원인
1. 아픈 만큼 성숙해진다.

우리 인체는 다양한 활동을 하다가 그 생명유지의 한계를 느끼는 조직은 이상이 생겨나고 그 조직을 치유하기 위해 아픈 통증이 나타난다. 칼을 사용하다가 손이 베이면 따갑고 아픈 사람은 면역기능이 뛰어나 빠르게 상처가 아물며 치유된다. 그러나 다쳐도 아프지 않은 사람은 곪거나 치유시간이 오래 걸리는 것과 같은 이치이다. 아픔이나 통증은 인체의 자연치유력이 살아나 있기 때문이다. 당뇨환자의 경우 조직이 썩어 가고 있는데도 통증을 못 느끼는 것은 자기치유시스템이 상실되었기 때문이다.

 원인
2. 약을 먹어 병이 낫는 게 아니라 나을 시기가 되었기에 병이 낫는 것이다.

보통 사람의 경우 자신의 인체 조직 중 가장 혈액순환이 안 되는 부위에 생활 중 노폐물이나 요산 등이 쌓이면 그 부위에서 통증이 유발된다. 보통의 경우 하루 이틀 삼일차 정도 지나면 통증이 극에 달하다가 일주일에서 삼칠일 지나면 대부분 나아진다. 보통 사람들은 통증이 고조될 때쯤 병원을 찾는다. 이때는 이미 그 조직의 막힌 부위에 혈압이 상승하고 핏길이 열리면서 통증이 최고조가 지나고 나아지는 시기이다. 서서히 나을 즈음 병원에 가서 약을 처방받아 먹고 좀 괜찮아 지는 것처럼 느끼게 된다는 것이다. 물론 통증이 더 가중되기도 하지만 일반적인 질병은 통증이 있은 후 일주일 정도면 자연치유되어 낫는 것이지 꼭 약을 먹어서 낫는 것만은 아니다.

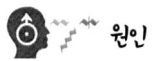 원인
3. 손따기의 중요성

눈 다음으로 많이 사용하는 게 손이다. 가장 좁은 면적에 가장 많은 관절과 혈관이 분포되어 있다. 인체의 1/4이 넘는 뼈가 자리 잡아 있고 인체의 25% 정도는 손의 모양새에 의해 모든 것이 결정된다. 그리고 손은 우리 몸의 각 장부와 연결된 경혈점이 모두 모여 있다. 따라서 손의 건강은 전신의 건강과 직결되어 있다. 그러나 우리가 흔히 알고 있는 경혈점과 내가 그 동안 공부한 혈류딸점과는 다소 상이한 점이 많다. 내가 한의학을 전공하지 않아 몰라서 그런 탓인지 아니면 수천 년 전 시작된 한의학의 오류를 현대에도 그저 그렇게 받아들여서 생긴 문제인지는 그 이유는 나도 잘 모른다.

그러나 평소 자그마한 이상 징후는 손의 지압만으로도 증상을 호전시켜낼 수 있었으며 더구나 혈류따기를 하면서 근본적인 치유가 가능해지므로 그렇게 다스렸고 또 그렇게 나는 믿고 있다.

 혈류 다스림
1. 수족냉증, 다한증, 허열 다스리기

실천하는 순간 !
현대의학이 해결하지 못하는 난치질환인 "수족 냉증" 완치의 길이 열린다.

아하 그렇군!

손발이 차가운 현상을 수족냉증이라 한다. 만병의 근원이라고 누차 강조해 본다. 음의 기운이 강한 여성이 남성에 비해 그 수가 많다. 남성보다 여성은 백혈구 수가 적음에 따라 잘 놀래고 환경적인 충격에도 약해 손발이 차가운 수족냉증 환자가 더 많은 것이다. 대부분 치료가 불가능하다고 믿고 있는데 가장 치유하기 쉬운 질병이다.

우리나라 여성의 60%, 남성의 30%가 수족냉증으로 고생하고 있다. 더구나 난치 또는 불치병으로 취급하여 포기하고 사는 것이 현실이다. 40년간 혼자 터득한 수족냉증 치료 비방을 공개한다.

수족냉증 따기 후 효과

1) 수족의 혈류가 심장에서 먼 쪽으로 서서히 따스하여 골수에서 피를 많이 생산해 낸다.
2) 적혈구와 건강한 백혈구가 증가하여 체내 산소와 양분의 공급이 향상되고 면역기능이 높아진다.
3) 핏길이 열려 대뇌 혈압이 낮아져 숙면을 취하게 되고 머리가 시원하고 뇌 기능이 향상된다.
4) 취약한 안압이나 비강, 귀, 구강의 혈압이 낮아져 물체가 잘 보이거나 취약한 부위가 개선된다.
5) 핏길이 열려 체내 암이 사라지고 적혈구 수치가 높아져 폐활량이 증대되고 숨쉬기가 편해진다.

방법과 요령

3차 따기 과정으로 되어 있으나 초기 냉증은 대부분 1, 2차 따기로 손발이 따스해진다.

1) 양손 모두 따야 한다. 따기의 전체적 과정은 1주 간격으로 3차에 걸쳐서 따준다. 보통 냉증은 1차에서 차도를 보이나 손에 땀이 나면서 손이 차가운 냉열다한증은 환자는 3차 따기까지 갈 수 있다. 사람마다 수족냉증의

원인이 다소 차이가 날 수 있으나 다음의 따주기로 대부분 치료가 될 수 있다.

2) 1차 따기 후 반드시 따기 시에 나온 피의 색상과 따기 후 나오는 피의 상태를 정확하게 관찰한 후 그 피의 상태가 무혈, 분사, 수액, 혈중기포, 흑혈 부분은 따기 후 3일차에 한 번 더 따준다.

3) 따주기 전에 실온 상태에서 팔과 다리의 냉기와 온기가 교차되는 분기점이 어떤 부위 어딘지 살펴본다. 팔은 팔목 어디부터 차가운 냉기와 온기가 교차 되는지 살펴보고, 다리는 무릎에서 발끝까지 어디쯤에 냉기와 온기의 차이가 있는지 살펴본다.

4) 따기 후 다음날 아침 어느 부위 어디까지 온기가 내려 왔는지 살펴본다. 수십 년 동안 막힌 핏길이 한꺼번에 발끝 손끝까지 내려오는 것이 아니라 서서히 핏길이 열려 심장에서 먼 곳으로 점차 따스해져 간다. 가벼운 냉증은 바로 손발이 따스해지지만 핏길이 많이 막혔거나 오래된 냉증일수록 서서히 그리고 천천히 핏길이 열려지게 된다.

5) 아주 오래된 수족냉증은 서서히 온기가 심장에서 멀리 전해지므로 따기 후 온기가 덜 내려오면 수족냉증 3차 따기를 반복하여 다스려준다.

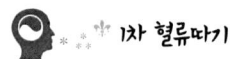 1차 혈류따기

주의사항

1) 심장 가까운 딸점부터 딴 후 피를 최대한 짜 낼수록 좋다.
2) 따기 시 팔에 힘이 빠지거나 머리가 어지러울 경우 회복 된 다음 따기를 계속한다.
3) 행여 의식이 혼미한 경우 종아리(코피혈)와 목 부분의 핏대(대정맥)를 지압하면 3~5분에 회복된다.
4) 가급적 소독약을 쓰지 말고 휴지로 피를 닦아내며 피의 색상을 잘 확인한다.

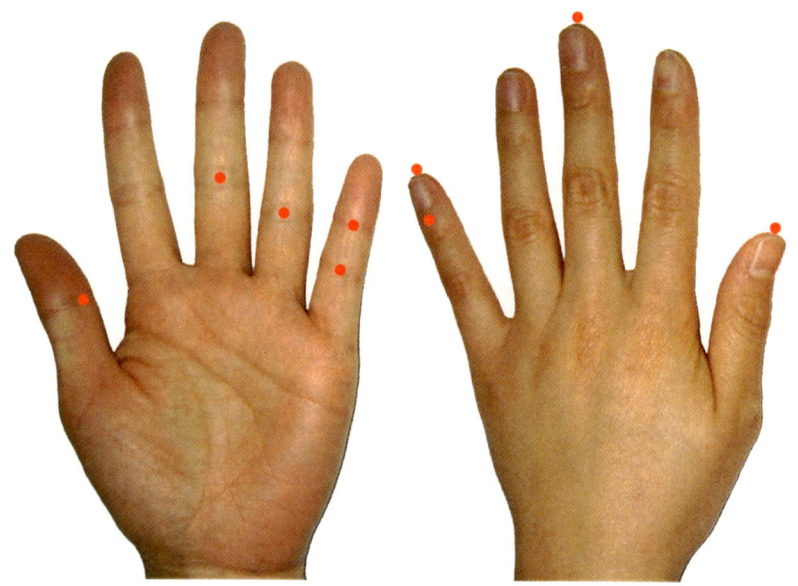

다4 / 나4 /가4 / 가2 / A / 가 / 다 / 마2 / 마

수족냉증 1차 딸점

 TIP 따기 중 팔에 힘이 빠지거나 어지럼증이 올 때

수족냉증으로 그간 오장육부와 수족의 혈관이 막혔다가 따주기를 하면서 갑자기 핏길이 열려 팔이나 머리에 일시적으로 피가 적게 공급되는 현상으로 한약 열재 이상의 효험을 보는 것이다.

2차 혈류따기

 참고사항

1) 피가 솟구치는 경우 짜서 잘 나오지 않을 때까지 짜내준다.
2) 고름이나 물이 나올 경우 피가 나올 때까지 짜내 준다.
3) 손가락 끝이 뒤틀린 경우 반대편으로 펴거나 젖혀서 손가락 모양을 바르게 잡아 준다.
4) 손톱이 긴 경우 손톱을 짧게 깎아준다.

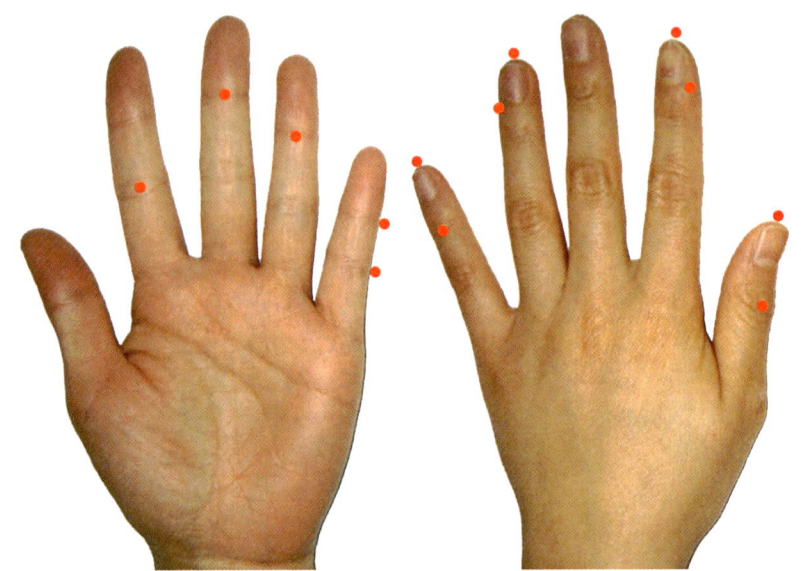

다2 / 나2 / 라4 / 가-4 / 가-2 / A2 / 가 / E2 / 마 / D+ / 라 / B- / 나

수족냉증 2차 딸점

> **TIP** 손가락에서 피가 안 나오고 물이나 고름이 나온다.
>
> 인체는 스스로 자연치유력을 가지고 있다. 오장육부에 죽은 백혈구 고름이 차이면 생명이 위험하므로 심장에서 가장 먼 손끝이나 발끝으로 농백혈을 보내기 때문에 따기를 할 때 물이나 고름이 나오는 것이다.

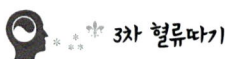

3차 혈류따기

🔍 **참고사항**

1. 손바닥 중앙이 오목한 부위 다9, 다10, 다11 딸점에서 피가 잘 나오지 않는 경우 부항 캡으로 빼내어도 된다.

2. 가-14 딸점 부위가 부어 올라 있거나 밑으로 많이 내려온 경우에는 반대편 고관절에 이상 징후가 있는 사람이다. 이 부위를 자주 지압하면 통증이 생겨나는데 아프지 않을 때까지 지압하면 고관절 혈류가 개선된다.

CHAPTER 6 심상의 예방대체의학 혈류손따기

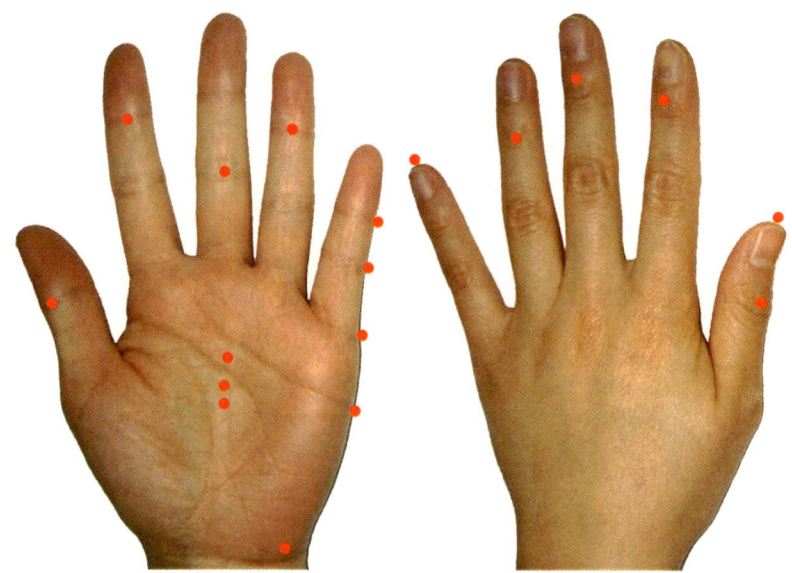

가-14 / 가-8 / 가-6 / 가-4 / 가-2 / 가
다11 / 다10 / 다9 / 다4 / 나2 / 라2 / 마+2 / E2 / C1 / D1 / B2 / 마

수족냉증 3차 딸점

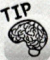 **3일차 따기란?**

1차 따기 - 일주일 후 2차 따기 - 일주일 후 3차 따기를 한다. 3일차 따기란? 1차 따기를 한 후 3일째 되는 날을 말한다. 이때 매회 차 따기 때 피의 상태가 문제된 부분을 골라 따주는 것이다. 피의 색상과 건강표를 참고하여 무혈, 분사, 유혈저농, 농액수액, 혈중기포, 흑혈 부분은 따기 후 3일차에 한 번 더 따 주면 더 좋다.

 명현현상

몸살은 즐겨야 한다.

일상생활에서 생겨난 체내 적체된 노폐물이나 암적 요소 등을 쳐내거나 모세혈관의 핏길을 열기 위해 체온이 상승되는 것으로 인체의 자연치유시스템이다.

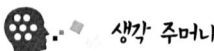 **생각 주머니**

 3차 따기를 했으나 아직 따스한 온기가 손끝이나 발끝까지 내려오지 않았다면 따주기 방법의 문제였거나 수십 년 된 수족냉증이 너무 오래되어 핏길이 느리게 열려지는 것이므로 수족냉증 3차 따기를 처음부터 다시 반복하여 다스려 준다.

 혈류 다스림
2. 지긋지긋한 두통, 편두통 다스리기

 심장의 피가 머리로 솟구쳐 생기는 질병이므로 피를 하체로 내리면 난치 질환이 고쳐진다.

두통에 대해

 많은 사람들이 두통에 시달리고 있다. 남자보다 여자가 두통 환자가 더 많다. 편두통에서 골이 찌글찌글 빠개질듯 한 통증으로 고통 받는 사람들이 늘고 있다. 대부분 사람들은 몇 알의 진통제에 의존하여 살다가 날이 갈수록 심해져서 급기야 진통제조차도 약효가 없는 경우의 사람까지 등장하고 있는 추세이다. 두통은 그 원인은 매우 다양하다.

 위장장애가 생겨서 오기도 하고 아랫배가 차서, 손발이 찬 냉증에서, 오장육부의 혈류가 막혀서, 콜레스테롤 수치가 높아서, 고지혈증 등 여러 가지 원인이 있지만 두통의 한결같은 주요인은 심장에서 뛰는 피는 전신으로 보내져야 하는데 그렇지 못한 경우에 두통이 오게 되는 것이다.

 사람마다 그 요인은 조금씩 다르지만 공통적인 증세는 심장의 피가 머리로만 솟구친다는 사실이다. 또 하나는 귀의 세반고리관에 있는 이석(耳石:평형

사) 즉, 평형구슬이 제 위치를 잡지 못하거나 림프액의 이상에서 어지럽거나 두통이 생기기도 한다. 이런 경우 고개를 이리 저리 돌려 이석이 제자리를 잡게 만들면 언제 그랬냐 하듯이 낫는다. 림프액 이상도 혈류따기로 핏길을 열어 주어야 한다.

나이가 어린 아동이나 청소년들은 두통이 생기기전에 코피를 쏟아내게 되지만 나이가 30대를 넘어서면서 부터는 코피가 터지지 않고 뇌혈관에 압력이 가중되는 것이다. 눈이 튀어 나올 것 같기도 하고 귀가 멍해지기도 하고, 뒷골이 빠개질듯 묵직한 압력이 머리를 강타하게 된다. 따라서 두통을 다스리는 방법도 다양하게 나올 수 있다. 진통제에 의존하면 할수록 그 증세가 심해지므로 초기에 정확한 자신의 혈액순환 장애의 원인을 찾아서 그 부분의 혈류를 개선하면 두통은 서서히 사라지게 된다.

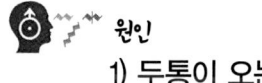

원인
1) 두통이 오는 원인

앞서 말한 것처럼 두통은 혈액순환 장애가 생겨 머리로만 피가 솟구치는 현상이다. 따라서 힘든 일을 하거나 신경을 많이 쓸수록 두통이 심해지게 되는 것이다. 두통은 남성보다 여성에게 많이 오는 이유는 무엇일까? 그것은 남자에 비해 적혈구 수치가 부족함에 그 원인이 있고 두 번째는 정상적인 생리를 하지 못하거나 몸이 찬 신진대사 장애가 여성이 더 많기 때문이다.

두통의 원인을 크게 12가지로 편의상 찾아 분류해 보면.

- 손발이 찬 수족냉중 상태 - 만병의 근원
- 아랫배가 유난히 차가워졌거나 생리통이 심해진 경우 - 불임의 원인
- 급체나 체기 등 위장장애로 인한 대동맥의 기혈이 막힌 경우 - 핏대가

선 경우
- 고관절 장애나 허리가 아파 하체의 혈류 장애가 있는 경우 - 심한 운동
- 출산 시 제왕절개 수술 후 마취제 주입하고 일주일 경과한 경우 - 마취 경기
- 폐활량이 부족하여 가로막의 오르내림이 느려 허파와 간 기능이 약화 된 경우
- 콜레스테롤 수치가 높거나 피가 혼탁하여 고혈압이나 저혈압인 경우 - 모세혈관 막힘
- 청각경기로 세반고리관의 평형석이 이동했을 경우
- 어린 시절 머리를 심하게 다쳐 머리에 어적혈이 많이 쌓여있는 경우
- 경추가 어릴 적부터 틀어지면서 혈류장애가 생겨 뇌를 망가뜨린 경우
- 평소 안압이 높아 충혈이 자주 되거나 비염이나 축농증 등 안면 혈류 장애가 있는 경우
- 음식섭생이 잘 못되어 갑상선이나 치아혈류에 장애가 생긴 경우

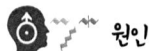 원인
2) 두통의 원인에 따른 이해와 치료

대부분의 두통 환자들은 위에서 열거한 12가지 중 보통 서너 개 이상의 문제를 함께 가지고 있는 경우가 많다. 따라서 그 주된 치료의 첫 시작은 심장의 뛰는 피를 손끝 발끝으로 내 보낼 수 있게 하는 것이 우선이다.

(1) 손발이 찬 수족냉증에서 온다

사람은 나이가 들거나 병이 깊어질수록 심장에서 먼 쪽부터 모세혈관이 막혀서 서서히 세포분열이 낮아지거나 혈액순환 장애로 운명하게 되는 것이다.

따라서 두통은 이러한 질병과 노화의 적신호탄에 해당됨을 명심해야 한다.

수족냉증을 치료하는 병원이나 한의원은 없다. 수 십재의 한약을 먹고 별의 별 민간요법을 동원해도 치료되지 않는 게 손발이 찬 냉증이다. 단 인체의 자연치유 기능으로 체질이 바뀌면서 손발에 땀이 나면서 따스해 지는 경우는 있다. 그것은 수족냉증에서 냉열다한중 증세를 보이다가 서서히 손발에 땀이 나면서 따스해지는 온열 다한증으로 바뀌면서 살이 찌는 경우이다. 이런 경우는 허열로 오장육부의 혈류가 막혀 손발로 열이 발산하는 것이므로 매우 긴 시간 동안 치료해야 뽀송한 손발을 가질 수 있는 것이므로 수족냉증이 치료된 것이라 할 수 없다. 치료법은 20년의 수족냉증 환자도 2~3번의 혈류따기로 수족냉증이 완치될 수 있다. 수족냉증 3차 따기 과정에 따라 다스려 주면 완치된다.

(2) 아랫배 냉증에서 그리고 생리 때 더욱 심해진다

아랫배가 찬 사람은 생리통에서부터 갖가지 여성 병이 생겨날 수 있으며 폐경기도 남들보다 빠르게 찾아온다. 더구나 임신의 문제에서 유산이 반복되거나 불임의 근원이 되어 아픈 가슴을 쓸어안고 사는 경우가 많다. 변비에서 소장과 대장의 장애로 치질에서 얼굴의 기미부터 주근깨 등 미용에 적신호가 신체의 곳곳에 나타난다. 팔과 다리에 털이 유난히 많고, 피부도 검어진다. 치료법은 산소 많은 음식을 섭취 하면서 생리통 혈류따기 치료를 하면 아랫배가 따스해지고 두통도 점점 얕아지며 편한 주기가 점점 길어지다가 서서히 낫는다.

(3) 급체나 체기 등 위장장애로 인한 대동맥의 기혈이 막힌 상태

배 속에 있는 오장육부는 위장이 움직임에 따라 췌장도 신장도 소장도 잘 움직이게 되어 있다. 급체나 위경련이 오게 되면 위장의 혈류만 막히는 것이 아니고 배 속에 있는 모든 장기의 혈류가 함께 막혀 버리게 된다. 따라서 음식의 섭생법이 잘못되어 속이 거북하면 두통이 더 심해진다.

장기적인 두통환자들은 대부분 급체로 인한 체기를 수십 년 동안 가지고 살아가는 사람들이 많다. 내시경 검사를 해도 찾을 수 없는 것이 체기이다. 그것은 위장의 구조 때문에 쉽게 찾을 수 없는 것이다. 또 3~40대에 요절하는 사람은 대부분 목 쪽의 대정맥의 혈류가 막혀서 죽는 경우가 많다. 병명을 몰라 요절 운운 하는데 실상은 바로 대정맥이 막혀 위장이 정지되고 급기야 오장육부가 정지되면서 체내 산소부족으로 운명을 맞게 되는 것이다. 치료법은 급체 위경련 비방에 있는 핏대 즉 대정맥을 평소 자주 지압하여 통증을 없애 주는 것이 제일 좋은 비방이다. 또 급체와 위경련 치료 비방을 보면서 한 시간 가량 지압하면서 체한 음식을 올리거나 내려야 한다.

(4) 고관절 장애나 허리가 아픈 하체의 혈류 장애에서 두통이 온다

  고관절 즉, 엉치 뼈 부분부터 하체에 혈액 공급이 잘 되지 않는 사람은 여러 가지 보행 장애를 호소하게 된다. 이런 가운데 음식의 섭생 문제로 위장 장애가 생기면 급기야 두통으로 이어진다. 수족냉증과 원인이 유사하다. 보통 허리가 아픈 사람들은 허리 이하의 혈류가 대부분 막힌 사람들이 많다.

  그러므로 하반신으로 가야할 피가 머리로만 솟구쳐서 두통이 심해지면 허리가 아픈 것을 모르는 경우가 많다. 사람은 인체의 조직 중 통증이 제일 심한 부분만 느끼기 때문인데, 이런 경우에는 두통을 치료하고 나면 또 다른 부위에 통증이 나타나는 경우가 많다. 치료법은 허리 통증 치료 딸점으로 다스려 준다.

(5) 출산 시 제왕절개 수술 후 일주일쯤 경과 후 두통이 온다

  자연분만을 하면 몸이 좋아진다. 처녀시절 손발이 차가운 냉증환자도 체내 나쁜 피가 출산 시 하혈하면서 몸 밖으로 배출되기 때문이다. 그러나 제왕절개로 아이를 낳는 경우에는 그러한 체내 노폐물과 임신 중 몸속의 독소를 빼내지 못해 자신도 모르는 사이에 건강지수가 낮아지게 된다.

  더구나 마취를 한 경우에는 더욱 문제가 심각해진다. 산모가 마취경기를 하기 때문이다. 따라서 일주일이 지날 즈음 산모가 두통을 호소하는 사람들이 매우 많다. 이는 경기후유증에 아랫배에 남아 있는 나쁜 피로 인해 혈액순환 장애가 가중되기 때문이다. 치료법은 두통 딸점으로 1차 다스리고 난 후 2차로 생리, 아랫배 냉기 다스리기 딸점으로 다스려 준다.

(6) 폐활량이 부족하여 가로막의 오르내림이 느릴 때 두통이 온다

폐활량이 부족한 사람은 보통 적혈구 수치가 상대적으로 낮은 경우가 많다. 그러므로 혈 중 농백혈이 많고 그에 따라 심장의 기능도 약하거나 가슴이 비대해 지는 경우가 많다. 근자에 젊음 여성들이 유방암이 생기는 경우가 증가 추세에 있는데 이것은 체내 염증지수가 높아 상대적으로 적혈구 수치가 낮아지고 그에 따른 폐활량이 부족하며 가슴의 혈류가 느린 저체온 현상이 생기기 때문이다.

이런 경우는 보통 서너 가지 이상의 원인을 함께 동반하는 경우가 많은데, 감기나 폐활량 비방을 다스린 후 그 원인에 따른 따주기를 꾸준하게 해 주는 것이 좋다.

(7) 고혈압, 고지혈, 저혈압 등 피가 혼탁하여 두통이 온다

피가 걸쭉하면 모세혈관을 제대로 통과하지 못한다. 따라서 막힌 모세혈관으로 통하지 못한 만큼의 혈액이 머리로 집중되어 두통이 생긴다. 또 핏속에 죽은 백혈구가 많이 쌓여 적혈구 수치가 낮은 저혈압인 사람에게도 나타난다. 피가 머리로 솟구치며 빈혈증세와 유사한 두통이 오는 것이다. 대부분 뒷골이 뻑적지근하거나 뒷골이 아픈 사람들이 이 경우에 속한다. 치료법은 혈압에 해당하는 딸점을 다스려 주고 음식을 통한 건강찾기 편을 살펴보고 산소 많은 음식 섭생을 하고 천천히 꼭꼭 씹어서 소식섭생을 하는 것이 좋다. 또 적당한 운동으로 모세혈관을 열어 주거나 피를 맑게 하는 음식을 섭취해야 한다.

⑧ 세반고리관의 평형석의 이동문제에서 온다

　나이가 들거나 어린 시절 청각경기를 하여 청각혈류가 느리면 나타나는 증상이다. 귀의 내이는 소리를 감지하는 달팽이관과 몸의 균형을 담당하는 세반고리관이 있다. 세반고리관은 소뇌와 같이 작용하여 몸의 평형을 유지하게 하는데 세반고리관에 이상이 있을 경우 현기증이 오거나 몸의 균형에 이상이 초래되어 두통이 오기도 한다. 평형감각을 유지하는 이석에서 돌가루가 떨어져 나와 세반고리관에 들어가고 중력에 따라 움직임으로써 머리를 움직일 때마다 세반고리관이 자극을 받으며 빙글빙글 도는 어지러움 증이 발생된다.

　사람은 눈에서 노화가 먼저 오는 경우도 있지만 어떤 경우에는 귀에서 먼저 온다. 귀에서 노화가 먼저 오는 사람들은 귀울림이나 청력감퇴나 어지럼증을 호소한다. 이런 분들은 한의학적으로 보면 신장의 기가 허약한 것이다. 선천적으로 신장의 기가 부족하게 태어난 사람도 있고 후천적으로 생긴 경우도 있다. 치료법은 이명 및 청각개선 혈류따기로 다스려 준다.

⑨ 머리를 심하게 다친 적이 있는 경우

　교통사고나 어릴 때 머리를 심하게 부딪쳐 생겨난 두통으로 머리의 모세혈관 혈류가 충돌경기를 한 경우에 나타나는 현상이다. 충돌로 인해 생겨난 어적혈이 대뇌의 모세혈관을 막아서 생긴 압통이다. 치료법은 시간 날 때마다 목의 힘을 완전하게 뺀 상태에서 머리를 좌우로 절래절래 흔들어 원심력에 의해 어적혈을 두피 쪽으로 이동하게 하는 방법을 쓰면서 두통 혈류따기로 다스려 간다. 아기들과 도리도리 놀이를 하는 것은 뇌의 가장 중요한 간뇌를 살려 건강을 키워주는 놀이로 선조들의 지혜가 돋보이는 놀이다.

⑩ 경추가 틀어지면서 혈류장애가 생겨 뇌를 망가뜨린 경우

　어릴 때 심한 경기를 하여 간질이나 백혈병 등 난치 질환을 앓은 경우 체내의 농백혈이 경추에 몰려 응축된 경우이다. 경기 후유증으로 생겨난 체내의 농백혈이 모이는 부위가 사람마다 각기 다르게 나타나는데 보통 관절이 굵어지거나 휘어지고 돌출되는 경우도 있다. 류머티즘도 여기에 해당된다. 치료법은 원인에 따른 혈류딸점 찾아서 다스려 준다.

이외에도 평소 안압이 높아 충혈이 자주 되거나 비염이나 축농증 등 안면 혈류장애가 있는 경우나 심한 학습으로 뇌사용이 가중된 경우, 음식섭생이 잘못되어 갑상선이나 치아혈류에 장애가 생긴 경우, 평소보다 엄청나게 무리한 일을 한 경우 등 환경적인 충격을 받으면 두통이 가중되기도 하고 특히 짠 음식을 섭취하면서도 두통이 오기도 한다. 또 정맥의 삼투압력이 떨어져서 동맥의 혈압이 높아짐에 따라 두통이 오기도 한다.

아하 그렇군!

머리와 관련된 질병은 그 원인은 심장의 피가 머리로 솟구쳐서 대뇌의 압력이 가중되면서 생겨나는 질병이다. 그러나 사람마다 그 대뇌의 압력이 각기 다르게 나타난다. 대뇌의 모세혈관이 오랜 압력으로 산소와 양분의 공급이 느린 상태였으므로 조직이 제 기능을 찾게 하려면 제법 긴 시간을 다스려 주어야 한다.

두통은 양상은 다양하다. 귀에 혈압이 상승하여 생긴 이명, 솟구친 피가 눈에 가중되어 생기는 충혈, 잇몸에 압력이 증가하여 생기는 치통, 어린이나 청소년기에 코에 압력이 증가하여 터지는 코피, 성인이 되면 뇌에 혈압이 오르는 뇌졸중, 이마에서 코에 혈압이 상승하여 생기는 비염 등 그 나타나는 증세는 사람마다 가장 취약한 조직에서 각기 다르게 나타난다.

두통 따기 후 효과

- 머리로 솟구친 피가 오장육부와 수족으로 분산되어 신진대사가 좋아지고

화색이 감돈다.
- 머리 통증이 한결 가볍고 시력이 개선되기도 하고 심장의 압력이 낮아진다.
- 핏길이 열려 대뇌 혈압이 낮아져 잠이 많아지거나 머리가 시원하고 뇌 기능이 향상된다.
- 취약한 안압이나 비강, 귀, 구강의 혈압이 낮아져 물체가 잘 보이거나 취약한 부위가 개선된다.
- 핏길이 열려 체내 암이 사라지고 적혈구 수치가 높아져 폐활량이 증대되어 숨쉬기가 편해진다.

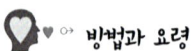 **방법과 요령**

3차 따기 과정으로 되어 있으나 심할 경우 반복하여 따준다.

두통 1차 따기 참고사항

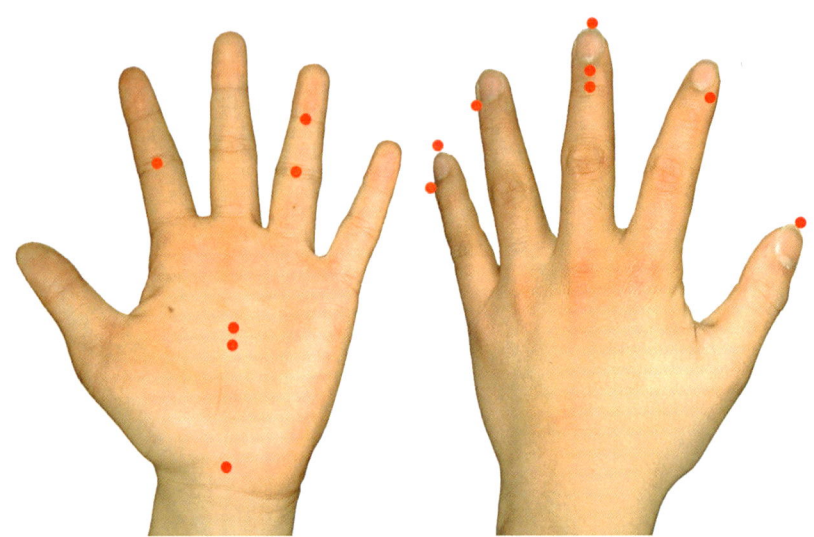

머17 / 머11 / 머10 / 나4 / 라4 / 다 / 나2 / 가 / 마 / D+ / C2 / C / B- / A-

두통 1차 따기

- 수족냉중 3차 따기를 한 후 두통1차 따기를 하면 더 효험이 높다.
- B2 부분이 손바닥 쪽으로 휘어진 경우 손등 쪽으로 자주 젖혀주면 폐의 기능이 향상되고 치매가 예방 된다.
- 배속이 꾸르륵 소리가 나면 장의 혈류가 개선되는 것이므로 더욱 소식 한다.

두통 2차 따기 참고사항

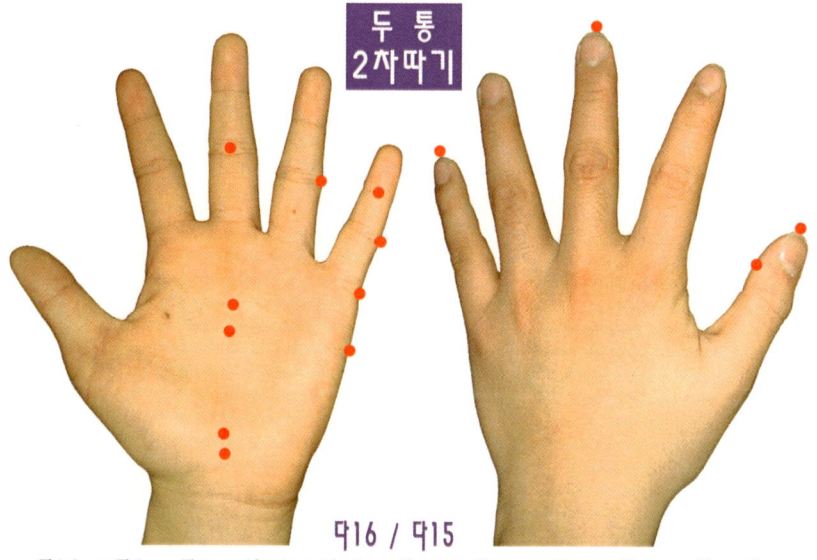

두통 2차 따기

- 2차 따기는 허리 아래의 막힌 혈류를 여는 딸점이다.
- 새끼손가락 가-2, 가+2 부위를 세게 눌러 주면서 손등 쪽으로 지압을 하면 두통해소가 잘 된다.
- 이때 손등 방향으로 힘 있게 젖혀 주면서 지압을 한다.

두통 3차 따기 참고사항

- 3차 딸점은 편두, 전두, 후두 등의 두통 딸점이다.
- 발가락 끝 10군데 십기단을 따주면 효험이 더 좋다. 십기단은 삼일차 따기로 다스려 주면 좋다.
- 발목 이하를 뜨거운 물에 넣어 족욕하면 빠르게 호전된다. 이때 손도 함께 담구면 더 좋다. 반신욕은 절대 하면 안 된다.

TIP 두통 지압점

두통이 있을 때는 중지 "다" 손가락 첫째 관절 중간에 있는 경혈점인 C2 심혈주위 다-2, 다+2 주위를 두 손가락으로 지압하고 손목 중간에 있는 다 17~20 태릉을 세게 눌러준다. 현기증이나 식은땀을 자주 흘리는 경우에는 마-5, D+12를 추가하여 따준다. 반신불수 두통은 다, 라+3, 가1, C+2 C-2, B, D+ D-를 추가하여 따준다.

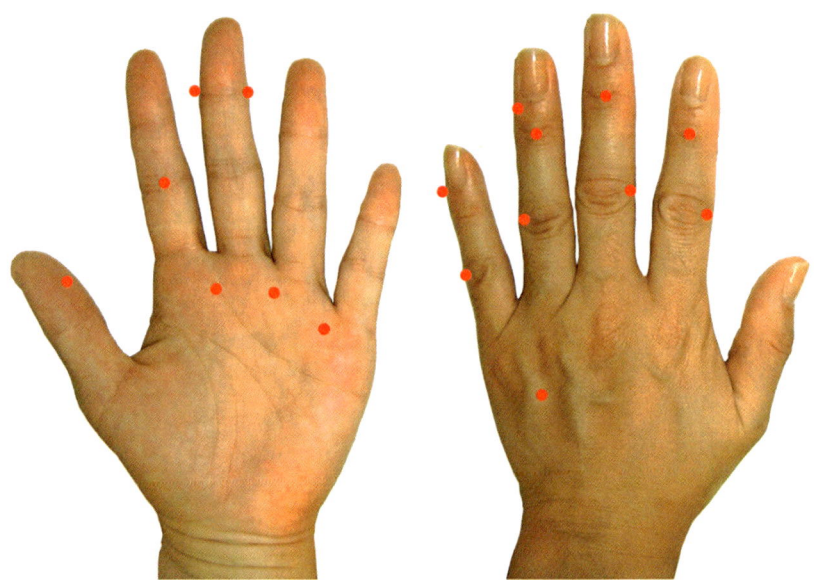

A+10 / 가+7 / 나+7 / 다+7 / 라4 / 마1 / A-4
B-4 / 다-2 / 다+2 / C+4 / D+4 / B2 / C2 / D2 / A- / B-

두통 3차 따기

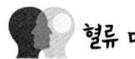 혈류 다스림
3. 오십견, 어깨 결림 비방

수십 년 된 오십견도 7~8분의 지압으로 어깨와 팔 가짐이 부드럽고 자유로워진다.

아하 그렇군!

오십견은 수십 년 동안 사용한 팔로 인해 생기는 질병이다. 난치병으로 생각하고 있는데 의외로 지압만으로도 쉽게 고쳐지기도 한다. 팔을 많이 사용하는 쪽 겨드랑이 림프절의 혈류장애가 그 원인으로 과거 다친 쪽의 팔에 주로 나타난다. 고관절이나 사타구니에서 생겨나는 질병과 앞서거니 뒤서거니 하기도 한다. 어깨 결림은 경추가 틀어지거나 어깨와 경추의 혈액순환 장애에서 생겨나는 질병이다. 부위가 다소 차이는 있지만 다음 지압점과 딸점으로 쉽게 고쳐진다.

지압 요령

아픈 어깨의 반대편 손을 지압으로 다스려 본 후 혈류따기를 한다.
- 아픈 어깨의 반대편 손의 원안의 1, 2, 3을 3~4분 정도 지압한다.
- 지압의 방향은 B의 화살표 방향으로 하는데 근육이 뭉쳐진 부분을 골라가며 아픈 부위가 아프지 않을 때 까지 4~5분 정도 지압을 한다.
- 검지손가락 마디를 접어다 폈다 하면서 휘어진 반대 편 쪽 A 방향으로 돌려가며 1분 정도 지압을 한다.
- 7~8분 지압을 한 후 반대편 팔을 한 바퀴 크게 돌려보면 팔이 유연해지고 시원함이 느껴진다.

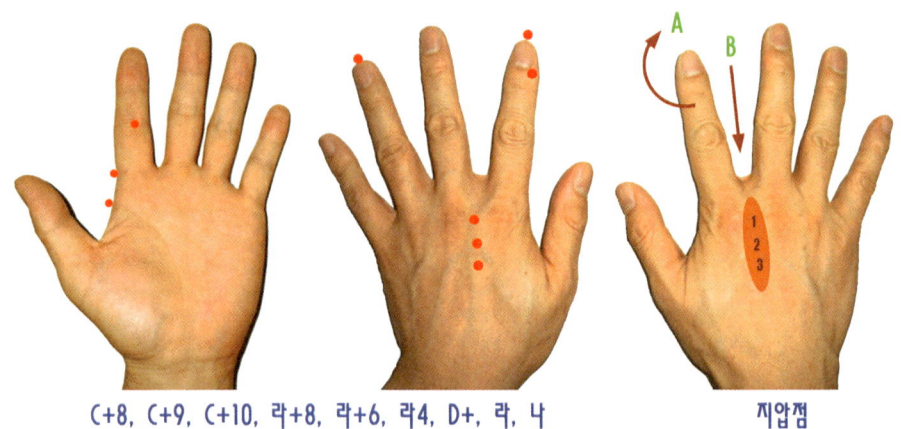

C+8, C+9, C+10, 라+8, 라+6, 라4, D+, 라, 나   지압점
오십견 혈류딸점

📍 참고사항

　아픈 부위의 반대편 손을 먼저 따준다. 인체는 가장 아픈 부위를 먼저 기억하므로 고치고 나면 다음 아픈 부위가 순서대로 줄을 서고 있다. 따라서 반대편 팔의 혈류가 느려져 있을 것이므로 반대편 손도 따주기를 한다. 딸 때 가급적 정맥 핏길을 피하여 따준다. B+7 / 액문과 손바닥 쪽 손목에 위치한 마+10 / 태연, 다20 / 태릉, 가16 / 신문, 다+10 / 낙영오을 눌러준다.

 혈류 다스림
4. 무릎 관절이 아플 때

관절 이상은 인체가 사용한 노폐물이 관절에 모여서 생기는 현상이다.

❗ 아하 그렇군!

　팔 다음으로 많이 움직이는 조직이 다리이다. 건강한 사람은 하루 사용한 세포의 노폐물을 잠자는 사이에 쳐 내지만 병약한 사람은 조직을 많이 사용할

수록 세포가 쓰고 난 요산이나 노폐물이 혈류가 느린 관절에 쌓이게 된다. 다음 그림의 E-나무의 자연치유력과 소지손가락 사진처럼 손가락에 변형이 생기게 되는 것이다.

사람마다 징후는 다양하다. 발가락에 핏길이 막혀 붓는가 하며 발목 또는 무릎에, 아니면 허벅지 살이 오르거나 엉덩이가 살이 오르기도 한다. 심한 부위에는 피부가 검거나 털이 나기도 하는 것이다.

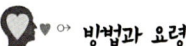 **방법과 요령**

아픈 발의 반대편 소지손가락을 지압하면 호전의 기미를 느낄 수 있으나 근본적인 치유는 혈류따기를 한 후 어적혈을 빼내준다.

- 지압점은 아픈 무릎의 반대편 소지손가락 가-4, 가+4 부위를 좌우로 비벼 눌러 4-5분 정도 지압하여 풀어준다.
- 통증이 가시지 않으면 아래 혈류딸점으로 따준다.
- 심한 경우에는 어적혈 뺄점표를 보고 부은 무릎 부분의 어적혈빼기를 한다.

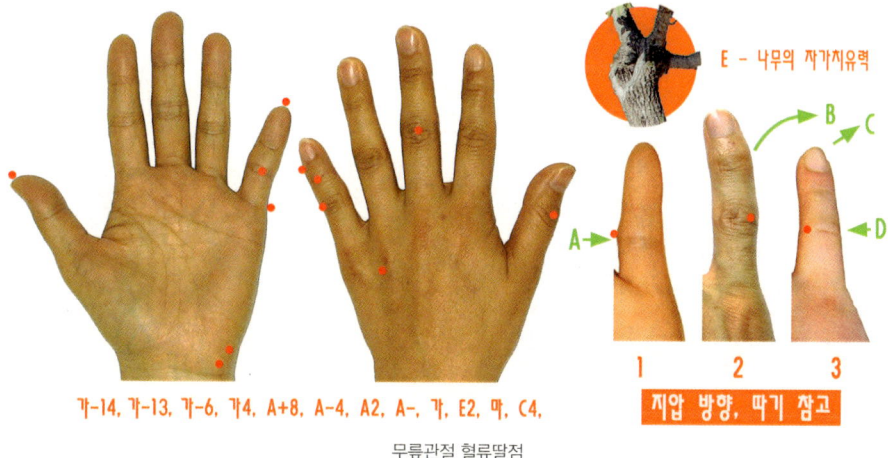

무릎관절 혈류딸점

참고사항

위 그림의 지압 방향, 따기 참고 사진 1처럼 소지손가락 두 번째 마디가 부어 오른 경우에는 그 부위에 따주기를 한 다음 지압을 한다. 사진 2처럼 휘어진 경우에는 따주기 후 B의 방향으로 지압을 해 준다.

사진 3처럼 손가락 끝이 손바닥 쪽으로 휘어진 경우에는 손등 쪽으로 자주 젖혀준다. 즉 D를 누르고 C를 들어 올려 손가락 모양을 바로 잡아준다. 그리고 평소 각 손가락 사이에 있는 A+7, B+7, C+7 팔사를 눌러주면 전기적 자극이 생기기도 하는데 지압하면 효과를 볼 수 있다.

5. 발목이 아플 때

발목을 자주 삐치거나 발목에 이상이 있으면 그 부위가 굵어지거나 부어오른다.

아하 그렇군!

동물의 건강을 살펴보는 기준이 발목이다. 가축 시장에서 발목 가느다란 짐승을 구매하는 것이 건강한 새끼를 선별하는 방법 중의 하나이다. 사람도 예외가 될 수 없는데 발목이 굵은 사람은 걷기나 뛰기가 여의치 못한 경우가 많다.

우리네 어른들은 맞선을 볼 때 건강한 며느리 감을 찾기 위해 치마입기를 강조했다. 이것 또한 건강지수를 살펴보기 위한 전통의례에서 생겨난 복식이다.

방법과 요령

산행 중 발목이 삐친 경우에는 가-2, 가+2 지점을 세게 누르며 5분 정도 비벼주면 바로 호전 된다. 이때에도 다친 발목의 반대편 소지손가락을 지압해야 한다.

- 그림의 A와 B부분을 다른 손 엄지와 검지로 잡고 손등 쪽으로 젖히면서

힘주어 지압한다.
- 아프지 않을 때까지 5~7분하고 난 후 발목을 돌리면 발이 한결 부드럽고 유연해진다.
- 근본적인 치료를 위해 아래 발목 혈류딸점을 3일차 간격으로 2~3회 해준다.

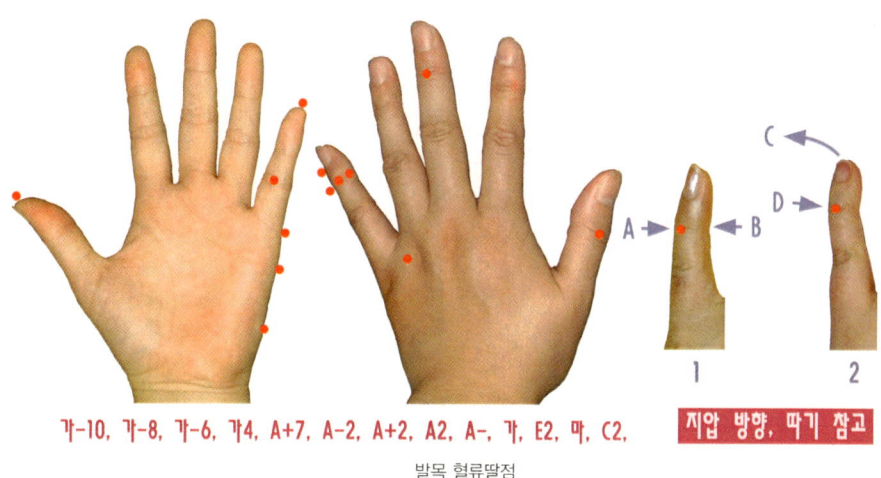

가-10, 가-8, 가-6, 가4, A+7, A-2, A+2, A2, A-, 가, E2, 마, C2,
발목 혈류딸점

참고사항

위 그림의 지압 방향, 따기 참고 사진 1처럼 손가락이 손바닥 쪽으로 휘어진 경우에는 발목이 부실해지는 전조 증세이다. 따라서 D를 누르면서 C방향 쪽으로 자주 젖혀주면 반대편 발목혈류가 개선된다.

혈류 다스림
6. 고관절이 아플 때

고관절 장애는 아랫배가 차거나 사타구니가 검게 변한 사람에게 주로 많이 생긴다.

아하 그렇군!

고관절 또는 엉덩이 관절이라 부르며 몸통과 다리를 연결하는 사타구니 부분에 많이 생기는 질병으로 무릎관절이상 다음으로 많은 질병이다. 허리 이하의 혈류가 느려서 아랫배가 차거나 사타구니가 검게 변한 사람 또는 체격에 비해 엉덩이에 살이 많이 오른 사람에게 생겨나는 질병이다.

증세가 심한 쪽에 먼저 통증이 오나 실상은 양쪽 고관절에 혈액순환의 장애가 생겼는데 더 심한 쪽을 먼저 느낄 뿐이다.

방법과 요령

간단한 지압만으로도 많이 호전되는 부위이다. 그러나 근원적인 치료를 위해 딸점으로 손을 다스린 후 어적혈빼기까지 해주면 효험이 배가된다.

먼저 딸점 원안의 가17, 가-14 부위를 손바닥 중앙 쪽으로 세게 눌렀을 때 아프면 고관절 혈류가 느린 사람으로 고관절 혈류딸점과 같이 따준다.

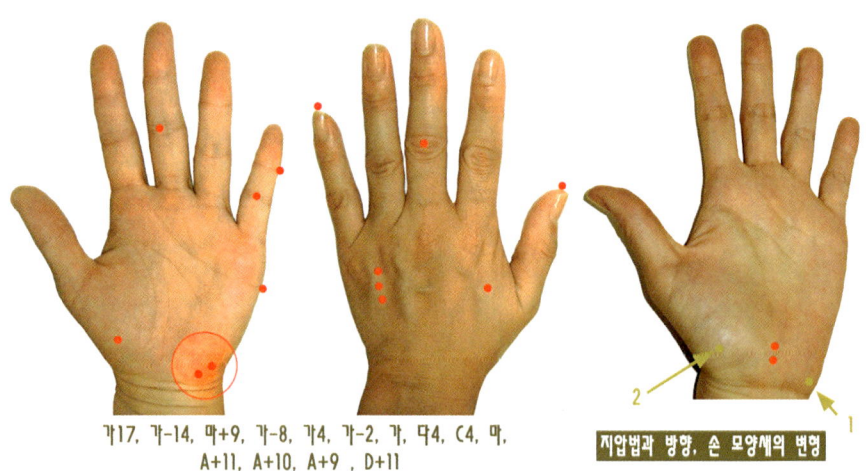

가17, 가-14, 마+9, 가-8, 가4, 가-2, 가, 다4, C4, 마,
A+11, A+10, A+9 , D+11

고관절 혈류딸점

지압법과 방향, 손 모양새의 변형

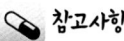 **참고사항**

    자신의 손을 보았을 때 손목 쪽 1부분이 엄지 쪽 2부분 보다 많이 처져 있을수록 고관절 혈류가 느린 사람이다. 평소 1부위의 화살표 방향으로 자주 지압을 하면 고관절이 한결 편해짐을 느낄 수 있다. 또 아랫배 냉기가 있는 사람은 다15, 다16 부위를 추가하여 따주는 것이 좋다.

    또 손등의 소지손가락 골 부분 A+9, A+10, A+11을 지압하면 아프거나 전기가 통하듯이 찌릿한 자극이 생기는 사람은 사타구니 혈류가 아주 느린 사람으로 7~8분 정도 자주 지압하면 다리 가짐이 한결 편해진다.

 혈류 다스림

7. 허리가 아플 때

    대부분의 허리 병은 하체의 혈액순환 장애에서 발생한다. 허리가 냉해 혈류가 느려지게 되고 뱃살이나 옆구리 살이 오르며 척추가 차서 척추의 삼투압에 문제가 생겨서 아픈 증상이 나타난다.

아하 그렇군!

    허리가 부실한 원인은 우선 허리 혈류가 느려져 냉기가 지속되어 결국 근육까지 문제되어 생기는 질병으로 측만증이나 D라인 등 자세까지 휘어지게 된다. 허리척추는 삼투압에 의해 유지되므로 생활습관 속에서 지속적인 바른 자세로 교정하는 것이 중요하다.

    허리가 부실하면 허리 이하 하반신의 모든 조직에 문제가 생겼음을 의미한다. 아랫배가 차거나 고관절 이상, 무릎, 다리에 이상 징후가 여기저기 나타나는 경우가 많다.

방법과 요령

허리 병은 지압, 손따기, 어적혈빼기 순으로 다스려 가는 것이 좋다. 내 안에서 질병이 생기는 것은 이미 수십 년 전부터 문제되어 온 것이므로 지속적으로 다스려 주는 것이 좋다.

- 우선 그림과 같이 중지의 다-4, 다+4 부위의 두 번째 마디 관절이 굵어져 있으면 허리 질병이 진행 중이다.
- 지압은 다-4, 다+4 부위를 좌우로 세게 눌러 지압하면 압통이 있는데 아프지 않을 때까지 지압해 준다.
- 허리 아픈 혈류딸점으로 다스려 준다. 일주일 정도 열린 핏길에 조직이 살아나고 세포가 재생되는 시간을 주어야 한다.

혈류빼기의 방법

통증이 심한 경우에는 어적혈뺄점 C04 하반신혈 위치에 어적혈 빼기를 한다. 어적혈을 빼내는 방법은 '하권'을 참고한다. 그리고 하반신 혈류가 오랫동안 문제가 되어 있으므로 B의 발가락 끝 십기단 딸점을 삼일차로 따준다.

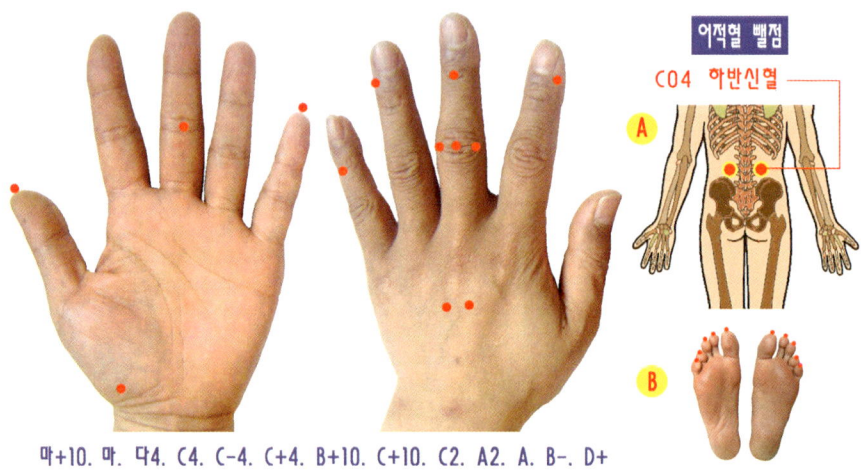

마+10. 마. 다4. C4. C-4. C+4. B+10. C+10. C2. A2. A. B-. D+

허리아픈 혈류딸점

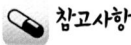 **참고사항**

약지와 소지손가락 사이 손등 부분에 있는 A+8 좌골신경점을 눌러주면 아픈 압점이 나타나는데 자주 지압하여 사타구니 혈류를 열어준다.

 혈류 다스림

8. 아랫배 냉기, 생리불순 다스리기

아랫배가 냉하면 생리불순이나 불임 등 생식기 질병에서 정력의 문제가 생겨난다.

아하 그렇군!

유아기 때 소변을 잘 못 가렸거나 아랫배가 자주 아프고 뱃살이 올라 살이 두터워진 경우는 청소년기나 장년기 무렵 생리에 관한 질병으로 고생을 하는 경우가 많다. 생리통은 아랫배가 찬 상태에서 월경이 다가오면 그간 막힌 핏길을 뚫어 여성기능을 살려내기 위해 생기는 압통인 것이다. 이때 몸이 좋아지면 하혈의 양이 많아지거나 검은 핏덩이를 쏟아 내기도 한다.

우리가 입는 옷을 보면 단전부위에 상의나 하의가 가장 많이 겹쳐 보온의 기능을 지속적으로 유지하게 되어 있다. 이것은 인체 에너지의 근원이므로 늘 따스하게 해 주어야 하는 생활과학인 것이다. 따라서 잠을 잘 때도 반드시 아랫배는 이불을 덮어 열을 많이 가할수록 건강을 찾을 수 있는 비결이다.

방법과 요령

- 엄지손가락으로 화살표 방향 쪽, 다14, 다15, 다16 딸점 순으로 문질러 지압을 했을 때 아픈 압통이 있으면 아랫배 혈류가 느리거나 생리의 이상

징후가 있는 사람이므로 아프지 않을 때까지 심장의 방향으로 문질러 지압을 한다.
- 다음 그림의 아랫배냉기 혈류딸점을 순서에 따라 따주되 딸 때 피를 최대한 짜내 준다.
- 삼일차로 발가락 끝 십기단 따기를 해 준다.

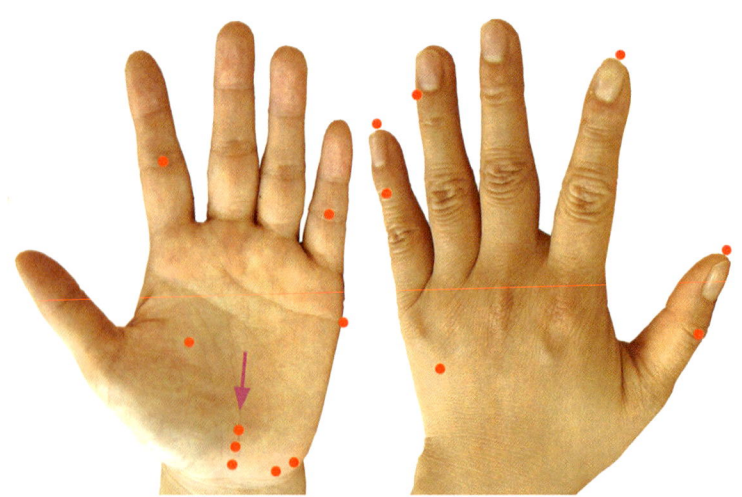

가17, 가-14, 다14, 다15, 다16, 가-8, 가4, A2, 가,
라13, 라4, 라, A+11, B-, E2, 마

아랫배냉기 혈류딸점

참고사항

- 아랫배냉기 혈류딸점표와 같이 일주차로 3~4회 따주는 것이 좋다. 막힌 핏길이 열려도 세포가 재생되고 조직이 살아날 수 있는 시간을 주어야 한다. 세포재생 주기인 42일 정도를 다스려 주면 더 좋다.
- 발뒤꿈치를 따스하게 하면서 자주 지압을 해 주면 효험이 더 높아진다.
- 대추를 넣지 않은 익모초 즙을 짜서 3일 먹고 4일은 쉬어 준다.

혈류 다스림
9. 불임, 자궁 물혹 다스리기

아랫배는 따스한 봄이 되어야 씨앗을 뿌릴 수 있고 새싹이 돋아날 수 있다.

아하 그렇군!

사람은 체온은 심장에서 먼 관말지역까지 그대로 전해질 때 건강함이 유지된다. 그러나 수족이 차갑거나 생식기가 냉하고 차가워진 상태에서는 남자는 씨앗의 상태가 문제가 되고 여성은 뿌릴 밭이 차가워 불임의 원인이 되는 것이다.

불임은 부부가 함께 고민하며 해결해야 할 과제이다. "콩 심은 데 콩 나고 팥 심은 데 팥 나듯이" 부부가 가지고 있는 유전자의 문제, 즉 혼탁한 피를 정결하게 만들어 유전자 구조를 개선 한 후 자녀를 갖는 것이 중요하다. 부모가 탁한 피를 가진 상태에서 임신했는데 태어날 자녀가 맑은 피를 가지고 태어나기를 기대해서는 안 되는 것이다. 따라서 손따기로 전신의 핏길을 연 후 골수에서 건강한 피가 잘 만들어질 수 있는 6개월 정도 몸과 마음에 치성을 드린 후 자녀를 갖도록 한다.

방법과 요령

불임이나 생식기 문제가 있는 경우에는 우선 수족냉증 3차 따기를 먼저 다스려 전신의 핏길을 열어준 다음 집중적으로 불임, 생리 혈류딸점처럼 다스려 주는 것이 좋다. 이 방법으로 3개월 이상 꾸준하게 다스려주면 아랫배가 서서히 따스해 지면서 6개월 이상이 지나면 아이를 가질 수 있는 비방이다. 저자 주위의 많은 사람들이 다스린 후 건강한 자녀를 출산했다.

참고사항

생리, 불임 자가판단 방법 A에서 C로 갈수록 병약한 사람이다. 특히 여성의 경우에는 아랫배 냉기에서 생리불순 그리고 불임에 이를 수 있는 손 모양새이므로 평소 꾸준하게 다스려주는 것이 좋다. 지압법은 다14에서 다17 방향으로 평소 지압을 자주 하는 것이 좋다. 그리고 손뼉을 자주 쳐 주는 것도 손 모양새를 바꾸는 좋은 방법 중의 하나이다.

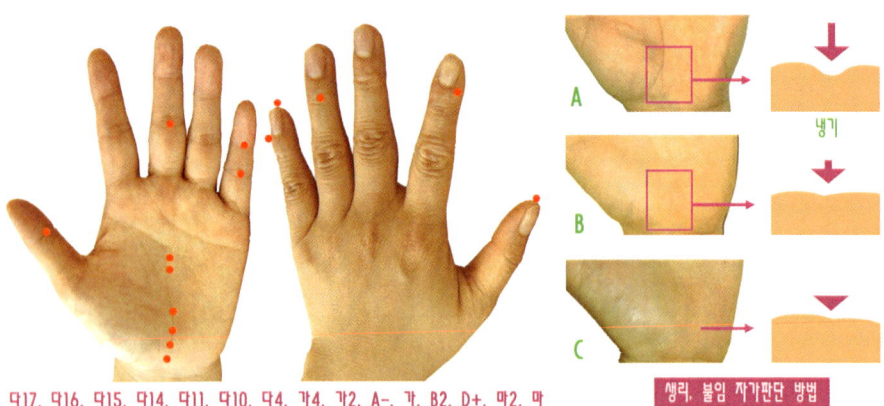

불임, 생리 혈류딸점

 혈류 다스림
10. 여성기능 회춘제 익모초 이야기

여성 기능을 강화하고 폐경기를 늦출 수 있는 명약으로 소장을 따스하게 한다.

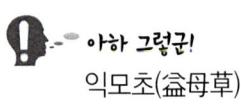
익모초(益母草)

마당 곳곳에서 새순이 돋아나는 익모초는 한방에서 빼놓을 수 없는 약초로 통하지만 관상용으로도 제법 괜찮다. 시골에서 자란 사람이라면 여름철 배앓

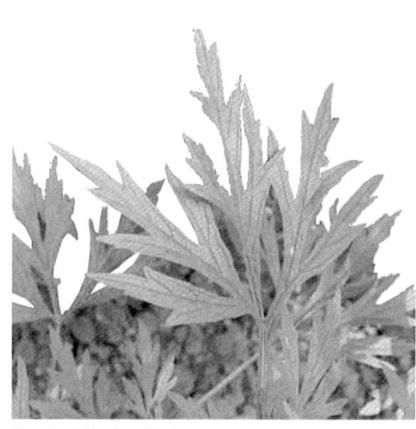
익모초 여성기능 회춘제

이나 설사 때문에 누구나 익모초 즙을 한 번쯤은 마셔 보았을 것이다. 마셔본 사람은 익모초하면 그 지독하게도 쓴 맛을 떠 올리게 된다. 요즘에는 환으로 만들어 복용하기도 한다.

익모초는 복통뿐만 아니라 여성의 자궁질환에서 생리통 등 여성 질환의 대표적인 약초로 통한다. 여성의 몸을 따뜻하게 해 주고 위와 자궁을 튼튼하게 해 줄 뿐만 아니라 항암효과도 탁월하다. 특히 자궁암, 유방암, 위암에 좋은 효과를 나타낸다. 암이란 발생부위만 다를 뿐 발생원인은 대동소이하다는 점을 든다면 익모초는 다른 암에도 상당한 효과를 보일 수 있다.

어미'모'(母) 이로울 '익'(益) 즉 여성에게 이로운 풀이라 하여 '익모초'(益母草)라 한다. 익모초는 꿀풀과(Labiatae) 식물로써 암눈비앗, 곤초(坤草), 사릉초(四稜草), 야마(野麻), 야고초(野故草) 등으로 불린다. 익모초는 전국 각지의 들과 밭에 나는 월년초다.

허준의 동의보감을 보면 부인의 임신과 출산의 모든 질병을 구제하기 때문에 익모라고 이름했다고 했으며, 불임증과 월경불순의 조절에 효과가 많아 부인의 선약(仙藥)이라 했다. 또 혈액을 잘 순환시켜 어혈을 없애주고, 몸이 붓는 것을 치료하며, 소변을 이롭게 한다고 했다. 또 활혈조경제로서 자궁을 수축하고 지혈작용과 이뇨작용이 있어서 월경불순, 냉대하, 임신출혈, 난산, 산후어혈, 산후부종, 자궁내막염, 자궁회복부전 등 일체 자궁질환에 효과가 있다. 여름철 배앓이나 설사 때에도 익모초 즙은 탁월한 효험을 보인다. 그리고 남자도 아랫배가 차거나 피부가 유난히 검은 경우에 복용하면 좋다. 또 여름철 더위를 많이 타는 사람도 마시면 더위가 예방된다.

그러므로 익모초는 아랫배의 혈류를 원활하게 해 주는 효과가 뛰어나다. 그러나 익모초와 같은 쓴 약은 우선 장복하는 건 좋지 않다. 간 기능에 부담을 줄 수 있으므로 반드시 삼사일 정도 마시고 삼일을 쉬어야 한다. 다른 시음 법은 하루 마시고 하루건너 마시는 방법도 좋다.

 소통 나눔이야기
1. 생즙으로 마시는 경우

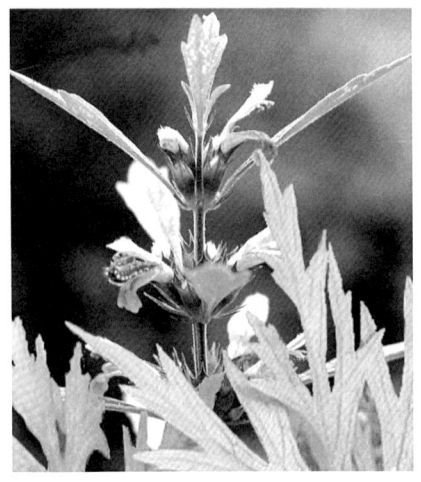

익모초는 우리 몸의 에너지원인 하복부 단전에 위치한 소장과 자궁을 따스하게 하여 여성기능을 튼튼하게 한다.

생즙을 내어 마시는 게 가장 빠른 효험을 보인다. 믹스기에 익모초를 생잎을 넣고 물을 손으로 살포시 눌렀을 때 잠길 정도로 붓고 갈아낸 후 짜서 마신다. 쓴 맛으로 먹기가 거북할 때는 당근이나 약간의 설탕을 첨가해도 무방하다. 많이 짜 둔 경우에는 일주일 정도의 분량은 냉장실에 일주일 분량 이후는 냉동실에 넣어서 얼린 후 그때그때 해동해 마시면 된다. 무더위로 인해 토하고 설사하며 열이 날 때 익모초 즙을 내어 한 번에 한두 숟갈씩 자주 복용한다.

 소통 나눔이야기
2. 달여서 마시는 경우

건조된 익모초를 30~50그램에 물 1되를 붓고 $\frac{1}{3}$이 될 때까지 달여서 그 물을 수시로 마신다. 삼사일 마시고 이삼일 쉬는 게 좋다.

소통 나눔이야기
3. 가루로 먹는 경우

손발이 차고 생리가 고르지 않을 때 익모초를 가을에 채취하여 햇볕에 말려 부드럽게 가루로 만든 다음 이것을 한번에 5~10그램씩 하루 세 번 밥 먹기 전에 따뜻한 물과 함께 먹는다.

유방암에는 익모초를 진하게 달여서 자주 씻고 자궁암이나 위암에는 익모초 15~20그램을 달여서 하루 세 번에 나누어 복용한다.

소통 나눔이야기
4. 엿으로 달여서 마시거나 환으로 먹는 경우

익모초를 한두 시간 푹 끓인 후 건더기를 건져내고 익모초 즙을 다시 걸쭉하게 될 때까지 졸이면 익모초 조청이 된다. 이것을 하루 세 번 한 두 찻숟갈씩 따뜻한 물에 타서 마시거나 익모초 조청에 익모초 가루를 혼합하여 환으로 만들어 먹는다.

혈류 다스림
11. 열 경기, 몸살 다스리기

열은 혈액순환을 도우려는 최상의 자가 치료시스템이다.

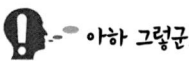

열이 난다는 건 우리 몸에 열이 필요하기 때문이다. 운동을 하면 몸에 열이 나는 것과 같은 이치이다. 사람은 누구나 체온이 떨어지면 경락의 흐름이 원활

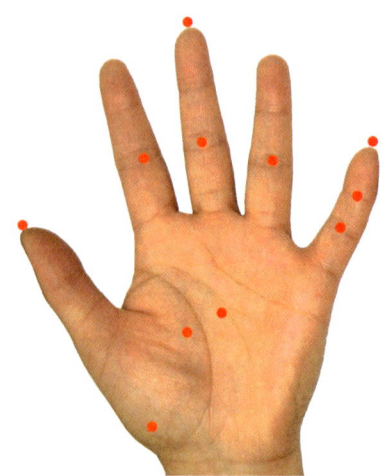

마+10, 다10, 다4, 나4, 라13,
라4, 가4, 가2, 다, 가, 마

열, 몸살 혈류딸점

하지 않고 림프구 수가 줄어들어 면역력이 떨어지고 바이러스가 몸속에 들어왔을 때 이를 방어할 수 있는 힘이 약해져서 몸살이나 잦은 감기에 걸리기도 하고 결국 다른 합병증을 유발한다.

건강한 사람은 평소 36.5℃의 체온을 유지한다. 그러나 몸이 차가워지면 몸 안의 열을 놓치지 않기 위해 몸을 움츠리게 되고 몸이 굳으면 이를 풀기 위해 감기나 몸살이 생겨나기 시작하고 열이 서서히 오른다. 열이 나는 것은 우리 몸의 화학반응을 돕기 위한 것이다. 몸에 열이 나는 역할을 하는 효소는 체온이 38도일 때 가장 활발하게 움직인다. 즉 열을 내어 그간 막히고 문제가 된 조직을 살려내기 위해 스스로 온도를 높이는 것이다. 체온을 상승하기 위한 손쉬운 방법이 운동이다. 우리 몸에서 열을 가장 많이 생산하는 곳이 근육인데, 꾸준한 운동으로 근육량을 늘리면 신진대사가 증진되어 체온도 자연스럽게 높아진다. 근육을 쓰는 운동이나 몸을 움직이는 노동을 해서 땀을 내면 체온이 상승하므로 하루 한 번 땀을 빼주기만 해도 질병을 예방할 수 있다. 찜질방에 가거나 족욕 또는 뜨거운 곳에 손발을 담구는 것 또한 체내 체온을 상승하기 위한 생활과학인 것이다.

체온이 1℃ 이상 오르면 체내 노폐물이 빠르게 정화되고 암세포가 사라지기 시작한다. 따라서 열이 나거나 몸살 증세가 내 몸 안에서 생기면 즐기는 자세가 필요하다. 그래서 우리네 선조들은 아이가 감기나 몸살로 열이 나거나 혼절, 정신을 놓았을 때에 이르면 하루 온종일 아궁이에 불을 지펴 뜨겁게 만들고 그것도 부족하여 한겨울의 이불을 덮어 열을 가하여 체온은 내렸다. 즉, '거적을 덮었더니 살아났다'는 어른들의 말씀이 바로 죽음에 이를 상태였으나 이불을 덮고 치료되었다는 이야기이다. 즉 체온이 오를수록 아픈 환자는 더 춥게 느낀다는 것이다.

요즘 해열제를 먹이는 부모들이 많은데 해열제는 몸 안의 죽은 백혈구나 체내노폐물을 몸 전체로 퍼지게 한다. 결국 돌아다니는 체내 노폐물이 독소가 되어 뇌로 가서 뇌 기능의 혈류에 이상증세를 만든다. 이런 현상이 매년 반복되어 수년 또는 십여 년 후에는 머리나 장기의 혈류압력이 높아지거나 막혀 틱이나 간질, 정신병 등 돌이킬 수 없는 합병증으로 장애우를 양산하게 된다. 혈류따기 후 머리까지 이불만 덮어 주고 하룻밤만 자고나면 쉽게 열이 내리고 체내 독소나 암세포까지 물리쳐 낼 수 있다. 나를 살릴 수 있는 기회가 열이 나는 감기나 몸살이다.

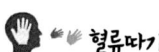 **혈류따기**

위의 열, 몸살 혈류딸점을 양손을 따주고 이불을 머리까지 덮고 자면 땀에 흠뻑 젖어들고 악취에 가까운 여러 체내 노폐물이 빠지면서 아침이면 낫는다.

참고사항

손등 쪽 검지손가락에 있는 D+6(이간), 손바닥 쪽 엄지손가락이 옆 지점의 마+4(어제)와 그 아래 손목 부분에 있는 마+10(태연)을 세게 눌러 지압을 하거나 추가로 따주며 다스려 주어도 좋다.

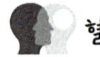 혈류 다스림
12. 경기, 경련, 발작 다스리기

생활 중 환경적인 충격으로 막힌 핏길을 뚫어 오장육부를 살리기 위한 자연 치유 활동이다.

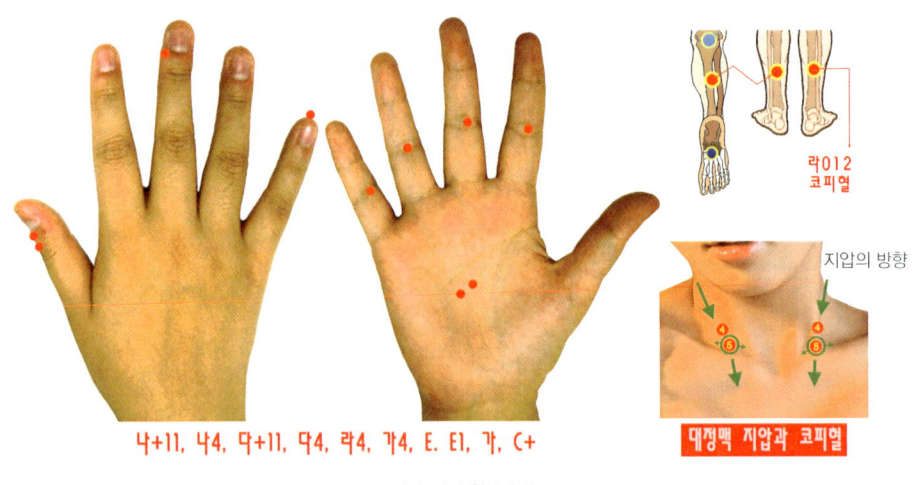

경기, 경련 혈류딸점

아하 그렇군!

사람은 생활을 하다보면 자신이 이겨내지 못하는 한계에 이르면 그 것을 물리치기 위한 치열한 전투에서 죽은 백혈구 시체가 체내 자꾸 쌓여 진물처럼 혈장에 가득하게 남아서 혈액순환을 방해한다. 그리하면 심장에서 먼 쪽부터 점점 차가워지다가 마침내 오장육부나 대뇌 혈류의 압력이 증가하고 심장박동에 부하가 걸리게 된다. 이때 심장과 오장육부 그리고 대뇌를 살려내기 위해 스스로 발작과 경련을 일으켜 막힌 핏길을 열고자 경기나 발작을 하는 것이다. 아이들이 머리가 아프면 대뇌의 중앙부에 있는 중요한 간뇌를 살려내기 위해 '도리도리' 고개를 흔들어 스스로 치유하려는 것과 같은 이치이다.

경기와 경련이 소아에게 많은 이유는 그만큼 환경적인 적응력이 어른에 비해 약하기 때문이다. 가장 많은 원인으로는 음식섭생에서 오는 소화경기이다. 음식을 먹을 때 허급지급 빠르게 먹거나 과식이 주요인으로 하루 이틀 후 감기나 몸살 또는 경기를 하게 되는 것이다.

경기를 할 즈음에는 이미 피가 머리로 솟구쳐 뇌혈관의 압력이 높아져 있거나 코피 또는 안압, 청압이 높아져 있기 때문에 얼굴이 창백하거나 입술이 푸르게 변하게 되는데 그냥 두면 뇌손상을 입는 경우가 있으므로 빠른 시간 내에 대정맥 지압을 하여 오장육부나 손발로 핏길을 열어주거나 사지를 주무르거나 장단지 바로 밑 코피혈을 쳐주어 뇌압을 낮추고 혈류따기를 한다.

방법과 요령

경기란 핏길이 놀랜 것으로 경기를 하여 핏길을 열어주고자 하는 자연치유 활동이다. 혼절한 경우에는 목의 대정맥을 지압하여 아파하거나 울려서 정신을 깨운 후 따주기를 한다. 손에 모든 핏길을 여는 곳이 집중되어 있으므로 위의 손따기를 하면서 어린 시절 경기를 치유하지 않으면 성장 장애부터 지체장애 등 만병의 근원이 되므로 반드시 따기로 다스려 주어야 한다. 잦은 발작성 경기에는 위의 딸점으로 일주차로 5~6회 다스려주면 간질이나 틱을 예방할 수 있다.

혈류 다스림

13. 소화 장애 다스리기

한 번 체한 음식은 위저에 달라붙어 올리거나 내리지 않으면 수십 년 동안 소화 장애를 지속시키고 성장장애부터 난치질환 등 다양한 합병증을 부른다.

🗣 아하 그렇군!

위장의 용량이 자신의 주먹 두 개 크기이므로 한주먹 반 정도를 먹어야 위장의 연동작용이 정상화 된다. 현대인은 먹어서 병이 생긴다. 제대로 씹지 않고 과식한 음식은 소화 장애가 되고 오장육부의 혈류장애와 신진대사를 저해하여 피가 머리로 솟구치는 등 불면증에서 다양한 장애를 만들어 낸다.

💭 방법과 요령

먼저 위장을 움직이기 위해 비흡구배 호흡을 하며 위장이 잘 움직이도록 배를 내밀고 팔을 뒤로 하여 위장이 움직일 수 있는 공간을 넓혀준다. 그리고 오래된 체기는 급체 위경련 비방편을 참고하여 한 시간 이상 다스리면서 다음 혈류따기를 한다.

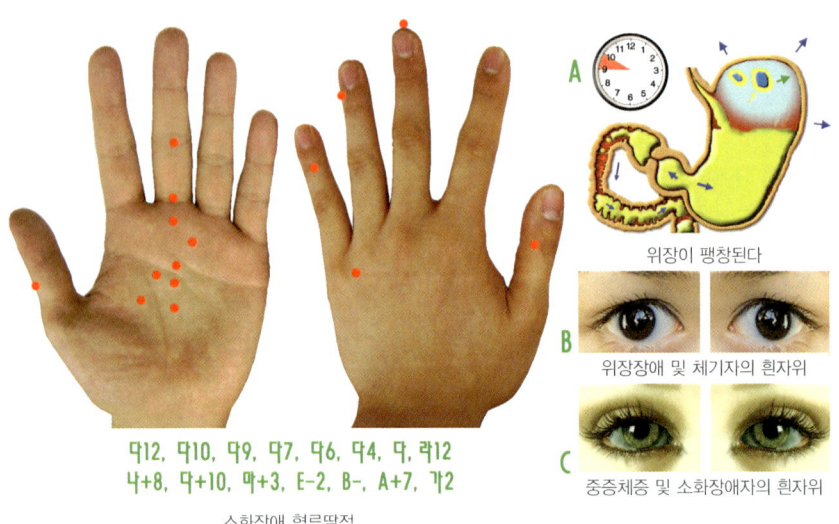

다12, 다10, 다9, 다7, 다6, 다4, 다, 라12
나+8, 다+10, 마+3, E-2, B-, A+7, 가2

소화장애 혈류딸점

위장이 팽창된다

위장장애 및 체기자의 흰자위

중증체증 및 소화장애자의 흰자위

💊 참고사항

A 그림은 체기가 있는 위장이며 B는 눈동자 흰자위가 푸르게 바뀌는 사진으로 체기가 있는 상태, C는 만성 체기로 위장장애가 심각한 상태의 사진이다.

지압점은 검지손가락 첫째 마디 중간에 있는 라2, D+6, D를 눌러준다. 또 위염에는 D+, A+3, E-3, 가-3을, 소화불량 가-3, 가-4, 마+4, D4, B4, A+2를 지압하거나 추가하여 따준다.

 혈류 다스림
14. 설사, 변비 다스리기

대장의 연동작용이 느려서 생기는데 아랫배가 차면 장내 세균이 번식하여 식중독이나 설사를, 그 반대로 오래 머물게 되면 변비가 생겨난다.

아하 그렇군!

변비나 설사는 요인은 간이 부었거나 비장의 혈류가 느린 탓이다. 또 갑작스런 잘못 된 음식섭생에서 오기도 하지만 신경성이 더 큰 비중을 차지한다. 그 중 하나가 스트레스이다. 생각이 오장육부를 지배하므로 스트레스를 받으면 오장육부의 신진대사 장애가 일어나 혈류가 느리거나 막힌 조직이 점점 딱딱해지기도 하고 암 세포가 증식하면서 그에 따른 장의 연동작용이 느려진다. 이 때쯤이면 체내 노폐물이 느린 장에 쌓여 안색이 좋지 않거나 두통이 오기도 한다.

스트레스를 삭히는 방법은 오직 올바른 호흡을 하면서 머리로 솟구쳐 열채인 머리를 식히는 방법이 제일 좋다. 우선 내 머릿속에 상대의 생각을 넣으려고 애쓴 이기적인 탓으로 생긴 것이므로 내가 탐했던 것을 버리거나 조급함을 세 템포 정도 느긋해지도록 노력하면서 비흡구배 호흡을 한다. 코로 숨을 들이쉬고 입으로 큰 한숨을 쉬면서 내뱉기를 10여 차례 천천히 하면 머리로 치민 화가 서서히 내려 앉아 속이 편해지게 된다. 속편한 사람은 화를 내지 않는다.

방법과 요령

일회성 설사는 차가운 배를 우선 따스하게 해 주면 바로 회복될 수 있다. 오랫동안 설사나 변비에 고생하는 사람들은 다음 따주기로 폐활량을 높이고 대장의 연동작용을 강화시켜 나간다. 변비는 왼손 라12-13 부위를 지압하고 설사는 오른손 라13-14 부위를 지압하여 아픈 부위를 아프지 않을 때까지 지압하면 대장의 연동 작용이 좋아져 서서히 개선된다.

참고사항

- 아랫배가 사르르 설사의 조짐이 보일 때에는 다13-14에서 다17 방향으로 문질러 지압을 하면 호전되나 그리 오래가지 못하면 따주기를 한다.
- 대장의 혈류량을 증가시키고 연동기능을 개선하기 위해서는 수시로 비흡구배 호흡이나 앉고서기 운동을 식후 10여 차례 하면 오장육부의 신진대사가 잘 이루어져 상쾌한 일상을 즐길 수 있다.

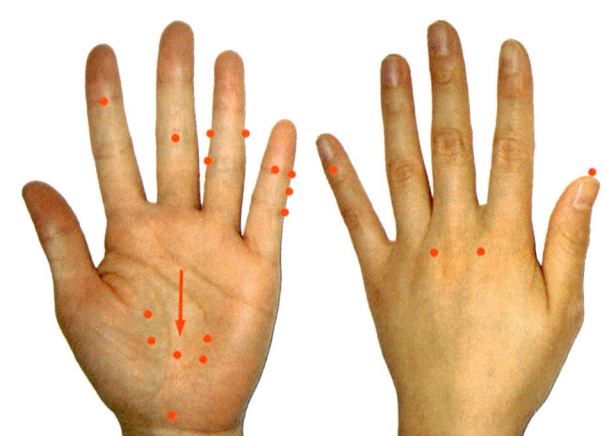

라14, 라12, 라2, 나14, 나12, B+7, 다17,
가-4, 가-2, 가2, 나+4, 나+3, 나-3, 가1, 다14, 다4, C+7, 마

설사, 변비 혈류딸점

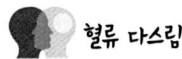 혈류 다스림
15. 코피, 딸꾹질, 현기증 다스리기

멀미, 현기증, 코피 딸꾹질은 다리혈류가 막혀 피가 머리로 솟구쳐 나타나는 현상이다.

재생불량성 빈혈에 대해

우리 아이는 매우 건강하고 평소 잘 뛰어 놀고 했는데… 갑자기 코피를 한 대야 쏟아 내는 걸 보고 기겁을 한다. 보통일이 아님을 실감하고 병원에 가면 더 큰 병원에 가보라 하고 이리저리 기웃거리며 아니길 바라는 간절한 마음으로 행여 하고 다녀본들 이리저리 가슴만 태우다 얻은 결론은 "재생불량성 빈혈" 이라는 충격적인 선고 같은 판정을 받는 경우가 허다하다.

그리하여 골수 이식을 받아야 한다느니 평생 수혈로 살아가야 한다는 가슴 무너지는 소리를 듣게 된다. 보통 사람들은 엄두도 못 낼 정도의 병원비로 그저 그렇게 맥없이 두 손을 놓고 있다가 수년을 보내는 경우가 많다. 설령 돈이 넘쳐나 수혈을 받으니 골수 이식을 해야 하느니 하는 방식으로 해결하려는 경우도 있는데 그것은 근본적인 치유책이 되지 못한다.

또 사정이 넉넉지 않은 집에서는 골수이식에 필요한 병원비가 수천만원 정도 들므로 이집 저집 헤매다가 서로 감정만 북받쳐 정마저 멀어지는 경우가 많다. 평소 자녀의 손 정도 만지는 정도로 조금만 관심을 가지고 예방하면 아무 문제가 없는 것인데 수 년 동안 병을 키워서 더 큰 병을 만드는 것이 안타깝기만 하다. 대부분의 사람들은 하늘이 원수지 왜! 우리 자식에게 이런 몹쓸 병이 왔는가 하고 푸념석인 소리들… 멀쩡하던 우리 아이가 왜! 하고 왜 하필 내 자식에게 왔는가 하고들 있다.

그러나 분명히 그 원인은 있다. 평소 손발이 차갑거나 속이 불편하여 대정맥이 막힌 게 주원인이다. 또 그 원인에는 부모들의 맹신적인 잘 낫는 병원만 찾아다닌 결과로 해열제와 진통제, 항경련제 등을 과용한 것도 한 원인이 된다.

왜 코피를 흘리는가?

　사람의 심장은 자동펌프와 같다. 전기용 자동펌프는 땅속의 물을 빨아들여 회전하는 모터의 팬으로 펌프질하여 물을 내보내듯이 심장도 같은 이치이다. 심장은 정맥의 피를 흡입하여 심장의 펌프질 압력에 의해 동맥으로 피를 내 보낸다. 이 때 자동펌프의 전원이 약하면 펌프가 제 기능을 발휘하지 못하듯이 심장에서도 펌프의 전기처럼 심장에 산소와 양분의 공급이 느려지면 협심증과 같은 심장관련 질병이 오게 되는 것이다.

　코피는 왜 ! 왜 ! 흘리는가? 그 이유는 간단하다. 심장에서 보낸 피의 출구가 어디엔가 막혔기 때문이다. 그리하여 가장 약한 혈관이 터지게 되는 현상이다. 그 약한 부위가 코이기 때문이다. 그러나 사람에 따라서 잇몸 또는 귀, 눈 등이 될 수도 있다. 눈이 충혈 되거나 귀가 윙윙 거리기도하고 잇몸이 아픈 것도 다 한결같은 이유이다. 이러한 것을 방치하면 더 큰 화를 입게 된다.

코피의 양과 여러 증상들

　흔히 심한 운동을 하거나 무리한 일을 하고 나면 코피를 쏟는 경우가 있다. 이런 경우는 운동이나 심한 노동으로 체내 노폐물이 심장에서 먼 쪽의 모세혈관이 많이 막혔기 때문이다.

　따라서 코피의 양은 정맥모세혈관이나 동맥모세혈관이 막힌 양만큼 코피를 많이 흘리게 되는 것이다.

　코피를 심하게 쏟으면 빈혈이 발생한다. 흔히 백혈병 다음으로 난치병에 속하는 '재생불량성 빈혈'이라는 것도 코피를 다량으로 쏟은 후 생겨난 결과이다. 이런 경우는 평소 손발이 찬 상태에서 위장장애가 겹치면서 오장육부의 혈액순환 장애가 동시에 발생하여 걷잡을 수 없을 정도의 코피를 쏟아 내거나 더 심하면 피를 토하게 되기도 한다.

코피를 쏟아내기 전의 전조현상은? 다음과 같은 초기의 증상을 보이는 경우가 있다.

- 손발이 차다가 무릎이나 허벅지 팔뚝까지 냉기가 흐른다.
- 아랫배가 차거나 회음부나 사타구니 뿌리 부분의 피부가 유난히 검다
- 꿈을 자주 꾸거나 가위에 자주 눌린다.
- 머리가 터질 듯 아프거나 코나 눈과 귀 잇몸에 피가 보인다.
- 속이 거북하고 등이 아프거나 변이 유난히 가늘어진다.

> **TIP**  **코피와 또 다른 질병 이야기**
>
> 사람이 코피를 흘리는 것은 심장의 끓는 피가 머리에 집중되어 나타나는 현상이다. 만약 코피나 나지 않은 상태에서 피가 머리로 솟구친다면 뇌세포가 파괴되든지 뇌출혈로 경풍 또는 중풍 현상이 나타나 더 심각한 문제를 낳을 수 있다.

코피를 자주 흘리는 사람들

- 손발이 차갑거나 손에 땀이 많은 사람
- 과로나 스트레스로 얼굴이 상기되거나 반대로 창백해지는 사람
- 백혈병, 감기 등 질병의 증세가 심각하여 하체의 혈류가 막힌 사람 등인데

코피나 멀미를 멈추게 하는 응급 처치법

- 우선 종아리 아랫부분 코피혈을 세차게 서너 차례 쳐주면 하체로 혈류가 내려가 코피가 이내 멎는다.
- 장기적인 치료의 방법은 매일 뜨거운 물에 손과 발을 30분 정도 담근 후 잠을 청하고 최소 일주일 이상 보름정도 하고나면 코피를 흘리는 횟수가 줄어든다. 이런 경우 반신욕은 금물이다.
- 근본적인 치료 방법은 손이나 발에 막혀버린 혈류를 개선하는 치료를 하

는 것이 중요하다.
- 이런 현상을 오랫동안 방치하면 대뇌가 무력해져 학습의 능률이 저하되거나 일상생활 자체도 의욕을 잃거나 짜증 또는 부정적인 사고가 깊어진다. 또 조급증, 일감을 미리 해치워야 직성이 풀리는 등 인상을 찌푸리거나 화를 내는 성격으로 바뀌게 됨을 명심해야 한다.

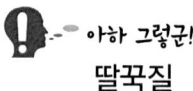 아하 그렇군!
딸꾹질

속이 불편하기 때문에 멈춰지지 않은 딸꾹질은 다리의 코피혈 부분의 정맥판이 닫혀 생겨난다. 어지러운 현기증은 속이 불편하여 진진대사 장애로 피가 머리로 솟구쳐 얼굴이 창백해진다. 또한 청소년기까지는 피부 가장 가까이에 있는 약한 코 안 비강 모세혈관의 압력이 높아 코피현상으로 나타나서 뇌출혈이나 중풍까지 가지 않는 이유가 여기에 있다. 그러나 나이가 들면 비강의 모세혈관이 무디어 피부 깊숙하게 자리 잡아 코피 대신에 뇌출혈이 된다.

위의 증세들은 모두 심장의 피가 오장육부나 사지로 순환되지 못해 대뇌로만 피가 몰려 생기는 현상이다.

방법과 요령

- 딸꾹질은 차례 자세를 취하게 한 후 앞을 보게 하고 '차례'를 몇 번 하게 한 후 본인도 모르게 주먹이나 발바닥으로 다음의 그림 위치 즉, 종아리 밑(코피혈 라012) 부위를 두세 번 세게 쳐주면 딸꾹질이 바로 멎는다.
- 코피나 현기증도 얼굴 안색이 창백해지게 되는데 라012 위치를 3~5분 정도 쳐 주거나 지압하면 수분 후 코피가 멎거나 현기증이 가라앉아 얼굴에 화색이 감돌게 된다.
- 현기증이나 코피가 오래 지속되면 수족냉증 3차 따기를 해주고 다음 코피, 현기증 혈류딸점으로 다스려 주면 쉽게 치료 된다. 42일 정도 다스리

면 말끔하게 낫는다.

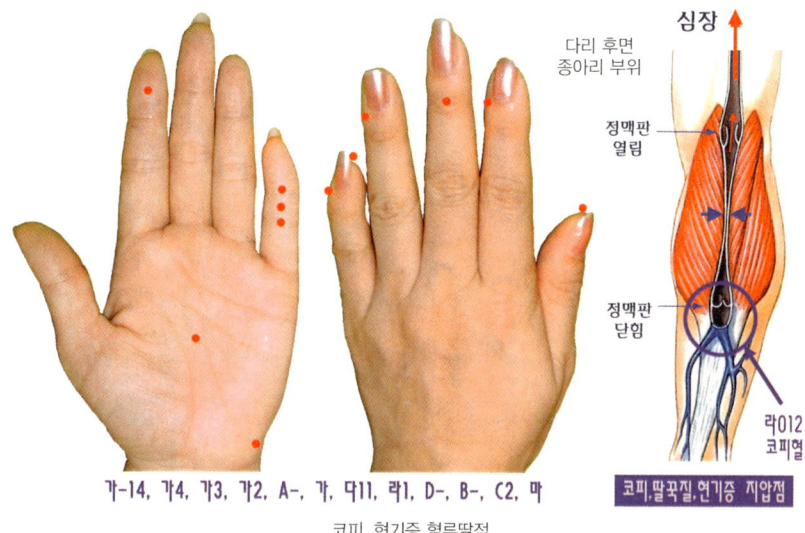

코피, 현기증 혈류딸점

 참고사항 지압의 방법

가벼운 증상의 멀미에는 다11, 가-14, B-를 눌러준다. 딸꾹질에는 라1, D-를 지압하여 준다. 또 수시로 코피혈 부위를 자주 쳐주어 지압에도 아프지 않을 정도로 다스려 준다.

혈류 다스림

16. 시력개선, 눈 충혈, 눈 피로 다스리기

몸과 마음의 등불 눈 ! 손과 함께 가장 많이 사용하는 조직으로 눈에 건강 정보가 담겨 있다.

아하 그렇군!

눈의 근육은 하루 동안 약 십만 번 정도 움직이는데 이는 다리가 이 정도의 운동을 하려면 적어도 80km는 걸어야 하는 움직임이다. 눈꺼풀 안쪽이 새빨갛게 변하면 결막염을 의심하고 극심한 안구 사용으로 인한 스트레스로 안압이 높아지면 충혈이 된다. 눈꺼풀이 심하게 떨리는 경우에는 위장장애 즉, 대정맥 혈류가 느리거나 갑상선 기능 이상 일 수도 있다. 다른 한편으로는 막힌 혈류가 뚫리면서 안구의 조직이 살아나 세포가 산소를 받아들이는 과정에서 명현 현상으로 떨리기도 한다. 검은자위가 뿌옇게 흐리면 백내장을 의심해야 하고 흰자위가 선명한 황색으로 변해가면 간 기능 저하인 황달이다. 또 흰자위가 푸른빛이 감돌면 위장장애가 생긴 것이다. 이처럼 눈동자는 건강의 다양한 정보가 나타나는 곳이다. 따라서 시력저하나 눈에 이상이 나타나는 것은 혹사당한 눈에서 사용한 노폐물이 머리로 솟구친 혈압으로 더 이상 오고 갈 곳이 없어 눈가 주위에 적체되어 생기는 현상이다. 눈가가 검게 보이거나 눈 주위의 기미나 주근깨, 눈가 주름, 다크서클의 원인도 이 때문이다. 간과 위장이 나쁘면 이러한 현상은 더 심하게 나타난다.

방법과 요령

눈이 쉽게 충혈되거나 자주 눈이 피로할 때는 얼굴 안면의 혈류 장애나 시신경이 사용한 노폐물이 정맥으로 회수되지 못해 생긴 현상으로 다음의 혈류따기나 지압으로 다스린다.

참고사항

안압이 높아 시력혈류가 점점 느리게 되면 다음 그림의 검지손가락이 1, 2, 3처럼 손끝이 가늘어 지면서 휘어지게 된다. 첫 번째 마디와 두 번째 마디가 사이가 좁아진다. 손끝을 자주 비벼주면서 A방향으로 돌려주면서 지압을 하고 A, B, C부분을 자주 지압하면 눈의 피로가 줄어들게 된다.

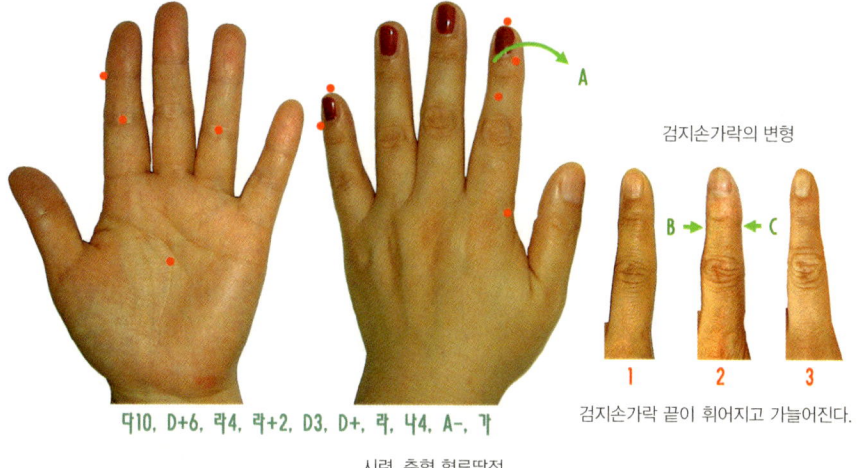

검지손가락의 변형

다10, D+6, 라4, 라+2, D3, D+, 라, 나4, A-, 가

시력. 충혈 혈류딸점

검지손가락 끝이 휘어지고 가늘어진다.

 혈류 다스림

17. 안구건조증을 3차 따기로 다스린다

좀처럼 낫지 않는 안구건조증은 눈물샘의 혈류가 느려서 생기는 현상으로 따기로 쉽게 완치된다.

아하 그렇군!

대부분의 사람들은 눈은 한 번 나빠지면 재생이 불가능한 것으로 믿고 있다. 그러나 시력혈류를 개선하여 세포분열을 정상적으로 유지시켜 주면 시력 회복 및 안구건조증은 물론 녹내장 등과 같은 성인성 안과 질환을 예방할 수 있다.

우리가 눈을 감으면 마음이 편안해진다. 사람이 눈을 통해서 보는 것이 그만큼 에너지 소비가 많음을 알 수 있는 경험이다. 그래서 명상을 할 때도 눈을 감으면 남은 에너지로 하여금 심신의 피로를 풀 게 되는 것이다. 눈을 감는 시간동안 인체는 눈을 뜨고 보면서 사용된 체내노폐물을 청소하는 시간이 되는 것이다.

평소 눈을 혹사하는 사람들은 눈의 충혈이 잦다. 보면서 사용된 망막의 노폐물이 정맥으로 회수되지 못한 가운데 망막을 계속적으로 사용하다보니 모세혈관에 압력이 가중되어 생긴다. 이런 현상은 오후시간이나 장시간 운전을 하거나 낯선 곳의 여행에서 잘 나타나게 된다. 새로운 여행지에서 볼거리가 많아 그것을 볼 때 생겨진 노폐물로 인해 눈이 붉게 충혈 되는 것이다.

안구건조증도 마찬가지이다. 망막을 촉촉하고 부드럽게 적셔야 할 눈물샘의 혈류장애에 의해 눈물이 분비되는 통로가 막혔거나 눈물샘의 혈류순환장애로 모세혈관이 막혀 수분배출을 하지 못해 생기는 현상이다.

방법과 요령

안구건조증은 좀처럼 잘 낫지 않는다. 병원에서 잦은 고생을 하다가 포기한 사람도 2차 정도의 혈류따기로 안구건조증이 낫는다. 따라서 다음의 혈류따기 과정을 일주일 간격으로 따주면서 눈썹딸점 비방을 함께 따주면 대부분의 안과에 관계된 질환 치료는 물론 시력까지도 개선시켜 갈 수 있다.

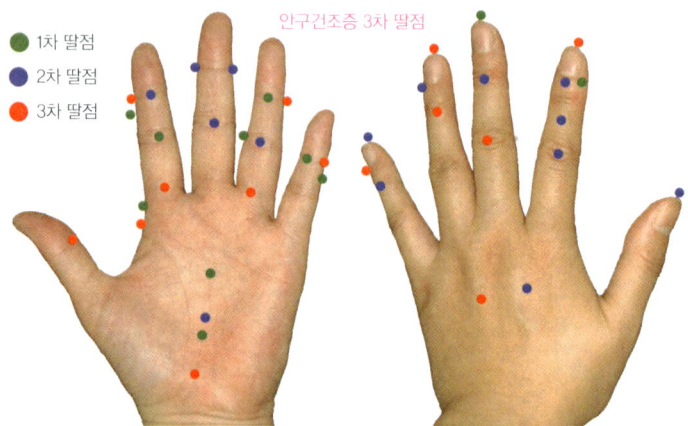

다14, 다10, 다, 나+4, 라+6, 라+4, 라4, 라+3, 나2, 가4, 가-3, 가2, D+
다13, 다4, 다-2, 다+2, C+9, C2, 나4, B-, 가, 마, D4, D3, 라2, A2, D
다16, C4, 나6, 나-2, 나, B2, 가-2, A- B+9, 라+7, 라6, 라+2, 라, 마2

참고사항

- 소식에 산소가 많은 음식 섭취하고 속을 편하게 하여 안압을 낮추고 피를 맑게 유지한다.
- 대정맥을 지압하여 속을 편하게 다스린다.
- 대뇌의 압력과 안압을 줄이기 위해 잠자기 전 족욕을 한다.
- 눈을 혹사시키지 않기 위해 좋은 생각으로 눈을 감고 명상하는 시간을 자주 갖는다.

혈류 다스림

18. 시력회복, 녹·백내장, 눈꺼풀 처짐증, 주름제거

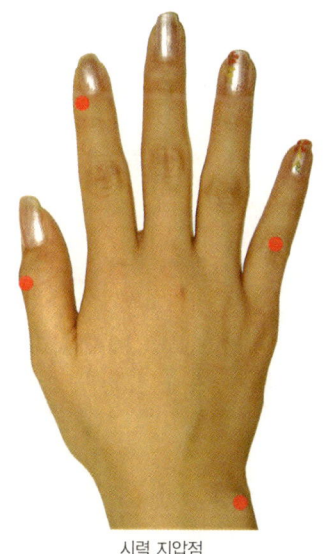

시력 지압점

인체 중 가장 많이 움직이는 눈은 눈썹 따기로 선명한 시력을 유지할 수 있다.

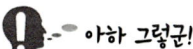 아하 그렇군!

연일 혹사당하며 백년가까이 사용해야 하는 안구는 그 주위에 노폐물을 축적시켜 기미가 생기거나 잔주름이 생겨나고 눈꺼풀이 내려와 앞을 보지 못하게 되거나 백내장이나 녹내장이 생기기도 한다. 눈썹이 빠지기 시작하거나 눈썹 피부가 두터워지기 시작하면 이미 시력혈류가 막히기 시작한 것이다.

누구나 쉽게 지압하고 다스리면 세상을 아름답게 볼 수 있다.

눈꺼풀 질환을 안검, 수정체가 혼탁한 백내장, 눈의 내압이 상승된 녹내장,

눈의 통증이나 불쾌감, 결막의 충혈, 각막 혼탁, 결막수종, 동공의 빛 반사 소실, 동공 확장 등의 질병으로 시력의 기능은 저하된다. 시력의 문제는 눈썹 따기만으로도 빠르게 호전되므로 삼일차에서 일주차로 다스려 준다. 대골공, 소골공, 양로혈, 상양을 혈류침하거나 지압을 해도 효과적이다.

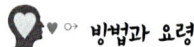 방법과 요령

눈이 침침하거나 눈에 관계된 질병은 먼저 라08 부분을 화살표 방향으로 엄지와 검지손가락으로 집어 만졌을 때 통증이 강할수록 좋지 않은 것이다. 또 만져지는 피부의 두께가 5mm 이상이 되면 시력혈류나 비염 등의 장애를 보일 수 있는 징후이다. 따라서 라06, 라04, 라02 부위를 사혈침으로 따면 새까만 피가 나온다. 3일차마다 따주고 피를 짜내면 서서히 시력부터 안구문제까지 해결되는 따기이다.

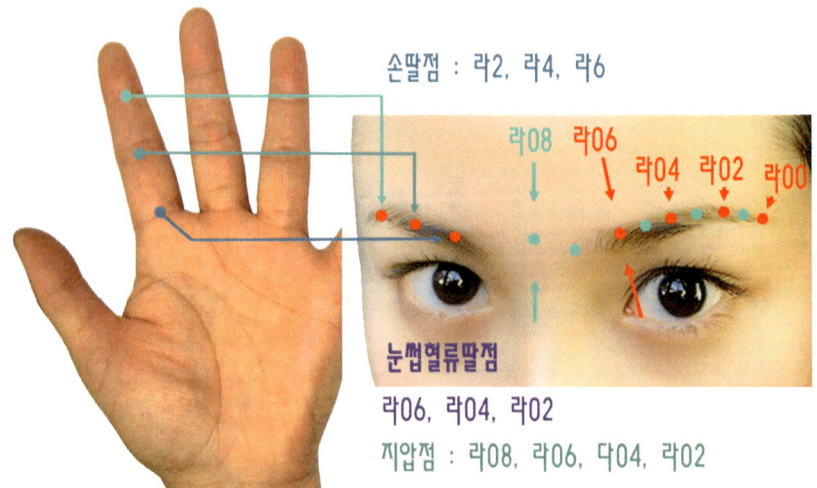

참고사항

- 눈썹 따기를 하고 추가로 손따기를 해 주면 효험이 높아진다.
- 눈이 충혈되는 시간은 오후나 저녁 무렵에 핏발이 서는 경우가 많다.

- 외출이 잦은 사람은 너무 센 힘으로 짜내면 어적혈이 표피로 뭉쳐져서 검붉은 자국으로 보기가 민망해 질 수 있으므로 가볍게 짜내는 것이 좋다. 삼일에 한번 씩 짜내면 시간이 지날수록 통증이 가벼워지고 시력도 회복되면서 기분 좋은 일상이 된다.
- 시력의 변화가 보이면 안경을 바로 교정하지 말고 42일 정도 지난 후 안경을 주문하는 것이 좋다.

 혈류 다스림

19. 만성피로, 간 기능 장애 치료와 오른쪽옆구리 통증 해소

아주 특별한 비방이다. 반드시 지압하여 꺼져가는 간 기능을 되살려 전 국민들이 건강했으면 좋겠다.

 내 손안의 간 기능 개선 비방

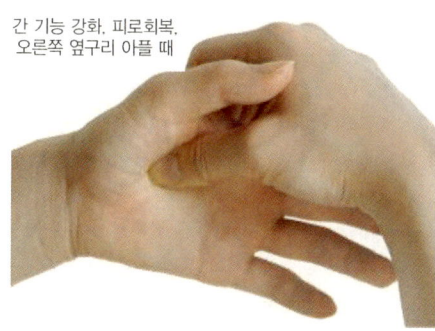

간 기능 강화, 피로회복, 오른쪽 옆구리 아플 때

누르면 매우 아플수록 가로막의 움직임이 느려 대장의 연동 기능이 떨어지고 간 기능 이상으로 간이 부은 사람이다.

오른쪽 옆구리가 아파서 이 병원 저 병원을 다 다녀도 소용없는 사람이 7~8분의 지압으로 완치한 비방이다. 간 기능은 가벼운 지압만으로도 간의 혈류를 개선하여 부은 간을 작게 만들 수 있다.

사진과 같이 오른손 엄지로 왼손 라12~라13 부위 전후를 세게 눌러 본다. 처음 누르면 감각이 없는 듯 하다가 서서히 압통이 느껴지면서 점점 더 아프게 되는데 아플수록 간 기능이 떨어진 사람이다.

아프지 않을 때까지 지압하면 빠르게 간 기능이 좋아지고 대장 연동기능이 개선되어 숨쉬기가 편하고 트림이 나면서 소화 장애까지 개선시킬 수 있다. 대부분의 사람은 7~8분 정도만 지압하면 지압 중 트림이 나오면서 숨쉬기가 편해지고 방귀에서 여러 가지 효험이 바로 나타나는 지압점이다.

그러나 지압하는 중 갑자기 얼굴이 창백해지거나 어지러움을 호소하든지 식은땀을 흘리면 지압을 멈추고 급체 위경련 비방을 참고하여 대정맥을 지압, 코피혈 지압, 소지손가락 첫 번째 마디 지압으로 혈류를 돌려준다. 얼굴에 화색이 돌아오면 하루를 쉰 후 다음 날부터 꾸준하게 지압을 한다.

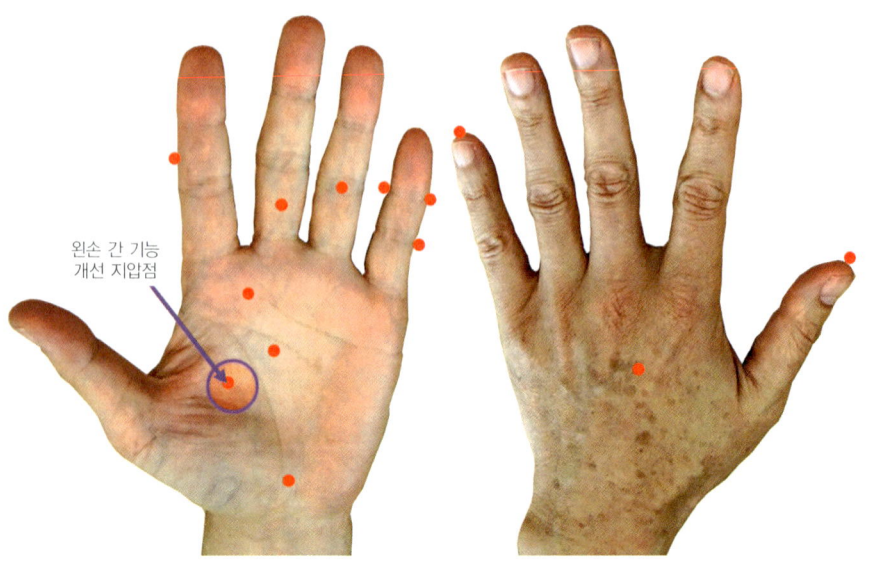

다16, 다10, 다5, 라12, 나4, 가-4, 가+2, 가-2, 가, 다+8, C+12, 라+3, 마

간 기능 혈류딸점

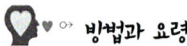 방법과 요령

- 지압은 반드시 왼손을 수시로 하되 식후에 하면 트림이 나고 대장의 연동 기능이 향상된다. 또 숨 쉬기가 편하고 머리까지 맑아지며 속이 편해진다.
- 간 기능의 효험을 높이려면 위의 간 기능 혈류딸점으로 일주차 따기를 서

너 차례 지속하여 따주면 간세포 재생력이 빨라지고 속이 편해진다.

혈류 다스림
20. 호흡곤란, 숨참, 답답한 가슴 다스리기

살면서 가장 많이 공부하고 다스려야 하는 분야가 호흡이다.

 아하 그렇군!

호흡이 곤란한 것은 체내 산소 소비량이 많아지는 일이 발생했거나 과식 또는 급체로 인해 소화기능이 문제되었을 때 가로막의 오르내림이 문제되어 나타난다.

전자의 경우에는 계단을 오르거나 등산 등 급격한 조직의 사용으로 갑자기 산소 소비가 많아져서 생긴다. 즉 갑자기 많은 산소가 필요한데도 불구하고 자신의 폐활량이 그에 따르지 못해 생기는 현상이다. 후자의 경우에는 과식이나 폭식으로 위장의 움직임이 둔하여 가로막의 움직임을 느리게 하거나 소화기관의 가스 발생 또는 오장육부가 붓거나 비대하여 가로막의 오르내림이 미약하여 숨이 가쁘거나 호흡곤란을 느끼게 된다.

방법과 요령

계단을 오르거나 산행 시 숨이 차거나 호흡곤란을 느낄 때에는 먼저 지압점 나+2, 나-2 위치, 다음 사진의 화살표 지압방향처럼 엄지와 검지로 강하게 비벼 눌러주면 약지손가락 첫 번째 마디가 아픈 통증을 느끼게 된다. 3~5분 정도 지압하면 서서히 숨 가쁨이 낮아지고 등산 시에는 생기가 돋으며 산행이 홀가분해진다.

지압으로 숨 고르기가 편해지면 아래 딸점과 같이 따주면 숨 쉬기가 편해지고 힘이 솟구치게 된다. 이때 지압점을 함께 따주어도 좋다.

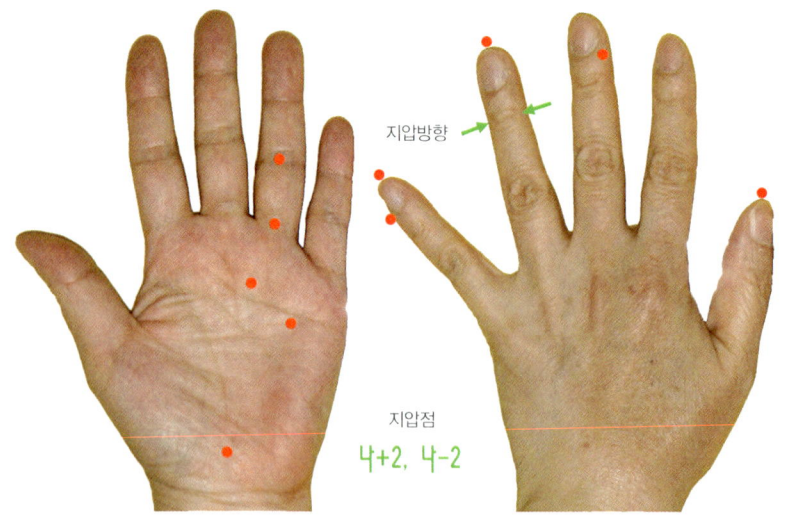

호흡곤란 혈류딸점

- 💊 **참고사항**
- 약지손가락 첫 번째 마디가 두 번째 마디보다 유난히 가늘거나 첫 번째 마디가 손바닥 쪽으로 휘어진 경우에는 폐활량이 낮은 사람으로 다스리지 않으면 치매의 확률이 높아진다.
- 약지 손가락 첫 번째 마디가 가늘게 된 사람은 비흡구배 호흡을 하면 폐활량이 증가하게 된다.
- 폐활량이 증가하면 그간 폐 속에 차인 노폐물이 기관으로 올라오면서 기침을 하거나 가래가 나올 수 있는데 이때에는 가급적 약을 먹지 않는 것이 좋다. 약을 먹으면 폐포에 차인 노폐물이 자꾸 축적되어 후일 폐염이나 기흉, 복막염 등의 더 큰 질병이 생길 수 있다. 기침이 심한 경우에는 마+1, 마-1 위치를 지압하면 기관지가 편해진다.

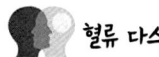 혈류 다스림
21. 불면증 다스리기

해가지면 뇌는 서서히 쉴 준비를 한다. 그러나 심장의 피가 머리로 솟구치면 잠 못 이루게 된다.

아하 그렇군!

하루의 생활에서 사람들은 보통 100조개 정도의 세포가 서로 상호 정보를 교신하며 조직을 움직이며 바쁜 일상을 만들어 간다. 혈액순환이 잘되는 사람은 적당한 수면을 취하면 잠자는 사이에 노폐물이 청소되고 재활용 과정을 거쳐 활력 있는 아침을 맞이할 수 있다. 그러나 혈액순환 장애로 조직의 일부가 기능을 발휘 못한 채 무리한 일과가 진행되면 혈액순환 장애 조직의 노폐물이 점점 축척되어 심장의 피가 머리로 솟구쳐 불면에 시달리게 된다. 인체에 치명적인 요산, 이산화탄소, 수명을 다한 적혈구, 수명을 다한 혈장에 파괴된 세포, 싸우다 죽은 백혈구의 시체 등의 노폐물이 혈류가 느린 부분에 많이 쌓이면 불면증이 나타난다.

불면의 원인은 매우 다양하다. 식탐으로 췌장의 기능이 저하되면 가장 심각한 불면에 시달리게 된다. 속 불편, 수족의 핏길 막힘, 사타구니나 겨드랑이의 림프절 기능장애 등의 원인으로 불면의 공통점은 심장의 피가 머리로 솟구쳐 뇌압이 높아 뇌가 쉴 수 없어 생기는 현상이다.

방법과 요령

불면에 시달리면 우선 해가 진 후 음식부터 삼가야 한다. 불면에 근본 원인이 속이 불편하여 생기는 경우가 많기 때문이다. 수승하강 즉, 머리는 차고 발이 따스해야 건강한 사람인데 그 반대가 되었기에 잠 못 이루는 것이다. 다음의 불면증 혈류딸점으로 속을 다스리면서 머리로 솟구친 피를 오장육부와 수족으로 내려와 뇌압이 낮아져서 잠들기가 편해진다.

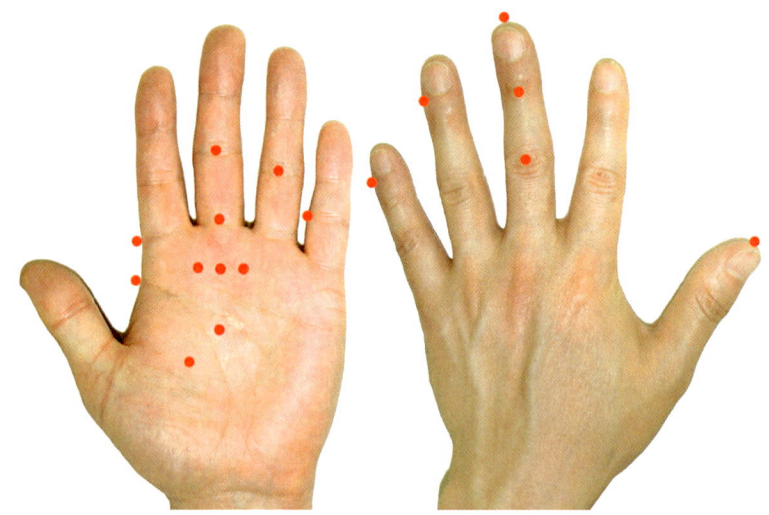

라13, 라+8, 라+6, C4, C2, A-, 가+4, 나4, B-, 나+8, 다+8,
다10, 다8, 다6, 다4, 다, 마,

불면증 혈류딸점

참고사항

- 수족을 뜨겁게 하면 머리의 뇌압이 낮아지고 가벼워진다.
- 뜨거운 물에 발과 손을 30분 이상 담구고 수족욕을 하면 수족의 혈류가 열려 뇌에 솟구친 압력이 낮아진다.
- 아궁이 불이나 전기 히터에 발을 가까이 하여 뜨겁게 해 준다. 처음엔 뜨겁게 느껴지나 발의 혈류가 제대로 열리면 발이 시원해지고 머리에서 땀이 흐르고 대뇌 혈압이 낮아져 잠들기가 편해진다.
- 발가락 끝 십기단 따주기를 하면 뇌압이 낮아져 잠들기가 편해진다.

혈류 다스림
22. 감기와 몸살, 면역력 강화하기

감기(感氣)는 숨 쉴 때 나오는 기운을 고맙게 여겨서 마음이 움직이는 것이다. 즉 기가 감동을 받아서 생기는 현상이며 몸살은 기의 감동에 따라 인체가 열을 내어 요동치며 암세포를 물리치고 세포분열을 촉진하는 인체의 자연치유 시스템이다.

아하 그렇군!

감기의 원인은 크게 두 가지 요인으로 발병한다. 1차 원인은 소화 장애이며 2차 원인은 호흡기 장애에서 시작된다. 1차 원인인 소화 장애는 음식을 잘 못 섭취한 후 1~3일 후 나타난다. 과식이나 폭식 등으로 위장의 움직임이 둔하여 혈류장애가 시작되고 급기야 오장육부가 제 기능을 못하게 되고, 허파와 기관지, 코의 비강 혈류장애로 이어져 불편한 속을 살려내기 위해 기가 감동하는 감기가 내 안에서 만들어지는 것이다. 2차 원인인 호흡기 장애는 호흡기관의 혈류장애 즉 비강이나 편도, 기관지, 허파의 폐포 등 호흡기관의 혈류장애가 생겨 체내에 유입된 바이러스를 이겨내지 못하는 상태에서 체내로 끊임없이 유입되는 바이러스나 진균류 세균과 전투를 하면서 열이 나고 몸살이 오게 되는 것이다.

우리 인체는 열이 나면 암을 물리쳐내고 체내 노폐물을 빠르게 쳐 낼 수 있다. 열이 나고 몸살을 해야 모세혈관이 확장되어 노폐물을 더 빨리 쳐내거나 산소를 실은 적혈구와 건강한 백혈구가 체내 유입된 바이러스나 세균을 물리쳐 내고 손상된 세포를 빠르게 재생해 낼 수 있기 때문이다.

따라서 음식섭생을 천천히 꼭꼭 씹어 먹으며 소식하여 위장을 편하게 하면 감기에서 벗어날 수 있다. 그리고 맑은 공기를 흡입하여 호흡기관의 혈액 순환을 원활하게 하면 감기를 예방 할 수 있는 것이다. 겨울철에 감기가 많이 찾아

오는 이유도 추운날씨로 인체의 모세혈관이 막혀 혈류장애가 생기는 부분이 많아지기 때문이다. 겨울철 감기는 호흡기성이 많고 여름철 감기는 위장장애에서 오는 경우가 많다.

생각 주머니
감기와 몸살의 발병과 치유과정

온도가 일정하면 감기에 잘 걸리지 않는다. 에스키모 인들이나 열대지방 사람들에게는 감기환자가 적다. 따라서 추워서 감기에 걸리는 것이 아니라 온도 변화를 많이 주면 감기에 걸릴 확률이 높아지게 되는 것이다. 감기에는 약이 없다. 오직 인체의 면역 기능을 높여서 체내 유입된 바이러스나 세균을 백혈구가 싸워서 이기는 길밖에 없다.

그러나 작금의 사람들은 약으로 절대 나을 수 없는 감기인 줄 알면서도 병원을 찾아서 강력한 항생제로 자신의 면역세포인 건강한 백혈구를 모조리 죽이는 방법을 선택하고 있다. 참으로 안타까운 일이다. 따라서 내 안에서 생겨난 감기를 스스로 치유하는 과정을 소개하여 면역기능을 강화하면서 감기 치료는 물론 세포재생과 왕성한 세포분열을 통해 더 건강해진 자신을 찾아 가는 방법을 소개한다.

명현현상
감기와 몸살은 인체의 자연치유력이다.

일상생활에서 세포나 조직이 쓰고 남은 체내 적체된 노폐물이나 암적 요소는 혈류가 느린 부분에 날이 갈수록 축척되게 되는데 그 한계에 다다르면 막힌 모세혈관의 핏길을 열고 이를 몸 밖으로 빼내기 위해 체온을 상승시키는 감기몸살을 하는 것이다.

심상의 예방대체의학 혈류손따기 CHAPTER 6

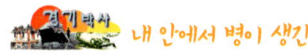 내 안에서 병이 생긴다

감기가 생겨나는 과정

1. 코가 건조하다가 콧물이 흐르거나 목이 갈갈하고 물이 당긴다.
2. 코가 막히고 목소리가 쉬어지고 담배나 음식의 입맛이 없다.
3. 몸에 한기를 느끼고 어깨가 무겁고 머리에 열이 오르기 시작한다.
4. 기침을 하거나 오한이 들고 추위에 떨면서 머리가 아프고 어지럽다.
5. 온몸에 열이 불덩이 같이 오르면서 기침을 해대거나 심하면 혼수상태에 이른다.
6. 서서히 머리 열은 내리나 기침이 깊어지고 누런 콧물이나 가래를 내뱉는다.
7. 기침 횟수가 줄어들고 코가 뚫리기 시작하며 낫는다.

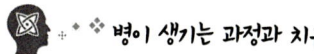 병이 생기는 과정과 치유

1) 콧물이 흐르거나 목이 갈갈하고 물이 당긴다.

감기몸살 1차 딸점

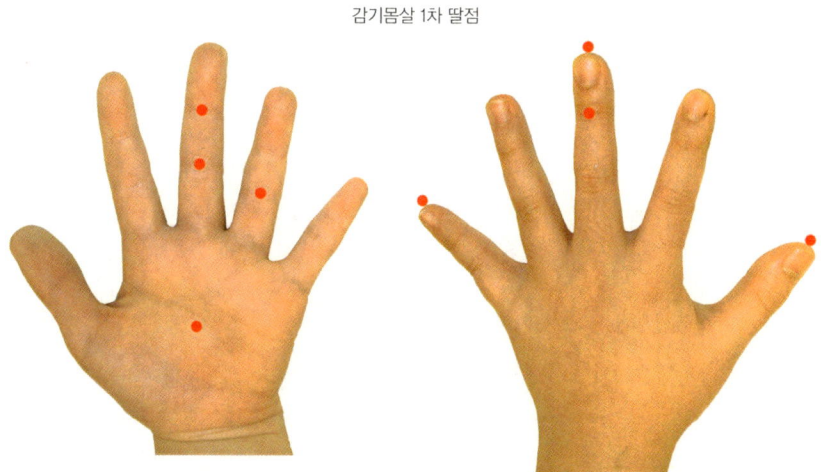

다10,다4,다2,나4,C2,가,다,마

콧물이 나오기 시작하는 이유는 코 속의 비강에 콧물의 점액질을 많이 분비시켜서 바이러스나 진균류를 더 많이 달라 붙여 나쁜 공기의 허파 유입을 차단하고 백혈구가 이를 물리치기 위함이다. 목이 갈갈한 이유는 목의 혈류가 느려져 수분을 보충하여 편도를 촉촉하게 해 달라는 신호이다. 편도는 입으로 들어오는 외부의 나쁜 물질을 차단하는 강력한 백혈구의 대군이 지키는 길목이다.

코 속의 비강과 목젖 좌우의 편도는 외부에서 들어오는 공기 중 유해한 물질을 차단하는 인체의 백혈구 수비대가 집결해 있다. 즉 백혈구가 공기 중 인체 내의 나쁜 물질과 싸우는 전투장으로 기가 감동하려면 제일 먼저 명현반응이 일어나는 곳이다. 코와 목의 혈류를 높인 후 바이러스와의 전투에서 패배하면 더 많은 콧물이 흐르고 목은 점점 더 갈증이 나거나 열이 나고 부어오르게 되어 침을 삼키는 것조차 힘겹게 된다.

자연치유 도우미

- **콧물이 흐른다.**
  코를 휴지로 풀지 말고 손에 물을 담아 코 속으로 물을 넣기를 5~10회 정도로 한 시간 간격으로 코로 흡입하고 내 뱉기를 반복하면 보충된 수분으로 콧물과 감기가 진정된다. 물을 자주 코로 넣어주면 콧물이 나는 현상이 점점 줄어든다.

- **목이 따갑거나 갈증이 나고 목에 열이 난다.**
  편도의 혈류를 증가시키기 위해 목에 열이 나면서 수분이 증발되어 갈증이 생기게 된다. 이때에는 따스한 물을 마셔 목의 온도를 높여주거나 목도리로 보온하여 편도를 촉촉하게 유지 시킨다.

- **1차 혈류딸점을 따 주고 종아리 아래(코피혈)를 세차게 서너 번 쳐 주거나 아프지 않을 때까지 지압 해 준다.**
  속이 불편하거나 피가 머리로 솟구치는 현상이므로 일상의 노폐물이 다리로 내려가 막힌 혈류를 쳐 올려 줌으로서 증세를 호전시킬 수 있다.

병이 생기는 과정과 치유

2) 코가 막히고 목소리가 쉬어지고 입맛이 없다.

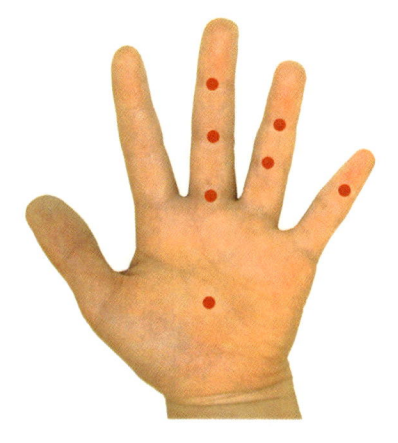

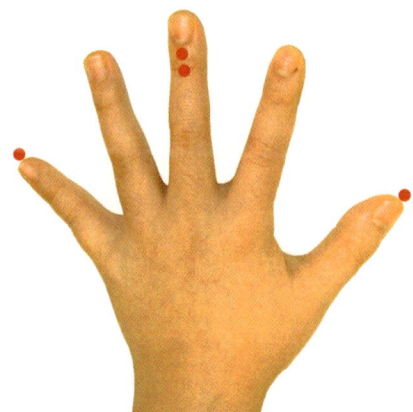

다11, 다6, 다4, 다2, 나4, 나2,
C2, C 가2, 가, 마

감기몸살 2차 딸점

콧속의 비강에서 더 이상의 바이러스나 세균을 물리쳐 내지 못할 경우에 편도나 기관지에게 임무를 넘기는 과정에서 코가 막혀 버리게 된다.

이때가 되면 코가 막혀 체내 산소 공급이 부족하여 인체가 스스로 열을 내기 시작하여 기관의 모세혈관을 확장하게 된다. 따라서 목이 붓거나 침을 삼키기가 힘들어지게 되는 등 목이 따갑고 아픈 통증이 온다. 따라서 목소리가 쉬어지고 목에 통증이 오는 것은 혈류량을 늘여 체내 유입된 바이러스나 세균과의 전투가 격렬하여 생기는 현상이다. 또 입맛을 잃거나 담배의 맛이 없게 되는데 이것은 입안의 혈류가 공기 중의 세균을 물리쳐 내는 데 사용되면서 상대적으로 덜 중요한 미각의 혈류를 줄이거나 상실시켜 입맛이 없어지는 현상으로 나타난다.

자연치유 도우미

- 여전히 막혀 있는 코를 뚫어주기 위해 콧속에 물을 자주 넣어주면서 비강의 수분을 유지해 준다.
- 목을 따뜻하게 스카프로 감싸주거나 따스한 물을 마셔 목의 혈류를 좋게 한다.
- 2차 혈류딸점을 따준다. 양 손으로 목덜미 뒤에서 핏대 즉, 대정맥을 쇠골 쪽으로 짓누르며 훑어 내리거나 발을 뜨거운 히터에 30분 이상 데워주거나 따스한 물로 족욕을 한다.

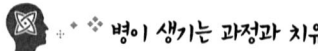

3) 추운 한기로 어깨가 무겁고 머리에 열이 오른다.

인체의 변화가 서서히 머리에서 목 그리고 하반신으로 서서히 열이 오르지만 정작 자신은 서서히 추운 한기와 오한으로 추위를 많이 탄다. 자꾸 옷을 입거나 따스한 곳을 찾게 되면서 머리가 무겁고 배가 아프기도 한다. 배가 아픈 것은 오장육부를 살려내기 위해 그간 냉하고 차가워진 오장을 뚫어내기 위해 통증이 오게 되는 것이다.

감기로 인한 몸살이나 고열이 오게 되면 병원에 가면 열을 내리기 위해 선풍기 찬바람이나 냉찜질 또는 치명적인 해열제를 주사한다. 추워서 죽을 지경인데 찬 선풍기 바람이 웬 말인가? 몸이 추우면 옷을 껴입거나 이불을 덮어야 하는 건 누구도 잘 아는 일이지만 서양의학에선 아직도 냉찜질이나 찬 수건으로 껍질 피부의 열만을 더 내리는 일이 반복되고 있다.

감기몸살 3차 딸점

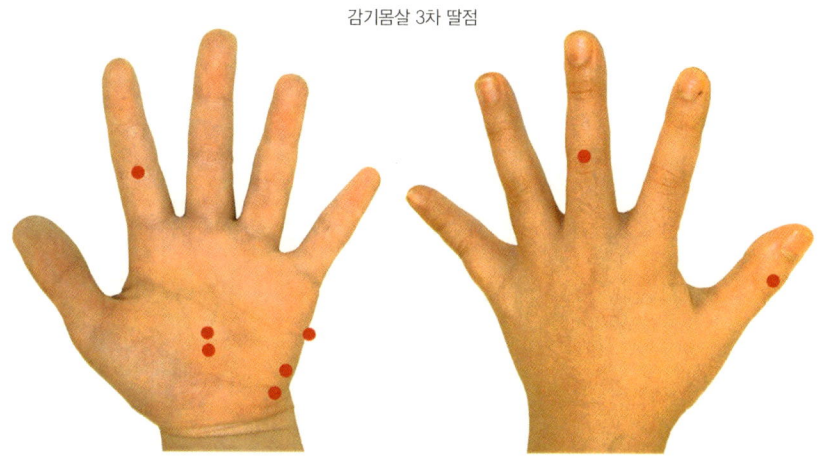

다12, 다13, C4, 라4, E2, 가-14, 가-13, 가-8

> 🚑 **자연치유 도우미**
>
> - 2차 혈류딸점을 따지 않았으면 따준 후 3차 혈류딸점을 추가하여 따준다. 다12, 다13, C4, 라4, E2, 가-14, 가-13, 가-8을 따준다. 따준 후 방안을 따스하게 하고 다음의 4번 과정처럼 잠을 청하게 한다. 더 빠르게 열을 내리려면 발가락 끝 10기단을 따준다.
> - 배를 따뜻하게 해 준다.
>   배가 차가우면 오장육부가 제 기능을 못하게 된다. 속이 차가워서 기를 감동시키려고 감기가 내안에서 생기는 것이므로 체온이 오를수록 차가운 배 부위를 뜨겁게 해주면 핏길이 열려 머리가 시원하고 몸이 가벼워진다.
> - 발을 30분 이상 족욕이나 히터에 뜨겁게 하되 뜨거운 것에도 불구하고 발이 시원해질 때까지 계속한다.
> - 두터운 이불을 반드시 머리까지 푹 덮어 내뱉는 호흡의 온도로 피부 체온을 서서히 높여 준다. 30분 정도는 갑갑하여 미칠 지경에 이르지만 이불안의 온도가 높아지면 서서히 땀이 나기 시작하다가 마침내 여기저

기 지독한 냄새나는 땀이 쏟아지면서 잠에 취하게 된다. 이 때가 되면 열이 서서히 내리게 되고 한숨 푹 자고나면 열이 내린다.
- 체온이 1℃만 올라가면 운동의 효과가 나타나고 온도가 올라 갈수록 모세혈관이 열리고 수십 년 쌓인 노폐물에서 암세포까지 물리쳐 낸다. 감기나 몸살 후 몸이 더 개운해지는 이유가 여기에 있다.

TIP 거적을 덮는 선조들의 지혜

 대부분의 감기는 다음의 자가 호흡으로 찜질하면 개운한 아침을 맞을 수 있다. 그 원리는 자신의 호흡에서 내뿜은 온기로 서서히 이불 안의 온도를 높여 체내 독소나 노폐물을 빼내는 방법으로 찜질방의 두 세배 이상의 효험이 있다.

자가 호흡으로 열 내리는 방법

1. 방을 온도를 뜨겁게 높여준다. 그림과 같은 온돌의 아궁이 방식이 좋으나 여의치 못하면 보일러를 가동한 침대 또는 전기장판으로 바닥의 온도를 높여 준다.
2. 매트나 담요를 깔고 많은 땀에 매트를 버리지 않도록 홑이불을 깔고 그 위에 낮은 베개를 준비한다.
3. 겨울용 두터운 이불을 준비하고 발로 이불을 감아 누르고 베개도 이불을 휘감아 누르는 자세를 취한다.
4. 이불이 코에 닿아 숨 쉬기가 힘거울 경우에는 머리보다 높은 베개로 이불을 받쳐둔다.
5. 그냥 호흡을 하여도 괜찮으나 비흡구배 방식인 코를 숨을 들이 쉬고 입으로 내뱉으면 더 빠르게 속이 편해지고 몸이 안 좋았던 부위에서 땀이 여기저기 빠지기 시작한다.

6. 체내 모세혈관에 수개월 찌들어 쌓인 노폐물이 빠지므로 대변보다 더 지독한 냄새가 나는 노폐물이 땀이 되어 비 오듯이 흐른다.
7. 서서히 시원해지면서 코를 골듯이 깊은 숙면에 빠지기 시작한다. 열이 서서히 내리기 시작하고 그 뜨거웠던 이마가 얼음장 같이 싸늘해지면서 이내 편히 곤한 잠에 취하게 된다.
8. 아침이 되면 밥을 찾거나 좋은 피부로 화색이 감도는 얼굴을 마주하게 된다.

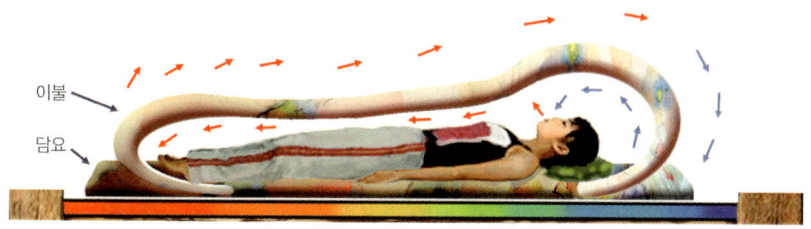

이불
담요

발쪽은 뜨겁게　　　　　　　　　머리쪽은 차게

자가호흡으로 찜질하는 원리

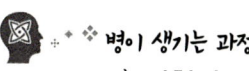 병이 생기는 과정과 치유

4) 기침과 오한으로 추위에 떨고 머리가 아프다.

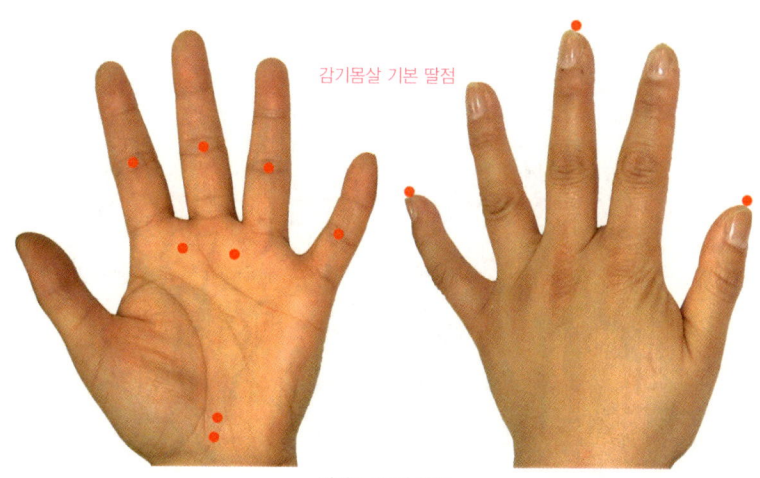

감기몸살 기본 딸점

감기몸살 4차 딸점

이때가 되면 허파의 폐포에 유입된 죽은 바이러스나 노폐물을 빼내기 위해 기침이 잦아들고 점점 기침의 깊이나 회수가 더 많아진다. 죽은 바이러스나 싸우다 죽은 백혈구의 점액질이 폐포를 막고 있으면 생명이 위태로울 수 있으므로 기침을 하여 계속적으로 콧물이나 가래로 내뱉게 되는 것이다.

이때 기침을 하지 못하거나 가래를 내뱉지 못하면 복막에 축척되어 염증이나 복막염 또는 더 큰 병이 생길 수도 있다. 흔히 병원의 처방약으로 치료를 하다보면 감기 끝에 백혈병이니 합병증 증세가 오는 경우도 있다. 근자에 원인 모를 산모들이 병원으로 실려가 숨 쉬는 문제로 유명을 달리하는 원인도 항생제 남용으로 인해 폐포에 악성 물질이 가득 차 있기 때문이다.

자연치유 도우미
기본적인 감기, 몸살 딸점과 다스림 요령

- 4차 혈류딸점은 기본 감기몸살 딸점이다. 다15, 다16, 다+8, 나+8, 다4, 나4, 라4, 가4, 가, 다, 마를 따준다. 대부분의 감기는 4차 딸점으로 빠르게 호전된다. 더 빠르게 다스려 주려면 발가락 끝 10기단 따기를 첨가하여 따준다.
- 방을 뜨겁게 하거나 전기담요로 온도를 높이고 두터운 겨울 이불을 푹 덮어 주되 머리까지 덮고 잠을 잔다. 이때 반드시 머리까지 덮고 잠을 청하면 30분 정도까지는 답답하고 숨이 막혀 죽을 것 같으나 한 시간 후쯤이면 땀이 비 오듯이 흘러내리면서 고약한 냄새와 함께 그간 체내의 노폐물이 여기저기로 빠져 나오게 된다. 이쯤이면 깊은 잠에 빠지게 된다.
- 깊은 잠에 취하는 동안 암세포부터 체내 찌든 각종 노폐물이 온몸 여기저기에 땀으로 범벅이 되어 빠지면서 열이 내리기 시작한다.
- 자고나면 개운하게 되는데 집안에서는 방을 따듯하게 해 주고, 외출할 때 몸을 따스하게 계속 유지하도록 양말을 신고 내의를 입어 몸의 환경을 따뜻하게 만들어 준다.

병이 생기는 과정과 치유

5) 열이 점점 오르고 기침을 하거나 심하면 혼수상태에 이른다.

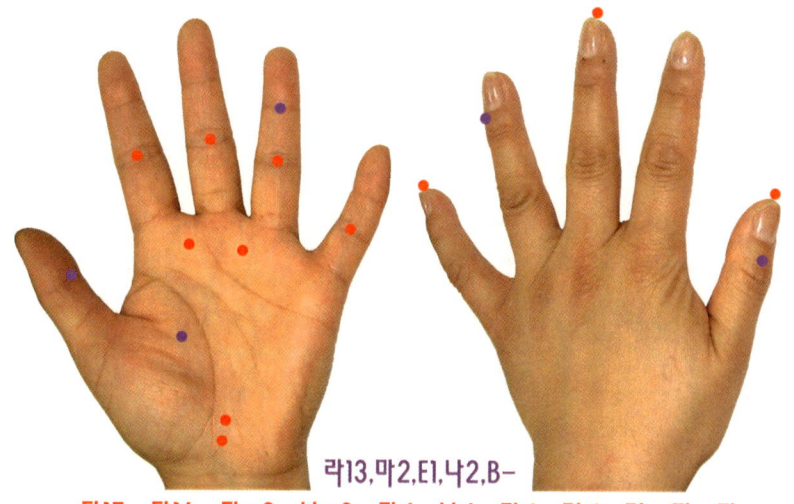

라13, 마2, E1, 나2, B−
다15, 다16, 다+8, 나+8, 다4, 나4, 라4, 가4, 가, 다, 마

감기몸살 5차 딸점

여기까지 오는 경우는 신진대사 장애가 심한 경우이다. 대부분의 사람들은 이 고비까지 오지 않으나 경기후유증이 있는 경우에는 여기까지 오는 경우가 있으므로 반드시 경기 후유증 치료를 해 주지 않으면 더 큰 질병에 부딪히게 된다. 백혈병이나 척수장애, 뇌수막염 등 난치병으로 전이되어 병원에서 손을 놓는 경우가 생기게 될 수 있음에 유의해야 한다.

이 시기는 신음에 가까운 헛소리를 내면서 헛것이 보이거나 몸이 둥실둥실 떠다니고 헛소리를 하고 어지러워 걷지를 못하기도 하고 악몽에 시달리거나 제 정신이 아닌 경우가 생긴다.

자연치유 도우미

- 옛 어른들이 흔히 '넌 사경을 헤맸는데 군불을 때고 거적을 덮고 살아 났다'는 얘기를 한다. 이것이 바로 심한 오한과 발열로 사경에 처한 자

식을 온열로 살려낸 이야기인 것이다. 즉, 극심한 오한에 높은 고열로 혼수상태가 된 상태에서 취할 수 있는 최상의 방법이 이것 밖에 없었기 때문이다. 그런데 이런 방법들이 바로 자연치유력을 극대화하는 자연과학이었던 것이다.

- 따라서 손 따주기를 하고 이 방법을 이용하면 더 빠르게 호전된다. 이때에는 반드시 이불을 머리까지 덮고 자신이 내뿜는 호흡의 온도로 이불 안의 온도를 상승시켜 주는 것이 좋다. 처음 초기에는 답답하지만 땀이 나기 시작하고 시간이 지날수록 시원하고 속이 편해지기 시작하면 깊은 잠에 빠지게 되면서 열이 내리고 감기를 쳐내면서 기침을 하기도 한다.
- 5차 혈류딸점은 4차 혈류딸점에서 다음을 추가하여 따준다. 라13, 마2, E1, 나2, B- 그리고 10발가락 끝인 10기단과 열 손가락 끝 10선을 따준다. 이미 따주었으면 생략한다.
- 배고픔을 호소하면 장이 움직이기 시작한 신호이므로 이때에는 가벼운 죽으로 입가심할 정도만 먹게 하는 것이 좋다. 자칫 또 다급하게 또 꼭꼭 씹지 않고 먹으면 또 문제가 될 수 있으므로 성인의 경우 100㎖ 이내로 소식케 해야 한다.

 병이 생기는 과정과 치유

6) 열은 점점 내리나 기침이 깊고 콧물이나 가래를 내뱉는다.

이때부터는 감기나 몸살이 나아가는 시기이다. 허파의 폐포나 세기관지를 덥고 있는 각종 노폐물을 빼내는 시기이다. 머리에 열은 서서히 낮아지는 대신 허파나 기관지 또는 콧속에 남아 있는 그간의 죽은 바이러스나 미세먼지의 점액질, 그리고 사력을 다하고 죽은 백혈구 고름 등의 노폐물을 몸 밖으로 빼내는 과정을 밟게 된다.

이때 열이 내리면 더워서 옷을 벗게 되는 경우가 있는데 땀이 날수록 오히려 몸을 더 따스하게 해 주어야만 폐포의 나쁜 것을 빨리 쳐 낼 수 있게 된다. 가벼운 현기증이나 간간히 머리가 찌글찌글 해 질 수 있는데 이것은 그간 막힌 모세혈관을 뚫어내기 위한 두통이나 혈액순환이 여기 저기 살아나면서 좌충우돌 하며 신진대사의 균형을 잡으려고 생기는 일시적인 현상이다.

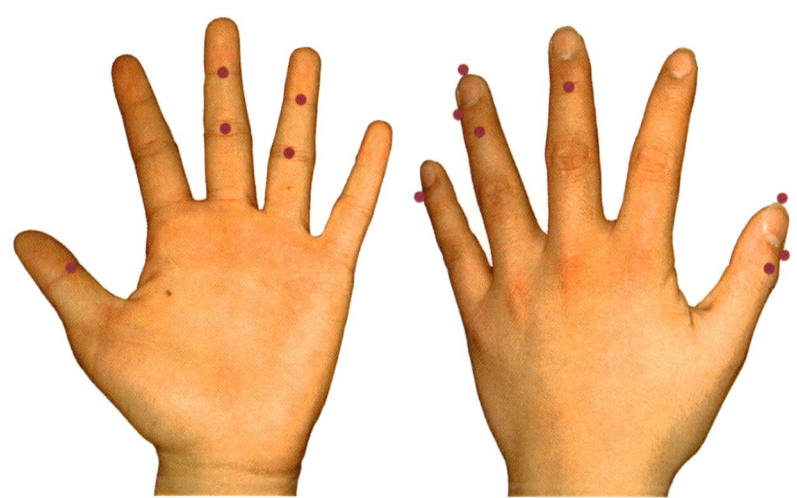

다4, 다2, C2, 나4, 나2, B2, B-, 나, 마2, E2, E+, 마, 가-

감기몸살 6차 딸점

🚑 자연치유 도우미

- 몸을 지속적으로 더 뜨겁게 그리고 따스한 옷을 껴입는다.
- 기침을 하는데 심한 경우 옆구리가 아프거나 배가 아플 정도에 이르기도 한다. 이것은 새로운 핏길이 열리면서 적혈구 수치가 높아지고 몸에 공급할 산소량이 많아야 하는데 아직 폐포에 찌든 노폐물을 미처 다 쳐내지 못하여 생기는 현상이다. 그간의 폐포에 남아 있는 진액을 빼내야 폐활량이 많아지기 때문에 이를 쳐 내는 과정이다. 이때에는 가급적 약을 먹지 않은 게 좋다.
- 6차 혈류딸점 : 다4, 다2, C2, 나4, 나2, B2, B-, 나, 마2, E2, E+, 마, 가-

- 발을 여전히 따스하게 해 준다. 여기저기 모세혈관이 살아나면서 간간히 힘이 없고 어지러울 수가 있다. 이것은 세포분열과 조직이 살아나면서 머리로 솟구친 피가 일시적으로 내려와서 생기는 현상이다.
- 기름진 음식은 피하고 가벼운 죽으로 원기를 회복해야 한다. 이때 그동안 고장 난 소화기관이 다시 살아나는 현상으로 배고픔이 있게 되는데 이 때야 말로 가장 천천히 그리고 죽 한숟가락이라도 6-70번 꼭꼭 씹어서 소식해야 한다. 자칫 급히 먹으면 또 위장의 움직임이 느려 연이어 감기에 걸릴 수도 있음을 명심해야 한다.

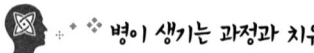 병이 생기는 과정과 치유

7) 기침 횟수가 줄어들고 코가 뚫리기 시작하며 낫는다.

폐포에 가득 찬 각종 노폐물이 어느 정도 빠지면서 폐활량이 증가되어 숨쉬기가 편해지고 서서히 기침의 횟수가 줄고 코가 뚫리면서 목이 가끔 건조해지기도 한다. 사물을 볼 때 가끔씩 머리가 찡하기도 하고 귀가 멍해지기도 한다. 이것은 대뇌의 혈류가 개선되면서 생기는 명현현상이다.

자연치유 도우미
- 따스한 숭늉을 자주 섭취하고 산소 많은 음식을 천천히 꼭꼭 씹어서 소식하는 것이 좋다.
- 더운 물에 목욕을 하거나 찜질을 해도 무방하다. 그러나 찬 곳은 피해야 한다.
- 아침에 자고나면 입안에 가벼운 이물질이 돌게 되거나 가벼운 기침을 한다. 건강한 사람들은 잠을 자면서 하루 동안 축척된 기관의 노폐물이 후두에서 식도로 넘어가게 된다. 그러나 목의 혈류가 느린 사람은

이 기능이 문제가 되어 입안에 고이게 되거나 기침을 하는 것이다.
- 심장에서 점점 먼 쪽으로 가끔씩 열이 나거나 근육이 튀어 오르기도 한다.
- 감기나 몸살을 하고 난 후 자연치유력으로 나은 사람은 면역기능이 향상되어 있으므로 감기에 좀처럼 걸리지 않게 된다.
- 감기몸살 후 얼굴 피부가 살아나 안색이 좋고 피부가 한결 부드러워진 것을 느낄 수 있다.

이것은 모세혈관이 살아나면서 수면세포나 노후세포가 피부에서 떨어져 나갔기 때문인 것이다. 즉 내안에서 내가 만들어 생긴 질병을 자연치유력으로 쳐낸 것이다. 중요한 것은 이때 암세포까지 내가 물리쳐내고 내가 사라지게 만든 것이다.

참고사항
23. 신종감기 예방 및 치료 딸점

손이 없는 사람도 살아간다. 겁먹지 말고 따 주자. 평소 엄지와 약지를 잘 지압하거나 다스리면 신종감기 예방은 물론 치료까지 할 수 있다.

자신의 약지 손가락이 문제가 된 사람들은 반드시 따주고 지압을 하거나 비흡구배 호흡을 하자.

다음은 면역기능을 높이고 자연치유력으로 신종감기를 이겨내는 비방이다.

여의치 못할 경우에는 사혈침이나 바늘 또는 옷핀으로 빨간 부위에 해당하는 지점을 찌른 후 피를 최대한 짜내주는 것이 좋다. 손끝에서 피가 솟구쳐 분사하면 잘 나올지 않을 때까지 짜내 주는 것이 좋고 나머지 부위에서 피가 잘 나오지 않으면 나올 때까지 짜내 주는 것이 좋다. 피가 잘 나오지 않거나 손끝

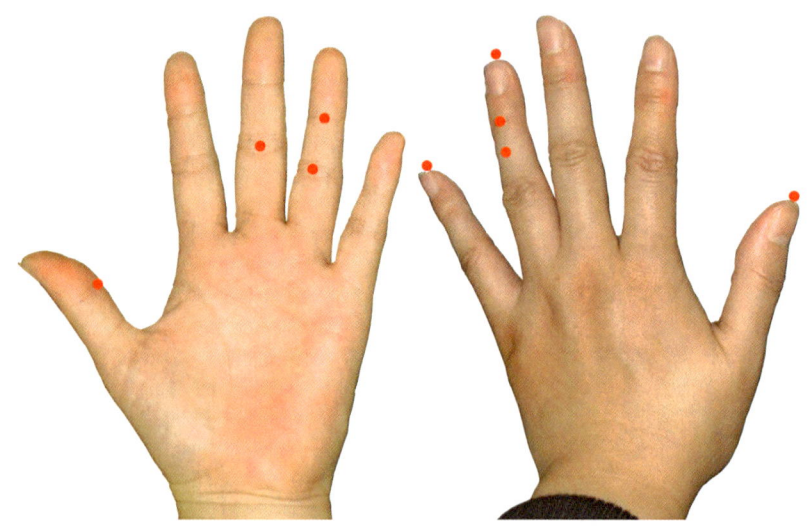

나4 / 나2 / B3 / B2 / 나 / 마2 / 마 / 다4 / 가

신종감기 예방 및 치료딸점

에서 피가 솟구치는 사람들은 삼일 간격으로 3회 이상 다스려 주면 신종감기에 걸리지 않을 정도로 폐와 기관이 건강해진다. 그리고 폐에 나쁜 기운을 내뱉을 수 있는 폐활량도 점점 높아지게 된다.

  과식, 폭식, 속식 후 1~3일 후 신종독감이나 감기에 걸릴 확률이 높다. 위장이 움직이지 않으면 대장의 연동작용이 느려지고 간과 비장이 움직임이 낮아져 숨쉬기가 힘들어 진다. 뿐만 아니라 췌장과 십이지장이 짓눌려 소화 장애가 생기고 급기야 오장육부의 혈액순환 장애와 호흡장애가 생겨난다.

  이런 상황에 이르면 건강한 백혈구의 활동이 제약을 받아 1~3일 후 몸살이나 감기 및 신종감기에 취약해지거나 갖가지 합병증이 유발 될 수 있다. 더하여 감기 끝에 백혈병도 오고 난치 질환 등 지체장애까지 생겨날 수 있다.

TIP 조류독감에 대해

  독감의 원인은 크게 세 가지 요인으로 발병한다. 1차 원인은 골수에서 건강한 피를 생산해 내지 못해 면역 기능이 떨어진 사람에게 나타나며, 2차 원인은 호흡기의 혈류장애를 가진 사람에게 발병한다. 3차 원인은 음식섭생이 잘못되어 위장장애에서 시작하는 신진대사 장애로 발병한다.

1차 원인인 면역기능 장애자는 골수에서 건강한 피를 생산하지 못하기 때문인데 그 원인은 모세혈관이 막힌 탓이다. 즉, 손발이 차거나 다한중 환자에게서 주로 발명이 시작되는데, 조류바이러스가 호흡기에 침입하면 몸속의 건강한 백혈구나 대식세포의 수치가 낮아 조류바이러스를 물리쳐 내지 못함에 있다. 따라서 조류독감 바이러스가 침투하면 그때서야 우리의 인체가 바이러스를 물리치기 위해 온몸을 불덩이처럼 뜨겁게 하는데 이때가 되면 열을 올려봐야 이미 때는 늦다. 따라서 평소 골수공장이 잘 돌아가도록 수족냉증 3차 손따기를 하여 면역기능을 높여 놓아야 한다.

2차 원인인 호흡기 장애는 호흡기관의 혈류장애 즉 비강이나 편도, 기관지, 허파의 폐포 혈류장애가 생겨 체내에 유입된 바이러스를 이겨내지 못하는 상황에서 계속적으로 체내로 유입되는 조류성 바이러스나 진균류나 세균과 전투를 하면서 열이 나고 몸살이 오게 되는 것이다. 우리 인체는 열이 나고 몸살이 나야 모세혈관이 확장되어 건강한 백혈구가 체내 유입된 바이러스나 세균을 물리쳐 내고 손상된 세포를 재생해 낼 수 있기 때문이다.

3차 원인은 위장 즉, 소화기 장애로 산소가 부족한 음식을 과다하게 섭취하거나 과식, 폭식으로 위장의 장애를 가져와 대정맥혈류가 장애를 일으킨다. 이때 손발이 차지면서 1~3일 사이 급기야 호흡기 혈류까지 장애가 생긴다. 이런 상황에서 마침내 조류성 바이러스가 호흡기 내에서 번식하게 되고 급기야 온몸에 열이 나면서 조류바이러스와의 전쟁이 시작되는 것이다.

따라서 평소에 다음 사항을 잘 지켜보자!

- 손발을 따뜻하게 하면 조류독감에서 벗어날 수 있고, 체내 유입되어도 가벼운 감기 정도에 그친다.

- 비흡구배 호흡을 평소 자주하여 허파의 폐활량을 키우거나 호흡기관의 혈액 순환을 원활하게 하면 조류독감에서 벗어 날 수 있거나 설령 온다 해도 거뜬히 이겨낼 수 있다
- 소식에 천천히 꼭꼭 씹고 산소 많은 음식을 섭취하여 위장을 편하게 즉, 속을 편하게 하면 조류독감을 예방할 수 있고 조류바이러스가 허파에 침투해도 능히 이겨내게 된다.

조류독감이 겨울철에 찾아오는 이유도 날씨가 추워짐에 따라 체내 온도가 낮아져 저체온 조직에 혈류장애가 생기는 부분이 많아지기 때문이다.

온도가 일정하면 독감이나 감기에 잘 걸리지 않는다. 추워서 감기에 걸리는 것이 아니라 온도 변화가 많을수록 감기나 독감에 걸릴 확률이 높아지게 된다. 또 한편으로는 습도차에 있다. 바닷가에 사는 사람들이 감기나 독감환자가 비교적 적은 이유이다. 열대지방 사람들의 대부분은 우기와 건기의 습도 차에 의해 감기나 독감에 걸려들게 된다. 습도가 높아지면 바이러스의 이동이 현저하게 떨어지고 습도가 낮으면 공기 중으로 바이러스가 급속하게 확산되기 때문이다.

그래서 우리 조상들은 집안에 연못을 두었고 겨울철에는 방안에 요강을 두어 소변을 보았던 것이다. 요강은 방안의 수분조절뿐만 아니라 갑자기 새벽녘 찬 공기를 맞아 중풍에 걸리지 않게 하려는 조상들의 생활과학이다.

독감에는 약이 없다. 더구나 날이 갈수록 강력해진 조류바이러스는 오직 인체의 면역 기능을 높여서 체내 유입된 바이러스나 세균을 백혈구가 싸워서 이기는 길밖에 없다.

그러나 작금의 사람들은 약으로 절대 나을 수 없는 독감인 줄 알면서도 병원을 찾아서 강력한 항생제로 자신의 면역세포인 건강한 백혈구를 모조리 죽이는 방법을 선택하고 있다. 참으로 안타까운 일이다. 그 보다 더 심각한 것은 설령 조류바이러스를 죽이는 항생제를 개발한다 하여도 내년에는 더 내성을 겸비한 초강력 조류 바이러스가 덤벼들기 때문이다. 따라서 작

금의 주사제나 약으로 대처하는 서구식 방식에서 벗어나 인체의 자기치료 시스템의 기능과 면역력을 높이는 길로 가야만 더 이상의 바이러스 공포에서 해방될 수 있는 것이다.

 혈류 다스림
24. 꿈과 아침피로 다스리기

꿈은 질병의 신호탄! 질병이 생기면 무서운 꿈을 꾸고 건강해질수록 꿈은 점점 부드러워진다.

아하 그렇군!

낮 시간 동안 산소와 양분을 엄청나게 사용한 인체의 조직들은 밤이면 세포가 쓰고 난 노폐물과 수명을 다한 죽은 적혈구나 백혈구 시체들을 여과하여 재사용하거나 몸 밖으로 빼내는 과정을 밟는 시기이다. 아침에 자고 나면 쓸데가 없는 오줌이 노랗거나 불그레한 이유가 여기에 있다.

혈액순환 장애자는 밤에 잠을 충분하게 잤는데도 불구하고 자는 동안 제대로 노폐물이 청소되지 않아서 자고 나도 개운치 않게 된다. 일어나고 싶어도 아직 노폐물을 청소를 하느라 세포에게 산소와 양분의 공급이 바로 이루어지지 않아 신체가 제 기능을 못하고 비몽사몽 헤매는 것이다.

꿈은 바로 이러한 몸속의 노폐물을 제대로 정화하지 못할 경우에 피가 머리로 솟구쳐 잠자는 동안 유독 뇌만 일을 분주하게 하고 있기 때문이다. 꿈은 보통 노폐물 청소가 극에 달하는 시간인 새벽 4시 전후에 인체의 모든 기능이 정지에 가까울 때 꾸게 되는 것이다.

뇌가 편히 쉬지 못하므로 수면 중 문 여닫는 소리며, 자연에서 들려오는 곤충소리까지 감상하거나 뒤척이며 별의별 소리 다 듣고 자는 사람은 분명 대뇌의 뇌압이 높은 것이다. 새우잠을 자거나 밤새 뒤척이다 보니 아침에 일어나도 잠을 잔 듯 만 듯 피곤이 가중되는 일이 연속되는 것이다. 또한 여름철 습도가 높거나 비가 오면 땀구멍이 막힌다. 허파의 폐포가 수분으로 막혀 체내 산소 공급이 현저하게 낮아지기 때문에 낮에 사용한 노폐물이나 요산 등을 청소해야 아침이 개운해 지는데 잠을 자는 동안 산소 공급이 체내 부족하여 아침에 세포가 제 기능을 못하여 아침에 못 일어나는 것이다.

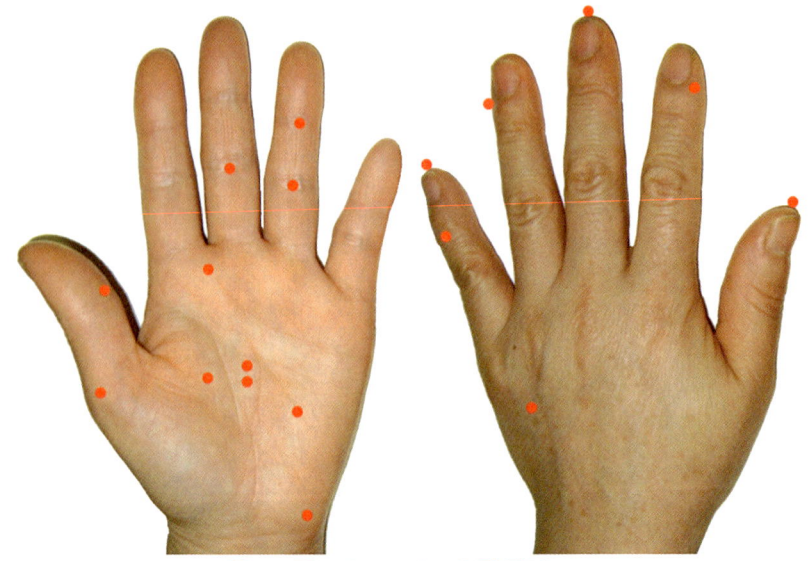

가-14, 가+13, A+10, A2, 가, 라13, D+,
다11, 다10, 다+8, 다4, 다, 나4, 나2, B-, 마+4, 마2, 마

꿈. 피로 혈류딸점

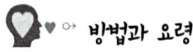 **방법과 요령**

질병이 있는 사람은 매일 밤 꿈을 꾼다. 간질환자나 백혈병, 수족냉증환자, 생리불순, 불임, 마취주사를 맞는 등의 질병이 생겨나면 심장의 피는 머리로 솟구쳐 꿈과 친하게 된다. 따라서 머리로만 솟구치는 심장의 피를 오장육부로 손발로 아랫배로 피가 내려가게 하면 꿈을 꾸지 않게 된다. 꿈, 피로 혈류딸점

으로 양손을 일주차로 서너 번 따주면 무서운 꿈이 서서히 약한 꿈으로 바뀌면서 잠의 깊이가 서서히 깊어지고 아침에 일어나기가 조금씩 편해진다. 세포의 재생주기가 42일이므로 꾸준하게 한 달반 정도를 다스리면 꿈과 피로에서 벗어 날 수 있다. 단 음식섭생을 천천히 꼭꼭 씹어서 소식해야 한다.

 혈류 다스림
25. 왜 같은 부위를 자꾸 다칠까?

움직이며 살다보면 한 번 다친 부위가 계속적으로 다치고 상처가 나게 된다.

아하 그렇군!

일상의 생활 중 누구나 어딘가 부딪혀 상처가 나거나 다치며 살아간다. 그런데 넘어지기만 하면 꼭 무릎만 다치는 사람이 있기도 하고 또 어떤 사람은 발목만 다치고 또 어떤 사람은 어깨만 다치는 등 같은 충격에도 사람마다 그 다치는 부위는 다르게 나타나는 것이다. 칼로 과일을 깎는데 느닷없이 과일을 깎는 부위와 무관한 소지손가락이 베이기도 하는 것이다. 아파서 상처가 나서 아픈 부위인데 또 그 부위가 부딪혀서 피가 나고 상처에 또 타박으로 찢어지는 아픔을 겪는다.

이러한 현상은 자신의 가장 취약한 혈액순환 장애 부위나 조직의 세포가 제 기능을 상실하여 제 구실을 할 수 없는 부위이기 때문이다. 교통사고를 당하면 충격을 받은 부위보다 엉뚱한 곳이 아픈 것과 같은 이치인 것이다. 술에 취해 온 몸을 가눌 수 없는 사람은 큰 충격을 받아도 멀쩡하게 아무런 탈 없이 괜찮은 것은 알코올로 인해 막힌 혈류가 뚫려진 것도 있지만 술에 취해 온몸의 근육이 긴장 없이 이완되어 큰 충격에도 불구하고 그냥 충격에 따라 근육

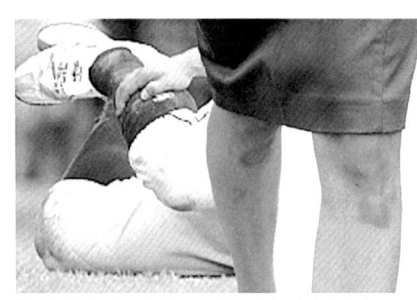
혈액순환이 잘 되지 않는 부위를 계속 다치게 된다.

이 충격의 모양대로 적응하며 움직였기 때문이다.

따라서 혈액순환이 잘 안 되는 부위는 근육이 경직되고 굳어져서 그에 따른 근육이 이완되지 못하고 수축되고 긴장하여 제대로 움직이지 못해 또 다시 부딪혀서 자꾸만 상처가 나고 다치게 되는 것이다. 이러한 현상은 그나마 자기치유시스템이 살아 있는 것이다. 심한 경우에는 그 부위가 또 부딪히고 다쳐도 아픈 통증이 없거나 곪아도 통증 자체를 못 느끼는 경우도 생긴다.

연속적으로 같은 부위를 또 다치고 상처가 나면 피가 나고 노폐물이 피와 함께 빠지면서 새로운 핏길이 열리게 되어 더 빠르게 자연치유 되는 것이다. 따라서 다친 곳에 상처가 나서 피가 나면 편하게 더 짜줄수록 더 많은 노폐물이 빠져 더 빠르게 낫는다.

자연치유 도우미

- 유사한 부위가 자꾸 부딪혀서 다치는 부위는 일주차 간격으로 어적혈 빼주기를 4~5회 정도 하면 그 부위의 혈류가 개선되어 더 이상 다치지 않게 되고 피부가 문제된 부위도 서서히 정상적인 피부로 바뀌게 된다.
- 자주 상처가 나는 부위는 가급적 피부 체온을 높여주는 것이 좋다. 저체온 부위를 따스하게 하여 모세혈관을 확장하여 혈류량을 증가시켜 주면 빠르게 상처 부위가 정상적인 기능을 하거나 손상된 세포의 재생이 빨라진다.

※ 하권에는 건강한 융합생활과 혈류박사 – 난치질환과 어적혈빼기_편입니다.